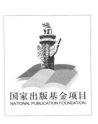

U0177148

中国中药资源大典

江西德兴卷

①

黄璐琦 / 总主编

陈武军　曹　岚 / 主编

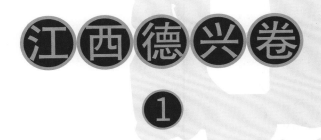

北京科学技术出版社

图书在版编目（CIP）数据

中国中药资源大典 . 江西德兴卷 . 1 / 陈武军，曹岚主编 . — 北京 ：北京科学技术出版社，2023.3
　ISBN 978-7-5714-2701-6

　Ⅰ . ①中… Ⅱ . ①陈… ②曹… Ⅲ . ①中药资源－资源调查－德兴 Ⅳ . ①R281.4

中国版本图书馆 CIP 数据核字（2022）第 253412 号

责任编辑：侍　伟　李兆弟　尤竞爽
责任校对：贾　荣
图文制作：樊润琴
责任印制：李　茗
出 版 人：曾庆宇
出版发行：北京科学技术出版社
社　　址：北京西直门南大街16号
邮政编码：100035
电　　话：0086-10-66135495（总编室）　　0086-10-66113227（发行部）
网　　址：www.bkydw.cn
印　　刷：北京博海升彩色印刷有限公司
开　　本：889 mm×1 194 mm　　1/16
字　　数：1 198千字
印　　张：54
版　　次：2023年3月第1版
印　　次：2023年3月第1次印刷
ISBN 978-7-5714-2701-6

定　价：790.00元

《中国中药资源大典·江西德兴卷》

编写委员会

总 主 编 黄璐琦

主 审 钟国跃 赖学文

主 编 杨秀福 曹 岚

副 主 编 陈武军 杜小浪 吴英红 汪长生 钟卫红 梁 芳 程延奎 慕泽泾

编 委（按姓氏笔画排序）

王 静 刘文庆 杜小浪 杨秀福 吴英红 汪长生 陈秀枝 陈武军

周 勇 钟卫红 钟卫津 翁本有 郭京华 曹 岚 梁 芳 程延奎

慕泽泾

摄 影（按姓氏笔画排序）

马炜梁 朱鑫鑫 刘 冰 刘 翔 孙观灵 杜小浪 李 黎 李策宏

杨宇昌 张代贵 张宪春 陈 彬 陈炳华 周建军 周重建 钟卫红

施忠辉 秦位强 徐 鑫 徐永昌 曹 岚 梁 芳 程延奎 曾佑派

慕泽泾 谭诗诗

因人事变动，2021年9月调整为：

总 主 编 黄璐琦

主 审 钟国跃 赖学文

主 编 陈武军 曹 岚

副 主 编 李 丹 杜小浪 汪长生 钟卫红 梁 芳 程延奎 慕泽泾 程建华

程雪朝 任 华 李颖昕

编 委（按姓氏笔画排序）

王 蓉 王 静 叶军旺 任 华 刘文庆 杜小浪 李 丹 李颖昕

汪长生 陈秀枝 陈武军 周 勇 钟卫红 钟卫津 翁本有 郭京华

曹　岚　梁　芳　程延奎　程建华　程雪朝　慕泽泾

摄　影（按姓氏笔画排序）

马炜梁　朱鑫鑫　刘　冰　刘　翔　孙观灵　杜小浪　李　黎　李策宏

杨宇昌　张代贵　张宪春　张植玮　陈　彬　陈炳华　周建军　周重建

钟卫红　施忠辉　秦位强　徐　鑫　徐永昌　曹　岚　梁　芳　程延奎

曾佑派　慕泽泾　谭诗诗

参加调查人员名单

（排名不分先后）

江西中医药大学中药资源与民族药研究中心

钟国跃（主任，首席教授）　　　　　曹　岚（副教授）

慕泽泾（助理研究员）　　　　　　　杜小浪（助理研究员）

钟卫红　　　　　　　　　　　　　　钟卫津

江西中医药大学药学院

赖学文（教授）　　　　　　　　　　单章建（博士）

王　薇　　　　　　　　　　　　　　齐诗语

陈园园　　　　　　　　　　　　　　杨贤平

郭忠青

德兴市中医院

李建平（院长）　　　　　　　　　　程传红（书记）

刘仁杰（副院长）　　　　　　　　　程延奎（主任，普查队队长）

刘月生　　　　　　　　　　　　　　周彩云

董海平　　　　　　　　　　　　　　王　阳

徐　诚　　　　　　　　　　　　　　高　莹

周　强

德兴市地方志编纂委员会办公室

吴英红（主任）

德兴市红十字会

汪长生（副会长）

江西大茅山中药生物科技有限公司

祝诗全（董事长）　　　　　　　　　包真儒

袁冬冬　　　　　　　　　　　　　　杨鑫平

序 言

 中药资源是中医药事业发展的物质基础。开展中药资源普查不仅便于摸清我国中药资源"家底",客观认识区域内中药资源现状,而且有利于中药资源的保护、开发和合理利用。

 德兴市地处江西省东北部,乐安河中上游,江西、浙江、安徽三省交界处,位于亚热带湿润季风区,具有气候温暖、雨量充沛、光照充足、四季分明、昼夜温差大、无霜期较长等山区小气候特点,境内药用动植物资源丰富。

 在第四次全国中药资源普查工作中,德兴市普查队队员历时7年,对德兴市全域的中药资源进行了详细的调查,获得了大量的野外实地调查的第一手资料。全面、系统地整理这些宝贵资料,既有利于推广德兴市中药资源普查成果,又能为中医药产业的发展提供数据支持。为此,德兴市人民政府委托江西中医药大学组织有关专家、学者和技术人员,对德兴市中药资源普查成果进行了细致的整理和研究,并由陈武军、曹岚担任主编,编写了《中国中药资源大典·江西德兴卷》。该书是一部全面反映德兴市中药资源现状的学术专著,介绍了德兴市中药资源的总体情况及特色药用资源,并详细讲述了每个物种的形态特征、生境分布、资源情况、药用情况等信息,能较为全面地展示德兴市的中药资源"家底",具有重要的学术价值和应用价值,可作为了解德兴市中药资源的重要工具书。

相信该书的出版能为德兴市中医药的科研、教学、临床应用和资源开发等提供翔实的数据，有力地推进德兴市中药资源的保护、开发和可持续利用工作。

中国工程院院士

中国中医科学院院长

第四次全国中药资源普查技术指导专家组组长

2022 年 11 月

前 言

　　中药是中医预防、治疗疾病所使用的药物，是我国人民在漫长的生产、生活及与疾病斗争的实践中总结出来的药物，也是中医学区别于其他医学的重要标志。

　　德兴市地处江西省东北部，境内山明水清，风光秀丽，素有"野外就是药房，深山就是药库"的美誉。自东晋道教理论家、著名炼丹家、医药学家葛洪在妙元观结庐炼丹以来的1600余年里，德兴市涌现出一批又一批在中医药领域有着独特研究的先贤，他们为祖国中医药事业的发展壮大做出了巨大的贡献。特别是在毛泽东主席"把医疗卫生工作的重点放到农村去"的指示指引下，在北京医疗队的精神感召和精心指导下，德兴市从事中医药工作的科研工作者精益求精，走出了一条具有自身特色的中医药事业发展之路。随着德兴市第四次中药资源普查试点工作的完成和"健康中国"战略的实施，特别是上饶国家中医药健康旅游示范区的建设，德兴市的中医药事业再一次迎来了蓬勃发展的机会，由德兴市人民政府主持编纂的系统介绍德兴市中药资源的综合性著作《中国中药资源大典·江西德兴卷》应运而生。本书全面、系统地整理和总结了德兴市中医药的历史文化与资源现状，全方位地展现了德兴市中医药历史的深厚底蕴，为德兴市中医药事业的发展及"健康中国"战略的贯彻落实提供了极为宝贵的资料，也为今后进一步研究、开发德兴市丰富的中草药资源提供了重要的依据。

《中国中药资源大典·江西德兴卷》以弘扬中医药文化为根本，以挖掘整理德兴市中医药资源为主线，在继承德兴市中医药文化的基础上，详细介绍了德兴市中草药资源的历史渊源和现状，图文并茂。本书分为5册，第1册系统地介绍了德兴市自然地理概况、德兴市植被与植物区系、德兴市中医药发展史、德兴市中草药资源发展规划，以及德兴市藻类、真菌类、苔藓植物类、蕨类、裸子植物类中草药资源，第2～5册为德兴市被子植物类中草药资源。《中国中药资源大典·江西德兴卷》不仅对德兴市开展中医药教学、科研、临床医疗、资源开发具有重要的指导作用和实用价值，而且对促进中医药走出德兴市具有十分重大的历史意义。

　　《中国中药资源大典·江西德兴卷》的编纂得到了上饶市人民政府、德兴市人民政府、江西中医药大学、北京科学技术出版社等领导的高度重视。全体编写人员、德兴市地方志编纂委员会办公室的工作人员及北京科学技术出版社的有关编辑，不计名利，奋力拼搏，为顺利完成《中国中药资源大典·江西德兴卷》的编写做出了突出贡献，中国科学院植物研究所、中国科学院昆明植物研究所等单位的科研工作者也为本书的编写提供了大量翔实的资料，在此表示衷心的感谢！

　　由于时间仓促，本书收集的资料不尽完善，不足之处敬请读者批评指正。随着德兴市中医药文化的深入发展，我们将继续努力，不断完善，为传承、弘扬德兴市中医药文化做出应有的贡献。

编　者

2022 年 10 月

凡 例

（1）本书主要介绍了德兴市自然地理概况、德兴市植被与植物区系、德兴市中医药发展史、德兴市中草药资源发展规划、德兴市中草药资源（包括藻类、真菌类、苔藓植物类、蕨类、裸子植物类、被子植物类）。

（2）植物分类系统。藻类、真菌类、苔藓植物类中草药资源采用国内常用分类系统。蕨类中草药资源采用《中国植物志》第二卷（秦仁昌编辑）的分类系统。裸子植物类中草药资源采用《中国植物志》第七卷（郑万钧等编辑）的分类系统。被子植物类中草药资源采用恩格勒系统，并参考《中国植物志》英文版（*Flora of China*）。

（3）本书收载品种来源于2013年开展德兴市第四次中药资源普查试点工作以来采集、记录的中草药资源及历年来江西省内外专家在德兴市调查过程中采集的标本记录。各品种按照其科名及属名、植物名、植物别名、药材名、形态特征、生境分布、资源情况、采收加工、药材性状、功能主治、用法用量、附方、附注依次著述，资料不全者项目从略。

1）科名及属名。该项包括科、属的中文学名和拉丁学名，主要参考《中国植物志》。

2）植物名。一般以常用的植物名为主，包括中文学名和拉丁学名。凡《中华人民共和国药典》收载者，均遵从药典；未收载者参考《中华本草》《中国植物志》《中国中药资源志要》《江西植物志》等著作。

3）植物别名。该项列举以当地常用名为主。

4）药材名。该项介绍药材名、药用部位及药材的别名。别名以当地常用名为主。若在德兴市该药材无别名，则省略别名。

5）形态特征。该项简要介绍原植物的形态，参考《中国高等植物图鉴》《中华本草》《中国植物志》。

6）生境分布。生境是指植物在野生状态下的生活环境，了解和掌握其生境对采集有所帮助；分布是指野生植物在德兴市的主要分布地区（既可以是德兴市下辖的乡、镇行政名称，也可以具体到山脉等地理名称）。若相关植物在德兴无野生分布或为栽培种，则该项记录栽培植物的生活环境或分布情况。

7）资源情况。该项主要介绍植物在德兴市的蕴藏情况和药材来源情况。

8）采收加工。该项依次记述植物药用部位的采收时间（如月份、季节）、采收方式、简要的加工方法。

9）药材性状。该项概述药材的外观、质地、断面、臭、味等信息。

10）功能主治。该项依次记述药材的味、性、毒性、归经、功能和主治，主要依据《中华人民共和国药典》，药典未收载者则参考《中华本草》及最新版本的中医药院校本科中药学教材等资料。主治一般收录该药材所治的主要病证。

11）用法用量。在用量方面，凡《中华人民共和国药典》收载者，原则上遵从药典的剂量，也收录了实际处方的应用剂量；药典未收载者依据《中华本草》。

12）附方。该项主要收录江西省民间，尤其是德兴市民间用于预防与治疗疾病的验方。

13）附注。该项收录濒危物种的濒危情况、该植物的地方药用情况和在国内标准中的收载情况及国内经典著作收录的名称或异名等。

14）计量单位采用国际通用的计量单位和符号。

目 录 Contents

第1册

上 篇

德兴市中药资源概论

第一章　德兴市自然地理概况 ·· [1] 3

第二章　德兴市植被与植物区系 ·· [1] 9

第三章　德兴市中医药发展史 ·· [1] 27

第四章　德兴市中草药资源发展规划 ·· [1] 43

下 篇

德兴市中药资源各论

藻类 ·· [1] 61

　念珠藻科 ·· [1] 62

　　普通念珠藻 ·· [1] 62

　双星藻科 ·· [1] 64

　　异形水绵 ·· [1] 64

真菌 ·· [1] 67

　曲霉科 ·· [1] 68

　　红曲霉 ·· [1] 68

　麦角菌科 ·· [1] 70

　　大蝉草 ·· [1] 70

肉座菌科 ----------------- [1] 72
　竹黄 ----------------- [1] 72
木耳科 ----------------- [1] 74
　木耳 ----------------- [1] 74
　毛木耳 ----------------- [1] 76
银耳科 ----------------- [1] 78
　银耳 ----------------- [1] 78
鸡油菌科 ----------------- [1] 80
　鸡油菌 ----------------- [1] 80
齿菌科 ----------------- [1] 82
　猴头菌 ----------------- [1] 82
多孔菌科 ----------------- [1] 84
　平盖灵芝 ----------------- [1] 84
　赤芝 ----------------- [1] 86
　紫芝 ----------------- [1] 89
　桦革裥菌 ----------------- [1] 92
　茯苓 ----------------- [1] 94
口蘑科 ----------------- [1] 98
　香菇 ----------------- [1] 98
牛肝菌科 ----------------- [1] 100
　黄粉末牛肝菌 ----------------- [1] 100
马勃科 ----------------- [1] 102
　多形灰包 ----------------- [1] 102
　小马勃 ----------------- [1] 104

苔藓植物 ----------------- [1] 107
葫芦藓科 ----------------- [1] 108
　葫芦藓 ----------------- [1] 108
蛇苔科 ----------------- [1] 110
　蛇苔 ----------------- [1] 110
地钱科 ----------------- [1] 112
　毛地钱 ----------------- [1] 112

蕨类 ----------------- [1] 115
松叶蕨科 ----------------- [1] 116
　松叶蕨 ----------------- [1] 116
石松科 ----------------- [1] 118
　蛇足石杉 ----------------- [1] 118

石松 ----------------- [1] 120
垂穗石松 ----------------- [1] 124
卷柏科 ----------------- [1] 126
　薄叶卷柏 ----------------- [1] 126
　深绿卷柏 ----------------- [1] 128
　异穗卷柏 ----------------- [1] 130
　兖州卷柏 ----------------- [1] 132
　江南卷柏 ----------------- [1] 134
　伏地卷柏 ----------------- [1] 138
　垫状卷柏 ----------------- [1] 140
　卷柏 ----------------- [1] 142
　翠云草 ----------------- [1] 144
木贼科 ----------------- [1] 146
　节节草 ----------------- [1] 146
　笔管草 ----------------- [1] 148
阴地蕨科 ----------------- [1] 150
　阴地蕨 ----------------- [1] 150
瓶尔小草科 ----------------- [1] 152
　瓶尔小草 ----------------- [1] 152
　心脏叶瓶尔小草 ----------------- [1] 154
紫萁科 ----------------- [1] 156
　紫萁 ----------------- [1] 156
瘤足蕨科 ----------------- [1] 158
　镰叶瘤足蕨 ----------------- [1] 158
　华东瘤足蕨 ----------------- [1] 160
里白科 ----------------- [1] 162
　芒萁 ----------------- [1] 162
　中华里白 ----------------- [1] 166
　里白 ----------------- [1] 168
　光里白 ----------------- [1] 170
海金沙科 ----------------- [1] 172
　海金沙 ----------------- [1] 172
膜蕨科 ----------------- [1] 176
　华东膜蕨 ----------------- [1] 176
　蕗蕨 ----------------- [1] 178
　长柄蕗蕨 ----------------- [1] 180

瓶蕨 --------------------- [1] 182
姬蕨科 --------------------- [1] 184
　碗蕨 --------------------- [1] 184
　姬蕨 --------------------- [1] 186
　边缘鳞盖蕨 --------------------- [1] 188
　粗毛鳞盖蕨 --------------------- [1] 190
鳞始蕨科 --------------------- [1] 192
　团叶陵齿蕨 --------------------- [1] 192
　乌蕨 --------------------- [1] 194
蕨科 --------------------- [1] 196
　蕨 --------------------- [1] 196
　毛轴蕨 --------------------- [1] 198
凤尾蕨科 --------------------- [1] 200
　凤尾蕨 --------------------- [1] 200
　刺齿半边旗 --------------------- [1] 202
　剑叶凤尾蕨 --------------------- [1] 204
　溪边凤尾蕨 --------------------- [1] 206
　傅氏凤尾蕨 --------------------- [1] 208
　全缘凤尾蕨 --------------------- [1] 210
　井栏边草 --------------------- [1] 212
　半边旗 --------------------- [1] 216
　蜈蚣凤尾蕨 --------------------- [1] 218
中国蕨科 --------------------- [1] 220
　银粉背蕨 --------------------- [1] 220
　毛轴碎米蕨 --------------------- [1] 222
　野雉尾金粉蕨 --------------------- [1] 224
铁线蕨科 --------------------- [1] 228
　铁线蕨 --------------------- [1] 228
　扇叶铁线蕨 --------------------- [1] 230
　灰背铁线蕨 --------------------- [1] 232
水蕨科 --------------------- [1] 234
　水蕨 --------------------- [1] 234
裸子蕨科 --------------------- [1] 236
　凤丫蕨 --------------------- [1] 236
书带蕨科 --------------------- [1] 238
　书带蕨 --------------------- [1] 238

平肋书带蕨 --------------------- [1] 240
蹄盖蕨科 --------------------- [1] 242
　假蹄盖蕨 --------------------- [1] 242
　长江蹄盖蕨 --------------------- [1] 244
　单叶双盖蕨 --------------------- [1] 246
　华中介蕨 --------------------- [1] 248
金星蕨科 --------------------- [1] 250
　渐尖毛蕨 --------------------- [1] 250
　干旱毛蕨 --------------------- [1] 252
　普通针毛蕨 --------------------- [1] 254
　金星蕨 --------------------- [1] 256
　中日金星蕨 --------------------- [1] 258
　延羽卵果蕨 --------------------- [1] 260
　披针新月蕨 --------------------- [1] 262
铁角蕨科 --------------------- [1] 264
　剑叶铁角蕨 --------------------- [1] 264
　虎尾铁角蕨 --------------------- [1] 266
　倒挂铁角蕨 --------------------- [1] 268
　北京铁角蕨 --------------------- [1] 270
　胎生铁角蕨 --------------------- [1] 272
　长叶铁角蕨 --------------------- [1] 274
　华中铁角蕨 --------------------- [1] 276
　铁角蕨 --------------------- [1] 278
　变异铁角蕨 --------------------- [1] 280
　狭翅铁角蕨 --------------------- [1] 282
球子蕨科 --------------------- [1] 284
　东方荚果蕨 --------------------- [1] 284
乌毛蕨科 --------------------- [1] 286
　乌毛蕨 --------------------- [1] 286
　狗脊 --------------------- [1] 288
　珠芽狗脊 --------------------- [1] 292
鳞毛蕨科 --------------------- [1] 294
　刺头复叶耳蕨 --------------------- [1] 294
　斜方复叶耳蕨 --------------------- [1] 296
　异羽复叶耳蕨 --------------------- [1] 298
　镰羽贯众 --------------------- [1] 300

刺齿贯众 ------------------------------ [1] 302
贯众 ------------------------------------ [1] 304
阔鳞鳞毛蕨 --------------------------- [1] 308
杪椤鳞毛蕨 --------------------------- [1] 310
黑足鳞毛蕨 --------------------------- [1] 312
黄山鳞毛蕨 --------------------------- [1] 314
齿头鳞毛蕨 --------------------------- [1] 316
狭顶鳞毛蕨 --------------------------- [1] 318
半岛鳞毛蕨 --------------------------- [1] 320
同形鳞毛蕨 --------------------------- [1] 322
变异鳞毛蕨 --------------------------- [1] 324
尖齿耳蕨 ------------------------------ [1] 326
黑鳞耳蕨 ------------------------------ [1] 328
革叶耳蕨 ------------------------------ [1] 330
戟叶耳蕨 ------------------------------ [1] 332
对马耳蕨 ------------------------------ [1] 334

肾蕨科 ------------------------------ [1] 336
肾蕨 ------------------------------------ [1] 336

水龙骨科 --------------------------- [1] 338
线蕨 ------------------------------------ [1] 338
宽羽线蕨 ------------------------------ [1] 340
丝带蕨 --------------------------------- [1] 342
披针骨牌蕨 --------------------------- [1] 344
抱石莲 --------------------------------- [1] 346
黄瓦韦 --------------------------------- [1] 348
扭瓦韦 --------------------------------- [1] 350
庐山瓦韦 ------------------------------ [1] 352
大瓦韦 --------------------------------- [1] 354
粤瓦韦 --------------------------------- [1] 356
瓦韦 ------------------------------------ [1] 358
鳞果星蕨 ------------------------------ [1] 360
江南星蕨 ------------------------------ [1] 362
羽裂星蕨 ------------------------------ [1] 364
卵叶盾蕨 ------------------------------ [1] 366
金鸡脚假瘤蕨 ------------------------ [1] 368
友水龙骨 ------------------------------ [1] 370

日本水龙骨 --------------------------- [1] 372
石韦 ------------------------------------ [1] 374
有柄石韦 ------------------------------ [1] 378
庐山石韦 ------------------------------ [1] 380
相近石韦 ------------------------------ [1] 382
石蕨 ------------------------------------ [1] 384

槲蕨科 ------------------------------ [1] 386
槲蕨 ------------------------------------ [1] 386

剑蕨科 ------------------------------ [1] 390
柳叶剑蕨 ------------------------------ [1] 390

苹科 --------------------------------- [1] 392
苹 --------------------------------------- [1] 392

槐叶苹科 --------------------------- [1] 394
槐叶苹 --------------------------------- [1] 394

满江红科 --------------------------- [1] 396
满江红 --------------------------------- [1] 396

裸子植物 --------------------------- [1] 399

银杏科 ------------------------------ [1] 400
银杏 ------------------------------------ [1] 400

苏铁科 ------------------------------ [1] 404
苏铁 ------------------------------------ [1] 404

松科 --------------------------------- [1] 408
日本落叶松 --------------------------- [1] 408
金钱松 --------------------------------- [1] 410
马尾松 --------------------------------- [1] 412
黄山松 --------------------------------- [1] 418
湿地松 --------------------------------- [1] 420
华山松 --------------------------------- [1] 422

杉科 --------------------------------- [1] 424
柳杉 ------------------------------------ [1] 424
杉木 ------------------------------------ [1] 426
水杉 ------------------------------------ [1] 430

柏科 --------------------------------- [1] 432
柏木 ------------------------------------ [1] 432
福建柏 --------------------------------- [1] 434
刺柏 ------------------------------------ [1] 436

侧柏 --------------------------------- [1] 438
圆柏 --------------------------------- [1] 442
罗汉松科 ------------------------- [1] 444
罗汉松 ------------------------------ [1] 444
短叶罗汉松 -------------------------- [1] 446
竹柏 --------------------------------- [1] 448
三尖杉科 ------------------------- [1] 450
三尖杉 ------------------------------ [1] 450
粗榧 --------------------------------- [1] 452
红豆杉科 ------------------------- [1] 454
南方红豆杉 -------------------------- [1] 454
榧树 --------------------------------- [1] 456
杨梅科 ---------------------------- [1] 458
杨梅 --------------------------------- [1] 458
胡桃科 ---------------------------- [1] 462
美国山核桃 -------------------------- [1] 462
青钱柳 ------------------------------ [1] 464
黄杞 --------------------------------- [1] 466
野核桃 ------------------------------ [1] 468
华东野核桃 -------------------------- [1] 470
胡桃 --------------------------------- [1] 472
化香树 ------------------------------ [1] 478
枫杨 --------------------------------- [1] 480
杨柳科 ---------------------------- [1] 484
响叶杨 ------------------------------ [1] 484
垂柳 --------------------------------- [1] 486
旱柳 --------------------------------- [1] 490
桦木科 ---------------------------- [1] 492
桤木 --------------------------------- [1] 492
江南桤木 ---------------------------- [1] 494
亮叶桦 ------------------------------ [1] 496
鹅耳枥 ------------------------------ [1] 498
榛 ----------------------------------- [1] 500
壳斗科 ---------------------------- [1] 502
锥栗 --------------------------------- [1] 502
栗 ----------------------------------- [1] 504

茅栗 --------------------------------- [1] 508
甜槠 --------------------------------- [1] 510
栲 ----------------------------------- [1] 512
苦槠 --------------------------------- [1] 514
钩锥 --------------------------------- [1] 516
青冈 --------------------------------- [1] 518
小叶青冈 ---------------------------- [1] 520
米心水青冈 -------------------------- [1] 522
水青冈 ------------------------------ [1] 524
柯 ----------------------------------- [1] 526
木姜叶柯 ---------------------------- [1] 528
麻栎 --------------------------------- [1] 530
槲栎 --------------------------------- [1] 532
白栎 --------------------------------- [1] 534
枹栎 --------------------------------- [1] 536
短柄枹栎 ---------------------------- [1] 538
刺叶高山栎 -------------------------- [1] 540
黄山栎 ------------------------------ [1] 542
栓皮栎 ------------------------------ [1] 544
榆科 ------------------------------ [1] 546
糙叶树 ------------------------------ [1] 546
紫弹树 ------------------------------ [1] 548
黑弹树 ------------------------------ [1] 550
朴树 --------------------------------- [1] 552
青檀 --------------------------------- [1] 554
光叶山黄麻 -------------------------- [1] 556
山油麻 ------------------------------ [1] 558
杭州榆 ------------------------------ [1] 560
榔榆 --------------------------------- [1] 562
榆树 --------------------------------- [1] 564
榉树 --------------------------------- [1] 568
杜仲科 ---------------------------- [1] 570
杜仲 --------------------------------- [1] 570
桑科 ------------------------------ [1] 574
藤构 --------------------------------- [1] 574
楮 ----------------------------------- [1] 576

构树 ----------------- [1] 578
大麻 ----------------- [1] 582
构棘 ----------------- [1] 586
柘 ------------------- [1] 590
水蛇麻 --------------- [1] 594
无花果 --------------- [1] 596
天仙果 --------------- [1] 600
台湾榕 --------------- [1] 602
异叶榕 --------------- [1] 604
琴叶榕 --------------- [1] 606
薜荔 ----------------- [1] 608
珍珠莲 --------------- [1] 612
爬藤榕 --------------- [1] 614
变叶榕 --------------- [1] 616
葎草 ----------------- [1] 618
桑 ------------------- [1] 620
鸡桑 ----------------- [1] 626
华桑 ----------------- [1] 628

荨麻科 ----------- [1] 630
序叶苎麻 ------------- [1] 630
细野麻 --------------- [1] 632
大叶苎麻 ------------- [1] 634
苎麻 ----------------- [1] 636
贴毛苎麻 ------------- [1] 640
青叶苎麻 ------------- [1] 642
小赤麻 --------------- [1] 644
悬铃叶苎麻 ----------- [1] 646
楼梯草 --------------- [1] 648
庐山楼梯草 ----------- [1] 650
糯米团 --------------- [1] 652
珠芽艾麻 ------------- [1] 654
艾麻 ----------------- [1] 658
花点草 --------------- [1] 660
毛花点草 ------------- [1] 662
紫麻 ----------------- [1] 664
小赤车 --------------- [1] 666

赤车 ----------------- [1] 668
蔓赤车 --------------- [1] 670
花叶冷水花 ----------- [1] 672
波缘冷水花 ----------- [1] 674
山冷水花 ------------- [1] 676
冷水花 --------------- [1] 678
矮冷水花 ------------- [1] 680
齿叶矮冷水花 --------- [1] 682
透茎冷水花 ----------- [1] 684
粗齿冷水花 ----------- [1] 686
三角形冷水花 --------- [1] 688
雾水葛 --------------- [1] 690

山龙眼科 --------- [1] 692
小果山龙眼 ----------- [1] 692
网脉山龙眼 ----------- [1] 694

铁青树科 --------- [1] 696
青皮木 --------------- [1] 696

檀香科 ----------- [1] 698
檀梨 ----------------- [1] 698
百蕊草 --------------- [1] 700

桑寄生科 --------- [1] 702
椆树桑寄生 ----------- [1] 702
锈毛钝果寄生 --------- [1] 704
木兰寄生 ------------- [1] 706
桑寄生 --------------- [1] 708
槲寄生 --------------- [1] 710
柿寄生 --------------- [1] 712

蛇菰科 ----------- [1] 714
疏花蛇菰 ------------- [1] 714

蓼科 ------------- [1] 716
金线草 --------------- [1] 716
短毛金线草 ----------- [1] 720
金荞麦 --------------- [1] 722
荞麦 ----------------- [1] 726
何首乌 --------------- [1] 728
萹蓄 ----------------- [1] 732

毛蓼 ----------------------------------- [1] 734
火炭母 ------------------------------- [1] 736
蓼子草 ------------------------------- [1] 738
稀花蓼 ------------------------------- [1] 740
水蓼 ----------------------------------- [1] 742
愉悦蓼 ------------------------------- [1] 746
酸模叶蓼 --------------------------- [1] 748
长鬃蓼 ------------------------------- [1] 750
小蓼花 ------------------------------- [1] 752
尼泊尔蓼 --------------------------- [1] 754
红蓼 ----------------------------------- [1] 756
掌叶蓼 ------------------------------- [1] 760
杠板归 ------------------------------- [1] 762
习见蓼 ------------------------------- [1] 766
丛枝蓼 ------------------------------- [1] 768
伏毛蓼 ------------------------------- [1] 770
刺蓼 ----------------------------------- [1] 774
箭头蓼 ------------------------------- [1] 776
戟叶蓼 ------------------------------- [1] 778

香蓼 ----------------------------------- [1] 780
虎杖 ----------------------------------- [1] 782
酸模 ----------------------------------- [1] 786
齿果酸模 --------------------------- [1] 788
羊蹄 ----------------------------------- [1] 790
长刺酸模 --------------------------- [1] 792
商陆科 ----------------------------- [1] 794
商陆 ----------------------------------- [1] 794
垂序商陆 --------------------------- [1] 798
紫茉莉科 -------------------------- [1] 802
紫茉莉 ------------------------------- [1] 802
番杏科 ----------------------------- [1] 806
粟米草 ------------------------------- [1] 806
马齿苋科 -------------------------- [1] 808
大花马齿苋 ------------------------ [1] 808
马齿苋 ------------------------------- [1] 810
土人参 ------------------------------- [1] 812
落葵科 ----------------------------- [1] 814
落葵 ----------------------------------- [1] 814

第 2 册

被子植物 ------------------------- [2] 1
石竹科 ----------------------------- [2] 2
无心菜 ------------------------------- [2] 2
簇生泉卷耳 ------------------------ [2] 4
球序卷耳 --------------------------- [2] 6
须苞石竹 --------------------------- [2] 8
石竹 ----------------------------------- [2] 10
长萼瞿麦 --------------------------- [2] 12
剪秋罗 ------------------------------- [2] 14
鹅肠菜 ------------------------------- [2] 16
漆姑草 ------------------------------- [2] 18
蝇子草 ------------------------------- [2] 20
鹤草 ----------------------------------- [2] 22

拟漆姑 ------------------------------- [2] 24
繁缕 ----------------------------------- [2] 26
鸡肠繁缕 --------------------------- [2] 28
雀舌草 ------------------------------- [2] 30
麦蓝菜 ------------------------------- [2] 32
藜科 -------------------------------- [2] 34
藜 -------------------------------------- [2] 34
土荆芥 ------------------------------- [2] 36
灰绿藜 ------------------------------- [2] 38
细穗藜 ------------------------------- [2] 40
小藜 ----------------------------------- [2] 42
地肤 ----------------------------------- [2] 44
菠菜 ----------------------------------- [2] 46

苋科 ----------------------------------- [2] 48

    土牛膝 ----------------------------- [2] 48

    牛膝 ------------------------------- [2] 51

    柳叶牛膝 --------------------------- [2] 54

    喜旱莲子草 ------------------------- [2] 56

    莲子草 ----------------------------- [2] 58

    尾穗苋 ----------------------------- [2] 60

    绿穗苋 ----------------------------- [2] 62

    凹头苋 ----------------------------- [2] 64

    繁穗苋 ----------------------------- [2] 66

    反枝苋 ----------------------------- [2] 68

    刺苋 ------------------------------- [2] 70

    苋 --------------------------------- [2] 72

    皱果苋 ----------------------------- [2] 74

    青葙 ------------------------------- [2] 76

    鸡冠花 ----------------------------- [2] 78

    千日红 ----------------------------- [2] 80

    血苋 ------------------------------- [2] 82

仙人掌科 ------------------------------- [2] 84

    仙人掌 ----------------------------- [2] 84

木兰科 --------------------------------- [2] 88

    鹅掌楸 ----------------------------- [2] 88

    天目木兰 --------------------------- [2] 90

    黄山木兰 --------------------------- [2] 92

    玉兰 ------------------------------- [2] 94

    荷花玉兰 --------------------------- [2] 96

    紫玉兰 ----------------------------- [2] 98

    厚朴 ------------------------------- [2] 100

    凹叶厚朴 --------------------------- [2] 104

    天女木兰 --------------------------- [2] 106

    乳源木莲 --------------------------- [2] 108

    含笑花 ----------------------------- [2] 110

    深山含笑 --------------------------- [2] 112

    红茴香 ----------------------------- [2] 114

    红毒茴 ----------------------------- [2] 116

    黑老虎 ----------------------------- [2] 120

南五味子 ------------------------------- [2] 123

日本南五味子 --------------------------- [2] 126

二色五味子 ----------------------------- [2] 128

翼梗五味子 ----------------------------- [2] 130

华中五味子 ----------------------------- [2] 132

绿叶五味子 ----------------------------- [2] 134

蜡梅科 --------------------------------- [2] 136

    山蜡梅 ----------------------------- [2] 136

    蜡梅 ------------------------------- [2] 140

樟科 ----------------------------------- [2] 144

    樟 --------------------------------- [2] 144

    天竺桂 ----------------------------- [2] 150

    野黄桂 ----------------------------- [2] 152

    黄樟 ------------------------------- [2] 154

    香桂 ------------------------------- [2] 156

    乌药 ------------------------------- [2] 158

    狭叶山胡椒 ------------------------- [2] 162

    香叶树 ----------------------------- [2] 164

    红果山胡椒 ------------------------- [2] 166

    绿叶甘橿 --------------------------- [2] 168

    山胡椒 ----------------------------- [2] 170

    黑壳楠 ----------------------------- [2] 172

    毛黑壳楠 --------------------------- [2] 174

    三桠乌药 --------------------------- [2] 176

    山橿 ------------------------------- [2] 178

    毛豹皮樟 --------------------------- [2] 180

    豹皮樟 ----------------------------- [2] 182

    山鸡椒 ----------------------------- [2] 184

    黄丹木姜子 ------------------------- [2] 188

    木姜子 ----------------------------- [2] 190

    黄绒润楠 --------------------------- [2] 192

    宜昌润楠 --------------------------- [2] 194

    薄叶润楠 --------------------------- [2] 196

    刨花润楠 --------------------------- [2] 198

    红楠 ------------------------------- [2] 200

    绒毛润楠 --------------------------- [2] 202

新木姜子 -------------------- [2] 204
浙江新木姜子 --------------- [2] 206
云和新木姜子 --------------- [2] 208
湘楠 ------------------------ [2] 210
紫楠 ------------------------ [2] 212
檫木 ------------------------ [2] 214
毛茛科 -------------------- [2] 216
赣皖乌头 ------------------ [2] 216
打破碗花花 --------------- [2] 218
秋牡丹 --------------------- [2] 220
女萎 ------------------------ [2] 222
钝齿铁线莲 --------------- [2] 224
小木通 --------------------- [2] 226
威灵仙 --------------------- [2] 228
山木通 --------------------- [2] 231
单叶铁线莲 --------------- [2] 234
毛柱铁线莲 --------------- [2] 236
绣球藤 --------------------- [2] 238
毛果铁线莲 --------------- [2] 240
柱果铁线莲 --------------- [2] 242
黄连 ------------------------ [2] 244
短萼黄连 ------------------ [2] 246
还亮草 --------------------- [2] 248
芍药 ------------------------ [2] 250
牡丹 ------------------------ [2] 253
禺毛茛 --------------------- [2] 256
毛茛 ------------------------ [2] 258
石龙芮 --------------------- [2] 260
扬子毛茛 ------------------ [2] 262
猫爪草 --------------------- [2] 264
天葵 ------------------------ [2] 266
尖叶唐松草 --------------- [2] 270
大叶唐松草 --------------- [2] 272
华东唐松草 --------------- [2] 274
小檗科 -------------------- [2] 276
安徽小檗 ------------------ [2] 276

华东小檗 ------------------ [2] 278
日本小檗 ------------------ [2] 280
庐山小檗 ------------------ [2] 282
六角莲 --------------------- [2] 284
八角莲 --------------------- [2] 286
三枝九叶草 --------------- [2] 288
阔叶十大功劳 ------------ [2] 292
台湾十大功劳 ------------ [2] 296
南天竹 --------------------- [2] 298
木通科 -------------------- [2] 302
木通 ------------------------ [2] 302
三叶木通 ------------------ [2] 306
白木通 --------------------- [2] 310
猫儿屎 --------------------- [2] 312
鹰爪枫 --------------------- [2] 314
五月瓜藤 ------------------ [2] 316
大血藤 --------------------- [2] 318
黄蜡果 --------------------- [2] 320
野木瓜 --------------------- [2] 322
尾叶那藤 ------------------ [2] 326
防己科 -------------------- [2] 328
木防己 --------------------- [2] 328
轮环藤 --------------------- [2] 330
秤钩风 --------------------- [2] 332
蝙蝠葛 --------------------- [2] 334
风龙 ------------------------ [2] 338
金线吊乌龟 --------------- [2] 340
千金藤 --------------------- [2] 342
粉防己 --------------------- [2] 344
青牛胆 --------------------- [2] 348
睡莲科 -------------------- [2] 350
莲 --------------------------- [2] 350
睡莲 ------------------------ [2] 356
金鱼藻科 ----------------- [2] 358
金鱼藻 --------------------- [2] 358

三白草科 ----------- [2] 360
　蕺菜 ----------- [2] 360
　三白草 ----------- [2] 364
胡椒科 ----------- [2] 366
　山蒟 ----------- [2] 366
　风藤 ----------- [2] 368
金粟兰科 ----------- [2] 370
　宽叶金粟兰 ----------- [2] 370
　多穗金粟兰 ----------- [2] 372
　及己 ----------- [2] 374
　金粟兰 ----------- [2] 376
　草珊瑚 ----------- [2] 378
马兜铃科 ----------- [2] 380
　马兜铃 ----------- [2] 380
　通城虎 ----------- [2] 384
　寻骨风 ----------- [2] 386
　管花马兜铃 ----------- [2] 388
　杜衡 ----------- [2] 390
　福建细辛 ----------- [2] 392
　小叶马蹄香 ----------- [2] 394
　祁阳细辛 ----------- [2] 396
　大叶马蹄香 ----------- [2] 398
　细辛 ----------- [2] 400
　五岭细辛 ----------- [2] 402
猕猴桃科 ----------- [2] 404
　软枣猕猴桃 ----------- [2] 404
　硬齿猕猴桃 ----------- [2] 406
　异色猕猴桃 ----------- [2] 408
　京梨猕猴桃 ----------- [2] 410
　中华猕猴桃 ----------- [2] 412
　毛花猕猴桃 ----------- [2] 416
　小叶猕猴桃 ----------- [2] 418
　阔叶猕猴桃 ----------- [2] 420
　黑蕊猕猴桃 ----------- [2] 422
　对萼猕猴桃 ----------- [2] 424

山茶科 ----------- [2] 426
　杨桐 ----------- [2] 426
　浙江红山茶 ----------- [2] 428
　尖连蕊茶 ----------- [2] 430
　毛柄连蕊茶 ----------- [2] 432
　山茶 ----------- [2] 434
　油茶 ----------- [2] 437
　茶 ----------- [2] 440
　红淡比 ----------- [2] 444
　翅柃 ----------- [2] 446
　短柱柃 ----------- [2] 448
　微毛柃 ----------- [2] 450
　细枝柃 ----------- [2] 452
　黑柃 ----------- [2] 454
　格药柃 ----------- [2] 456
　细齿叶柃 ----------- [2] 458
　窄基红褐柃 ----------- [2] 460
　木荷 ----------- [2] 462
　天目紫茎 ----------- [2] 464
　厚皮香 ----------- [2] 466
藤黄科 ----------- [2] 468
　黄海棠 ----------- [2] 468
　挺茎遍地金 ----------- [2] 470
　小连翘 ----------- [2] 472
　地耳草 ----------- [2] 474
　金丝桃 ----------- [2] 476
　金丝梅 ----------- [2] 478
　元宝草 ----------- [2] 480
　密腺小连翘 ----------- [2] 482
茅膏菜科 ----------- [2] 484
　茅膏菜 ----------- [2] 484
罂粟科 ----------- [2] 486
　北越紫堇 ----------- [2] 486
　夏天无 ----------- [2] 488
　紫堇 ----------- [2] 490
　刻叶紫堇 ----------- [2] 492

黄堇 ----------------------------- [2] 494

小花黄堇 ----------------------- [2] 496

全叶延胡索 ----------------------- [2] 498

地锦苗 ----------------------------- [2] 500

延胡索 ----------------------------- [2] 502

血水草 ----------------------------- [2] 504

荷青花 ----------------------------- [2] 506

博落回 ----------------------------- [2] 508

虞美人 ----------------------------- [2] 510

山柑科 ----------------------------- [2] 512

独行千里 ----------------------- [2] 512

白花菜科 ----------------------------- [2] 514

白花菜 ----------------------------- [2] 514

黄花草 ----------------------------- [2] 516

十字花科 ----------------------------- [2] 518

匍匐南芥 ----------------------- [2] 518

芸苔 ----------------------------- [2] 520

青菜 ----------------------------- [2] 524

芥菜 ----------------------------- [2] 526

甘蓝 ----------------------------- [2] 530

白菜 ----------------------------- [2] 532

芜菁 ----------------------------- [2] 534

荠 ----------------------------- [2] 536

弯曲碎米荠 ----------------------- [2] 540

碎米荠 ----------------------------- [2] 542

水田碎米荠 ----------------------- [2] 544

播娘蒿 ----------------------------- [2] 546

小花糖芥 ----------------------- [2] 548

菘蓝 ----------------------------- [2] 550

北美独行菜 ----------------------- [2] 554

萝卜 ----------------------------- [2] 556

广州蔊菜 ----------------------- [2] 560

蔊菜 ----------------------------- [2] 562

薪蓂 ----------------------------- [2] 564

悬铃木科 ----------------------------- [2] 566

一球悬铃木 ----------------------- [2] 566

金缕梅科 ----------------------------- [2] 568

蜡瓣花 ----------------------------- [2] 568

杨梅叶蚊母树 ----------------------- [2] 570

牛鼻栓 ----------------------------- [2] 572

枫香树 ----------------------------- [2] 574

檵木 ----------------------------- [2] 578

水丝梨 ----------------------------- [2] 582

景天科 ----------------------------- [2] 584

瓦松 ----------------------------- [2] 584

费菜 ----------------------------- [2] 586

东南景天 ----------------------- [2] 588

珠芽景天 ----------------------- [2] 590

大叶火焰草 ----------------------- [2] 592

凹叶景天 ----------------------- [2] 594

日本景天 ----------------------- [2] 596

佛甲草 ----------------------------- [2] 598

藓状景天 ----------------------- [2] 600

垂盆草 ----------------------------- [2] 602

火焰草 ----------------------------- [2] 604

四芒景天 ----------------------- [2] 606

虎耳草科 ----------------------------- [2] 608

落新妇 ----------------------------- [2] 608

大落新妇 ----------------------- [2] 610

草绣球 ----------------------------- [2] 612

大叶金腰 ----------------------- [2] 614

宁波溲疏 ----------------------- [2] 616

常山 ----------------------------- [2] 618

冠盖绣球 ----------------------- [2] 622

中国绣球 ----------------------- [2] 624

圆锥绣球 ----------------------- [2] 626

蜡莲绣球 ----------------------- [2] 628

鼠刺 ----------------------------- [2] 630

矩叶鼠刺 ----------------------- [2] 632

白耳菜 ----------------------------- [2] 634

扯根菜 ----------------------------- [2] 636

绢毛山梅花 ----------------------- [2] 638

冠盖藤 —————— [2] 640

虎耳草 —————— [2] 642

钻地风 —————— [2] 644

黄水枝 —————— [2] 646

海桐花科 —————— [2] 648

狭叶海桐 —————— [2] 648

海金子 —————— [2] 650

海桐 —————— [2] 654

蔷薇科 —————— [2] 656

小花龙芽草 —————— [2] 656

龙芽草 —————— [2] 658

黄龙尾 —————— [2] 662

东亚唐棣 —————— [2] 664

桃 —————— [2] 666

榆叶梅 —————— [2] 672

梅 —————— [2] 674

杏 —————— [2] 678

假升麻 —————— [2] 682

麦李 —————— [2] 684

郁李 —————— [2] 686

樱桃 —————— [2] 688

山樱花 —————— [2] 692

木瓜 —————— [2] 694

皱皮木瓜 —————— [2] 696

野山楂 —————— [2] 700

湖北山楂 —————— [2] 704

楂梣 —————— [2] 706

蛇莓 —————— [2] 708

枇杷 —————— [2] 710

白鹃梅 —————— [2] 714

草莓 —————— [2] 716

路边青 —————— [2] 718

棣棠花 —————— [2] 720

腺叶桂樱 —————— [2] 722

刺叶桂樱 —————— [2] 724

大叶桂樱 —————— [2] 726

湖北海棠 —————— [2] 728

西府海棠 —————— [2] 730

中华石楠 —————— [2] 732

椤木石楠 —————— [2] 734

光叶石楠 —————— [2] 736

小叶石楠 —————— [2] 738

绒毛石楠 —————— [2] 740

石楠 —————— [2] 742

毛叶石楠 —————— [2] 746

翻白草 —————— [2] 748

三叶委陵菜 —————— [2] 750

中华三叶委陵菜 —————— [2] 752

蛇含委陵菜 —————— [2] 754

朝天委陵菜 —————— [2] 756

李 —————— [2] 758

火棘 —————— [2] 762

豆梨 —————— [2] 764

沙梨 —————— [2] 766

麻梨 —————— [2] 770

石斑木 —————— [2] 772

硕苞蔷薇 —————— [2] 774

月季花 —————— [2] 776

小果蔷薇 —————— [2] 778

软条七蔷薇 —————— [2] 782

金樱子 —————— [2] 784

野蔷薇 —————— [2] 788

七姊妹 —————— [2] 792

粉团蔷薇 —————— [2] 794

玫瑰 —————— [2] 796

黄刺玫 —————— [2] 798

腺毛莓 —————— [2] 800

粗叶悬钩子 —————— [2] 802

周毛悬钩子 —————— [2] 804

寒莓 —————— [2] 806

掌叶复盆子 —————— [2] 808

山莓 —————— [2] 810

插田泡 ----------------- [2] 814
蓬蘽 ----------------- [2] 816
白叶莓 ----------------- [2] 818
无腺白叶莓 ----------------- [2] 820
灰毛泡 ----------------- [2] 822
高粱泡 ----------------- [2] 824
太平莓 ----------------- [2] 826
茅莓 ----------------- [2] 828
黄泡 ----------------- [2] 832
盾叶莓 ----------------- [2] 834
梨叶悬钩子 ----------------- [2] 836
锈毛莓 ----------------- [2] 838
浅裂锈毛莓 ----------------- [2] 840
空心泡 ----------------- [2] 842

红腺悬钩子 ----------------- [2] 844
木莓 ----------------- [2] 846
灰白毛莓 ----------------- [2] 848
三花悬钩子 ----------------- [2] 850
地榆 ----------------- [2] 852
水榆花楸 ----------------- [2] 854
黄山花楸 ----------------- [2] 856
石灰花楸 ----------------- [2] 858
绣球绣线菊 ----------------- [2] 860
中华绣线菊 ----------------- [2] 862
粉花绣线菊渐尖叶变种 ------ [2] 864
粉花绣线菊光叶变种 ------ [2] 866
李叶绣线菊 ----------------- [2] 868
华空木 ----------------- [2] 870

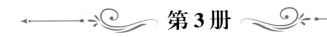

第 3 册

被子植物 ----------------- [3] 1
豆科 ----------------- [3] 2
合萌 ----------------- [3] 2
合欢 ----------------- [3] 5
山槐 ----------------- [3] 8
紫穗槐 ----------------- [3] 10
土圞儿 ----------------- [3] 12
落花生 ----------------- [3] 14
紫云英 ----------------- [3] 18
云实 ----------------- [3] 20
杭子梢 ----------------- [3] 24
刀豆 ----------------- [3] 26
锦鸡儿 ----------------- [3] 28
短叶决明 ----------------- [3] 30
含羞草决明 ----------------- [3] 32
望江南 ----------------- [3] 34
决明 ----------------- [3] 36

紫荆 ----------------- [3] 40
香槐 ----------------- [3] 44
响铃豆 ----------------- [3] 46
假地蓝 ----------------- [3] 48
菽麻 ----------------- [3] 50
猪屎豆 ----------------- [3] 52
野百合 ----------------- [3] 54
藤黄檀 ----------------- [3] 56
黄檀 ----------------- [3] 58
小槐花 ----------------- [3] 60
假地豆 ----------------- [3] 64
小叶三点金 ----------------- [3] 66
饿蚂蟥 ----------------- [3] 68
野扁豆 ----------------- [3] 70
千斤拔 ----------------- [3] 72
山皂荚 ----------------- [3] 74
皂荚 ----------------- [3] 76

大豆 ------------------------------ [3] 80
野大豆 ---------------------------- [3] 86
肥皂荚 ---------------------------- [3] 90
多花木蓝 -------------------------- [3] 92
苏木蓝 ---------------------------- [3] 94
庭藤 ------------------------------ [3] 96
宜昌木蓝 -------------------------- [3] 98
华东木蓝 -------------------------- [3] 100
马棘 ------------------------------ [3] 102
长萼鸡眼草 ------------------------ [3] 104
鸡眼草 ---------------------------- [3] 106
扁豆 ------------------------------ [3] 108
胡枝子 ---------------------------- [3] 112
中华胡枝子 ------------------------ [3] 114
截叶铁扫帚 ------------------------ [3] 116
短梗胡枝子 ------------------------ [3] 118
多花胡枝子 ------------------------ [3] 120
美丽胡枝子 ------------------------ [3] 122
铁马鞭 ---------------------------- [3] 124
绒毛胡枝子 ------------------------ [3] 126
细梗胡枝子 ------------------------ [3] 128
天蓝苜蓿 -------------------------- [3] 130
南苜蓿 ---------------------------- [3] 132
草木犀 ---------------------------- [3] 134
香花崖豆藤 ------------------------ [3] 136
丰城崖豆藤 ------------------------ [3] 138
网络崖豆藤 ------------------------ [3] 140
含羞草 ---------------------------- [3] 142
常春油麻藤 ------------------------ [3] 144
花榈木 ---------------------------- [3] 146
豆薯 ------------------------------ [3] 148
菜豆 ------------------------------ [3] 150
豌豆 ------------------------------ [3] 152
亮叶猴耳环 ------------------------ [3] 154
羽叶山蚂蝗 ------------------------ [3] 156
宽卵叶长柄山蚂蝗 ------------------ [3] 158

尖叶长柄山蚂蝗 -------------------- [3] 160
葛 -------------------------------- [3] 162
甘葛藤 ---------------------------- [3] 166
鹿藿 ------------------------------ [3] 170
刺槐 ------------------------------ [3] 172
田菁 ------------------------------ [3] 174
苦参 ------------------------------ [3] 176
槐 -------------------------------- [3] 180
霍州油菜 -------------------------- [3] 184
红车轴草 -------------------------- [3] 186
白车轴草 -------------------------- [3] 188
窄叶野豌豆 ------------------------ [3] 190
蚕豆 ------------------------------ [3] 192
小巢菜 ---------------------------- [3] 196
牯岭野豌豆 ------------------------ [3] 198
救荒野豌豆 ------------------------ [3] 200
赤豆 ------------------------------ [3] 202
绿豆 ------------------------------ [3] 204
豇豆 ------------------------------ [3] 208
野豇豆 ---------------------------- [3] 210
紫藤 ------------------------------ [3] 212
酢浆草科 ---------------------- [3] 214
　山酢浆草 ------------------------ [3] 214
　酢浆草 -------------------------- [3] 216
　红花酢浆草 ---------------------- [3] 218
牻牛儿苗科 -------------------- [3] 220
　野老鹳草 ------------------------ [3] 220
　尼泊尔老鹳草 -------------------- [3] 222
　老鹳草 -------------------------- [3] 224
旱金莲科 ---------------------- [3] 226
　旱金莲 -------------------------- [3] 226
大戟科 ------------------------ [3] 228
　铁苋菜 -------------------------- [3] 228
　山麻杆 -------------------------- [3] 230
　日本五月茶 ---------------------- [3] 232
　秋枫 ---------------------------- [3] 234

乳浆大戟 ------------------- [3] 236
泽漆 ------------------------ [3] 238
飞扬草 --------------------- [3] 240
地锦草 --------------------- [3] 242
斑地锦 --------------------- [3] 246
银边翠 --------------------- [3] 248
铁海棠 --------------------- [3] 250
大戟 ------------------------ [3] 252
一品红 --------------------- [3] 254
红背桂花 ------------------ [3] 256
一叶萩 --------------------- [3] 258
算盘子 --------------------- [3] 260
白背叶 --------------------- [3] 264
粗糠柴 --------------------- [3] 268
石岩枫 --------------------- [3] 270
野桐 ------------------------ [3] 272
落萼叶下珠 --------------- [3] 274
青灰叶下珠 --------------- [3] 276
蜜甘草 --------------------- [3] 278
叶下珠 --------------------- [3] 280
黄珠子草 ------------------ [3] 282
蓖麻 ------------------------ [3] 284
山乌桕 --------------------- [3] 288
白木乌桕 ------------------ [3] 290
乌桕 ------------------------ [3] 292
油桐 ------------------------ [3] 295

虎皮楠科 ---------------- [3] 298
交让木 --------------------- [3] 298
虎皮楠 --------------------- [3] 300

芸香科 ------------------- [3] 302
臭节草 --------------------- [3] 302
酸橙 ------------------------ [3] 304
柚 --------------------------- [3] 308
佛手 ------------------------ [3] 312
柑橘 ------------------------ [3] 315
臭辣吴萸 ------------------ [3] 320

吴茱萸 --------------------- [3] 322
金橘 ------------------------ [3] 326
金弹 ------------------------ [3] 328
臭常山 --------------------- [3] 330
川黄檗 --------------------- [3] 332
秃叶黄檗 ------------------ [3] 334
茵芋 ------------------------ [3] 336
椿叶花椒 ------------------ [3] 338
竹叶花椒 ------------------ [3] 340
花椒 ------------------------ [3] 344
朵花椒 --------------------- [3] 348
花椒簕 --------------------- [3] 350
青花椒 --------------------- [3] 352
野花椒 --------------------- [3] 356

苦木科 ------------------- [3] 359
臭椿 ------------------------ [3] 359
鸦胆子 --------------------- [3] 362
苦树 ------------------------ [3] 364

楝科 ---------------------- [3] 368
米仔兰 --------------------- [3] 368
楝 --------------------------- [3] 370
川楝 ------------------------ [3] 374
香椿 ------------------------ [3] 378

远志科 ------------------- [3] 382
小花远志 ------------------ [3] 382
黄花倒水莲 --------------- [3] 384
狭叶香港远志 ------------ [3] 386
瓜子金 --------------------- [3] 388
远志 ------------------------ [3] 390

漆树科 ------------------- [3] 394
南酸枣 --------------------- [3] 394
黄连木 --------------------- [3] 396
盐肤木 --------------------- [3] 398
野漆 ------------------------ [3] 402
木蜡树 --------------------- [3] 404
毛漆树 --------------------- [3] 406

漆 ————————————— [3] 408

槭树科 ————————————— [3] 412

三角槭 ————————————— [3] 412

青榨槭 ————————————— [3] 414

秀丽槭 ————————————— [3] 416

梣叶槭 ————————————— [3] 418

五裂槭 ————————————— [3] 420

鸡爪槭 ————————————— [3] 422

中华槭 ————————————— [3] 424

无患子科 ———————————— [3] 426

栾树 ——————————————— [3] 426

无患子 ————————————— [3] 428

七叶树科 ———————————— [3] 432

七叶树 ————————————— [3] 432

清风藤科 ———————————— [3] 434

泡花树 ————————————— [3] 434

垂枝泡花树 —————————— [3] 436

红柴枝 ————————————— [3] 438

灰背清风藤 —————————— [3] 440

清风藤 ————————————— [3] 442

尖叶清风藤 —————————— [3] 444

凤仙花科 ———————————— [3] 446

凤仙花 ————————————— [3] 446

华凤仙 ————————————— [3] 450

冬青科 ————————————— [3] 452

满树星 ————————————— [3] 452

秤星树 ————————————— [3] 454

冬青 ——————————————— [3] 457

枸骨 ——————————————— [3] 460

榕叶冬青 ————————————— [3] 464

大叶冬青 ————————————— [3] 466

小果冬青 ————————————— [3] 468

具柄冬青 ————————————— [3] 470

猫儿刺 ————————————— [3] 472

毛冬青 ————————————— [3] 474

铁冬青 ————————————— [3] 476

香冬青 ————————————— [3] 478

尾叶冬青 ————————————— [3] 480

卫矛科 ————————————— [3] 482

苦皮藤 ————————————— [3] 482

大芽南蛇藤 —————————— [3] 484

灰叶南蛇藤 —————————— [3] 486

窄叶南蛇藤 —————————— [3] 488

南蛇藤 ————————————— [3] 490

短梗南蛇藤 —————————— [3] 494

刺果卫矛 ————————————— [3] 496

卫矛 ——————————————— [3] 498

肉花卫矛 ————————————— [3] 502

百齿卫矛 ————————————— [3] 504

鸦椿卫矛 ————————————— [3] 506

扶芳藤 ————————————— [3] 508

西南卫矛 ————————————— [3] 510

冬青卫矛 ————————————— [3] 512

白杜 ——————————————— [3] 514

大果卫矛 ————————————— [3] 516

矩叶卫矛 ————————————— [3] 518

垂丝卫矛 ————————————— [3] 520

无柄卫矛 ————————————— [3] 522

福建假卫矛 —————————— [3] 524

昆明山海棠 —————————— [3] 526

雷公藤 ————————————— [3] 528

省沽油科 ———————————— [3] 530

野鸦椿 ————————————— [3] 530

省沽油 ————————————— [3] 534

锐尖山香圆 —————————— [3] 536

黄杨科 ————————————— [3] 538

黄杨 ——————————————— [3] 538

鼠李科 ————————————— [3] 540

多花勾儿茶 —————————— [3] 540

大叶勾儿茶 —————————— [3] 542

牯岭勾儿茶 —————————— [3] 544

枳椇 ——————————————— [3] 546

北枳椇 ----------------------------- [3] 550
铜钱树 ----------------------------- [3] 554
马甲子 ----------------------------- [3] 556
猫乳 ------------------------------- [3] 558
长叶冻绿 --------------------------- [3] 560
圆叶鼠李 --------------------------- [3] 562
薄叶鼠李 --------------------------- [3] 564
尼泊尔鼠李 ------------------------- [3] 566
冻绿 ------------------------------- [3] 568
刺藤子 ----------------------------- [3] 570
雀梅藤 ----------------------------- [3] 572
枣 --------------------------------- [3] 574
葡萄科 ----------------------------- [3] 578
　广东蛇葡萄 ----------------------- [3] 578
　三裂蛇葡萄 ----------------------- [3] 580
　异叶蛇葡萄 ----------------------- [3] 582
　牯岭蛇葡萄 ----------------------- [3] 584
　锈毛蛇葡萄 ----------------------- [3] 586
　白蔹 ----------------------------- [3] 588
　大叶乌蔹莓 ----------------------- [3] 590
　角花乌蔹莓 ----------------------- [3] 592
　乌蔹莓 --------------------------- [3] 594
　异叶地锦 ------------------------- [3] 596
　地锦 ----------------------------- [3] 598
　三叶崖爬藤 ----------------------- [3] 600
　蘡薁 ----------------------------- [3] 604
　东南葡萄 ------------------------- [3] 606
　刺葡萄 --------------------------- [3] 608
　葛藟葡萄 ------------------------- [3] 610
　毛葡萄 --------------------------- [3] 612
　葡萄 ----------------------------- [3] 614
　网脉葡萄 ------------------------- [3] 616
　俞藤 ----------------------------- [3] 618
杜英科 ----------------------------- [3] 620
　中华杜英 ------------------------- [3] 620
　山杜英 --------------------------- [3] 622

猴欢喜 ----------------------------- [3] 624
椴树科 ----------------------------- [3] 626
　田麻 ----------------------------- [3] 626
　黄麻 ----------------------------- [3] 628
　扁担杆 --------------------------- [3] 630
　小花扁担杆 ----------------------- [3] 632
　南京椴 --------------------------- [3] 634
　粉椴 ----------------------------- [3] 636
　椴树 ----------------------------- [3] 638
　单毛刺蒴麻 ----------------------- [3] 640
锦葵科 ----------------------------- [3] 642
　黄蜀葵 --------------------------- [3] 642
　刚毛黄蜀葵 ----------------------- [3] 646
　蜀葵 ----------------------------- [3] 648
　草棉 ----------------------------- [3] 651
　木芙蓉 --------------------------- [3] 654
　重瓣木芙蓉 ----------------------- [3] 658
　朱槿 ----------------------------- [3] 660
　木槿 ----------------------------- [3] 662
　冬葵 ----------------------------- [3] 665
　野葵 ----------------------------- [3] 667
　地桃花 --------------------------- [3] 670
梧桐科 ----------------------------- [3] 672
　梧桐 ----------------------------- [3] 672
　马松子 --------------------------- [3] 676
　午时花 --------------------------- [3] 678
瑞香科 ----------------------------- [3] 680
　芫花 ----------------------------- [3] 680
　毛瑞香 --------------------------- [3] 683
　白瑞香 --------------------------- [3] 685
　结香 ----------------------------- [3] 687
　了哥王 --------------------------- [3] 689
　北江荛花 ------------------------- [3] 692
胡颓子科 --------------------------- [3] 694
　佘山羊奶子 ----------------------- [3] 694
　蔓胡颓子 ------------------------- [3] 696

宜昌胡颓子 ----------- [3] 698
木半夏 ----------- [3] 700
胡颓子 ----------- [3] 702
牛奶子 ----------- [3] 706
大风子科 ----------- [3] 708
山桐子 ----------- [3] 708
柞木 ----------- [3] 710
堇菜科 ----------- [3] 712
鸡腿堇菜 ----------- [3] 712
戟叶堇菜 ----------- [3] 714
心叶堇菜 ----------- [3] 716
七星莲 ----------- [3] 718
短须毛七星莲 ----------- [3] 720
紫花堇菜 ----------- [3] 722
光叶堇菜 ----------- [3] 724
长萼堇菜 ----------- [3] 726
白花地丁 ----------- [3] 728
紫花地丁 ----------- [3] 730
柔毛堇菜 ----------- [3] 732
辽宁堇菜 ----------- [3] 734
深山堇菜 ----------- [3] 736
庐山堇菜 ----------- [3] 738
三角叶堇菜 ----------- [3] 740
三色堇 ----------- [3] 742
堇菜 ----------- [3] 744
旌节花科 ----------- [3] 746
中国旌节花 ----------- [3] 746
西番莲科 ----------- [3] 748
西番莲 ----------- [3] 748
秋海棠科 ----------- [3] 750
槭叶秋海棠 ----------- [3] 750
秋海棠 ----------- [3] 752
中华秋海棠 ----------- [3] 754
葫芦科 ----------- [3] 756
盒子草 ----------- [3] 756
冬瓜 ----------- [3] 758

西瓜 ----------- [3] 761
甜瓜 ----------- [3] 764
菜瓜 ----------- [3] 768
黄瓜 ----------- [3] 770
南瓜 ----------- [3] 774
绞股蓝 ----------- [3] 778
葫芦 ----------- [3] 780
丝瓜 ----------- [3] 783
苦瓜 ----------- [3] 787
皱果赤飑 ----------- [3] 790
南赤飑 ----------- [3] 792
王瓜 ----------- [3] 794
栝楼 ----------- [3] 798
中华栝楼 ----------- [3] 801
马㼎儿 ----------- [3] 804
千屈菜科 ----------- [3] 806
水苋菜 ----------- [3] 806
紫薇 ----------- [3] 808
南紫薇 ----------- [3] 811
节节菜 ----------- [3] 813
轮叶节节菜 ----------- [3] 815
圆叶节节菜 ----------- [3] 817
菱科 ----------- [3] 819
野菱 ----------- [3] 819
桃金娘科 ----------- [3] 821
赤桉 ----------- [3] 821
桉 ----------- [3] 823
细叶桉 ----------- [3] 826
赤楠 ----------- [3] 828
轮叶蒲桃 ----------- [3] 830
石榴科 ----------- [3] 832
石榴 ----------- [3] 832
野牡丹科 ----------- [3] 836
少花柏拉木 ----------- [3] 836
过路惊 ----------- [3] 838
鸭脚茶 ----------- [3] 840

肥肉草 ----------------------- [3] 842

地菍 ----------------------- [3] 844

金锦香 ----------------------- [3] 848

宽叶金锦香 ----------------------- [3] 850

肉穗草 ----------------------- [3] 852

柳叶菜科 ----------------------- [3] 854

高山露珠草 ----------------------- [3] 854

露珠草 ----------------------- [3] 856

谷蓼 ----------------------- [3] 858

南方露珠草 ----------------------- [3] 860

长籽柳叶菜 ----------------------- [3] 862

丁香蓼 ----------------------- [3] 864

第 4 册

被子植物 ----------------------- [4] 1

小二仙草科 ----------------------- [4] 2

小二仙草 ----------------------- [4] 2

八角枫科 ----------------------- [4] 4

八角枫 ----------------------- [4] 4

毛八角枫 ----------------------- [4] 6

瓜木 ----------------------- [4] 8

蓝果树科 ----------------------- [4] 10

喜树 ----------------------- [4] 10

蓝果树 ----------------------- [4] 12

山茱萸科 ----------------------- [4] 14

灯台树 ----------------------- [4] 14

尖叶四照花 ----------------------- [4] 16

四照花 ----------------------- [4] 18

青荚叶 ----------------------- [4] 20

红瑞木 ----------------------- [4] 22

梾木 ----------------------- [4] 24

毛梾 ----------------------- [4] 26

五加科 ----------------------- [4] 28

吴茱萸五加 ----------------------- [4] 28

五加 ----------------------- [4] 30

白簕 ----------------------- [4] 32

楤木 ----------------------- [4] 36

黄毛楤木 ----------------------- [4] 40

棘茎楤木 ----------------------- [4] 42

树参 ----------------------- [4] 44

变叶树参 ----------------------- [4] 46

常春藤 ----------------------- [4] 48

刺楸 ----------------------- [4] 50

大叶三七 ----------------------- [4] 54

通脱木 ----------------------- [4] 57

鹿蹄草科 ----------------------- [4] 60

水晶兰 ----------------------- [4] 60

普通鹿蹄草 ----------------------- [4] 62

伞形科 ----------------------- [4] 64

紫花前胡 ----------------------- [4] 64

杭白芷 ----------------------- [4] 66

峨参 ----------------------- [4] 68

旱芹 ----------------------- [4] 70

积雪草 ----------------------- [4] 72

芫荽 ----------------------- [4] 74

鸭儿芹 ----------------------- [4] 78

野胡萝卜 ----------------------- [4] 80

胡萝卜 ----------------------- [4] 82

茴香 ----------------------- [4] 84

红马蹄草 ----------------------- [4] 86

天胡荽 ----------------------- [4] 88

藁本 ----------------------- [4] 90

白苞芹 -------------------- [4] 92
水芹 --------------------- [4] 94
中华水芹 ----------------- [4] 96
隔山香 ------------------- [4] 98
前胡 --------------------- [4] 100
异叶茴芹 ----------------- [4] 102
薄片变豆菜 --------------- [4] 104
直刺变豆菜 --------------- [4] 106
小窃衣 ------------------- [4] 108
窃衣 --------------------- [4] 110
杜鹃花科 ----------------- [4] 112
灯笼树 ------------------- [4] 112
滇白珠 ------------------- [4] 114
小果珍珠花 --------------- [4] 116
美丽马醉木 --------------- [4] 118
马醉木 ------------------- [4] 120
腺萼马银花 --------------- [4] 122
云锦杜鹃 ----------------- [4] 124
鹿角杜鹃 ----------------- [4] 126
满山红 ------------------- [4] 128
羊踯躅 ------------------- [4] 130
马银花 ------------------- [4] 134
杜鹃 --------------------- [4] 136
南烛 --------------------- [4] 140
短尾越桔 ----------------- [4] 142
无梗越桔 ----------------- [4] 144
黄背越桔 ----------------- [4] 146
江南越桔 ----------------- [4] 148
刺毛越桔 ----------------- [4] 150
紫金牛科 ----------------- [4] 152
九管血 ------------------- [4] 152
小紫金牛 ----------------- [4] 154
硃砂根 ------------------- [4] 156
红凉伞 ------------------- [4] 158
百两金 ------------------- [4] 160
紫金牛 ------------------- [4] 162

山血丹 ------------------- [4] 164
九节龙 ------------------- [4] 166
网脉酸藤子 --------------- [4] 168
杜茎山 ------------------- [4] 170
光叶铁仔 ----------------- [4] 172
报春花科 ----------------- [4] 174
点地梅 ------------------- [4] 174
细梗香草 ----------------- [4] 176
过路黄 ------------------- [4] 178
矮桃 --------------------- [4] 180
临时救 ------------------- [4] 182
红根草 ------------------- [4] 184
点腺过路黄 --------------- [4] 186
黑腺珍珠菜 --------------- [4] 188
轮叶过路黄 --------------- [4] 190
小叶珍珠菜 --------------- [4] 192
巴东过路黄 --------------- [4] 194
报春花 ------------------- [4] 196
假婆婆纳 ----------------- [4] 198
柿科 --------------------- [4] 200
粉叶柿 ------------------- [4] 200
柿 ----------------------- [4] 202
野柿 --------------------- [4] 206
君迁子 ------------------- [4] 208
油柿 --------------------- [4] 210
老鸦柿 ------------------- [4] 212
安息香科 ----------------- [4] 214
赤杨叶 ------------------- [4] 214
赛山梅 ------------------- [4] 216
白花龙 ------------------- [4] 218
野茉莉 ------------------- [4] 220
芬芳安息香 --------------- [4] 222
栓叶安息香 --------------- [4] 224
山矾科 ------------------- [4] 226
薄叶山矾 ----------------- [4] 226
华山矾 ------------------- [4] 228

光叶山矾 ---------------- [4] 230
白檀 ---------------- [4] 232
叶萼山矾 ---------------- [4] 234
四川山矾 ---------------- [4] 236
老鼠矢 ---------------- [4] 238
山矾 ---------------- [4] 240

木犀科 ---------------- [4] 243
连翘 ---------------- [4] 243
金钟花 ---------------- [4] 246
白蜡树 ---------------- [4] 248
苦枥木 ---------------- [4] 250
迎春花 ---------------- [4] 252
茉莉花 ---------------- [4] 254
华素馨 ---------------- [4] 258
日本女贞 ---------------- [4] 260
女贞 ---------------- [4] 262
小叶女贞 ---------------- [4] 264
小蜡 ---------------- [4] 266
宁波木犀 ---------------- [4] 268
木犀 ---------------- [4] 270
厚边木犀 ---------------- [4] 272
牛矢果 ---------------- [4] 274

马钱科 ---------------- [4] 276
醉鱼草 ---------------- [4] 276
柳叶蓬莱葛 ---------------- [4] 278
蓬莱葛 ---------------- [4] 280
水田白 ---------------- [4] 282

龙胆科 ---------------- [4] 284
五岭龙胆 ---------------- [4] 284
条叶龙胆 ---------------- [4] 286
灰绿龙胆 ---------------- [4] 288
獐牙菜 ---------------- [4] 290
北方獐牙菜 ---------------- [4] 292
双蝴蝶 ---------------- [4] 294

夹竹桃科 ---------------- [4] 296
长春花 ---------------- [4] 296

夹竹桃 ---------------- [4] 298
毛药藤 ---------------- [4] 300
紫花络石 ---------------- [4] 302
络石 ---------------- [4] 304
蔓长春花 ---------------- [4] 306

萝藦科 ---------------- [4] 308
马利筋 ---------------- [4] 308
青龙藤 ---------------- [4] 310
牛皮消 ---------------- [4] 312
白前 ---------------- [4] 314
竹灵消 ---------------- [4] 316
毛白前 ---------------- [4] 318
朱砂藤 ---------------- [4] 320
徐长卿 ---------------- [4] 322
柳叶白前 ---------------- [4] 325
萝藦 ---------------- [4] 327
七层楼 ---------------- [4] 330
娃儿藤 ---------------- [4] 332

茜草科 ---------------- [4] 334
水团花 ---------------- [4] 334
细叶水团花 ---------------- [4] 337
风箱树 ---------------- [4] 340
流苏子 ---------------- [4] 342
虎刺 ---------------- [4] 344
香果树 ---------------- [4] 346
猪殃殃 ---------------- [4] 348
四叶葎 ---------------- [4] 350
小叶猪殃殃 ---------------- [4] 352
栀子 ---------------- [4] 354
金毛耳草 ---------------- [4] 358
白花蛇舌草 ---------------- [4] 360
纤花耳草 ---------------- [4] 362
粗叶木 ---------------- [4] 364
日本粗叶木 ---------------- [4] 366
羊角藤 ---------------- [4] 368
黐花 ---------------- [4] 370

玉叶金花 ·············· [4] 372
臭味新耳草 ·············· [4] 376
日本蛇根草 ·············· [4] 378
短小蛇根草 ·············· [4] 380
鸡矢藤 ·············· [4] 382
毛鸡矢藤 ·············· [4] 384
金剑草 ·············· [4] 386
东南茜草 ·············· [4] 388
茜草 ·············· [4] 390
六月雪 ·············· [4] 392
白马骨 ·············· [4] 394
白花苦灯笼 ·············· [4] 396
狗骨柴 ·············· [4] 398
钩藤 ·············· [4] 400

旋花科 ·············· [4] 402
南方菟丝子 ·············· [4] 402
菟丝子 ·············· [4] 404
金灯藤 ·············· [4] 406
马蹄金 ·············· [4] 408
蕹菜 ·············· [4] 410
番薯 ·············· [4] 412
牵牛 ·············· [4] 414
圆叶牵牛 ·············· [4] 416
茑萝松 ·············· [4] 418

紫草科 ·············· [4] 420
柔弱斑种草 ·············· [4] 420
琉璃草 ·············· [4] 422
厚壳树 ·············· [4] 424
紫草 ·············· [4] 426
弯齿盾果草 ·············· [4] 428
盾果草 ·············· [4] 430
附地菜 ·············· [4] 432

马鞭草科 ·············· [4] 434
紫珠 ·············· [4] 434
华紫珠 ·············· [4] 436
白棠子树 ·············· [4] 438

杜虹花 ·············· [4] 440
老鸦糊 ·············· [4] 442
日本紫珠 ·············· [4] 444
窄叶紫珠 ·············· [4] 446
广东紫珠 ·············· [4] 448
兰香草 ·············· [4] 450
臭牡丹 ·············· [4] 452
大青 ·············· [4] 455
尖齿臭茉莉 ·············· [4] 458
龙吐珠 ·············· [4] 460
海州常山 ·············· [4] 462
假连翘 ·············· [4] 466
马缨丹 ·············· [4] 468
豆腐柴 ·············· [4] 470
马鞭草 ·············· [4] 472
黄荆 ·············· [4] 474
牡荆 ·············· [4] 478

唇形科 ·············· [4] 482
藿香 ·············· [4] 482
筋骨草 ·············· [4] 484
金疮小草 ·············· [4] 486
紫背金盘 ·············· [4] 488
风轮菜 ·············· [4] 490
邻近风轮菜 ·············· [4] 492
细风轮菜 ·············· [4] 494
灯笼草 ·············· [4] 496
紫花香薷 ·············· [4] 498
香薷 ·············· [4] 500
野草香 ·············· [4] 502
活血丹 ·············· [4] 504
香薷状香简草 ·············· [4] 506
宝盖草 ·············· [4] 508
野芝麻 ·············· [4] 510
益母草 ·············· [4] 512
白花益母草 ·············· [4] 516
硬毛地笋 ·············· [4] 518

薄荷 —————————— [4] 520

小花荠苎 ——————— [4] 524

石香薷 ——————————— [4] 526

小鱼仙草 ——————— [4] 528

荠苎 ——————————— [4] 530

石荠苎 ——————————— [4] 532

钩萼草 ——————————— [4] 534

罗勒 ——————————— [4] 536

牛至 ——————————— [4] 540

紫苏 ——————————— [4] 542

回回苏 ——————————— [4] 546

野生紫苏 ——————— [4] 548

夏枯草 ——————————— [4] 552

香茶菜 ——————————— [4] 554

显脉香茶菜 ——————— [4] 556

溪黄草 ——————————— [4] 558

南丹参 ——————————— [4] 560

华鼠尾草 ——————— [4] 562

鼠尾草 ——————————— [4] 564

荔枝草 ——————————— [4] 566

红根草 ——————————— [4] 568

一串红 ——————————— [4] 570

佛光草 ——————————— [4] 572

四棱草 ——————————— [4] 574

半枝莲 ——————————— [4] 576

韩信草 ——————————— [4] 578

长毛韩信草 ——————— [4] 580

水苏 ——————————— [4] 582

西南水苏 ——————— [4] 584

甘露子 ——————————— [4] 586

庐山香科科 ——————— [4] 588

血见愁 ——————————— [4] 590

茄科 ———————————— [4] 592

辣椒 ——————————— [4] 592

曼陀罗 ——————————— [4] 594

枸杞 ——————————— [4] 598

番茄 ——————————— [4] 602

烟草 ——————————— [4] 604

江南散血丹 ——————— [4] 606

酸浆 ——————————— [4] 608

苦蘵 ——————————— [4] 610

白英 ——————————— [4] 614

茄 ——————————— [4] 618

龙葵 ——————————— [4] 621

海桐叶白英 ——————— [4] 624

阳芋 ——————————— [4] 626

龙珠 ——————————— [4] 628

玄参科 ———————————— [4] 630

胡麻草 ——————————— [4] 630

石龙尾 ——————————— [4] 632

长蒴母草 ——————— [4] 634

狭叶母草 ——————— [4] 636

泥花草 ——————————— [4] 638

母草 ——————————— [4] 640

陌上菜 ——————————— [4] 642

通泉草 ——————————— [4] 644

弹刀子菜 ——————— [4] 646

山罗花 ——————————— [4] 648

沙氏鹿茸草 ——————— [4] 650

鹿茸草 ——————————— [4] 652

白花泡桐 ——————— [4] 654

台湾泡桐 ——————— [4] 658

毛泡桐 ——————————— [4] 660

天目地黄 ——————— [4] 662

地黄 ——————————— [4] 664

玄参 ——————————— [4] 668

阴行草 ——————————— [4] 670

腺毛阴行草 ——————— [4] 674

光叶蝴蝶草 ——————— [4] 676

紫萼蝴蝶草 ——————— [4] 678

婆婆纳 ——————————— [4] 680

蚊母草 ——————————— [4] 682

爬岩红 ------------------ [4] 684
腹水草 ------------------ [4] 686
紫葳科 ------------------ [4] 688
凌霄 ------------------ [4] 688
爵床科 ------------------ [4] 690
白接骨 ------------------ [4] 690
杜根藤 ------------------ [4] 692
狗肝菜 ------------------ [4] 694
水蓑衣 ------------------ [4] 696
九头狮子草 ------------------ [4] 698
爵床 ------------------ [4] 700
密花孩儿草 ------------------ [4] 702
胡麻科 ------------------ [4] 704
芝麻 ------------------ [4] 704
苦苣苔科 ------------------ [4] 706
浙皖粗筒苣苔 ------------------ [4] 706
苦苣苔 ------------------ [4] 708
闽赣长蒴苣苔 ------------------ [4] 710
半蒴苣苔 ------------------ [4] 712
降龙草 ------------------ [4] 714
吊石苣苔 ------------------ [4] 716
长瓣马铃苣苔 ------------------ [4] 718
大叶石上莲 ------------------ [4] 720
列当科 ------------------ [4] 722
野菰 ------------------ [4] 722
中国野菰 ------------------ [4] 724
狸藻科 ------------------ [4] 726
挖耳草 ------------------ [4] 726
透骨草科 ------------------ [4] 728
透骨草 ------------------ [4] 728
车前科 ------------------ [4] 730
车前 ------------------ [4] 730
大车前 ------------------ [4] 734
忍冬科 ------------------ [4] 736
南方六道木 ------------------ [4] 736

二翅六道木 ------------------ [4] 738
菰腺忍冬 ------------------ [4] 740
忍冬 ------------------ [4] 744
金银忍冬 ------------------ [4] 748
大花忍冬 ------------------ [4] 750
灰毡毛忍冬 ------------------ [4] 752
下江忍冬 ------------------ [4] 754
短柄忍冬 ------------------ [4] 756
接骨草 ------------------ [4] 758
荚蒾 ------------------ [4] 762
宜昌荚蒾 ------------------ [4] 764
南方荚蒾 ------------------ [4] 766
茶荚蒾 ------------------ [4] 768
合轴荚蒾 ------------------ [4] 770
半边月 ------------------ [4] 772
败酱科 ------------------ [4] 774
窄叶败酱 ------------------ [4] 774
败酱 ------------------ [4] 776
攀倒甑 ------------------ [4] 780
川续断科 ------------------ [4] 782
日本续断 ------------------ [4] 782
桔梗科 ------------------ [4] 784
华东杏叶沙参 ------------------ [4] 784
中华沙参 ------------------ [4] 786
沙参 ------------------ [4] 788
轮叶沙参 ------------------ [4] 790
荠苨 ------------------ [4] 792
金钱豹 ------------------ [4] 794
羊乳 ------------------ [4] 796
半边莲 ------------------ [4] 798
桔梗 ------------------ [4] 802
蓝花参 ------------------ [4] 804

第5册

被子植物 ＿＿＿＿＿＿＿＿＿ [5] 1

菊科 ＿＿＿＿＿＿＿＿＿＿ [5] 2

蓍 ＿＿＿＿＿＿＿＿＿＿＿ [5] 2

下田菊 ＿＿＿＿＿＿＿＿＿ [5] 4

藿香蓟 ＿＿＿＿＿＿＿＿＿ [5] 6

杏香兔儿风 ＿＿＿＿＿＿＿ [5] 8

灯台兔儿风 ＿＿＿＿＿＿＿ [5] 10

香青 ＿＿＿＿＿＿＿＿＿＿ [5] 12

牛蒡 ＿＿＿＿＿＿＿＿＿＿ [5] 14

黄花蒿 ＿＿＿＿＿＿＿＿＿ [5] 18

奇蒿 ＿＿＿＿＿＿＿＿＿＿ [5] 22

密毛奇蒿 ＿＿＿＿＿＿＿＿ [5] 24

艾 ＿＿＿＿＿＿＿＿＿＿＿ [5] 26

茵陈蒿 ＿＿＿＿＿＿＿＿＿ [5] 30

青蒿 ＿＿＿＿＿＿＿＿＿＿ [5] 34

五月艾 ＿＿＿＿＿＿＿＿＿ [5] 36

牡蒿 ＿＿＿＿＿＿＿＿＿＿ [5] 38

白苞蒿 ＿＿＿＿＿＿＿＿＿ [5] 42

矮蒿 ＿＿＿＿＿＿＿＿＿＿ [5] 44

野艾蒿 ＿＿＿＿＿＿＿＿＿ [5] 46

蒙古蒿 ＿＿＿＿＿＿＿＿＿ [5] 48

魁蒿 ＿＿＿＿＿＿＿＿＿＿ [5] 50

猪毛蒿 ＿＿＿＿＿＿＿＿＿ [5] 52

蒌蒿 ＿＿＿＿＿＿＿＿＿＿ [5] 54

南艾蒿 ＿＿＿＿＿＿＿＿＿ [5] 56

三脉紫菀 ＿＿＿＿＿＿＿＿ [5] 58

琴叶紫菀 ＿＿＿＿＿＿＿＿ [5] 60

紫菀 ＿＿＿＿＿＿＿＿＿＿ [5] 62

陀螺紫菀 ＿＿＿＿＿＿＿＿ [5] 64

苍术 ＿＿＿＿＿＿＿＿＿＿ [5] 66

白术 ＿＿＿＿＿＿＿＿＿＿ [5] 68

婆婆针 ＿＿＿＿＿＿＿＿＿ [5] 70

金盏银盘 ＿＿＿＿＿＿＿＿ [5] 72

大狼把草 ＿＿＿＿＿＿＿＿ [5] 74

鬼针草 ＿＿＿＿＿＿＿＿＿ [5] 76

白花鬼针草 ＿＿＿＿＿＿＿ [5] 78

狼杷草 ＿＿＿＿＿＿＿＿＿ [5] 80

台北艾纳香 ＿＿＿＿＿＿＿ [5] 82

金盏花 ＿＿＿＿＿＿＿＿＿ [5] 84

翠菊 ＿＿＿＿＿＿＿＿＿＿ [5] 86

节毛飞廉 ＿＿＿＿＿＿＿＿ [5] 88

丝毛飞廉 ＿＿＿＿＿＿＿＿ [5] 90

天名精 ＿＿＿＿＿＿＿＿＿ [5] 92

烟管头草 ＿＿＿＿＿＿＿＿ [5] 96

金挖耳 ＿＿＿＿＿＿＿＿＿ [5] 98

小花金挖耳 ＿＿＿＿＿＿＿ [5] 100

石胡荽 ＿＿＿＿＿＿＿＿＿ [5] 102

茼蒿 ＿＿＿＿＿＿＿＿＿＿ [5] 104

蓟 ＿＿＿＿＿＿＿＿＿＿＿ [5] 106

线叶蓟 ＿＿＿＿＿＿＿＿＿ [5] 108

香丝草 ＿＿＿＿＿＿＿＿＿ [5] 110

小蓬草 ＿＿＿＿＿＿＿＿＿ [5] 112

白酒草 ＿＿＿＿＿＿＿＿＿ [5] 114

剑叶金鸡菊 ＿＿＿＿＿＿＿ [5] 116

两色金鸡菊 ＿＿＿＿＿＿＿ [5] 118

秋英 ＿＿＿＿＿＿＿＿＿＿ [5] 120

黄秋英 ＿＿＿＿＿＿＿＿＿ [5] 122

野茼蒿 ＿＿＿＿＿＿＿＿＿ [5] 124

大丽花 ＿＿＿＿＿＿＿＿＿ [5] 126

野菊 ＿＿＿＿＿＿＿＿＿＿ [5] 128

菊花 ＿＿＿＿＿＿＿＿＿＿ [5] 132

东风菜 ＿＿＿＿＿＿＿＿＿ [5] 136

鳢肠 ＿＿＿＿＿＿＿＿＿＿ [5] 138

一点红 ＿＿＿＿＿＿＿＿＿ [5] 140

一年蓬 ＿＿＿＿＿＿＿＿＿ [5] 142

多须公 ＿＿＿＿＿＿＿＿＿ [5] 144

白头婆	[5] 146
林泽兰	[5] 148
宽叶鼠麹草	[5] 150
鼠麹草	[5] 152
秋鼠麹草	[5] 154
细叶鼠麹草	[5] 156
匙叶鼠麹草	[5] 158
菊三七	[5] 160
平卧菊三七	[5] 162
向日葵	[5] 164
菊芋	[5] 168
泥胡菜	[5] 170
旋覆花	[5] 172
线叶旋覆花	[5] 176
剪刀股	[5] 178
苦荬菜	[5] 180
马兰	[5] 182
毡毛马兰	[5] 184
毛脉山莴苣	[5] 186
六棱菊	[5] 188
稻槎菜	[5] 190
大头橐吾	[5] 192
假福王草	[5] 194
蜂斗菜	[5] 196
日本毛连菜	[5] 198
高大翅果菊	[5] 200
台湾翅果菊	[5] 202
翅果菊	[5] 204
多裂翅果菊	[5] 206
除虫菊	[5] 208
秋分草	[5] 210
三角叶风毛菊	[5] 212
林荫千里光	[5] 214
千里光	[5] 216
豨莶	[5] 218
蒲儿根	[5] 220

一枝黄花	[5] 222
裸柱菊	[5] 224
长裂苦苣菜	[5] 226
兔儿伞	[5] 228
蒲公英	[5] 230
苍耳	[5] 232
红果黄鹌菜	[5] 236
黄鹌菜	[5] 238
泽泻科	**[5] 240**
窄叶泽泻	[5] 240
矮慈姑	[5] 242
野慈姑	[5] 244
水鳖科	**[5] 246**
龙舌草	[5] 246
眼子菜科	**[5] 248**
鸡冠眼子菜	[5] 248
眼子菜	[5] 250
竹叶眼子菜	[5] 252
浮叶眼子菜	[5] 254
百合科	**[5] 256**
短柄粉条儿菜	[5] 256
粉条儿菜	[5] 258
洋葱	[5] 260
藠头	[5] 262
葱	[5] 264
薤白	[5] 268
蒜	[5] 270
韭	[5] 273
天门冬	[5] 276
石刁柏	[5] 278
文竹	[5] 280
少花万寿竹	[5] 282
浙贝母	[5] 284
黄花菜	[5] 286
萱草	[5] 289
玉簪	[5] 292

紫萼 ------------------------------ [5] 294
野百合 --------------------------- [5] 296
百合 ------------------------------ [5] 298
条叶百合 ------------------------ [5] 302
卷丹 ------------------------------ [5] 304
药百合 --------------------------- [5] 306
禾叶山麦冬 --------------------- [5] 308
阔叶山麦冬 --------------------- [5] 310
山麦冬 --------------------------- [5] 312
沿阶草 --------------------------- [5] 314
间型沿阶草 --------------------- [5] 316
麦冬 ------------------------------ [5] 318
球药隔重楼 --------------------- [5] 320
具柄重楼 ------------------------ [5] 322
华重楼 --------------------------- [5] 324
狭叶重楼 ------------------------ [5] 326
多花黄精 ------------------------ [5] 328
长梗黄精 ------------------------ [5] 330
滇黄精 --------------------------- [5] 332
玉竹 ------------------------------ [5] 334
吉祥草 --------------------------- [5] 336
万年青 --------------------------- [5] 338
绵枣儿 --------------------------- [5] 342
鹿药 ------------------------------ [5] 344
尖叶菝葜 ------------------------ [5] 346
菝葜 ------------------------------ [5] 348
托柄菝葜 ------------------------ [5] 352
土茯苓 --------------------------- [5] 354
黑果菝葜 ------------------------ [5] 356
暗色菝葜 ------------------------ [5] 358
牛尾菜 --------------------------- [5] 360
华东菝葜 ------------------------ [5] 362
鞘柄菝葜 ------------------------ [5] 364
油点草 --------------------------- [5] 366
开口箭 --------------------------- [5] 368
毛叶藜芦 ------------------------ [5] 370

牯岭藜芦 ------------------------ [5] 372
百部科 --------------------------- [5] 374
　　百部 ------------------------ [5] 374
石蒜科 --------------------------- [5] 376
　　仙茅 ------------------------ [5] 376
　　朱顶红 --------------------- [5] 378
　　小金梅草 ------------------ [5] 380
　　忽地笑 --------------------- [5] 382
　　石蒜 ------------------------ [5] 384
　　水仙 ------------------------ [5] 386
　　葱莲 ------------------------ [5] 388
　　韭莲 ------------------------ [5] 390
蒟蒻薯科 ------------------------ [5] 392
　　裂果薯 --------------------- [5] 392
薯蓣科 --------------------------- [5] 394
　　参薯 ------------------------ [5] 394
　　黄独 ------------------------ [5] 396
　　薯莨 ------------------------ [5] 399
　　纤细薯蓣 ------------------ [5] 402
　　日本薯蓣 ------------------ [5] 404
　　穿龙薯蓣 ------------------ [5] 406
　　薯蓣 ------------------------ [5] 408
　　细柄薯蓣 ------------------ [5] 410
雨久花科 ------------------------ [5] 412
　　凤眼蓝 --------------------- [5] 412
　　雨久花 --------------------- [5] 414
　　鸭舌草 --------------------- [5] 416
鸢尾科 --------------------------- [5] 418
　　射干 ------------------------ [5] 418
　　蝴蝶花 --------------------- [5] 422
　　小花鸢尾 ------------------ [5] 424
　　鸢尾 ------------------------ [5] 426
灯心草科 ------------------------ [5] 430
　　翅茎灯心草 --------------- [5] 430
　　灯心草 --------------------- [5] 432
　　野灯心草 ------------------ [5] 434

鸭跖草科 ---------------------------- [5] 436

　　饭包草 ------------------------- [5] 436

　　鸭跖草 ------------------------- [5] 438

　　牛轭草 ------------------------- [5] 440

　　裸花水竹叶 --------------------- [5] 442

　　水竹叶 ------------------------- [5] 444

　　杜若 --------------------------- [5] 446

谷精草科 ---------------------------- [5] 448

　　谷精草 ------------------------- [5] 448

　　白药谷精草 --------------------- [5] 450

　　长苞谷精草 --------------------- [5] 452

禾本科 ------------------------------ [5] 454

　　剪股颖 ------------------------- [5] 454

　　看麦娘 ------------------------- [5] 456

　　黄草毛 ------------------------- [5] 458

　　荩草 --------------------------- [5] 460

　　野古草 ------------------------- [5] 462

　　芦竹 --------------------------- [5] 464

　　野燕麦 ------------------------- [5] 466

　　毛臂形草 ----------------------- [5] 468

　　雀麦 --------------------------- [5] 470

　　拂子茅 ------------------------- [5] 472

　　薏苡 --------------------------- [5] 474

　　橘草 --------------------------- [5] 478

　　狗牙根 ------------------------- [5] 480

　　止血马唐 ----------------------- [5] 482

　　马唐 --------------------------- [5] 484

　　油芒 --------------------------- [5] 486

　　光头稗 ------------------------- [5] 488

　　稗 ----------------------------- [5] 490

　　无芒稗 ------------------------- [5] 492

　　西来稗 ------------------------- [5] 494

　　牛筋草 ------------------------- [5] 496

　　大画眉草 ----------------------- [5] 498

　　知风草 ------------------------- [5] 500

　　乱草 --------------------------- [5] 502

　　小画眉草 ----------------------- [5] 504

　　画眉草 ------------------------- [5] 506

　　假俭草 ------------------------- [5] 508

　　野黍 --------------------------- [5] 510

　　黄茅 --------------------------- [5] 512

　　大麦 --------------------------- [5] 514

　　丝茅 --------------------------- [5] 517

　　阔叶箬竹 ----------------------- [5] 520

　　柳叶箬 ------------------------- [5] 522

　　李氏禾 ------------------------- [5] 524

　　假稻 --------------------------- [5] 526

　　千金子 ------------------------- [5] 528

　　淡竹叶 ------------------------- [5] 530

　　中华淡竹叶 --------------------- [5] 532

　　广序臭草 ----------------------- [5] 534

　　五节芒 ------------------------- [5] 536

　　芒 ----------------------------- [5] 538

　　类芦 --------------------------- [5] 540

　　求米草 ------------------------- [5] 542

　　稻 ----------------------------- [5] 544

　　铺地黍 ------------------------- [5] 548

　　圆果雀稗 ----------------------- [5] 550

　　双穗雀稗 ----------------------- [5] 552

　　雀稗 --------------------------- [5] 554

　　狼尾草 ------------------------- [5] 556

　　显子草 ------------------------- [5] 558

　　蔺草 --------------------------- [5] 560

　　芦苇 --------------------------- [5] 562

　　毛竹 --------------------------- [5] 566

　　紫竹 --------------------------- [5] 568

　　苦竹 --------------------------- [5] 570

　　早熟禾 ------------------------- [5] 572

　　金丝草 ------------------------- [5] 574

　　棒头草 ------------------------- [5] 576

　　鹅观草 ------------------------- [5] 578

　　筒轴茅 ------------------------- [5] 580

斑茅 ----------------------- [5] 582
甘蔗 ----------------------- [5] 584
竹蔗 ----------------------- [5] 586
甜根子草 ------------------- [5] 588
囊颖草 --------------------- [5] 590
耿氏硬草 ------------------- [5] 592
大狗尾草 ------------------- [5] 594
金色狗尾草 ----------------- [5] 596
粱 ------------------------- [5] 598
棕叶狗尾草 ----------------- [5] 600
皱叶狗尾草 ----------------- [5] 602
狗尾草 --------------------- [5] 604
高粱 ----------------------- [5] 606
大油芒 --------------------- [5] 608
鼠尾粟 --------------------- [5] 610
苞子草 --------------------- [5] 612
黄背草 --------------------- [5] 614
菅 ------------------------- [5] 616
普通小麦 ------------------- [5] 618
玉蜀黍 --------------------- [5] 621
菰 ------------------------- [5] 624

棕榈科 ------------------- [5] 626
棕榈 ----------------------- [5] 626

天南星科 ----------------- [5] 629
菖蒲 ----------------------- [5] 629
金钱蒲 --------------------- [5] 632
石菖蒲 --------------------- [5] 634
广东万年青 ----------------- [5] 636
尖尾芋 --------------------- [5] 638
海芋 ----------------------- [5] 640
磨芋 ----------------------- [5] 642
一把伞南星 ----------------- [5] 644
天南星 --------------------- [5] 648
灯台莲 --------------------- [5] 650
野芋 ----------------------- [5] 652
芋 ------------------------- [5] 654

滴水珠 --------------------- [5] 658
虎掌 ----------------------- [5] 660
半夏 ----------------------- [5] 662
大薸 ----------------------- [5] 666

浮萍科 ------------------- [5] 668
浮萍 ----------------------- [5] 668
紫萍 ----------------------- [5] 670

黑三棱科 ----------------- [5] 672
小黑三棱 ------------------- [5] 672

莎草科 ------------------- [5] 674
球柱草 --------------------- [5] 674
丝叶球柱草 ----------------- [5] 676
青绿薹草 ------------------- [5] 678
亚澳薹草 ------------------- [5] 680
签草 ----------------------- [5] 682
穹隆薹草 ------------------- [5] 684
大披针薹草 ----------------- [5] 686
舌叶薹草 ------------------- [5] 688
花葶薹草 ------------------- [5] 690
宽叶薹草 ------------------- [5] 692
扁穗莎草 ------------------- [5] 694
异型莎草 ------------------- [5] 696
碎米莎草 ------------------- [5] 698
旋鳞莎草 ------------------- [5] 700
具芒碎米莎草 --------------- [5] 702
毛轴莎草 ------------------- [5] 704
香附子 --------------------- [5] 706
荸荠 ----------------------- [5] 709
龙师草 --------------------- [5] 712
牛毛毡 --------------------- [5] 714
夏飘拂草 ------------------- [5] 716
两歧飘拂草 ----------------- [5] 718
暗褐飘拂草 ----------------- [5] 720
水虱草 --------------------- [5] 722
双穗飘拂草 ----------------- [5] 724
黑莎草 --------------------- [5] 726

水莎草 ------------------------------ [5] 728
短叶水蜈蚣 ------------------------- [5] 730
华湖瓜草 --------------------------- [5] 732
砖子苗 ------------------------------ [5] 734
球穗扁莎 --------------------------- [5] 736
红鳞扁莎 --------------------------- [5] 738
刺子莞 ------------------------------ [5] 740
萤蔺 --------------------------------- [5] 742
华东藨草 --------------------------- [5] 744
茸球藨草 --------------------------- [5] 746
类头状花序藨草 ------------------- [5] 748
荆三棱 ------------------------------ [5] 750

芭蕉科 ------------------------------ [5] 752
芭蕉 --------------------------------- [5] 752

姜科 --------------------------------- [5] 754
华山姜 ------------------------------ [5] 754
山姜 --------------------------------- [5] 756
温郁金 ------------------------------ [5] 759
舞花姜 ------------------------------ [5] 762
姜花 --------------------------------- [5] 764
蘘荷 --------------------------------- [5] 766
姜 ----------------------------------- [5] 768

美人蕉科 --------------------------- [5] 772
大花美人蕉 ------------------------- [5] 772
美人蕉 ------------------------------ [5] 774

兰科 --------------------------------- [5] 776
无柱兰 ------------------------------ [5] 776
白及 --------------------------------- [5] 778
虾脊兰 ------------------------------ [5] 782

钩距虾脊兰 ------------------------- [5] 784
反瓣虾脊兰 ------------------------- [5] 786
银兰 --------------------------------- [5] 788
金兰 --------------------------------- [5] 790
独花兰 ------------------------------ [5] 792
杜鹃兰 ------------------------------ [5] 794
建兰 --------------------------------- [5] 796
蕙兰 --------------------------------- [5] 798
多花兰 ------------------------------ [5] 800
春兰 --------------------------------- [5] 802
寒兰 --------------------------------- [5] 804
石斛 --------------------------------- [5] 806
铁皮石斛 --------------------------- [5] 808
单叶厚唇兰 ------------------------- [5] 810
大花斑叶兰 ------------------------- [5] 812
斑叶兰 ------------------------------ [5] 814
鹅毛玉凤花 ------------------------- [5] 816
福建羊耳蒜 ------------------------- [5] 818
见血青 ------------------------------ [5] 820
葱叶兰 ------------------------------ [5] 822
黄花鹤顶兰 ------------------------- [5] 824
鹤顶兰 ------------------------------ [5] 826
密花舌唇兰 ------------------------- [5] 828
小舌唇兰 --------------------------- [5] 830
独蒜兰 ------------------------------ [5] 832
绶草 --------------------------------- [5] 834
东亚舌唇兰 ------------------------- [5] 836
东亚蝴蝶兰 ------------------------- [5] 838
带叶兰 ------------------------------ [5] 839

中文拼音索引 -- [5] 841
拉丁学名索引 -- [5] 855

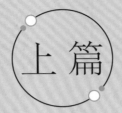

上 篇

德兴市中药资源概论

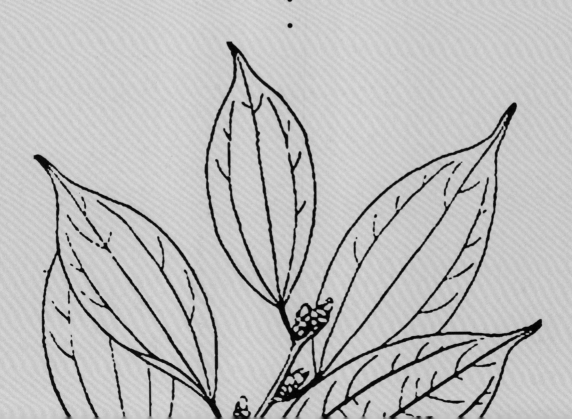

第一章

德兴市自然地理概况

据《德兴县志》记载，德兴在新石器时代就有人类居住，先秦以前属扬州域，秦属九江郡，汉属豫章郡余汗县，东汉建安八年（203）属乐安县；南唐升元二年（938）取"山川之宝，唯德乃兴"之义，置德兴县，隶饶州；1990年12月26日，经国务院批准，撤县设市；2000年，直属江西省，由上饶市代管。

德兴市位于江西、浙江、安徽三省交界处，境内山明水清，风光秀丽。国家5A级风景名胜区三清山位于境东部，以奇峰异石、流泉飞瀑、云海佛光、古松珍卉、冰川遗迹和道教文化闻名于世，享有"天下无双福地，江南第一仙峰"之美称，已被列入世界遗产名录；国家4A级风景名胜区大茅山位于境中部，面积约154 km²，其西南麓梧风洞是避暑胜地，有"天然氧吧"之称；聚远楼位于市区南郊，大文豪苏轼送长子苏迈到德兴任县尉，登聚远楼、舒啸亭，留下不朽诗篇，宋高宗赏东坡诗，特赐御书"聚远楼"，后成为江南名楼。德兴市矿冶历史悠久，素有"金山""银城""铜都"之美誉，地下矿产资源十分丰富，已探明矿产30余种，境内有亚洲最大的斑岩铜矿——德兴铜矿、江南最大的岩金矿——金山金矿，是全国重要的有色金属工业基地。

德兴市是一座极具文化气息的人文宝地，唐宋时期就是全国重要的经济区域和文化旅游胜地。自古以来，德兴人崇文好学，唐代至清末出过417名进士，约占上饶进士总数的1/5，居全国县级地区前列，包括湿法炼铜鼻祖张潜、"布衣尚书"夏原吉、治荒名吏董煟、大学士汪藻等众多名人志士。德兴市在第二次国内革命战争时期是赣东北苏区革命根据地，现有重溪红十军团军政委员会旧址、龙头山方志敏纪念馆、德兴革命历史纪念馆等一批爱国主义教育基地。德兴市交通区位优势明显，京福高速公路、德昌高速公路、景婺黄（常）高速公路穿境而过，交通十分便利。

一、地理位置

德兴市位于江西省东北部，上饶市北部，乐安河中上游，江西、浙江、安徽三省交界处，地处北纬28°38′25″～29°17′43″、东经117°22′49″～118°06′15″。东邻浙江省开化县，东南毗邻上饶市市区及玉山县，南连横峰县、弋阳县，西接乐平市，北接婺源县。市域东西直线距离约50 km，南北直线距离约70 km，全市土地总面积2 101 km²，占江西省总面积的1.26%。

二、地形地貌

德兴市境内群山连绵，峰峦重叠，岗陵起伏延展，怀玉山脉从东部进入，纵贯中部伸向西南部，形成东南两面高峻、西北渐次低平并向内倾斜的地形。全市山地面积约占总面积的44%，丘陵约占 33%，低丘岗地约占 23%。境内最高点为东部的三清山玉京峰，海拔 1 819.9 m；最低点位于西部的香屯街道兰村附近，海拔仅 32 m，地势相对高差 1 787.9 m。境内山地相对高度大多为 200 ~ 400 m，坡度一般为 25° ~ 35°，最大坡度为 60°；西部、北部丘陵地区相对高度为 50 ~ 100 m，坡度一般为 15° ~ 30°。

三、气候特征

（一）气温

德兴市位于亚热带湿润季风区，具有气候温暖、雨量充沛、光照充足、四季分明、昼夜温差大、无霜期较长等山区小气候特点。据 1991 ~ 2006 年的相关统计，德兴市年平均气温 17.8 ℃，年际变化在 17.0 ~ 18.5 ℃；1 月气温 2.6 ~ 10.7 ℃，7 月气温 24.5 ~ 34.2 ℃。冬季常受西伯利亚冷高压影响，极端最低气温可达 0 ℃以下，历史极端最低气温 −10.6 ℃（1967 年 1 月 16 日）；夏、秋季受太平洋高压控制，全市高温少雨，极端最高气温达 40 ℃，历史极端最高气温 40.7 ℃（1967 年 7 月 28、29 日）。

（二）积温与地温

历年日平均气温高于 30 ℃的平均日数 14.9 天，高于 0 ℃的平均日数 361 天，低于 0 ℃的平均日数 3.8 天。年平均积温（日平均气温 0 ℃以上）6 278.6 ℃。

历年平均地面温度 19.9 ℃，年平均最高地面温度 34.2 ℃，年平均最低地面温度 12.8 ℃。历史极端最高地面温度 49.1 ℃（1961 年 7 月 22 日），历史极端最低地面温度 −11.7 ℃（1962 年 1 月 2 日）。

历年平均地下 5 ~ 10 cm 温度为 19.0 ℃，15 ~ 20 cm 温度为 19.1 ℃。

（三）降水量

德兴市地处亚热带湿润季风区，雨量充沛，是江西省暴雨中心区之一。1991 ~ 2006 年，累年平均降水量 1 981.1 mm；降水量最多的是 1993 年，达 2 725 mm；降水量最少的是 2000 年，仅 1 289.7 mm，该年亦为有气象记录以来降水量最少的年份。多年平均雨日 179 天，雨日最多的是 1997 年，为 222 天；雨日最少的是 2003 年，为 158 天。

其降水量的时空分布不均。1 ~ 6 月降水量逐月递增，7 月剧减，8 月后逐月减少。全年 6 月降水量最多，11 月至翌年 1 月最少。按降水特点通常可分为 4 个季节，即春雨季（2 ~ 4 月）、梅雨季（5 ~ 6 月）、雷阵雨季（7 ~ 9 月）、少雨季（10 月至翌年 1 月）。春雨季的特点是受暖湿气流影响，雨日多，降水强度小，雨量随着时间的推移而逐渐增多，降水量约占年降水量的30%。梅雨季的特点是受交汇于南岭—长江的冷暖气流影响，降水强度大，雨时长而稳定，是德兴市的集中降水期，降水量约占年降水量的29%。雷阵雨季的特点是受副热带高压控制，降水强度大，时间短促，降水量约占年降水量的25%。少雨季的特点是受干冷的西伯利亚（或蒙古）高压或变性冷高压控制，全市降水量不多，降水量约占年降水量的16%。降水的地域差异表现为东南部、中部山区偏多，西北部丘陵地区偏少。

（四）湿度

1991 ~ 2006 年，累年平均相对湿度79.8%，年际变化在76% ~ 83%。月际变化较大，7月相对湿度最小，为74%；2月相对湿度最大，为83%。冬季相对湿度大，夏、秋季相对湿度小。

（五）日照

德兴市日照充足。1991 ~ 2006 年，累年平均日照时数 1 625.1 小时，年平均日照百分率为37.6%。日照时数最多的是 2003 年，日照时数为 1 883.6 小时，日照百分率达43.6%；日照时数最少的是 1997 年，日照时数为 1 354.2 小时，日照百分率仅31%。上半年日照短，下半年日照长。日照时数最多的月份是 8 月，累月平均日照时数达 190.1 小时，日照百分率为51%，日平均日照时数 6.1 小时；日照时数最少的月份是 3 月，累月平均日照时数 77.5 小时，日照百分率为21%，日平均日照时数仅 2.5 小时。

（六）风、霜

德兴市的风向随季节而转换，春季为东北偏北风，夏季多西南风，秋季从西南风转为西北偏北风，冬季为偏北风，静风频率为54%。德兴市四面环山，风速较非山区小，且各月变化不大。历年平均风速 1.1 m/s。

据 1991 ~ 2006 年的相关统计，德兴市年平均无霜期 279 天。初霜日多出现在 11 月下旬，终霜日一般为翌年 2 月下旬，少数年份在 3 月上旬。

四、水系

德兴市境内有长达 5 km 以上的大小河流 87 条。乐安河是境内的主干河流，发源于江西、安徽的交界处，由北部进入，流经海口、泗洲 2 镇，境内流长 51 km。境内流域面积在 150 km² 以上的河流还有体泉水、李宅水、洎水、长乐水、建节水 5 条河流，均为常流河，自东南流向西北，最终注入乐安河，属饶河水系。市境河网密度 0.45 km/km²，河床多浅狭，河坡陡峭，水势湍急。

五、土壤条件

境内成土的母岩主要为砂岩、花岗岩、千枚岩、石灰岩。1983 年全市土壤普查结果显示，境内的土壤分为 9 个土类、12 个亚类、34 个土属、79 个土种。现全市的土壤有红壤、黄壤、石灰土、紫色土、水稻土、潮土 6 个土类。一是红壤，红壤是市域分布范围最广、面积最大的地带性土壤，约占全市土壤总面积的 81.05%，中山以下、河谷阶地以上的山丘地区均有分布，其肥力属性有一定的差异。二是黄壤，黄壤是位于红黄壤之上、山地黄棕壤之下的一类土壤，约占全市土壤总面积的 4.13%，分布于海拔 700 ~ 1 200 m 的中山坡上。土层浅薄，自然植被生长良好。三是石灰土，石灰土是在石灰岩母质上发育的一类岩性土。零星见于宜春、萍乡、新余及彭泽、德安、瑞金、会昌、南康、全南、龙南、崇义等县市的石灰岩山地丘陵区。一般土层浅薄，大多具有石灰反应，根据肥力和颜色又可分为黑色石灰土、棕色石灰土和红色石灰土等。四是紫色土，紫色土是紫色和紫红色砂岩、砂砾岩等风化发育而成的一类岩性土，含磷、钾较丰富，零星分布，约占全市土壤总面积的 2.3%。五是水稻土，水稻土是市域最主要的耕作土壤，约占全市土壤总面积的 9.58%，主要分布于各河谷平畈和山丘河谷中地形较开阔的垄、排田上。水稻土系由各类自然土源耕作熟化而成，有机质和养分含量较起源土壤高，土壤酸度较弱。六是潮土，潮土是在河流冲积物上进行耕作过程中发育的一种旱作土壤。一般土层深厚、疏松，通透性好，是一种较好的旱作土壤，主要分布于乐安河、泊水、长乐水、建节水及其支流沿岸的河漫滩上，约占全市土壤总面积的 0.57%。此外，还有紫褐土、黄棕壤、山地草甸土等类型的土壤，面积均不大。

第二章

德兴市植被与植物区系

一、主要植被类型

依据《中国植被》的植被分类原则、系统和单位，并参考吴国芳等的《江西省三清山的植被类型及其分布》、臧敏等的《中国三清山植物地理学野外教学指导》等资料的有关内容，笔者将德兴市的植被划分为以下几种类型。

（一）亚热带常绿阔叶林

常绿阔叶林是亚热带典型的地带性森林植被，林相四季常绿，主要分布于海拔 300 ~ 1 000 m 的中低山地。乔木层主要由锥属（*Castanopsis*）、柯属（*Lithocarpus*）、青冈属（*Cyclobalanopsis*）、樟属（*Cinnamomum*）、润楠属（*Machilus*）、木荷属（*Schima*）、山茶属（*Camellia*）、厚皮香属（*Ternstroemia*）、木莲属（*Manglietia*）、蚊母树属（*Distylium*）、虎皮楠属（*Daphniphyllum*）、杜英属（*Elaeocarpus*）、木犀属（*Osmanthus*）、杨梅属（*Myrica*）等常绿树种构成；同时伴生栗属（*Castanea*）、栎属（*Quercus*）、水青冈属（*Fagus*）、化香树属（*Platycarya*）、胡桃属（*Juglans*）、合欢属（*Albizia*）、肥皂荚属（*Gymnocladus*）、紫荆属（*Cercis*）、枫香树属（*Liquidambar*）、樱属（*Cerasus*）、臭椿属（*Ailanthus*）、南酸枣属（*Choerospondias*）、泡花树属（*Meliosma*）、枳椇属（*Hovenia*）、山桐子属（*Idesia*）、八角枫属（*Alangium*）、赤杨叶属（*Alniphyllum*）等落叶阔叶树种成分；在沟谷坡地、河边常由柳属（*Salix*）、枫杨属（*Pterocarya*）、八角属（*Illicium*）等构成优势成分。

灌木层主要由柘属（*Cudrania*）、榕属（*Ficus*）、蜡梅属（*Chimonanthus*）、柃木属（*Eurya*）、绣球属（*Hydrangea*）、鼠刺属（*Itea*）、海桐花属（*Pittosporum*）、山楂属（*Crataegus*）、石楠属（*Photinia*）、石斑木属（*Rhaphiolepis*）、山蚂蝗属（*Desmodium*）、胡枝子属（*Lespedeza*）、莸子梢属（*Campylotropis*）、叶下珠属（*Phyllanthus*）、野桐属（*Mallotus*）、花椒属（*Zanthoxylum*）、盐肤木属（*Rhus*）、卫矛属（*Euonymus*）、野鸦椿属（*Euscaphis*）、勾儿茶属（*Berchemia*）、胡颓子属（*Elaeagnus*）、树参属（*Dendropanax*）、杜鹃属（*Rhododendron*）、马醉木属（*Pieris*）、越桔属（*Vaccinium*）、杜茎山属（*Maesa*）、紫金牛属（*Ardisia*）、山矾属（*Symplocos*）、玉叶金花属（*Mussaenda*）、栀子属（*Gardenia*）、白马骨属（*Serissa*）、紫珠属（*Callicarpa*）、豆腐柴属（*Premna*）、菝葜属（*Smilax*）等成分组成。

草本层主要由花点草属（*Nanocnide*）、冷水花属（*Pilea*）、苎麻属（*Boehmeria*）、楼梯草属（*Elatostema*）、蓼属（*Polygonum*）、酸模属（*Rumex*）、蕺菜属（*Houttuynia*）、金粟兰属（*Chloranthus*）、细辛属（*Asarum*）、碎米荠属（*Cardamine*）、景天属（*Sedum*）、长柄山蚂蝗属

（*Podocarpium*）、远志属（*Polygala*）、堇菜属（*Viola*）、秋海棠属（*Begonia*）、天胡荽属（*Hydrocotyle*）、变豆菜属（*Sanicula*）、珍珠菜属（*Lysimachia*）、假婆婆纳属（*Stimpsonia*）、拉拉藤属（*Galium*）、腹水草属（*Veronicastrum*）、马铃苣苔属（*Oreocharis*）、败酱属（*Patrinia*）、泽兰属（*Eupatorium*）、兔儿风属（*Ainsliaea*）、兔儿伞属（*Syneilesis*）、油点草属（*Tricyrtis*）、黄精属（*Polygonatum*）、石蒜属（*Lycoris*）、鸢尾属（*Iris*）、箬竹属（*Indocalamus*）、淡竹叶属（*Lophatherum*）、天南星属（*Arisaema*）、山姜属（*Alpinia*）、带唇兰属（*Tainia*）、杜鹃兰属（*Cremastra*）、兰属（*Cymbidium*）、绶草属（*Spiranthes*）、虾脊兰属（*Calanthe*）、羊耳蒜属（*Liparis*）等成分组成。

层间植物主要有槲寄生属（*Viscum*）、南五味子属（*Kadsura*）、五味子属（*Schisandra*）、铁线莲属（*Clematis*）、大血藤属（*Sargentodoxa*）、木通属（*Akebia*）、野木瓜属（*Stauntonia*）、千金藤属（*Stephania*）、木防己属（*Cocculus*）、蝙蝠葛属（*Menispermum*）、猕猴桃属（*Actinidia*）、马兜铃属（*Aristolochia*）、紫藤属（*Wisteria*）、南蛇藤属（*Celastrus*）、葡萄属（*Vitis*）、乌蔹莓属（*Cayratia*）、清风藤属（*Sabia*）、常春藤属（*Hedera*）、双蝴蝶属（*Tripterospermum*）、络石属（*Trachelospermum*）、鹅绒藤属（*Cynanchum*）、钩藤属（*Uncaria*）、鸡矢藤属（*Paederia*）、牵牛属（*Pharbitis*）、党参属（*Codonopsis*）、吊石苣苔属（*Lysionotus*）等成分组成。

山麓地带的村庄、路旁、溪沟、田地、林地及荒山荒坡、灌丛等地（除一些特别区域，如风水林）的常绿阔叶林已遭到破坏，栽培种类较多。常见的野生木本植物主要有马尾松、柳杉、南方红豆杉、杜仲、苦槠、朴树、构树、柘、楮、藤构、爬藤榕、薜荔、樟、紫楠、黄绒润楠、青灰叶下珠、白背叶、乌桕、油桐、木油桐、算盘子、白马骨、半边月、栀子、野山楂、石楠、小果蔷薇、粉团蔷薇、中华绣线菊、苏木蓝、黄檀、小槐花、枫香树、臭椿、杜鹃、大果卫矛、牡荆、黄荆、楤木、多花勾儿茶、醉鱼草、菝葜、清香藤、苦竹等。常见的野生草本植物主要有节节草、海金沙、芒萁、里白、乌蕨、狗脊、渐尖毛蕨、金星蕨、半边旗、井栏边草、蜈蚣草、剑叶凤尾蕨、凤丫蕨、虎尾铁角蕨、铁角蕨、阔鳞鳞毛蕨、荩草、马鞭草、斑地锦、地锦、小花黄堇、博落回、珠芽景天、垂盆草、窃衣、夏枯草、益母草、水苏、鼠尾草、无瓣蔊菜、蔊菜、风轮菜、水蜡烛、龙葵、酸浆、婆婆纳、通泉草、车前、平车前、蓝花参、千里光、泥胡菜、蓟、黄鹌菜、苦荬菜、蒲公英、窄叶泽泻、浮叶眼子菜、多花黄精、长梗黄精、油点草、灯心草、鸭跖草、早熟禾、白茅、牛筋草、狗牙根、狗尾草、石菖蒲、半夏、浮萍、赤胫散等。常见的野生藤本植物主要有凌霄、金银花、络石、常春藤、大血藤、南蛇藤、鸡矢藤、毛鸡矢藤、异叶爬山虎、日本薯蓣、灰背清风藤和女萎等。

（二）常绿与落叶阔叶混交林

常绿与落叶阔叶混交林是中亚热带过渡至北亚热带地区的纬度地带性及垂直地带性分布的植被代表类型，主要分布于海拔 900 ~ 1 400 m 的中低山区，常与温性针阔叶混交林相交合。该类型中落叶阔叶林成分往往占据着最高层片，而常绿成分往往是乔木层中的次高层和灌木层的主要组成种类。

乔木层主要由青冈属（*Cyclobalanopsis*）、木姜子属（*Litsea*）、冬青属（*Ilex*）、杜鹃属（*Rhododendron*）、杨桐属（*Adinandra*）、红淡比属（*Cleyera*）、蚊母树属（*Distylium*）等常绿阔叶树种构成优势成分；同时伴生水青冈属（*Fagus*）、山胡椒属（*Lindera*）、鹅耳枥属（*Carpinus*）、虎皮楠属（*Daphniphyllum*）、栗属（*Castanea*）、香槐属（*Cladrastis*）、漆属（*Toxicodendron*）、槭属（*Acer*）、枫香树属（*Liquidambar*）、四照花属（*Dendrobenthamia*）、紫茎属（*Stewartia*）、桤叶树属（*Clethra*）、银钟花属（*Halesia*）等落叶阔叶树种成分。

灌木层主要由樟属（*Cinnamomum*）、新木姜子属（*Neolitsea*）、柃木属（*Eurya*）、马醉木属（*Pieris*）、荛花属（*Wikstroemia*）、荚蒾属（*Viburnum*）、六道木属（*Abelia*）、卫矛属（*Euonymus*）、檵木属（*Loropetalum*）、绣球属（*Hydrangea*）、树参属（*Dendropanax*）等成分组成。

草本层主要由鳞盖蕨属（*Microlepia*）、狗脊属（*Woodwardia*）、唐松草属（*Thalictrum*）、酢浆草属（*Oxalis*）、苦苣苔属（*Conandron*）、透骨草属（*Phryma*）、重楼属（*Paris*）、百合属（*Lilium*）、油点草属（*Tricyrtis*）、沿阶草属（*Ophiopogon*）、漆姑草属（*Sagina*）、天南星属（*Arisaema*）、斑叶兰属（*Goodyera*）等成分组成。

（三）山地矮曲林

山地矮曲林主要分布于海拔 1 000 m 以上的陡坡上，主要树种有黄山松、刺柏、椐树、云锦杜鹃和灯笼花等。由于生境较严酷，树木高度受限，枝干多弯曲，形成奇异的造型。

乔木层主要由杜鹃属（*Rhododendron*）、吊钟花属（*Enkianthus*）构成优势成分，常伴生松属（*Pinus*）、铁杉属（*Tsuga*）、福建柏属（*Fokienia*）、刺柏属（*Juniperus*）、三尖杉属（*Cephalotaxus*）、椐树属（*Torreya*）、栎属（*Quercus*）、木姜子属（*Litsea*）、木兰属（*Magnolia*）、山茶属（*Camellia*）、柃木属（*Eurya*）、红淡比属（*Cleyera*）、冬青属（*Ilex*）、马醉木属（*Pieris*）、蜡瓣花属（*Corylopsis*）、山矾属（*Symplocos*）、荚蒾属（*Viburnum*）等。

灌木层主要由栎属（*Quercus*）、厚皮香属（*Ternstroemia*）、石楠属（*Photinia*）、小檗属（*Berberis*）、黄杨属（*Buxus*）、鼠李属（*Rhamnus*）等成分组成。

草本层主要由蕗蕨属（*Mecodium*）、凤丫蕨属（*Coniogramme*）、金星蕨属（*Parathelypteris*）、鳞毛蕨属（*Dryopteris*）、耳蕨属（*Polystichum*）、书带蕨属（*Vittaria*）、水龙骨属（*Polypodiodes*）、露珠草属（*Circaea*）、柳叶菜属（*Epilobium*）、油点草属（*Tricyrtis*）、沿阶草属（*Ophiopogon*）、山罗花属（*Melampyrum*）和堇菜属（*Viola*）等成分组成。

（四）针叶林

针叶林是指以针叶树为建群种构成的各种森林的总称。德兴市温性针叶林包括黄山松林和华东黄杉林，分布于海拔 1 000 m 以上的山坡及山顶。该群落结构简单，组成成分相对较少。

乔木层主要由松属（*Pinus*）构成单优势种，局部伴生刺柏属（*Juniperus*）、金钱松属（*Pseudolarix*）、铁杉属（*Tsuga*）等。暖性针叶林包括马尾松林、杉木林，分布于海拔 200 ～ 800 m 的山地。

灌木层主要由吊钟花属（*Enkianthus*）、杜鹃属（*Rhododendron*）、柃木属（*Eurya*）、冬青属（*Ilex*）、六道木属（*Abelia*）、荚蒾属（*Viburnum*）等成分组成。

草本层主要由凤尾蕨属（*Pteris*）、金星蕨属（*Parathelypteris*）、柳叶菜属（*Epilobium*）、龙胆属（*Gentiana*）等成分组成。

层间植物主要由地锦属（*Parthenocissus*）、双蝴蝶属（*Tripterospermum*）、南蛇藤属（*Celastrus*）等成分组成。

针叶林常与阔叶林混交，形成针阔叶混交林。德兴市针阔叶混交林具有 4 种类型。一是马尾松针阔叶混交林，一般分布于海拔 800 m 以下的低山和丘陵区。在自然生长状态下，马尾松常与甜槠、木荷混交，林下有杜鹃、檵木等，地被植物有芒萁。二是杉木针阔叶混交林。自然分布的杉木林常分布于常绿阔叶林中，组成低山针阔叶混交林，分布于海拔 800 m 以下的山丘；人工栽培的杉木纯林，一般分布于海拔 500 m 以下的丘陵区。三是华东黄杉针阔叶混交林，分布于海拔 1 200 ～ 1 400 m 的中山区。群落中既有华东黄杉，也有少量的南方铁杉和黄山松。阔叶树种主要有缺萼枫香树、小叶青冈和多脉青冈等。四是黄山松针阔叶混交林，分布于海拔 1 400 ～ 1 700 m 的中山区，是亚热带中山地区的代表群落。海拔 1 500 m 以上的地区为黄山松纯林（三清山的三清宫周围有大面积分布），海拔 1 500 m 以下的地区为黄山松与曼青冈、雷公鹅耳枥、缺萼枫香树和猴头杜鹃等阔叶树组成的混交林。

（五）竹林

竹是禾本科多年生的木本性植物，竹林是由竹类构成的单优势种群落。

德兴市竹林主要有 3 种类型。一是位于低山地区的毛竹林，一般分布于海拔 200 ～ 700 m 的地带。二是阔叶箬竹灌丛，一般分布于海拔 600 ～ 1 100 m 的中低山地带。三是水竹、箭竹灌丛，分布于海拔 1 200 m 以上的较高山地带。

（六）沼泽植被

海拔 1 500 m 以上的三清宫南面、大茅山山顶及低海拔山麓的局部积水处主要植物有窄叶泽泻、庐山藨草等。

（七）草甸

德兴市的草甸主要是山顶草甸，分布于海拔 1 500 m 以上的保水性能较好的缓坡地段，其主要植物有猪毛草、龙须草，形成较密的草被。此外，在河谷地带有零星分布的草甸。

（八）人工植被

1. 木本人工植被

（1）用材林：是指以培育和提供木材为主要目的的森林。德兴市的此类植被主要为杉木林，广布于德兴市各地，集中分布于海拔 800 m 以下的区域。

（2）经济林：是指利用树木的果实、种子、树皮、树叶、花蕾等，以生产油料、干鲜果品、工业原料、药材及其他副特产品为主要经营目的的乔灌木林，主要分为 4 种类型。①茶园：主要分布于海拔 600 m 以下的山麓坡地，分布较广。②油茶林：主要分布于海拔 600 m 以下的酸性壤土，作为食用油料植物种植。③厚朴、杜仲林：人工种植以供生产药材厚朴、杜仲，主要分布于梧风洞等地。④覆盆子林：人工种植以供生产药材覆盆子。

2. 草本人工植被

（1）水田作物：主要为水稻。

（2）旱地作物：主要为马铃薯、红薯、玉米、花生等。

二、植物区系分析

植物区系是植物界在一定的自然地理条件下长期发展演化的结果。一个地区的植物区系反映了这个地区植物种群之间的地理、历史联系，是自然地理环境特征的反映，也是自然地理环境变迁的依据。同时，植物区系对于研究植物起源、系统发育、演化、发展规律有着十分重要的作用，是人类开发利用自然植物资源的理论依据。植物区系既可反映植物群落所在区域现存的自然条件特点，又可反映植物群落与自然条件之间关系的历史演变和发展趋势。

江西省位于我国中亚热带东部，历史悠久，自然环境优越，植物种类丰富。德兴市位于江西省上饶市北部，江西、浙江、安徽三省交界处，在中国植被区划上，属亚热带常绿阔叶林区、东部常绿阔叶林亚区、中亚热带常绿阔叶林地带。植物区系属泛北极植物区、中国—日本森林植物亚区、华东地区，分别与华南、华中、华北三地区毗连。植被类型为亚热带常绿阔叶林，这种生态类型的植物群落结构以壳斗科、木兰科、金缕梅科、木犀科等为主，通常有 1 至多个优势种，其中乔木常又可分为乔木上层和亚层，林下有比较明显的灌木层和草本层。这种植被类型拥有最为丰富的植物种类，主要有常绿阔叶林、常绿落叶混交林、毛竹林或竹木混交林等。

据初步统计，江西省德兴市有野生维管植物 1 857 种，隶属 186 科 791 属，其中，蕨类植物 37 科 79 属 204 种，裸子植物 5 科 12 属 15 种，被子植物 144 科 700 属 1 638 种。德兴市维管植物类群见表 2-1。

表 2-1　德兴市维管植物类群统计

类群	科数	属数	种数
蕨类植物	37	79	204
裸子植物亚门	8（3*）	25（13*）	31（16*）
被子植物亚门	154（10*）	786（86*）	1 842（204*）
双子叶植物纲	132（7*）	618（81*）	1 479（184*）
单子叶植物纲	22（3*）	168（5*）	363（20*）

注：* 为栽培或外来植物数。

（一）科的统计分析

1. 科的数量结构分析

德兴市目前记载的野生种子植物有 149 科。其中，含 20 种及 20 种以上的科见表 2-2。

表 2-2　德兴市野生种子植物含 20 种及 20 种以上的科

序号	科中文学名	科拉丁学名	属数	种数
1	禾本科	Gramineae	80	141
2	蔷薇科	Rosaceae	25	96
3	菊科	Compositae	40	93
4	莎草科	Cyperaceae	13	75
5	蝶形花科	Papilionaceae	32	62
6	壳斗科	Fagaceae	6	41
7	百合科	Liliaceae	16	41
8	樟科	Lauraceae	7	41
9	唇形科	Labiatae	18	38
10	茜草科	Rubiaceae	22	35
11	兰科	Orchidaceae	22	34
12	蓼科	Polygonaceae	4	32

续表

序号	科中文学名	科拉丁学名	属数	种数
13	荨麻科	Urticaceae	10	26
14	山茶科	Theaceae	8	25
15	大戟科	Euphorbiaceae	11	24
16	卫矛科	Celastraceae	5	23
17	桑科	Moraceae	7	21
18	毛茛科	Ranunculaceae	7	20
19	杜鹃花科	Ericaceae	5	20

由表 2-2 可知，含 20 种及 20 种以上的科共有 19 科，占本区全部科数的 12.75%；这些科共计包含 338 属，占本区全部属数的 47.47%；这些属共计包含 888 种，占本区全部种数的 54.21%。这 19 个科所含种数已达本区内所有种数的一半以上，特别是禾本科、蔷薇科、菊科、莎草科、蝶形花科、壳斗科、百合科、樟科、唇形科、茜草科在本区得到了较为充分的发展，所含属数、种数较多，是本区被子植物区系的主体，有的科的植物往往成为本区植被的建群种或优势种，如壳斗科、樟科、山茶科植物及禾本科毛竹等。

2. 科的分布区类型分析

根据李锡文（1995）、吴征镒等（2003、2006）对种子植物科的分布区类型的划分原则，笔者将德兴市野生种子植物的 147 科划分为 11 个类型（含 8 个变型）。德兴市野生种子植物科的分布区类型见表 2-3。

表 2-3　德兴市野生种子植物科的分布区类型

分布区类型	科数	占总科数比例 /%
1 世界广布	45	30.61
2 泛热带广布	40	27.21
2.1 热带亚洲—大洋洲和热带美洲 [南美洲或（和）墨西哥] 间断分布	1	0.68
2.2 热带亚洲—热带非洲—热带美洲（南美洲）间断分布	2	1.36
2S 以南半球为主的泛热带分布	4	2.72
3 东亚（热带、亚热带）及热带南美间断分布	10	6.81
4 旧世界热带分布	2	1.36
5 热带亚洲至热带大洋洲分布	4	2.72
6 热带亚洲至热带非洲连续或间断分布	—	—

续表

分布区类型	科数	占总科数比例 /%
6d 南非（主要是好望角）分布	1	0.68
7 热带亚洲（包括热带东南亚、印度—马来西亚和西南太平洋诸岛）分布	—	—
7d 全分布区东达新几内亚	1	0.68
8 北温带广布	5	3.40
8.4 北温带和南温带间断分布	19	12.93
8.5 欧亚和南美温带间断分布	1	0.68
9 东亚及北美间断分布	8	5.44
10 旧世界温带分布	—	—
10.3 欧亚和南部非洲（有时也在澳大利亚）间断分布	1	0.68
14 东亚分布	3	2.04

现将德兴市野生种子植物科的分布区类型分述如下。

（1）"1 世界广布"。此指遍布于世界各大洲而没有明显分布中心。德兴市该分布型科共有 45 科，占德兴市野生种子植物总科数的 30.61%。其中，种类比较多的有禾本科（Gramineae，80 属 141 种）、蔷薇科（Rosaceae，25 属 96 种）、菊科（Compositae，40 属 93 种）、莎草科（Cyperaceae，13 属 75 种）、蝶形花科（Papilionaceae，32 属 62 种），此 5 科为世界广布的大科，在德兴市出现的种类均超过 60 种，是该地野生种子植物区系的主体。

（2）"2 泛热带广布"及其变型。泛热带广布包括普遍分布于东、西两半球热带，以及在世界热带范围内有 1 个或数个分布中心，而在其他地区也有一些种类分布。在德兴市域有少数科广布于热带，大多为延伸到亚热带甚至温带的科。德兴市该分布型的科共有 47 科，占德兴市野生种子植物总科数的 31.97%，包括樟科（Lauraceae）、山茶科（Theaceae）、漆树科（Anacardiaceae）、锦葵科（Malvaceae）、葡萄科（Vitaceae）等。

该分布型在德兴市具有 3 个变型：2.1 热带亚洲—大洋洲和热带美洲 [南美洲或（和）墨西哥] 间断分布，德兴市属于该变型的仅有山矾科（Symplocaceae）1 科；2.2 热带亚洲—热带非洲—热带美洲（南美洲）间断分布，德兴市属于该变型的有 2 科，即椴树科（Tiliaceae）和鸢尾科（Iridaceae）；2S 以南半球为主的泛热带分布，德兴市属于该变型的有桑寄生科（Loranthaceae）、桃金娘科（Myrtaceae）、石蒜科（Amaryllidaceae）等。

（3）"3 东亚（热带、亚热带）及热带南美间断分布"。此指热带（亚热带）亚洲和热带（亚热带）美洲（中美洲、南美洲）环太平洋间断分布。德兴市属于此分布型的有 10 科，占德兴市野生种子植物总科数的 6.81%，以马鞭草科（Verbenaceae）、冬青科（Aquifoliaceae）、五加科（Araliaceae）、木通科（Lardizabalaceae）、安息香科（Styracaceae）为代表。

（4）"4旧世界热带分布"。此指分布于热带亚洲、非洲及大洋洲地区。德兴市属于该分布型的有海桐花科（Pittosporaceae）、八角枫科（Alangiaceae）2科，占德兴市野生种子植物总科数的1.36%。此2科在德兴市出现的种类均不多，但是其代表了德兴市区系与热带区系的历史联系，具有一定的意义。

（5）"5热带亚洲至热带大洋洲分布"。德兴市出现的该分布型科有姜科（Zingiberaceae）、虎皮楠科（Daphniphyllaceae）、马钱科（Loganiaceae）、百部科（Stemonaceae）4科，占德兴市野生种子植物总科数的2.72%。

（6）"6热带亚洲至热带非洲连续或间断分布"及其变型。此指分布于旧世界热带分布区的西翼，即从热带非洲至印度—马来西亚（特别是其西部），有的科也分布至斐济等南太平洋岛屿，但不见于澳大利亚大陆。德兴市没有此分布型的正型出现，仅有1个变型，即6d南非（主要是好望角）分布，属于该变型的只有杜鹃花科（Ericaceae），占德兴市野生种子植物总科数的0.68%。

（7）"7热带亚洲（包括热带东南亚、印度—马来西亚和西南太平洋诸岛）分布"及其变型。此分布的范围为广义的，德兴市没有此分布型的正型出现，仅有1个变型，即7d全分布区东达新几内亚，仅清风藤科（Sabiaceae）属于该变型。

（8）"8北温带广布"及其变型。北温带广布指分布于北温带，部分沿山脉南迁至热带山地或南温带，但其分布中心仍在北温带。德兴市属于该分布型的有25科，占德兴市野生种子植物总科数的17.01%。北温带分布正型主要有百合科（Liliaceae，16属41种）、忍冬科（Caprifoliaceae，5属19种）、水晶兰科（Monotropaceae，2属2种）、列当科（Orobanchaceae，1属2种）。

该分布型在德兴市具有2个变型：8.4北温带和南温带间断分布，德兴市属于该变型的有19科，即杨柳科（Salicaceae）、胡桃科（Juglandaceae）、桦木科（Betulaceae）、壳斗科（Fagaceae）、绣球花科（Hydrangeaceae）等；8.5欧亚和南美温带间断分布，德兴市属于此变型的仅有1科，即小檗科（Berberidaceae）。

北温带广布及其变型是继泛热带广布和世界广布后，对德兴市野生种子植物区系组成和群落构建有着重要意义的又一分布区类型。

（9）"9东亚及北美间断分布"。此指间断分布于东亚和北美温带及亚热带地区。德兴市属于该分布型的有8科，即木兰科（Magnoliaceae）、八角科（Illiciaceae）、五味子科（Schisandraceae）、蜡梅科（Calycanthaceae）等，占德兴市野生种子植物总科数的5.44%。其中，木兰科、八角科的种类往往是当地常绿阔叶林的重要伴生种，甚至是建群种。

（10）"10旧世界温带分布"及其变型。旧世界温带分布指欧、亚温带广布而未见于北美和南半球的温带。德兴市无该分布型的正型出现，但有1个变型，即10.3欧亚和南部非洲（有时也在澳大利亚）间断分布，德兴市仅川续断科（Dipsacaceae）属于该变型（世界范围内也仅该科属于该变型）。

（11）"14 东亚分布"。此指从东喜马拉雅分布至日本或不到日本。德兴市属于该分布型的有 3 科，占德兴市野生种子植物总科数的 2.04%。尽管它们在德兴市种子植物科中所占的比重不大，但其对种子植物区系性质的界定起着至关重要的作用。

旌节花科（Stachyuraceae）是东亚特有的单型科，其分布西起尼泊尔、喜马拉雅经印度东北、上缅甸和我国西南以东、长江以南、台湾，东达日本，南达中南半岛北部，此范围正是东亚的主体。德兴市有中国旌节花 1 种，生于海拔 400 ～ 3 000 m 的山坡谷地林中或林缘。

猕猴桃科（Actinidiaceae）全世界有 4 属 370 余种，主产于热带和热带亚洲及热带美洲，少数散布于温带亚洲和大洋洲。德兴市仅有猕猴桃属 9 种。

综上所述，通过对科一级的统计分析可知：德兴市的野生种子植物共 147 科 700 属 1 638 种，可分为 11 个类型（含 8 个变型），这体现出德兴市种子植物区系在科级水平上的地理成分较复杂。其中，热带性质的科（分布型 2 ～ 7 及其变型）有 65 科，占德兴市野生种子植物总科数的 44.22%；温带性质的科（分布型 8 ～ 14 及其变型）有 37 科，占德兴市野生种子植物总科数的 25.17%。热带性质的科所占比例高于温带性质的科所占比例，这表明德兴市植物区系在历史上曾与热带植物区系有着较为密切的联系。德兴市植物群落的特征科多为温带性质的科，如壳斗科（Fagaceae）、槭树科（Anacardiaceae）、金缕梅科（Hamamelidaceae）等。另外，泛热带性质的科有 47 科，占德兴市野生种子植物总科数的 31.97%，此类型的科中，有不少广布于热带，有的也延伸至亚热带甚至温带，这些泛热带科在德兴市出现的属、种数均不多，且多为分布延伸至温带的成分。虽然部分科在德兴市出现的属、种数均不多，但这些科的种类却是当地不同植被类型的建群种或优势种，如松科（Pinaceae）、壳斗科（Fagaceae）、樟科（Lauraceae）等。

（二）属的统计分析

1. 属的数量结构分析

德兴市共记录野生种子植物 712 属，其中，含 10 种以上的属见表 2-4。由表 2-4 可见，含 10 种以上的属有 18 个，占德兴市野生种子植物总属数的 2.53%；包含种数最多的是薹草属（32 种），其次是悬钩子属（28 种）、蓼属（25 种），此 3 属均为世界分布的大属。

表 2-4　德兴市野生种子植物含 10 种以上的属

序号	属中文学名	属拉丁学名	所属科	种数
1	薹草属	*Carex*	莎草科（Cyperaceae）	32
2	悬钩子属	*Rubus*	蔷薇科（Rosaceae）	28
3	蓼属	*Polygonum*	蓼科（Polygonaceae）	25

续表

序号	属中文学名	属拉丁学名	所属科	种数
4	蒿属	*Artemisia*	菊科（Compositae）	18
5	冬青属	*Ilex*	冬青科（Aquifoliaceae）	18
6	堇菜属	*Viola*	堇菜科（Violaceae）	16
7	槭属	*Acer*	槭树科（Aceraceae）	13
8	卫矛属	*Euonymus*	卫矛科（Celastraceae）	13
9	柃木属	*Eurya*	山茶科（Theaceae）	12
10	山胡椒属	*Lindera*	樟科（Lauraceae）	12
11	菝葜属	*Smilax*	百合科（Liliaceae）	12
12	锥属	*Castanopsis*	壳斗科（Fagaceae）	11
13	榕属	*Ficus*	桑科（Moraceae）	11
14	飘拂草属	*Fimbristylis*	莎草科（Cyperaceae）	11
15	珍珠菜属	*Lysimachia*	报春花科（Primulaceae）	11
16	景天属	*Sedum*	景天科（Crassulaceae）	11
17	栎属	*Quercus*	壳斗科（Fagaceae）	10
18	铁线莲属	*Clematis*	毛莨科（Ranunculaceae）	10

2. 属的分布区类型分析

德兴市共记录野生种子植物 712 属，根据吴征镒（1991）、吴征镒等（2006）对种子植物属的分布区类型的划分原则，笔者将德兴市野生种子植物的 712 属划分为 15 个类型（含 17 个变型）。德兴市野生种子植物属的分布区类型见表 2-5。

表 2-5 德兴市野生种子植物属的分布区类型

分布区类型	属数	占总属数比例 /%
1 世界广布	61	8.57
2 泛热带分布	123	17.28
2.1 热带亚洲、大洋洲（至新西兰）和中、南美洲（或墨西哥）间断分布	4	0.56
2.2 热带亚洲、非洲和中、南美洲间断分布	5	0.70
3 热带亚洲和热带美洲间断分布	13	1.83
4 旧世界热带分布	33	4.64
4.1 热带亚洲、非洲（或东非、马达加斯加）和大洋洲间断分布	6	0.84

续表

分布区类型	属数	占总属数比例 /%
5 热带亚洲至热带大洋洲分布	26	3.65
6 热带亚洲至热带非洲分布	19	2.67
6.2 热带亚洲和东非（或马达加斯加）间断分布	2	0.28
7 热带亚洲（印度—马来西亚）分布	44	6.18
7.1 爪哇（或苏门答腊）、喜马拉雅间断或星散分布到华南、西南	4	0.56
7.2 热带印度至华南（尤其云南南部）分布	3	0.42
7.3 缅甸、泰国至西南分布	1	0.14
7.4 越南（或中南半岛）至华南（或西南）分布	7	0.98
8 北温带分布	100	14.05
8.4 北温带和南温带间断分布"全温带"	26	3.65
8.5 欧亚和南美洲温带间断分布	1	0.14
9 东亚和北美洲间断分布	62	8.71
9.1 东亚和墨西哥间断分布	1	0.14
10 旧世界温带分布	28	3.93
10.1 地中海区、西亚（或中亚）和东亚间断分布	8	1.12
10.2 地中海区和喜马拉雅间断分布	1	0.14
10.3 欧亚和南部非洲（有时也在大洋洲）间断分布	4	0.56
11 温带亚洲分布	7	0.98
12 地中海区、西亚至中亚分布	2	0.28
12.3 地中海区至温带—热带亚洲、大洋洲和南美洲间断分布	1	0.14
13 中亚分布	1	0.14
14 东亚分布	44	6.18
14.1 中国—喜马拉雅分布	19	2.67
14.2 中国—日本分布	39	5.48
15 中国特有分布	17	2.39

（1）"1 世界广布"。此指遍布于世界各大洲而没有明显分布中心，或有 1 个或数个分布中心但包含世界分布种。德兴市属于该分布型的有 61 属，占德兴市野生种子植物总属数的 8.57%，常见的有薹草属（*Carex*）、悬钩子属（*Rubus*）、蓼属（*Polygonum*）等。此类分布型属的植物多为广布型草本，如苋属（*Amaranthus*）、千里光属（*Senecio*）、珍珠菜属（*Lysimachia*）、老

鹳草属（*Geranium*）等，这些属多为林缘灌丛的主要组成成分。

（2）"2 泛热带分布"及其变型。泛热带分布指普遍分布于东、西半球热带，以及在世界热带范围内有 1 个或数个分布中心，但在其他地区也有一些种类分布，有很多属分布于热带、亚热带甚至温带。德兴市属于该分布型及其变型的有 132 属，占德兴市野生种子植物总属数的 18.54%。常见的乔木属有乌桕属（*Sapium*）、杜英属（*Elaeocarpus*）、山矾属（*Symplocos*）等；灌木属有栀子属（*Gardenia*）、榕属（*Ficus*）、算盘子属（*Glochidion*）、花椒属（*Zanthoxylum*）、木蓝属（*Indigofera*）等；草本属有秋海棠属（*Begonia*）、孔颖草属（*Bothriochloa*）、石豆兰属（*Bulbophyllum*）、青葙属（*Celosia*）等；藤本属则有菝葜属（*Smilax*）、南蛇藤属（*Celastrus*）、薯蓣属（*Dioscorea*）、钩藤属（*Uncaria*）、黧豆属（*Mucuna*）等。

此外，德兴市还出现了泛热带分布型的 2 个变型：2.1 热带亚洲、大洋洲（至新西兰）和中、南美洲（或墨西哥）间断分布，德兴市属于该变型的有糙叶树属（*Aphananthe*）、石胡荽属（*Centipeda*）等 4 属；2.2 热带亚洲、非洲和中、南美洲间断分布，德兴市属于该变型的有雾水葛属（*Pouzolzia*）、桂樱属（*Laurocerasus*）等 5 属。

（3）"3 热带亚洲和热带美洲间断分布"。此指间断分布于美洲和亚洲的热带地区，在东半球可能从亚洲延伸至澳大利亚东北部或西南太平洋岛屿。德兴市属于该分布型的有 13 属，占德兴市野生种子植物总属数的 1.83%。该分布型的属中木本植物较多，包括苦树属（*Picrasma*）、猴欢喜属（*Sloanea*）、猴耳环属（*Pithecellobium*）、山香圆属（*Turpinia*）、木姜子属（*Litsea*）等。

（4）"4 旧世界热带分布"及其变型。旧世界热带分布指分布于亚洲、非洲和大洋洲热带地区及其邻近岛屿。德兴市属于该分布型及其变型的有 39 属，占德兴市野生种子植物总属数的 5.48%，多为延伸至温带的属，如海桐属（*Pittosporum*）、八角枫属（*Alangium*）、厚壳树属（*Ehretia*）、天门冬属（*Asparagus*）等。

除正型外，德兴市还出现了 1 个变型：4.1 热带亚洲、非洲（或东非、马达加斯加）和大洋洲间断分布，德兴市属于此变型的有 6 属，包括爵床属（*Rostellularia*）、青牛胆属（*Tinospora*）、百蕊草属（*Thesium*）、水蛇麻属（*Fatoua*）等。

（5）"5 热带亚洲至热带大洋洲分布"。此分布区指旧世界热带分布区的东翼，其西端有时可达马达加斯加，但一般不到非洲大陆。德兴市属于该分布型的有 26 属，占德兴市野生种子植物总属数的 3.65%。德兴市该分布型的多为草本植物，如蛇菰属（*Balanophora*）、通泉草属（*Mazus*）、大豆属（*Glycine*）等。此外，灌木植物也较多，如荛花属（*Wikstroemia*）、野牡丹属（*Melastoma*）、柘属（*Cudrania*）。

（6）"6 热带亚洲至热带非洲分布"及其变型。此分布区指旧世界热带分布区的西翼，即从热带非洲至印度—马来西亚，特别是其西部（马来西亚半岛），有的属也分布至斐济等南太平洋岛屿，但未见于澳大利亚大陆。德兴市属于该分布型及其变型的有 21 属，占德兴市野生种子植物总属数的 2.95%。德兴市出现的该分布型的属多为分布至温带地区的属，如芒属（*Miscanthus*）。

此外，德兴市还出现了 1 个变型：6.2 热带亚洲和东非（或马达加斯加）间断分布，德兴市属于此变型的仅有杨桐属（*Adinandra*）、姜花属（*Hedychium*）2 属。

（7）"7 热带亚洲（印度—马来西亚）分布"及其变型。热带亚洲是旧世界热带的中心部分，热带亚洲分布的范围包括印度、斯里兰卡、中南半岛、印度尼西亚、加里曼丹岛、菲律宾及新几内亚岛等，东可达斐济等南太平洋岛屿，但不到澳大利亚大陆，其分布区的北部边缘可达我国西南、华南及台湾，甚至更北的地区。自第三纪或更早时期以来，这一地区的生物气候条件未经巨大的动荡变化，处于相对稳定的湿热状态，地区内部的生境变化复杂多样，有利于植物种的发生和分化。因此，这一地区是世界上植物区系最丰富的地区之一，并且保存了较多第三纪古热带植物区系的后裔或残遗，该分布型的植物区系主要起源于古南大陆和古北大陆（劳亚古陆）的南部。

德兴市属于该分布型及其变型的有 59 属，占德兴市野生种子植物总属数的 8.28%。其中，德兴市出现了该分布型的 4 个变型：7.1 爪哇（或苏门答腊）、喜马拉雅间断或星散分布到华南、西南，属于该变型的有石椒草属（*Boenninghausenia*）、秋枫属（*Bischofia*）、木荷属（*Schima*）、金钱豹属（*Campanumoea*）4 属；7.2 热带印度至华南（尤其云南南部）分布，属于该变型的有肉穗草属（*Sarcopyramis*）、人参属（*Panax*）和独蒜兰属（*Pleione*）3 属；7.3 缅甸、泰国至西南分布，属于该变型的仅有粗筒苣苔属（*Briggsia*）1 属；7.4 越南（或中南半岛）至华南（或西南）分布，属于该变型的有异药花属（*Fordiophyton*）、赤杨叶属（*Alniphyllum*）、裂果薯属（*Schizocapsa*）等 7 属。

（8）"8 北温带分布"及其变型。北温带分布指广泛分布于欧洲、亚洲和北美洲温带，受地理和历史因素的影响，有些属沿山脉向南延伸至热带，甚至到南半球温带，但其原始类型或分布中心仍在北温带。德兴市属于该分布型及其变型的有 127 属，占德兴市野生种子植物总属数的 17.84%。此类型及其变型为德兴市温带分布类型中的第一大分布区类型。德兴市属于该分布型的主要为草本，并且多为分布至温带地区的属，如樱属（*Cerasus*）、百合属（*Lilium*）、鸢尾属（*Iris*）、鹿蹄草属（*Pyrola*）等。

此外，德兴市还出现了该分布型的 2 个变型：8.4 北温带和南温带间断分布"全温带"，属于该变型的有唐松草属（*Thalictrum*）、路边青属（*Geum*）、荨麻属（*Urtica*）等 26 属；8.5 欧亚和南美洲温带间断分布，德兴市仅有看麦娘属（*Alopecurus*）属于该变型。

（9）"9 东亚和北美洲间断分布"及其变型。东亚和北美洲间断分布指间断分布于东亚和北美洲温带及其亚热带地区。德兴市属于该分布型及其变型的有 63 属，占德兴市野生种子植物总属数的 8.85%。草本属有菖蒲属（*Acorus*）、落新妇属（*Astilbe*）、腹水草属（*Veronicastrum*）等，乔木属有锥属（*Castanopsis*）、柯属（*Lithocarpus*）、漆属（*Toxicodendron*）等，灌木属有胡枝子属（*Lespedeza*）、勾儿茶属（*Berchemia*）、紫穗槐属（*Amorpha*）等。

此外，在德兴市还出现了该分布型的 1 个变型：9.1 东亚和墨西哥间断分布，属于该变型的仅有六道木属（*Abelia*）。

（10）"10 旧世界温带分布"及其变型。旧世界温带分布指广泛分布于欧洲、亚洲中高纬度的温带和寒温带，或最多有个别延伸到北非及亚洲—非洲热带山地或澳大利亚。德兴市属于此分布型及其变型的有 41 属，占德兴市野生种子植物总属数的 5.75%。德兴市该分布型的特点为：木本属较少，主要有梨属（*Pyrus*）、瑞香属（*Daphne*）等，其余皆为草本属，以石竹属（*Dianthus*）、香薷属（*Elsholtzia*）、菊属（*Dendranthema*）、荞麦属（*Fagopyrum*）等为主要代表。旧世界温带分布属的起源是多元的：一方面，旧世界温带分布的大多数属和地中海区及中亚分布的属具有共同的起源和发生背景，即在古地中海沿岸地区起源，在古地中海面积逐步缩小、亚洲广大中心地区逐渐旱化的过程中发生和发展；另一方面，有些分布偏北、纬度偏高而呈标准欧亚分布的属和整个北温带广布的属一样，是在古北大陆更北地区，且第三纪以前处于温带、亚热带的地段上发生的，同时在种系发生上具有第三纪古热带起源的背景。

此外，该分布型在德兴市还出现了 3 个变型：10.1 地中海区、西亚（或中亚）和东亚间断分布，有女贞属（*Ligustrum*）、马甲子属（*Paliurus*）、榉属（*Zelkova*）等 8 属；10.2 地中海区和喜马拉雅间断分布，仅有鹅绒藤属（*Cynanchum*）1 属；10.3 欧亚和南部非洲（有时也在大洋洲）间断分布，共有绵枣儿属（*Scilla*）、苜蓿属（*Medicago*）、前胡属（*Peucedanum*）和莴苣属（*Lactuca*）4 属。

（11）"11 温带亚洲分布"。此指分布区主要局限于亚洲温带地区，其分布区范围一般包括从中亚至东西伯利亚和北亚，南部界线至喜马拉雅山区，我国西南、华北至东北，朝鲜和日本北部；也有一些属种分布至亚热带，个别属种分布至亚洲热带，甚至到新几内亚岛。德兴市属于此分布型的共有杏属（*Armeniaca*）、筱子梢属（*Campylotropis*）、大油芒属（*Spodiopogon*）等 7 属，占德兴市野生种子植物总属数的 0.98%。该分布型的属大多数起源于古北大陆，它们的发展历史并不悠久，可能是随着亚洲，特别是其中部温带气候的逐渐旱化，一些北温带或世界广布的大属继续进化和分化的结果，而有些属在年轻的喜马拉雅山区获得很大的发展。

（12）"12 地中海区、西亚至中亚分布"及其变型。地中海区、西亚至中亚分布指分布于现代地中海周围，经过西亚、西南亚至中亚和我国的新疆、青藏高原、蒙古高原一带。其中，中亚包括巴尔喀什湖、天山山脉中部、帕米尔高原至大兴安岭、阿尔金山脉、西藏高原及我国新疆、青海、西藏、内蒙古西部等古地中海的大部分。德兴市属于该分布正型的有 2 属，占德兴市野生种子植物总属数的 0.28%。

此外，德兴市还出现了该分布型的 1 个变型：12.3 地中海区至温带—热带亚洲、大洋洲和南美洲间断分布，仅有黄连木属（*Pistacia*）1 属。

（13）"13 中亚分布"。此指分布于中亚（特别是山地）而未见于西亚及地中海周围（即大致位于古地中海的东半部）。德兴市只有诸葛菜属（*Orychophragmus*）属于该分布型，占德兴市野生种子植物总属数的 0.14%。这表明德兴市与中亚地区的联系十分微弱。

（14）"14 东亚分布"及其变型。德兴市属于该分布型及其变型的共有 102 属，占德兴市野生种子植物总属数的 14.33%。东亚分布及其变型是德兴市的第三大分布区类型。德兴市由木本植物占主导，如蜡瓣花属（*Corylopsis*）、野木瓜属（*Stauntonia*）、猕猴桃属（*Actinidia*）等，其他还有斑种草属（*Bothriospermum*）、蕺菜属（*Houttuynia*）等。

此外，德兴市还出现了该分布型的 2 个变型：14.1 中国—喜马拉雅分布，有鬼臼属（*Dysosma*）、八月瓜属（*Holboellia*）、马铃苣苔属（*Oreocharis*）和南酸枣属（*Choerospondias*）等 19 属；14.2 中国—日本分布，有雷公藤属（*Tripterygium*）、泡桐属（*Paulownia*）、鸡眼草属（*Kummerowia*）、木通属（*Akebia*）等 39 属。

（15）"15 中国特有分布"。特有属是指分布仅限于某一自然地区或生境的植物属，是某一自然地区或生境植物区系的特有现象，其分布区以适宜的自然地理环境及生境条件与邻近地区区别开来。关于中国特有属的概念，此处采用吴征镒（1991）的观点，即以中国境内的自然植物区为中心且分布界线不越出国境很远者，均被列入中国特有的范畴。根据这一概念，德兴市属于该分布型的有 17 属，占德兴市野生种子植物总属数的 2.39%，占中国特有属 239 属（吴征镒等，2005）的 7.11%。

综上所述，通过对属一级的分析可知：德兴市的种子植物共 712 属，可分为 15 个类型（含 17 个变型），这体现出德兴市野生种子植物区系在属级水平上的地理成分较复杂，并且同世界其他地区植物区系具有广泛的联系。

德兴市热带性质的属（分布型 2 ~ 7 及其变型）有 290 属，占德兴市野生种子植物总属数的 40.73%；温带性质的属（分布型 8 ~ 15 及其变型）有 361 属，占德兴市野生种子植物总属数的 50.70%；与科的分布区类型特点相比，属的分布区类型不再以热带性质占优势，而是以温带性质的属占绝对优势，并带有鲜明的东亚植物区系特征，同时也与热带植物区系有着千丝万缕的联系。

第三章

德兴市中医药发展史

中医药是基于中华民族对生命、健康和疾病的认识，具有悠久的历史传统和独特的理论及技术方法的医药学体系，为中华民族的繁衍昌盛做出了巨大贡献。它是我国古代人民在长期生活、生产实践和不断与疾病做斗争的过程中，通过点滴经验的积累而逐渐总结出来的宝贵财富。

一、萌芽阶段

据医史学家研究，人类最早发现的药物是植物药，其原因可能缘于由素食古猿演进而来的猿人最早用来充饥的食物大多属于植物类。1973 年，考古工作者从处于母系氏族社会的河姆渡遗迹中发掘出很多植物标本（其中除有各种树类外，还有供食用的菱角、酸枣和芡实），并发现了人工采集的樟科植物的叶片堆积。由此说明河姆渡人可能已经知道上述植物无毒，可供食用。

除植物药之外，人们又认识和应用的药物当属动物药。在渔猎活动中，人类有可能获得较多的肉类食物。如同人们掌握植物药的应用方法一样，经过反复尝试（实践），人们又掌握了某些动物药的应用方法，如以动物的血进行某些疾病的治疗，后又发现动物的某些内脏也具有治疗作用。

随着采矿和冶炼时代的到来，人类又摸索总结了矿物药的应用方法，如通过煮盐发现了盐水明目和芒硝泻下的功效，通过冶炼知道了硫黄壮阳和水银杀虫的功效。

人类正是在经历了长期的尝试（实践）之后，才得以不断地发现一些植物药、动物药和矿物药的治疗作用，这就是中医药的起源。

德兴市的先祖们也在长期的生活、生产实践及与疾病做斗争的过程中，产生了中医药知识的萌芽，但受多种因素影响，至今未见文献记载。

二、积累阶段

现存文献中，最早旁涉药物的书籍是产生于周初至春秋时期的诗歌总集《诗经》。该书收录了 338 种动植物，其中较多种类为药物，仅植物药就达 50 余种，共有百余种药物为后世中医药著作所收载。

德兴市中医药史最早可追溯至东晋。据《德兴县志·大事记》（1993 年版）记载，升平年间（357 ~ 361）葛洪至鄱阳东鄙万山中（现德兴市中医院院址）结庐炼丹，由此开启了德兴市中医药事业的先河。

葛洪（284 ~ 364），字稚川，自号抱朴子，晋丹阳郡句容（今江苏句容市）人，三国方士葛玄之侄孙，世称小仙翁，东晋道教理论家、著名炼丹家、医药学家，尝自叙云："戢劲翮于鸾凤之群，藏逸足于跛驴之伍，藜藿有八珍之甘，蓬荜有藻棁之乐。"（图3-1）《德兴县志·古迹》（1919年版）载："妙元观前，有葛仙翁坛，为仙翁修炼之所。"《德兴县志·文物古迹·妙元观》（1993年版）载："原名妙玄观，后因避圣祖玄烨讳而改称。在县城小东门外，今康复路东。旧志云，晋葛洪炼丹于此。唐赐额名'仙鹤观'，宋改'妙玄古迹'。元名'仙台寺'。明洪武间复建后，曾名三清殿、玄武坛、武安祠，万历间毁，后又新之。康熙年间复毁于兵。乾隆三十二年（1767）县人重建，改今名。观前有丹井，相传为葛洪所凿，故设葛仙翁坛。清黄裳题诗云：'万垒山中仙子家，沉沉洞府锁烟霞。涧边瑶草秋不老，岩畔碧桃春自花。人在乾坤无甲子，火传文武有丹砂。夜深羽客朝元罢，铁笛一声山月斜。'1961年建人民医院住院部时拆除。"另外，《德兴县志·山川》（1919年版）载："县有'葛峰山'，在县三都，界连乐平，长亘百余里。俗传葛仙炼丹其上，有仙迹存焉。嘉靖年间（1522～1566）创葛峰堂。"后葛洪与李尚书又选中三清山结庐炼丹，著书立说。目前玉京峰下留有葛洪凿石而成的炼丹八卦炉和一口直径三尺、深丈余、水清如镜、终年不涸的丹井，据说当年炼丹炉的紫烟将一块巨石熏成紫色，名为"紫烟石"，而葛洪也被称为三清山的"开山始祖"。据当地民间流传，葛洪在炼丹时发现一种植物的根可以治疗瘟疫，当地百姓为了纪念此事，就把此根命名为"葛"。

德兴市畈大村村民一直沿用端午节在家门口挂艾条和菖蒲以避邪的习俗，并用松节油治疗关节炎、覆盆子补肾缩尿等，这些均得益于葛洪传授的验方。葛洪撰写的《肘后备急方》《金匮药方》等医学著作保存了不少中国早期医学典籍的内容，记载了许多民间治病的常用方剂。《抱朴子内篇·仙药》对许多药用植物的特性及治病的作用机制等进行了详细的记载和说明，为德兴市乃至全国的医药学发展做出了卓越贡献。《抱朴子内篇·金丹》《抱朴子内篇·仙药》等对中国药学和化学的发展具有重要意义。

宋代，二十二都人万直臣，字道同，号元隐。此人性颖敏，精通阴阳百家，不娶，修真于邑之妙元观。观有井，旧传"葛稚川丹井"。井中常有紫气上冲，人以为毒，不敢汲。直臣欲去其毒，浚井及底，见气从砂颗中出，即取吞之，曰："宁使我一人当其毒。"实遗丹也（吃了葛洪留下的

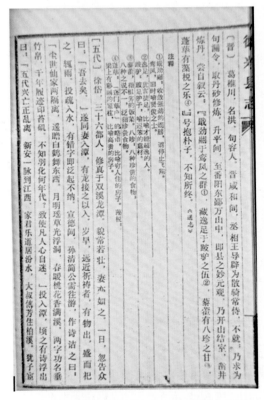

图3-1 《德兴县志》（1919年版）有关葛洪的记载

丹药），举动遂异于常。一日，水涨，流大木于岁寒溪，直臣跳跃其上，随洪涛去，莫知所之。数年后，兄信臣（哥哥万信臣）客无为州，忽见之；直臣引兄入山中茅舍留宿，及别，遗兄一囊，曰："明岁大歉，持此归可济一乡。"兄携至乐平洺溪（今乐平市洺口镇），开视之，糠也。怒播于溪，抵家告母，母探囊底，犹有存者，视之，良金也。亟往索之，遂得金，至今名淘金滩云。观中老僧病目，直臣忽至舐（舔）之，光如初。僧惊异，直臣倏不见，壁间留诗曰："往往来来数百秋，幻泡（变幻无常）重作故人游。紫泥白雪寻常事，何苦人间咏不休。"此外，宋代还有德兴人练谦，著有《本草释义》一书。

元代，长居院（长居寺，今圮）僧普映，通究释典，尤精岐黄术，元武帝取为太医，除授"僧录司"，在朝十二年。另有四都烧香院（唐天祐间僧创，清顺治改建）僧拳衡，通释典，善医，投剂无不效。元至治三年（1323），皇后疾，拳衡献药有功，赐号忠顺药师，领五省采药使。（图3-2）

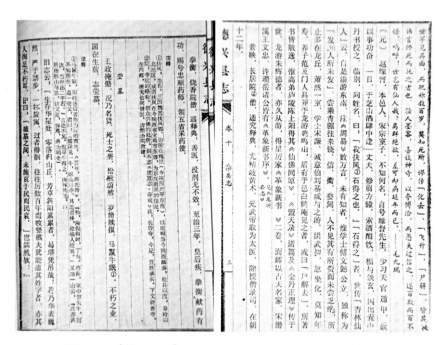

图3-2　《德兴县志》（1919年版）有关普映与拳衡的记载

明代，德兴医学名人有三，《德兴县志》（1993年版）仅记载两人。其一，张宗烜，字明达，一都人，精岐黄术，著方书数十卷，又号落魄，善堪舆。其二，邹士锜，八都人，业儒不就，因习医，精于方脉，施药饵多所全活，时称春宇先生。另据《德兴县志》（1919年版）记载，尚有高道者，不知何许人，得长桑君（战国时的神医）禁方，挟术游银阳，一孕妇已死，道者验其遗衣血，启棺视之，一针而苏。今传其小儿方，术皆验。（图3-3）

清代，德兴中医药承前启后，蔚为大观，出现余逢源、余濂伊、董成谦、程象乾、余文珮等医学大家。

余逢源，三十五都邑庠生，与弟濂伊博观古今医书，凡用方全凭心悟，活人命者甚众。有以金谢者，厉声曰："余岂以术求金哉？"自著有《脉诀全书》。（图3-4）

余濂伊，三十五都人。生质高超不群，尤精岐黄术，兼用针灸、红丸、古方外，别有奇方，远近求医者十不失一。常自审脉，知年不满三十二，后至其年果以无疾终。（图3-4）

董成谦，字石甫，八都人。精医理，所治多险症，人皆束手，其投剂无不立验，有"扁鹊"之称。众以龙头呼之，所著《龙头医学》，一时许可，惜家贫未梓。（图3-5）

程象乾，十都人。存心仁厚，精岐黄，以药济人，活者甚众，咸德之。（图3-5）

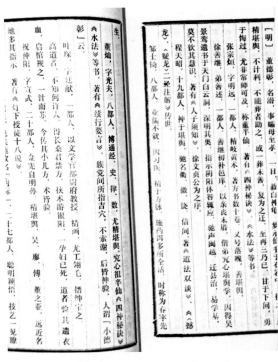

图3-3 《德兴县志》（1919年版）有关张宗焜、邹士锜与高道者的记载

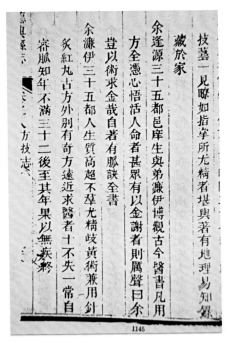

图3-4 《德兴县志》（清同治版）有关余逢源、余濂伊的记载

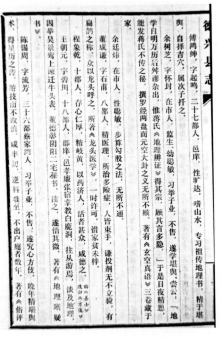

图3-5 《德兴县志》（1919年版）有关董成谦、程象乾的记载

余文珮，号松坡，三十六都柏溪人，郡庠。性坦直，待人不设城府。师事江左名医程泽周，揣摩十余寒暑，有危险症，依经按脉，立起沉疴，至今传其一时救三命，皆实事也。制方之妙，人多不解，而随手奏效，皆有至理。生平著有《医学秘诀》及临症按脉诸书，将梓，竟遭寇毁，人多惜之。（图3-6）

姜庆华，德兴祖氏传统中医第三代传承人。"祖氏传统中医疗法"起源于清咸丰七年（1857），历经五世传承，迄今已有一百多年的历史。祖氏中医秉承"视病人为骨肉，视天下为一家"的祖训，仁心仁术，始终坚持"勤求古训，博采众方"的理念，主张药简力猛，多用生鲜草药。在选材上力求地道，以保正宗；在制药上力求精益求精；在诊疗上注重四诊合参，尤重望诊与触诊。

民国时期，德兴涌现出笪朝枢、余韹、舒而安、袁祖祥等中医专科大家。

笪朝枢，号杏村，二十九都人，监生。与弟朝模，号式庵，增贡，同以儒医行世。忽悟曰："脉论数十家，竞以六部候五脏，独不思左右各三部共一脉，数则俱数，迟则俱迟，何从部别？鄙意不若以上中下三停候三焦为稳。"后执此法诊治，无不奇中。著有《医律指迷》八卷、《寓意草摘要》二卷。（图3-6）

余韹，号鉴泉，在市人，监生。博览群书，善属文，屡试不售，遂弃举子业，筑小轩于城西菜圃中，莳花竹，养禽鱼，吟诗围棋以自适。兼通岐黄，凡《灵枢》《素问》等书，靡不深究。尝自吟曰："物理闲中见，柴门草自春。浮云空过眼，白日去如轮。怕有虚名累，须求慧业新。萧然林处士，梅鹤自相亲。"其清旷之概可想。著有《闲居小草》《脉诀辨误》藏于家。（图3-7）

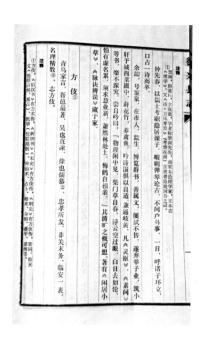

图3-6　《德兴县志》（1919年版）
　　　　有关余文珮、笪朝枢的记载

图3-7　《德兴县志》（1919年版）
　　　　有关余韹的记载

舒而安，新营人，原名善顺，别号老六先生，擅长中医内科。1923年毕业于北京一所大学的法律系，因母病被误医去世，遂立志从医，先后拜南昌丁佛藏、上海黄竹僧、陆渊雷为师，在上海获中医行医资格，挂牌行医7年。1934年迁居江苏苏州，设立中医诊所。1939年与苏州叶橘泉、唐慎坊等名医共同创办苏州国医医院，任内科主任7年，治疗顽固性湿温证、复杂胃肠病，常用药一两剂即可化险为夷，疗效甚佳，享有"蜚声早著，春满江南"之誉。1946年举家回乡以医为业。1948年冬又在乐平县城开诊，获省卫生厅中医师行医执照。1950年回德兴继续挂牌行医，求医者来自弋阳、横峰、乐平、婺源、德兴五县，名扬方圆二百余里。1956年起在畈大血吸虫病防治站工作3年，专门研究晚期血吸虫病肝硬化腹水的治疗方法，他采用中药方剂"三因控涎丹"和"麝香木香丸"治疗晚期血吸虫病肝硬化腹水，疗效显著。1959年在德兴县人民医院从事中医诊疗工作，每日门诊达七八十人次，自创"人造胆石"和"加味绿矾丸"等方药，收效甚佳。舒而安从医40余年，业精中医内、妇、儿科，对中医外科及针灸亦有造诣。著有《舒氏医论》《湿病条辨评释》《医林改错》《自求斋医话》等医稿数十部。他重视中医传承，1949年后曾在家乡带教出3位副主任中医师，曾担任德兴县第一、第二届政协委员，第二届常务委员。1964年因病辞世，享年75岁。

袁祖祥，银城人，擅长中医外科。

1927～1937年，方志敏、张天松等革命先烈曾大力推广中医药，创办工农药店，收购群众采集的中草药，由坐堂中医师为群众诊疗疾病，仅收取药费，不收治疗费。群众可用采集的中草药换取免费治病。时省军区红军总医院的一分院（中草药医院）和三分院（疗养院）均设在双溪北岸，四分院（中草药医院）设在蒋家坊。1934～1937年，红军总医院也迁驻德兴济头山。红军总医院还创办了卢森堡医科学校，为各地培养医生和看护（护士）。

三、蓬勃发展阶段

中华人民共和国成立后，德兴县的中医药经过1 500多年的积累，迎来了蓬勃发展。

中华人民共和国成立之初，德兴私营药店经营中药材和中成药，其中较有名的是县城"大隆堂"国药店，该药店兼营中西药品，以中药材为主，中药材品种达千余种。

1954年，上饶专署在德兴建立国营德兴硫黄矿，1958年划归大茅山综合垦殖场管理。

1955年，德兴开始收购中药材。

1956年，以"大隆堂"为主的县城国药店等组成公私合营药店，专营中药材的零售、批发。

1957年6月，德兴县药材公司成立，公私合营药店下属的两个门市部归县药材公司管理，德兴的中草药工作被纳入了系统的经营和管理。县药材公司负责全县医疗单位和药店的中西药品供应，还开展了地产药材的收购工作，当时收购的品种有杜仲、厚朴、辛夷花、钩藤、大活血、金银花等。

1958 年 10 月，庐山植物园的聂敏祥研究员带队到大茅山等地进行野外植物资源考察和标本采集，从而揭开了德兴县（怀玉山、三清山）野外植物资源考察、标本采集的序幕。

1959 年，德兴县开始着手中药材生产，首先在黄柏乡胡家大队种植白术等 10 余亩^①，后又陆续在万村乡、绕二乡（现绕二镇）、畈大乡等种植红花、米仁（薏苡仁）、元胡（延胡索）、杜仲、厚朴等。

1962 年，林英教授带领江西大学生物系地植物学研究室的人员到怀玉山等地进行森林植被与植物资源的考察及标本采集。

1965 年 6 月 26 日，毛泽东主席就医药卫生工作做出了重要指示，号召"把医疗卫生工作的重点放到农村去"。这就是著名的"六二六"指示。

1966 年，公私合营药店转为国营企业。

1968 年 3 月，德兴县着手解决农村缺医少药的问题。当时，全县 63% 的医务人员和绝大部分的医疗设备、卫生经费均集中在县城，而县城的人口不足全县总人口的 15%。为扭转重城市轻农村的局面，德兴县于 1968 年 9 月 26 日召开了贯彻执行关于"把医疗卫生工作的重点放到农村去"指示精神的动员大会，并将县城 60% 的医务人员下放到农村去安家落户，在江西省开创了把县城医务人员下放到农村的先河。同时还规定，国家分配的医药院校毕业生、江西省和上饶地区下放到德兴的医务人员也全部下放到农村去。这样一来，全县农村的卫生技术人员由之前的 81 人增加到 265 人，全县 80% 的卫生经费和大部分的医疗器械也转移到农村，使农村的医疗力量有了明显的改善。

1968 年 10 月，绕二公社付家墩大队发动社员群众献药献方，短时间内献出草药近 300 种，单方、验方 260 个，可治疗近百种常见疾病。大队支持民间有一技之长的 6 名草医和县城下放的 3 名医生联合创办了"六二六医院"，以当地自挖、自采的草药为社员治病，做到常见病、多发病治疗不出村。德兴县及时总结了付家墩大队此举的成效，并通过会议进行了推广。

1968 年 12 月，德兴县农村村村办"六二六医院"，开展中草药认、采、种、制、用等群众运动。

1968 年，德兴县开展了规模较大的收集民间中草药单方、验方和种植中草药的活动，着手编写《土方草药汇编》《中草药验方选篇》《草药一百味临床应用简介》《香屯中草药》等资料。

1968 年，县药材公司更名为县医药供应站，由隶属县商业局改为隶属县卫生局。

1969 年，龙头山乡东坞村草医王谷水，应用草药"三月泡"等进行断指再植的治疗，受到上

---

① 亩为中国传统土地面积单位，1 亩约等于 667 m²。在中药材生产实践中，亩为常用面积的单位，本书未做换算。

级卫生主管部门的重视。福泉山垦殖场卫生院用蓍草治疗痢疾、腮腺炎等，收到显效。至此，中药"百草园"遍及德兴县各个村庄，"草药郎中"也被吸收到村卫生所工作。

1969 年 6 月，全县农村建成"六二六医院"123 个，679 名"草药郎中"和赤脚医生同下放医生一起在农村第一线为农民防病治病，每个大队的"土医院"有少则近百种、多则三四百种中草药，并加工成膏、丹、丸、散等中成药，方便群众服用。很多农村"六二六医院"使用中草药治病的比例达到 60%～80%，从而大大减少了合作医疗开支，为巩固合作医疗制度发挥了较好的作用。据德兴市卫生局汪长生同志回忆，到 1969 年 6 月，全县群众献出中草药标本 820 种，单方、验方 12 000 个，以及一些祖传秘方。后农村卫生院组织人员对当地群众的献药、献方资料进行收集整理，共编写出 28 本草药手册。县文卫组在基层编写草药手册的基础上整理编写出《土方草药汇编》等中草药著作，印发给全县医疗单位的卫生技术人员和赤脚医生等学习、推广。

1969 年 10 月，卫生部召开了全国卫生工作会议，印发了《江西德兴县积极挖掘推广草医草药的经验》简报；1969 年 10 月 18 日第 3 版《人民日报》刊登了《江西德兴县开展草医草药运动好得很》的调查报告。

1969 年，德兴县制药厂建成投产，药厂充分利用本县医疗单位总结、筛选出来的有效方药制成中成药，包括治疗风湿性关节炎的枫荷梨糖浆、枫荷梨蜜丸，以及跌打丸、肾炎合剂、痢疾合剂、黄连素注射液等 20 多个品种，以方便群众服药。

1969 年，德兴县人民医院中医科使用中药"转胎方"来矫正胎位不正，有效率达 84.6%；还总结出"红藤饮"配合针灸可治疗急性阑尾炎、一味丹参可治疗失眠、"下瘀血汤"加味可治疗中风后遗症等临床经验。

1971 年 1 月 31 日及 2 月 3 日、6 日、8 日，周恩来总理 4 次接见卫生部（现国家卫生健康委员会）及中医研究院负责同志，明确指示"中医研究院派医疗队前往德兴，学习、总结中草药防病治病的经验"。

1971 年 3 月 24 日～4 月 21 日，中医研究院遵照周恩来总理的指示，派遣中药研究所的胡世林、李泽琳两位同志到德兴县进行调查摸底，策划医疗队到德兴县后的具体工作。胡世林、李泽琳两位同志于 3 月 28 日～4 月 7 日，在德兴听取了县委何兰芝副书记、杨德森副主任和县卫生局董春芳主任、汪长生同志就德兴中草药工作做的汇报，并参观了"百药山"和香屯、密川、付家墩、福泉山等地具有代表性的中草药单位和医疗卫生机构。

1971 年 5 月 21 日，周恩来总理在接见北京医疗队和延安医疗队时语重心长地强调："到江西搞草药，去德兴服务。"北京医疗队来到江西省德兴县后，以中草药科研工作为重点，积极开展对危害人民健康的主要常见病、多发病、地方病、职业病的防治研究工作。当晚 8 时，周总理在北京人民大会堂接见北京各医院派往全国各地的北京医疗队队长时，明确宣布了北京医疗队的 6 项工作任务，一是宣传毛泽东思想，宣传党的卫生工作方针政策；二是防病治病，预防为主，群防群治；三是调查研究，总结防治地方病的经验；四是大力开展爱国卫生运动，做好"两管五改"；五是帮助当地培养赤脚卫生员和不脱产卫生员；六是巩固合作医疗，没有建立合作医疗的要帮助建立。对派往江西省德兴县的北京医疗队，周总理特意增加了一项任务，周总理指示："江西德兴地处赣东北，是革命根据地，中草药十分丰富，医疗队主要任务就是研究总结那里的中草药发掘的好经验，要教他们认识中草药，要教会当地赤脚医生采药、种药、制药、用药，什么季节采收？采回去如何制药？都能治些什么病？如何运用？要全心全意为贫下中农服务。"

1971年，人民画报社第3期用4个版面刊登德兴县"草医草药是个宝"的专题图片，向国内外宣传中医药这一中国瑰宝，这一系列宣传极大地提高了德兴县的知名度。

1971年召开的全国中西医结合会议上，德兴荣获全国中西医结合先进单位称号。分管卫生工作的杨德森副主任应邀出席会议，并在会上做了经验介绍，还受到周恩来总理的亲切接见。周总理在听取杨德森副主任的汇报后，对德兴县发展中草药的做法和取得的成绩给予了肯定，称"江西德兴中草药搞得不坏"，并指示卫生部从中医研究院组派一支北京医疗队到江西省德兴县研究中草药。

1971年6月1日，由中医研究院组建，下属中药研究所、中医基础研究所、针灸经络研究所、西苑医院、广安门医院、东直门医院、北京中医学院（现北京中医药大学）等单位派出的第一批北京医疗队，在胡世林、李泽琳、朱湘杰3位队长的带领下，到达江西上饶市，适逢当时普降暴雨，公路被洪水淹没，汽车停开，他们绕道乐平，乘船加步行，于6月6日才抵达目的地德兴县，受到德兴县委的热烈欢迎。

1972年，德兴县人民医院等单位用牡荆治疗老年慢性支气管炎1 019例，有效率达90%，显效率达60%。县各级医院的医务人员还使用中草药治疗急性肾炎、肝炎、妇科疾病、疖肿、疔疮、蛇咬伤等，均收到一定疗效。

1972年5月9日～6月11日，上海工农兵电影制片厂（即上海科学教育电影制片厂）来德兴县拍摄国内第一部以中草药为题材的科教片。在德兴县主要拍摄中草药群防群治的情况、百药山，以及金银花、丹参、白术、芍药、茯苓、益母草、鱼腥草等中药材。该片在国内外产生了很大的影响。世界卫生组织在一份文件中提到此片，从此中药学的英文名"Chinese Herbology"一词在海外广为传播。

1972年6月，卫生部在德兴县举办"全国中草药经验交流学习班"。

1972年，县医药供应站复名县药材公司，隶属县商业局。

1972年，县药材公司在梧风洞（乌风洞）分场、福泉山林场分别栽培杜仲20亩、100亩。

1973年，在北京医疗队的指导下，德兴开启了对全县中草药资源的调查，经鉴定的药用植物共1 008种，其中菌类16种、地衣类植物2种、苔藓类植物2种、蕨类植物49种、裸子植物12种、被子植物927种。与此同时，还对有重要作用的中草药资源进行了筛选、研究和临床验证。

1973 年，德兴对当归等 20 余种中药材的收购实行奖售粮食、棉布政策，中药材的收购量得到了增加。

1973 年，县药材公司改名为县医药公司。

1973 年，《兽医常用中草药》由上海人民出版社出版。（图 3-8）

1975 年 5 月，北京中医学院中药系的 60 多名师生来德兴实行开门办学。

1976 年 8 月，北京中医学院中药系的 50 多名师生来德兴实行开门办学。

1977 年 4 月，杨清荣带队的第七批北京医疗队到达德兴县，乐崇熙研究员对德兴香屯的 640 种中草药进行了标本采集及鉴定，编写了《香屯中草药手册》（图 3-9），并撰写了薯草的植物形态鉴定及采收季节报告。

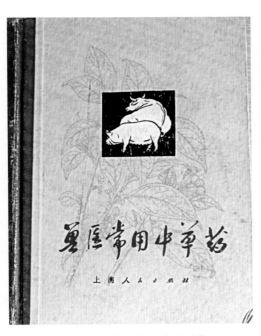

图 3-8　《兽医常用中草药》

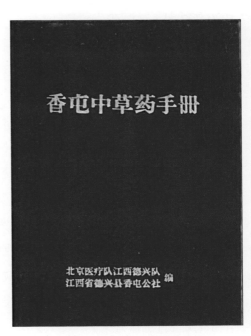

图 3-9　北京医疗队与德兴合作编写的
《香屯中草药手册》

1977 年，草药牡荆和薯草被收入 1977 年版《中华人民共和国药典》。

1978～1979 年，江西大学林英、杨祥学、龙迪宗，庐山植物园赖书绅、王江林、张少春，江西农业大学施兴华、张秋根等承担了三清山的植物考察与采集工作，发现三清山有华东黄杉天然林。

1978 年，第八批北京医疗队到达德兴县。

薯草研究项目是北京医疗队 1972～1977 年的重点研究项目。1978 年 1 月，由中医研究院中药研究所、江西上饶地区卫生局和德兴县卫生局联合对薯草制剂及其疗效进行鉴定，获得江西省 1978 年科学技术大会奖。北京医疗队通过药理、药化实验，筛选出了薯草的有效成分。通过对 604 例病人的观察，用酸酒法和石硫法制成的薯草片，对急性阑尾炎等感染性疾病的总有效率为 90.1%，显效率为 72.6%。

1978 年，德兴县制药厂与北京医疗队研制的牡荆油胶丸，获省科技成果奖和全国科学大会奖。

1978 年，随着农村政策的进一步落实，德兴的中药材生产有了较大的发展，野生药材的保护和引种工作也不断加强，全县已有白术、丹参、牛膝、玄参、白芍、红花等 9 个品种的生产基地，涉及全县 14 个乡，共有 20 多个药材种植户。

1980 年，德兴收购地产中药材 17 t 以上，总值 32 万元，比 1965 年增长 1 倍多。很多品种除对县内销售外，还售往外地。其中，合欢皮售往北京年达 20 t，钩藤、枸杞、白芷、金银花、辛夷花、蕲蛇每年亦有较大数量售往全国各地。

1980 年 7 月，县医药公司归口省医药公司统一管理。

1980 年，德兴县制药厂生产的牡荆油胶丸获省"优质产品奖"。

1981 年，县医药公司在畈大乡芦坑村栽培杜仲 50 亩。

1982 年，德兴地产中药材收购量增加。

1983 年，德兴县制药厂生产的牡荆油胶丸获省"优质产品奖"。

1983 年，大茅山制药厂生产的猴菇菌片获省"优质产品奖"。

1983 年，上饶地区林业科学研究所梅莉同志到三清山进行森林资源普查，发现了天女花。

1984 年 6 月 2 日，德兴县人民政府下发了德政发〔1984〕94 号文件，成立了德兴县中药资源普查领导小组，启动了德兴县第三次中药资源普查工作。由县经济贸易委员会牵头，领导小组由县经济贸易委员会、卫生局、农业局、商业局、林业局、县科学技术局、县对外经济贸易委员会、统计局、医药公司 9 个单位的负责同志组成，并下设办公室，配备了专职工作人员。

1984 年 6 月 15 日，德兴县中药资源普查领导小组按照上级文件精神，结合德兴实际制订了《德兴县中药资源普查工作方案》。德兴县第三次中药资源普查工作由此正式全面展开。

1984 年 9 月 24 日，中医研究院中药研究所对课题"薯草抗炎的实验研究及临床观察"的成果进行了鉴定，该成果荣获国家中医管理局（现国家中医药管理局）科技进步奖二等奖。北京医疗队自 1978 年撤回北京后，对薯草进行进一步的研究，分离出薯草抗菌消炎的有效成分——总酸，从总酸中分离出琥珀酸、延胡索酸和 α-呋喃甲酸 3 个单体，药理实验证明，总酸有抑菌、抗炎、镇痛、退热的作用，为薯草的临床疗效阐明了物质基础和使用原理。1980 ~ 1984 年，中医研究院中药研究所用薯草总酸胶囊治疗咽喉疾病、尿路感染、牙源性炎症 371 例，总有效率为 87.1%，显效率为 68.46%。

1984 年，德兴地产中药材收购量达 29 t，总值 19 万元。

1984 年，香屯制药厂生产的牡荆油胶丸获省"优质产品奖"。

1984 年，德兴县制药厂生产的牡荆油胶丸获国家医药管理局"优质产品奖"。

1985 年，大茅山制药厂用紫芝菌体提取制成的紫芝多糖片获江西省"优秀新产品奖"。

1985 ~ 1986 年，华东师范大学生物系吴国芳、汤景锋等先后 4 次对三清山的植物区系及植被类型进行考察，采集标本 330 号 5 000 余份。

1986 年 1 月 20 日，德兴县正式申请上级对第三次中药资源普查工作进行验收。此次普查查清了德兴县的中药资源"家底"。①据统计，全县共有中草药 209 种，其中，中药 153 种，草药 56 种。省重点普查的 180 种中德兴县有 134 种，全县家种药材共计有 15 种，种植面积达 1 100 亩（包括木本药材面积），年产量约 2.5 t，野生药材蕴藏量约 1.23 t，不包括矿物类 10 000 t，正常年收购量约 32.5 t。②德兴县地产中草药资源用于临床的有 137 种，其中，自给有余的有 51 种，基本自给的有 66 种，自给不足的有 20 种。德兴县主产的中药材品种有牡荆、黄栀子、黄精、大活血、桂皮、钩藤、铁冬青、防己、白前、辛夷花、苦参、淡竹叶等。③此次普查发现了珍稀野生黄连和新的中药资源鹿蹄草、绞股蓝、三尖杉等，取得了德兴县中草药资源的第一手资料。④此次普查征集民间草方、验方 105 个，经过精选，其中 30 个单方、验方已编入资料汇编中。⑤此次普查采制标本共 171 种，拍摄药材（包括植物）照片共 154 张，编写了中药资源名录。⑥此次普查绘制《德兴县中药资源区划图》共 3 种 12 张。

1986 年，德兴地产中药材收购量为 22 t，总值 8.28 万元。

1987 年，德兴县制药厂生产的牡荆油胶丸获省"优质产品奖"。

1987 年，大茅山制药厂生产的猴菇菌片获省"优质产品奖"。

1988 年，德兴地产中药材收购量达 46 t，总值 37.28 万元。

1988 年，香屯制药厂生产的牡荆油胶丸获省"优质产品奖"。

1990 年，德兴地产中药材收购量为 40 t，总值 27 万元。

1990 年，德兴县制药厂生产的维生素 E 胶丸获省"优质产品奖"。

1991 年 6 月 3 日 ~ 17 日，中国科学院南京中山植物园姚淦等人在德兴县三清山一带考察并采集标本。

1993 年 7 月，《德兴县志》由光明日报出版社出版发行，在"生物资源"条目下收录"据近几年有关部门的调查，自然分布的野生植物有 157 科 1 088 种，其中，中草药达 700 余种；野生动物 300 余种"，在"中草药类"条目下收录"有芦根、勾 [钩] 藤、麦冬、山楂、黄栀子、威灵仙、黄精、金银花、辛夷花、厚朴、桂皮、黄连 [连]、紫丹参、南沙参、百合、黄荆、薄荷、半夏、夏枯草、淡竹叶、何首乌、车前草、枳壳、葛根、夏天无、仙鹤草、石菖蒲、海金沙、半边莲、绣花针、灵芝、蒲公英、天葵、青木香、益母草、白花蛇石 [舌] 草、七叶一枝花、香附子、天门冬、滴水珠、瓜子金、金线吊葫芦、金钱草、山苍子、龙胆草、勾儿茶、山胡椒、紫苏、瓜蒌、茱萸、香薷、桑白皮、桃仁、山莱 [奈]、枳实、枸杞子、地骨皮、柏子仁、乳香、胡颓叶、茯苓、艾叶等"。

1996年，南昌大学生物科学工程系的程景福教授、徐声修、郭惠红等对三清山的蕨类植物进行了考察。

2006年5月～2007年7月，中山大学生命科学院彭少麟教授、廖文波教授等受三清山风景名胜区的委托，对三清山的植物进行综合考察，采集植物标本约3 000号，昆虫标本9 000余号，爬行类、兽类标本200余号。经鉴定，植物区系共有野生维管植物189科775属1 857种，其中，蕨类植物38科82属213种，裸子植物7科12属15种，被子植物144科681属1 629种。动物区系有昆虫18目173科1 246种；两栖动物2目7科24种，其中，无斑肥螈、九龙棘蛙和小棘蛙是江西省的新记录种；爬行动物2目7科31种；鸟类17目48科207种；哺乳动物8目19科48种。

2008年1月，彭少麟、廖文波等著的《中国三清山生物多样性综合科学考察》一书由科学出版社出版发行，该书是对江西省三清山地区生物多样性综合考察的总结，内容涉及地质地貌、土壤、气候、水文、植被，并着重研究了植物物种多样性（昆虫纲、两栖纲、爬行纲、鸟纲、哺乳纲）、植物区系、动物区系等，此外，还对相关生态环境资源、植被景观资源、景观区划等进行了科学评价。

2010年12月，《德兴市志》由江西人民出版社出版发行，在"生物资源"条目下收录"德兴市药用植物资源丰富，具药用价值的植物约有2 000种，其中常用中草药约300种。常见中草药除前述木本植物中的药用植物外，常见的还有芦根、钩藤、麦冬、威灵仙、金银花、辛夷花、黄连、紫丹参、百合、半夏、何首乌、车前草、夏天无、仙鹤草、石菖蒲、海金沙、半边莲、蒲公英、白花蛇舌草、七叶一枝花、香附子、天门冬、滴水珠、瓜子金、金线吊葫芦、金钱草、山苍子、龙胆草、紫苏、茱萸、艾叶等"。

2013年1月，上饶师范学院臧敏教授主编的《中国三清山植物地理学野外教学指导》一书由光明日报出版社出版发行，该书对三清山范围内的维管植物进行了较为系统的整理。

2013年4月26日，第四次全国中药资源普查江西试点工作启动仪式在江西中医药大学举行，德兴市为江西省35个试点县（市、区）之一。9月13日，德兴市启动第四次中药资源普查试点工作。在第三次中药资源普查的基础上，本次普查历经7年，进一步摸清了德兴市的中草药资源"家底"。①此次普查采用"随机设置样地、GPS定位"的调查模式，共计完成了对德兴市12个乡镇的36个样地、180组套方、1 080个样方的样方调查和线路调查，包括乔木样方（10 m×10 m）180个、灌木样方（5 m×5 m）180个、草本样方（2 m×2 m）720个。按普查技术要求完成了调查记录、标本与对口药材采集、蕴藏量测算、图片拍摄、种质收集、物种鉴定、市场调查、栽培品种调查、数据库录入等工作。②此次普查查明了德兴市中药资源状况。共采集药用植物标本1 863份，经物种鉴定，共有物种476种，隶属121科290属。结合历史文献，汇编了《德兴市植物资源名录》，共收录德兴市分布的植物 199 科 890 属 2 077 种（含种以下单位）。其中，双子叶植物 1 479 种，占比 71.21%；单子叶植物 363 种，占比 17.48%；蕨类植物 204 种，占比 9.82%；裸子植物 31 种，占比 1.49%。③此次普查发现了江西省新记录 2 属 2 种，分别为国家二级保护植物兰科带叶兰属（*Taeniophyllum*）带叶兰 *Taeniophyllum glandulosum* Bl. 和湿唇兰属（*Hygrochilus*）湿唇兰 *Hygrochilus parishii* (Rchb. f.) Pfitz.。

2013 年 6 月 6 日～7 日，国家卫生和计划生育委员会副主任、国家中医药管理局局长王国强来德兴市考察中医药工作。他深入中药房和临床科室看望中医药工作人员，并与其进行亲切交谈，提出中医院要发挥出中医特色，讲究整体观和综合调理，体现出中医博大精深的内涵和文化；要结合实际，创建中医院发展模式、管理模式，依靠高素质人才创建特色专科，打造知名的中医院，把德兴市的中医药事业做大做强。在参观天海药业展厅时，王国强详细了解了其生产规模、发展现状及生产的中药产品，并指出"中医药是中华民族的瑰宝，天海药业作为以中医药为发展方向的制药企业，要进一步继承和发挥中医药特色优势，积极利用现代科技，推动中医药事业创新发展"。在听取市领导介绍加快推动卫生事业发展的主要做法及德兴市中医药事业发展情况的汇报后，王国强指出"德兴高度重视卫生和中医药事业的发展，在深入推进基层医疗改革，让群众享受便捷、有效的医疗服务等方面做了大量的工作，取得了明显的成效。今后要继续加快医改各项政策措施的落实，加强县、乡、村三级卫生服务体系建设，切实提高基层医疗机构卫生服务能力和服务水平，使医疗卫生改革发展的成果更多地转化为惠及群众的民生工程、健康工程"。

2015 年 9 月，德兴市政协组织编写的《德兴实用中草药》（图 3-10），由江西人民出版社出版发行。全书收录了当地资源丰富、临床应用疗效较好、民间通用的中草药 150 余种，对每味药物的药物名称、别名、来源、原植物、生境与分布、采收加工、性味功能、用法与用量、化学成分、药理作用、临床应用 11 个方面进行了介绍。

2017 年 3 月 17 日，"2017 首届健康中国·养生德兴国医日"文化活动启动。上饶市委常委、统战部部长陈洪生在启动仪式上表示，上饶发展中医药健康产业具有资源、底蕴、平台等得天独厚的条件，加之国家中医药管理局、国家旅游局（现国家文化和旅游部）正准备在全国建设一批国家中医药健康旅游示范区、示范基地、示范项目，这些都是上饶大力发展中医药

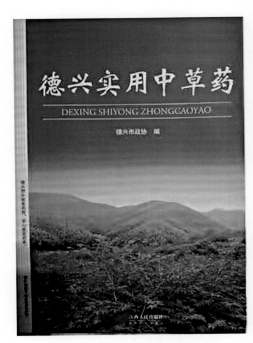

图 3-10　《德兴实用中草药》

健康旅游产业的优越条件。启动仪式上，德兴市人民政府与江西中医药大学签订了合作意向框架协议，与青海康普生物科技股份有限公司签订了合作框架协议；江西大茅山集团有限责任公司与江西鑫艺实业有限公司、江西天海科技发展集团有限公司和上海瑞梅中医药有限公司分别签订了合作框架协议。启动仪式后，由中国中医科学院老专家组成的北京医疗队与省市医疗专家一行重走大茅山，并对大茅山的野生中草药资源和中医药文化基地进行了考察。在北京医疗队重走德兴市的筹备工作座谈会上，专家代表表示，德兴市的中草药资源很丰富，要总结经验，发动群众，在振兴中草药产业的同时促农增收。此次活动还通过开展健康大讲堂、参观中医药文化展及中医义诊等形式，全方位地向社会各界展现了德兴市在中医药方面的深厚底蕴。

2018 年 10 月 28 日，在中国中医科学院常务副院长、中国工程院院士黄璐琦同志的直接关怀下，中国中医科学院、德兴市人民政府为弘扬中医药文化，推进中医药事业发展，携手在德兴市花桥镇原江西省第二林业学校旧址共同创建"中国中医科学院（德兴）试验培训基地"。着眼于华东地区乃至全国的中药资源，该基地是一个集中医药养生、科普教学、观光旅游、生态农业等功能于一体的高层次、综合性、开放式的大型产业综合项目，是一个力争在华东地区乃至全国具有竞争力和学术影响力的科技成果孵化与产业化基地、科技体制创新基地、高新技术人才培养引进基地、药用植物园及自然健康主题公园，成为中国中医科学院在北京以外最重要的合作基地。

德兴市中草药资源发展规划

一、德兴市地理优势

德兴市地处江西东北部的低山丘陵，地势自东南向西北倾斜，东南部为怀玉山低山丘陵，西部的丘陵区多狭长谷地。

德兴市境内群山连绵，峰峦重叠，岗陵起伏延展，东南部为怀玉山脉中段，东北部为白际山脉尾段。怀玉山支脉从东部进入，纵贯中部，伸向西南部，使境内形成东南两面高峻、西北逐渐低平并向内倾斜的地形。地势自东南向西北倾斜，东南部层峦叠嶂，最高点为东部三清山的玉京峰，海拔 1 819.9 m；中部大茅山盘桓起伏，主峰海拔 1 392.9 m；西北部为丘陵及山间盆地，丘顶标高 200 ~ 300 m，最低点在西部兰村附近，海拔 32 m。德兴市的常态地貌类型以山地、丘陵为主，山地占德兴市面积的 44%，丘陵占 33%，低丘岗地占 23%。

德兴市位于亚热带湿润季风区，具有气候温暖、水量充沛、光照充足、四季分明、昼夜温差大、无霜期较长等山区小气候特点。德兴市一年中 5 ~ 9 月气温高，达 20 ℃以上，7 月最高；冬季气温低，1 月最低，但仍在 0 ℃以上。德兴市全年降水量是 1 869.6 mm，属于降水多的湿润地区，夏季 5 ~ 6 月降水较多，6 月最多；冬季降水少，11 月最少。德兴市夏季盛行偏南风，冬季盛行偏北风。综上所述，德兴市的气候特点是夏季盛行南风，气温高，降水多；冬季盛行北风，气温低，降水少。1 月气温在 0 ℃以上，属于亚热带季风气候，这种气候的优点就是高温期和多雨期一致。

二、德兴市中草药资源分布及应用情况

（一）德兴市野生中草药资源调查情况

德兴市优越的地理环境与气候条件，孕育了丰富的中草药资源，德兴人常自誉"野外就是药房，深山就是药库"。德兴市开展的有关中草药方面的研究在国内具有重要地位，尤其是 20 世纪 70 年代北京医疗队在德兴市开展的中草药研究及其编辑出版的《香屯中草药手册》，为德兴市中医药产业的发展留下了宝贵的财富。

自 2013 年 9 月 13 日德兴市启动第四次中药资源普查试点工作以来，普查队通过 7 年的努力，在随机样方调查过程中，采集药用植物标本 1 863 份，经物种鉴定，共有物种 476 种，隶属 121 科 290 属。在样线调查过程中，共计记录德兴市分布的植物 199 科 890 属 2 077 种（含种以下单位），其中，双子叶植物 1 479 种，占比 71.21%；单子叶植物 363 种，占比 17.48%；蕨类植物 204 种，

占比 9.82%；裸子植物 31 种，占比 1.49%。在资源普查过程中，发现了江西省新记录 2 属 2 种，分别为国家二级保护植物兰科带叶兰属（*Taeniophyllum*）带叶兰 *Taeniophyllum glandulosum* Bl. 和湿唇兰属（*Hygrochilus*）湿唇兰 *Hygrochilus parishii* (Rchb. f.) Pfitz.。

（二）德兴市中草药种植品种调查情况

近年来，随着大健康产业的发展，中药材种植已成为发展林下经济、开展农业产业结构调整的首选途径。德兴市先后开展了覆盆子、七叶一枝花、铁皮石斛等道地、珍稀、濒危中药材的种植技术研究与示范基地建设，并取得了令人瞩目的成效。"德兴覆盆子"于 2011 年被农业部列为农产品地理标志保护产品。

根据德兴市第四次中药资源普查试点工作的调查结果，截至 2019 年 12 月，德兴市种植的中草药品种有覆盆子、铁皮石斛、葛、杜仲、栀子、厚朴、三叶青、黄精、菊花、香榧、木槿、香椿、决明子、七叶一枝花等。

（三）德兴市中药制药企业情况

德兴市现有江西天海科技发展集团有限公司、江西天海药业股份有限公司、江西福圣元生物科技有限公司、江西大茅山中药生物科技有限公司、江西圣诚实业有限公司、江西宋氏葛业大健康产业集团、德兴市百草园生态健康养生有限公司、德兴蟠龙山木屋休闲度假有限公司等中药制药及相关企业。

江西天海科技发展集团有限公司主营"药品、保健食品、中药材种植和健康旅游"业务，是全国农产品加工业示范企业、全省发展升级示范企业。该公司以掌叶覆盆子为重点，组建了江西省覆盆子工程技术研究中心，承担了国家"十五"重点科技攻关计划、科技富民强县和高科技发展计划（863 计划）等国家级科研课题。其中"覆杞果片"产品食疗体验研究先行先试，填补了国内中医食疗体验研究的空白。

德兴市宋氏葛业有限公司是集种植、养殖、开发、应用、生产、销售、服务及健康旅游于一体的综合性民营企业，主要从事葛的良种选育、种植、产品研发、生产、销售。

德兴市百草园生态健康养生有限公司是由祖氏传统中医药内科疗法的第四、第五代传承人胡致荣、胡玉平父子创建，祖氏传统中医药内科疗法目前已被列为上饶市非物质文化遗产项目。祖氏百草生态健康养生谷被江西省列为中医药健康教育科普基地。

三、德兴市中草药资源区划

根据德兴市的地形地貌、土壤、气候等自然环境条件和中草药资源分布情况，可将全市划分为2个中草药资源保护区、1个中草药资源保护开发利用区、1个中草药资源开发利用区。

（一）中草药资源保护区

（1）第一区，三清山北麓（德兴习称少华山）自然保护区。该区山势险峻，峰奇石异，岩幽水秀，原始森林茂密，平均海拔在500 m以上，最高的玉京峰海拔1 819.9 m，土壤以黄棕壤和山地草甸土为主。此区地处亚热带季风气候区，由于海拔高度影响，具有山地小气候的变化特点。四季分明，夏季凉爽、湿度大，冬季漫长。全年平均气温为10.9 ℃，夏季最高气温为33.0 ℃，冬季最低气温为-16.0 ℃。雨量丰沛，年平均降水量为1 857.7 mm，年平均蒸发量为1 331.6 mm，年平均相对湿度为82%。植被区划属于亚热带常绿阔叶林区域、东部常绿阔叶林亚区域、中亚热带常绿阔叶林地带，植物区系属泛北极植物区、中国—日本森林植物亚区的华东地区。植被以常绿阔叶林、常绿落叶阔叶混交林、针叶林、竹林等为主，植被垂直分带现象明显。其中阔叶林主要有青冈类、水丝梨、木荷、杜英、枫香树和杜鹃类等，针叶林在中山以华东黄杉、黄山松为主要优势种，在低山则马尾松占优势。

据普查，该区的中草药资源主要有辛夷花、桂皮、大血藤、厚朴、前胡、黄精、钩藤、防己等。该区系德兴市野生资源最丰富的地区。

（2）第二区，大茅山自然保护区。大茅山与三清山东西并峙，是怀玉山脉的又一高峰，目前建设有大茅山风景名胜区。大茅山风景名胜区规划面积143 km²，2006年10月经江西省人民政府批准列为省级风景名胜，2014年12月，被评为国家4A级旅游景区。

区内奇特的花岗岩峰林地貌、良好的森林植被和丰富的水资源形成了独特的以"森林生态、峡谷水景"为主要特征的山水景观。独特的生态环境和地形地貌造就了大茅山较为复杂的生境，孕育了大茅山丰富多样的生物，大茅山森林覆盖率达97%。大茅山保存有海拔100～800 m、原生性强的常绿阔叶林基带，是同纬度低海拔常绿阔叶林基带保存最完好的地区之一，是研究常绿阔叶林生态系统和生态演替过程的重要区域。该区已查明有高等植物2 310种，其中国家重点保护野生植物有34种；区内野生动物资源也较丰富，国家重点保护野生动物有44种。

保护野生资源、促进生态平衡、合理利用资源是中草药资源保护区的发展方向。具体要求是：①依靠当地政府与有关部门落实封山育林、封山育药措施，搞好自然保护；②利用地理、气候等优势积极试种以黄连、杜仲、辛夷花、厚朴等药材为主的重点品种，发展生产；③在保护自然生态的前提下，对野生资源进行有计划、有组织、有批准的合理采收。

（二）中草药资源保护开发利用区

德兴市梧风洞一带，群山环绕，东、南、北三面均为高山，山地面积约占梧风洞一带总面积的 94%，最高点四角坪海拔 1 480 m，西部梧风洞下游最低海拔 328 m。年平均气温 14.2 ℃，年平均降水量 2 100 mm，土壤以山地黄壤与黄棕壤为主，森林植被主要有针阔叶混交林与毛竹林。该区是德兴市的主要林区，也是德兴市主要的中草药资源分布区之一。

据普查，该区中草药资源的主要品种有桂皮、钩藤、大血藤、杜仲、百合、黄精、厚朴、山蜡梅、三尖杉、紫金牛等，野生中草药资源十分丰富。

该区的发展方向为保护利用并举，积极开发，充分发挥潜力及加强领导。具体要求是：①加强对钩藤、大血藤、覆盆子等大宗道地药材的野生资源保护，积极发掘，合理利用；②采取措施加强技术支持，搞好品种优化，扩大野生变家种的品种范围，积极发展杜仲、辛夷、厚朴、黄精等品种的林下种植，提高单产及质量；③保护生态平衡，合理规划，建立德兴市中草药种植示范基地，指导全市的中药材生产。

（三）中草药资源开发利用区

德兴市除上述区域外的其他区域均为中草药资源开发利用区。

据普查，该区中草药资源的主要品种有前胡、桔梗、黄精、土桂皮、防己、厚朴、辛夷、鹿衔草等。

该区的发展方向为积极发展道地药材，加强经营管理，积极收购地产药材，巩固和发展新品种。具体要求是：①积极保护和发展前胡、桔梗及家种品种茯苓等道地药材；②做好野生药材采挖技术指导，提高药材质量，防止过度采挖；③巩固和发展药材种植，重点抓好茯苓的种植，科学管理，计划发展。

四、德兴市中草药资源种植布局

根据德兴市的地理环境及国内大健康产业的发展趋势，将德兴市中草药资源种植布局列举如下。

（1）山地种植木本中草药品种：覆盆子、栀子、杜仲、厚朴、银杏、黄柏、青钱柳、龙脑樟、山蜡梅、金银花、丰城鸡血藤、山楂、辛夷、木瓜、木通。

（2）林下套种中草药品种：麦冬、黄精、玉竹、白及、七叶一枝花、三叶青、铁皮石斛、金线莲、灵芝。

（3）大田种植中草药品种：前胡、太子参、白芍、延胡索、夏天无、菊花、百合、鱼腥草、玄参、白术、粉防己、葛根、天冬、桔梗、何首乌、射干、绞股蓝等。

（4）池塘、水库、水田种植中草药品种：莲、芡实、泽泻等。

五、德兴市重点中草药品种简介

1. 覆盆子

覆盆子为蔷薇科华东覆盆子 *Rubus chingii* Hu 的干燥果实，是中医临床常用中药材。《中华人民共和国药典》云："覆盆子性温，味甘、酸。归肝、肾、膀胱经。益肾固精缩尿，养肝明目。用于遗精滑精，遗尿尿频，阳痿早泄，目暗昏花。"覆盆子为肾宝片、五子衍宗丸、八子补肾胶囊、金鹿丸、益肾灵颗粒、生精胶囊等经典中成药的原料。覆盆子为国家卫生部2012年公示的86种"既是食品又是药品"的中药名单中的一种，在我国具有悠久的药用、食用历史。

《太平圣惠方》收录的"覆盆子丸"（由覆盆子、薯蓣、石斛、熟干地黄、牛膝、阳起石、桂心、巴戟天、肉苁蓉、菟丝子、蛇床子、山茱萸、枸杞子、五味子、人参、赤石脂、泽泻、鹿茸、白茯苓、远志组成），具有"温壮肾阳，补益肾精，固涩下元"的功效，主治"五劳七伤"。《太平圣惠方》收录的另一个"覆盆子丸"（由覆盆子、五粒松、枸杞子、秦皮、川升麻、苣胜、楮实组成），具有"益阴助阳，补暖下元"的功效，主治"下元不足之肾病"。《备急千金要方》收录的"覆盆子丸"（由覆盆子、肉苁蓉、巴戟天、白龙骨、五味子、鹿茸、茯苓、天雄、续断、薯蓣、白石英、干地黄、菟丝子、蛇床子、远志、干姜组成），具有"补肾壮阳，益精固摄"的功效，主治"五劳七伤、羸瘦"。

德兴市野生覆盆子资源丰富，近年来，江西天海药业股份有限公司在国内外有关专家的指导下，积极开展了关于覆盆子规范化种植技术的研究，并在张村乡、绕二镇等地建立覆盆子种苗繁育与规范化种植基地。

2. 铁皮石斛

铁皮石斛为兰科植物铁皮石斛 *Dendrobium officinale* Kimura et Migo 的干燥或新鲜茎。《中华人民共和国药典》云："性微寒，味甘。归胃、肝经。益胃生津，滋阴清热。用于热病津伤，口干烦渴，胃肠不足，食少干呕，病后虚热不退，阴虚火旺，骨蒸劳热，目暗不明，筋骨痿软。"铁皮石斛自古以来即被认为是滋阴补益的珍品，早在秦汉时期的《神农本草经》就称铁皮石斛"主伤中、除痹、下气、补五脏虚劳羸弱、强阴、久服厚肥肠"；在《本草纲目》中，李时珍认为石斛为"本经上品，甘、淡、微咸，主治伤中，除痹下气，补内绝不足，平胃气，长肌肉，益智除惊，轻身延年"。铁皮石斛是中国特有的名贵药材，千年以来一直与灵芝、人参、冬虫夏草等被列为上品中药，并被道家养生经典《道藏》誉为"中华九大仙草之首"，民间则称其为"救命仙草"，其野生资源已濒临绝迹，1987年被国务院列为珍稀野生药用植物以加强保护。

铁皮石斛为近年来市场热捧的养生产品之一，2016 年浙江省铁皮石斛产业产值过百亿，2017 年浙江省将其列为千亿产业进行打造。目前国内开展铁皮石斛种植的省区有海南、云南、广西、广东、浙江、福建、江西、湖南、安徽等，各省区所产铁皮石斛的品质以长江两岸尤其是安徽产的"霍山石斛"最优，其次为江西仿野生种植的铁皮石斛，这些铁皮石斛因种植环境昼夜温差大，多糖和甘露醇含量高，因此适合鲜食；而以热带气候为主的海南、云南、广西、广东等地所产铁皮石斛因生产速度快、纤维多而适合加工枫斗。

德兴市大茅山区域环境优美、森林资源丰富，是发展铁皮石斛仿野生种植（挂树栽培、岩壁栽培）的理想场所。目前，在德兴市已有 2 家企业开展铁皮石斛的仿野生种植技术研究并建立了种植基地。近年来，铁皮石斛种植产业因生产模式不同，市场价格差异明显，浙江、湖南等地大棚种植的铁皮石斛及云南等热带气候区种植的铁皮石斛价格偏低，而江西、安徽、福建等地仿野生种植的铁皮石斛价格节节攀升。

3. 天冬

天冬为百合科植物天门冬 *Asparagus cochinchinensis* (Lour.) Merr. 的干燥块根，是常用中药材。《中华人民共和国药典》云："性寒，味甘、苦。归肺、肾经。养阴润燥，清肺生津。用于肺燥干咳，顿咳痰黏，腰膝酸痛，骨蒸潮热，内热消渴，热病津伤，咽干口渴，肠燥便秘。"现代药理研究表明，天冬具有镇咳祛痰、保肝、抗肿瘤及抑制抗体生成细胞的作用。天冬还为天冬膏、天王补心丹、甘露饮、天冬素片、香附调经止痛丸、延年益寿不老茶、冬白梅片、扶正养阴片、长春益寿膏等经典中成药、处方的原料，是预防、治疗雾霾引发的呼吸系统疾病的好产品，被卫生部列为"可用于保健食品的物品"。

天冬除药用外，在保健品、食品、饲料的生产方面有较好的应用前景。天冬提取物可与人参类提取物配伍制成各种化妆品，尤其适宜制成营养化妆品，如营养头油、营养面膜、粉刺露等，用天冬提取物制成的粉刺露在临床上对有感染和个头较大的粉刺疗效显著。天冬煮熟后去皮可直接食用，并可制成蜜饯、酒酿，其种子还可作为咖啡的代用品。同时天冬块根富含淀粉和糖类，可作为提取淀粉的原料。此外，天冬含有 19 种氨基酸，作为营养品具有进一步开发的潜力。

目前国内天冬的主产地为广西，2013 年九江市江洲镇引种栽培天冬获得成功，2015 年、2016 年连续两年的收获数据表明，天冬的种植技术成熟，经济效益可观，亩产值 3.5 万 ~ 5 万元。

4. 重楼

重楼为百合科植物七叶一枝花 *Paris polyphylla* Smith 的干燥根茎，是常用中药材。《中华人民共和国药典》云："性微寒，味苦；有小毒。归肝经。清热解毒，消肿止痛，凉肝定惊。用于疔疮痈肿，咽喉肿痛，蛇虫咬伤，跌扑伤痛，惊风抽搐。"重楼为云南白药、四川抗病毒冲剂、季德胜蛇药、宫血宁、热毒清等经典中成药的主要原料，是治疗蛇咬伤应用最广泛的草药之一，也是近年来研究得最多的抗肿瘤药物之一。

由于重楼的药用价值高，应用广泛，采药者对其进行掠夺性的采挖，加之其生长缓慢、生育期较长，导致其野生资源极端匮乏，野生资源现状堪忧，七叶一枝花在全国处于濒危状态。第四次中药资源普查发现，德兴市有大量的野生七叶一枝花分布。德兴市中医院程延奎医师采集野生七叶一枝花进行人工繁育，经过 3 年的摸索，已总结了一套适合德兴市种植的技术规范。

5. 玉竹

玉竹为百合科植物玉竹 Polygonatum odoratum (Mill.) Druce 的干燥根茎，是常用中药材。《中华人民共和国药典》云："性微寒，味甘。归肺、胃经。养阴润燥，生津止渴。用于肺胃阴伤，燥热咳嗽，咽干口渴，内热消渴。"玉竹为芪苈强心胶囊、玉竹膏、龙凤宝片等经典中成药的原料，同时还是一种非常好的食材，被卫生部列为"既是食品又是药品的物品"。玉竹适宜体质虚弱、免疫力低下及阴虚燥热、食欲不振、肥胖的人群，不适宜脾虚溏泄、痰湿内蕴者，中寒腹泻、胃部胀满、不喜饮水、痰多、苔厚腻等湿痰盛者忌食。

现代药理研究表明：①玉竹可使心搏迅速增强，对垂体后叶素所致兔急性心肌缺血有一定的保护作用；②玉竹可使血压缓慢下降，大剂量应用时可使血压暂时下降；③玉竹可降血糖，口服玉竹浸膏，对高血糖有显著的抑制作用；④玉竹可使血管灌流量显著减少，有扩张血管的作用；⑤玉竹注射液对高甘油三酯血症有一定的治疗作用；⑥玉竹可能是一种以增强体液免疫及吞噬功能为主的免疫增强剂；⑦ 20% 玉竹煎剂可使小鼠离体肠管先兴奋后抑制。

玉竹常见的食疗食谱有：①玉竹蒲黄汤（鲜玉竹、蜂蜜、生蒲黄、白糖、香油、香精、淀粉），具有清润肺胃的功效；②沙参玉竹蒸鸭（老鸭 1 只，玉竹、北沙参、姜、花椒、黄酒、盐适量），具有滋阴清热、润肠通便的功效；③玉竹人参鸡（鸡腿 1 只，玉竹、人参片适量），具有补中益气、润泽心肺、延缓衰老、缓和情绪、降低血糖、调节血压的功效。

6. 黄精

黄精为百合科植物多花黄精 Polygonatum cyrtonema Hua 的干燥根茎，是常用中药材。《中华人民共和国药典》云："性平，味甘。归脾、肺、肾经。补气养阴，健脾，润肺，益肾。用于脾胃气虚，体倦乏力，胃阴不足，口干食少，肺虚燥咳，劳嗽咳血，精血不足，腰膝酸软，须发早白，内热消渴。"黄精为当归黄精膏、九制黄精饮、黄精片、枸杞黄精酒、稳心颗粒等经典中成药的原料。现代药理研究表明，黄精具有抗病原微生物、降血脂、延缓衰老、降血糖、抗炎、抗疲劳、抗辐射、耐缺氧等作用。黄精除药用外，在化妆品、保健品、药膳、饲料、观赏等方面具有较好的应用前景。黄精水-醇浸出浓缩液可作为化妆品色素制成脚气露、沐浴露等。黄精和枸杞根、侧柏叶、苍术制成的乌发宝、乌发乳液、乌发头油能促进头发生长，使白发变黑。近年来对黄精的药理研究表明，其具有降血压、降血糖、降血脂、防止动脉粥样硬化的作用，能改善人体机能，延缓衰老，因此大批含黄精的保健品和保健茶相继问世，如改善脑功能和降血压的"康宝液"、具有降低全脑单胺氧化酶及心肌脂褐素作用的"保延龄"等。黄精中多糖含量较高，是天然糖类资源，可用于食品、饮料及保健药品中。

自古以来，黄精作为食疗佳品，备受青睐，甚至有"仙人饭"的美称。黄精具有较高的食用价值，可精制成小包装饮片，供作药膳用，如黄精煨猪蹄、黄精酒、黄精首乌酒、黄精粥及黄精蒸鸡等，被卫生部列为"既是食品又是药品的物品"。黄精含有大量的蛋白质、氨基酸、淀粉，提取制药有效成分后遗留的药渣可作饲料用。黄精全株鲜绿色，叶先端内卷如小拳，可植绿篱边、林下或庭院阴处以供观赏。

第四次中药资源普查的结果表明，德兴市多花黄精分布较广、资源丰富，浙江药商在德兴市年收购量达 10 t 以上，但随之而来的无序采挖，使其野生资源急剧减少。为此，德兴市企业如江西大茅山中药生物科技有限公司依托大茅山野生多花黄精的主要生长区开展还野生多花黄精种植研究并获得成功，不仅解决了多花黄精资源紧缺的现状，还提供了一种新的多花黄精的发展模式。

7. 白术

白术为菊科植物白术 *Atractylodes macrocephala* Koidz. 的干燥根茎，是常用中药材。《中华人民共和国药典》云："性温，味苦、甘。归脾、胃经。健脾益气，燥湿利水，止汗，安胎。用于脾虚食少，腹胀泄泻，痰饮眩悸，水肿，自汗，胎动不安。"现代药理研究表明，白术具有利尿、保肝利胆、抗氧化、抗肿瘤等作用。

白术为浙江省道地药材，为经典的"浙八味"之一，但浙江省因工业发展所致的环境污染及土地成本的增加，使其本土产白术日益减少。目前，白术主要栽培于江西、湖南两省接壤的各县市，德兴市大茅山区域非常适合种植白术。

8. 玄参

玄参为玄参科植物玄参 *Scrophularia ningpoensis* Hemsl. 的干燥根，是常用中药材。《中华人民共和国药典》云："性微寒，味甘、苦。归肺、胃、肾经。清热凉血，滋阴降火，解毒散结。用于热入营血，温毒发斑，热病伤阴，舌绛烦渴，津伤便秘，骨蒸劳嗽，目赤，咽痛，白喉，瘰疬，痈肿疮毒。"现代药理研究表明，玄参具有抗病原微生物、降血压、降血糖、解热等作用。玄参除药用外，还可与人参等其他中药材配伍使用，作为生发头油、生发露、营养面霜、营养露等的添加剂，也可以用其提取物制成营养洗发香波等，还可制成防冻霜、防裂霜。由于玄参具有抗真菌作用，还可制成癣可净露、脚气露等。

玄参为浙江省道地药材，为经典的"浙八味"之一，但因浙江省工业发展所致的环境污染及土地成本的增加，玄参的种植已逐渐转入环境优美、工业尚不发达的江西各地。玄参的适应性很强，喜欢温暖湿润的气候，较耐寒、耐旱，肥沃的腐殖土和砂壤土最宜种植，黏土、低洼地等排水不利处不宜种植，忌连作，需间隔 3 ~ 4 年。因此，玄参的产地每年都在变动。

第四次中药资源普查发现，德兴市大茅山区域内曾有人引种栽培玄参并已逸为野生。德兴市与浙江省接壤，气候、土壤等环境因素与浙江省极为相似，是种植玄参的理想场所。

9. 何首乌

何首乌为蓼科植物何首乌 *Polygonum multiflorum* Thunb. 的干燥块根，是常用中药材。《中华人民共和国药典》云生品"性微温，味苦、甘、涩。归肝、心、肾经。解毒，消痈，截疟，润肠通便。用于疮痈，瘰疬，风疹瘙痒，久疟体虚，肠燥便秘"，制品"性微温，味苦、甘、涩。归肝、心、肾经。补肝肾，益精血，乌须发，强筋骨，化浊降脂。用于血虚萎黄，眩晕耳鸣，须发早白，腰膝酸软，肢体麻木，崩漏带下，高脂血症"。何首乌为道家养生九大仙草之一。现代药理研究表明，何首乌具有延缓衰老、保肝、增强免疫、降血脂及抗动脉粥样硬化、促进造血干细胞的生成、增强内分泌系统功能、抗菌等作用。

何首乌除药用外，还广泛应用于护发用品与化妆品、保健食品、饲料等产品的生产中。何首乌具有补血、生发、乌发之效，是一种很好的头发调理剂，可开发成护发、养发、生发的化妆品，目前市场上已有众多以何首乌为主要原料的化妆品，如毛发再生精、首乌发乳、营养洗发香波等。何首乌鲜根和干根淀粉含量分别达 28% 左右和 45% ~ 57%，且含有钙、铁、锌、锰等多种微量元素，其中铁的含量高于当归、阿胶、枸杞子等补血药，故可用于保健药酒的酿制，如益乌补酒、首乌三仙益寿酒、首乌黑豆益颜护发酒、首乌益精酒、当归首乌酒等。何首乌可与蜂王浆、蜂蜜加工成首乌蜜，亦可制成何首乌粥、首乌蛋黄粥等药粥，具有延缓衰老、补肝益肾之功效，为天然的保健佳品。此外，何首乌还可开发成何首乌茶、首乌益颜美发茶、益血滋阴白肤茶等。

第四次中药资源普查表明，德兴市的野生何首乌广布，说明德兴市的地理环境适宜何首乌的生长。因此，可将其作为开展中草药种植的主流品种，并可以此为基础发展生态旅游。

10. 白及

白及为兰科植物白及 *Bletilla striata* (Thunb. ex Murray) Rchb. f. 的干燥块茎，是常用中药材。《中华人民共和国药典》云："性微寒，味苦、甘、涩。归肺、肝、胃经。收敛止血，消肿生肌。用于咯血，吐血，外伤出血，疮疡肿毒，皮肤皲裂。"

白及是国家二级保护植物。近年来，随着白及的药用价值不断得到开发，其价格也节节攀升。此外，由于白及的生长速度缓慢，虽通过组培有大量的种苗供应，但市场依旧紧缺。

11. 栀子

栀子为茜草科植物栀子 *Gardenia jasminoides* Ellis 的干燥成熟果实，是常用中药材，也是江西省道地中药材。《中华人民共和国药典》云："性寒，味苦。归心、肺、三焦经。泻火除烦，清热利湿，凉血解毒；外用消肿止痛。用于热病心烦，湿热黄疸，淋证涩痛，血热吐衄，目赤肿痛，火毒疮疡；外治扭挫伤痛。"现代药理研究表明，栀子具有保肝、利胆、促进胰腺分泌、抗炎等作用，并对胰腺分泌、消化系统、中枢神经系统、心血管系统均有一定的影响。栀子是二母宁嗽丸、京万红、三黄膏、加味逍遥丸、导赤丸、防风通圣丸、羚羊清肺颗粒、新雪颗粒等多种中成药的重要原料，可用于治疗急性黄疸性肝炎、小儿发热、腮腺炎、扭挫伤等病症。栀子作为出口的传统商品，远销欧美、日本和东南亚各国。近年来，工业上大量使用栀子提取食用色素，使其需求量大增。

栀子除可药用外，还可作食用色素与天然染料，在化妆品方面也有较好的应用。栀子黄色素呈鲜艳、悦目、明亮的黄色，是一种安全性高、着色力强、色泽鲜艳、耐光、耐热、无异味、无沉淀的天然色素，并已广泛应用于饮料、食品、药品及化妆品等的生产中。现代药理研究表明，栀子对多种皮肤真菌有抑制作用，可减少血中胆红素，加速软组织损伤的愈合，是一种具有美容作用的药物，极具开发价值。

12. 金樱子

金樱子为蔷薇科植物金樱子 *Rosa laevigata* Michx. 的干燥成熟果实，是常用中药材。《中华人民共和国药典》云："性平，味酸、甘、涩。归肾、膀胱、大肠经。固精缩尿，固崩止带，涩肠止泻。用于遗精滑精，遗尿尿频，崩漏带下，久泻久痢。"近年来，金樱子除在药品方面有较好的应用外，在食品、保健品方面也有较多应用，如金樱子酒，是江西民间最受欢迎的保健酒之一。

第四次中药资源普查结果表明，德兴市各乡镇均有野生金樱子资源分布，且长势良好，是适宜德兴市种植的中药品种。

13. 山蜡梅

山蜡梅为蜡梅科植物山蜡梅 *Chimonanthus nitens* Oliv. 的干燥叶，是江西省民间草药，具有显著的抗感冒病毒的作用，是山蜡梅叶颗粒的原料。其嫩叶加工成茶叶，习称"黄金茶"。

第四次中药资源普查发现，德兴市大茅山区域内的野生山蜡梅资源非常丰富，具有较高的开发利用价值。

14. 三叶青

三叶青为葡萄科植物三叶崖爬藤 *Tetrastigma hemsleyanum* Diels et Gilg 的干燥或新鲜块根，是浙江省民间草药，具有清热解毒、祛风化痰、活血止痛的功效，主要用于治疗小儿高热惊厥、痢疾、支气管炎、肺炎、咽喉炎、肝炎及病毒性脑膜炎，外用于治疗毒蛇咬伤、扁桃体炎、蜂窝织炎、跌打损伤。三叶青的提取制剂对食管癌、胃癌、肺癌、肝癌、肾癌、胰腺癌、胆囊癌、乳腺癌、子宫颈癌、白血病、恶性淋巴瘤、卵巢癌、膀胱癌、前列腺癌等多种原发癌、转移癌等均具有很好的治疗作用。对肿瘤化疗带来的不良反应，如食欲低下、呕吐、恶心、头发脱落及白细胞减少等均有明显的改善作用。对癌症晚期患者有缓解疼痛作用，还可有效地提高人体免疫功能。

第四次中药资源普查发现，德兴市南部与东部地区野生三叶青资源丰富，怀玉山镇有三叶青人工种植基地，"怀玉山三叶青"农产品被列为"国家地理标志保护产品"。

15. 八角莲

八角莲为小檗科植物八角莲 *Dysosma versipellis* (Hance) M. Cheng ex Ying 的干燥根茎，性温，味苦、辛，有毒，具有舒筋活血、散瘀消肿、排脓生肌、除湿止痛的功效，主要用于跌打抓伤、劳伤、咳嗽、腰腿痛、胃痛、瘿瘤、小儿惊风、胆囊炎、毒蛇咬伤。八角莲的根茎是提取鬼臼毒素（抗肿瘤有效成分）的原料之一。

第四次中药资源普查发现，德兴市大茅山区域的野生八角莲资源较丰富，并有人工栽培，是极有发展前景的中药资源。

16. 葛

葛为豆科植物野葛 *Pueraria lobata* (Willd.) Ohwi 及甘葛藤 *Pueraria thomsonii* Benth. 的干燥根，前者入药为"葛根"，后者入药为"粉葛"。葛为药食同源中药，具有解肌退热、生津止渴、透疹、升阳止泻、通经活络、解酒毒等功效，用于外感发热头痛、项背强痛、口渴、消渴、麻疹不透、热痢、泄泻、眩晕头痛、中风偏瘫、胸痹心痛、酒毒伤中。此外，葛还具有较高的养生与保健价值，鲜葛可作主食或菜肴食用，如炒葛片、葛片炒肉、葛根凉拌菜、葛根蒸菜、葛根炖菜、葛根炒菜、葛根扣肉、葛根粥等，每年 2 ~ 5 月可采收葛根嫩茎、嫩叶用于炒食或做汤。葛根的食用价值主要体现在葛粉上，葛根块根可用来提取淀粉，葛根淀粉是一种营养丰富的高档淀粉，葛粉除主要成分为淀粉外，还含有钙、铁、镁、铜、锌等多种微量元素及氨基酸、维生素等，故葛粉被广泛地用于食品开发研究。已开发的葛粉类食品产品有速溶葛粉、葛糊、葛根全粉咀嚼片、葛根保健酒、葛根饮料、葛根解酒保健茶、葛根低聚糖、葛根软糖、葛根面条、葛根粉丝、葛根酸奶、葛根果冻、葛根冰激凌、葛晶、葛根饼干、葛根膨化食品等，同时，还开发出了多种葛根菜肴配料，如葛根浸膏、葛汁、葛泥、葛冻等。葛根食品的开发不仅满足了不同的消费人群对营养的需求，还充分利用了我国丰富的葛根资源优势，具有很好的发展前景。

葛是世界各国极为重视的水土保持植物，有"大地良医"的美誉。葛藤老枝多年生，木质化，粗壮，枝叶覆盖地面范围广，叶量丰富；枝蔓节间和主、侧根有不同定芽，在土壤温度、湿度适宜处均能生根发芽；根系庞大，新的萌发枝蔓生长速度快。葛的根系上有根瘤，其中的菌类能将空气中的氮素固定到土壤中，增加土壤肥力，加之叶量多，易分解，增加土壤肥力的同时还可改善土壤的理化性状。葛藤在我国南方红壤丘陵地区因其具有良好的水土保持作用被作为植物措施用于边坡防护。作为一种覆被植物，葛藤常被用于荒山荒坡、土壤侵蚀地、复垦矿山等废弃地的绿化，同时在环境绿化和城市绿化中也有着巨大的潜在推广价值。

葛根富含淀粉，新鲜葛根水分的含量达 50% ~ 60%，淀粉的含量达 18.5% ~ 27.5%，由此可知干葛根的淀粉含量为 50% ~ 60%。有关实验结果表明，每 7.5 kg 新鲜葛根可生产 1 kg 燃料乙醇。以葛根作为生产乙醇的淀粉质原料，解决了与人争粮、与粮争地及以粮食为原料生产乙醇过程中粮食价格昂贵的难题，并且拓展了葛的开发空间，有利于促进葛根的综合利用。中国科学院工程研究所和湖南省强生药业有限公司合作研发出一种利用葛根发酵生产燃料乙醇的技术。葛浑身是宝，除了用葛根生产药品、食品、饲料和能源外，葛叶可作饲料；葛花可制成葛花茶，具有解酒的功效；葛茎皮纤维是传统的织物，可作造纸的原料；葛渣可作食用菌的栽培基。

第四次中药资源普查发现，德兴市境内野生葛资源丰富。在德兴市人民政府和德兴市宋氏葛业集团公司的联合推动下，葛被作为"精准扶贫"项目进行大面积推广和产品开发，葛产品被列为"国家地理标志保护产品"。

六、德兴市中草药资源发展建议

（一）优势分析

1. 中草药种植具有一定规模，技术水平较高

德兴市第四次中药资源普查试点工作成果显著，调查显示，2017 年全市有家种药材 20 000 余亩，计 14 个品种，其中，枳壳 770 余亩、杜仲 1 200 亩、栀子 2 200 亩、覆盆子 12 000 亩、黄精 450 亩、铁皮石斛 1 500 亩、葛 350 亩、七叶一枝花 20 亩、菊花 180 亩、决明子 100 亩、香椿 60 余亩、香榧 80 余亩、三叶青 100 亩、木槿 15 亩，以及其他品种 1 000 亩。

江西天海药业股份有限公司等德兴市中药企业与中国农业大学、江西中医药大学等高等学校及科研院所通过产学研合作的模式，开展了覆盆子、铁皮石斛、三叶青、黄精等中药材的规范化种植技术研究并建立了种植基地，开发了生态立体种植、规范化规模化种植技术，技术水平较高，取得了较好的成果。

2. 中草药产业呈上升势头，发展潜力巨大

中草药是我国重要的传统药用资源。近年来，国家先后出台了《中医药创新发展规划纲要（2006—2020 年）》《国务院关于扶持和促进中医药事业发展的若干意见》《中医药健康服务发展规划（2015—2020 年）》《中药材保护和发展规划（2015—2020 年）》《中医药发展战略规划纲要（2016—2030 年）》《"健康中国 2030"规划纲要》《中华人民共和国中医药法》《中医药"一带一路"发展规划（2016—2020 年）》等促进中医药发展的政策法规与规划，江西省出台了《江西省"十三五"大健康产业发展规划》，大大地促进了德兴市中医药产业的发展。与此同时，德兴市中药产品的研发已由单一原料拓展到多种领域、从单一医疗型用药发展到预防型和保健型用药，再次掀起了德兴市中药农业的发展热潮。

（二）发展思路与定位

1.打造德兴市中草药品牌，积极开展道地药材的定向品种培育研究

打造中草药品牌是中药材生产企业的迫切愿望，更是中药材市场的客观需要，中草药品牌是企业做大做强的桥梁。企业要充分发挥主体作用，根据市场需求，积极开展德兴市道地药材的定向培育，以应对经济全球化和市场一体化带来的机遇和挑战。

德兴市在行业内影响力较大的中草药品种有覆盆子、铁皮石斛和三叶青，这些品种也是江西省及邻省（特别是浙江省）重点发展的品种。但江西省与邻省在中草药品牌和品种的定向培育方面存在明显的不足，如铁皮石斛，浙江省制定了《无公害铁皮石斛》地方标准，天皇药业和寿仙谷药业的铁皮石斛规范化种植基地已通过国家药品监督管理局的 GAP 基地认证。浙江省农业厅先后认定了驯化成功的"森山1号"（浙江森宇实业有限公司选育）、"仙斛1号"（金华寿仙谷药业有限公司选育）、"天斛1号"（杭州天目山药业股份有限公司选育）等品种。这些品种均具有多糖质量分数高、产量高、适应性强、抗病能力强与抗低温能力强等优点。但稍显不足的是这些铁皮石斛的品种选育以加工铁皮枫斗、铁皮石斛保健品及药品为目标，对于口感指标（适口性、黏液丰富程度、化渣性）关注较少，且均为半同胞子代，世代间遗传稳定性差。而目前铁皮石斛在日常保健应用中，鲜食或榨汁鲜食越来越受消费者的欢迎，如能根据消费者的需求，定向培育出活性成分含量高、化渣性好的品种，必将大大提高德兴市铁皮石斛产品的竞争力和市场占有率，树立起德兴品牌，同时也能提高药农的收益。

2.利用德兴市中药产业优势，积极开展野生品种驯化，加强中药制药产业所需原料药材资源本土化

（1）保护野生中草药资源，积极开展野生品种驯化研究。在中药材发展的过程中，注重保护野生中草药种质资源是十分必要的。由于中草药本身的特殊性，野生中草药资源有限，供不应求的市场使其价格不断上升，从而导致野生资源遭到大规模破坏甚至濒临灭绝，严重影响工业化生产规模的扩大。因此，保护野生中草药种质资源，积极开展野生中草药资源品种保护基地建设和野生中药材驯化引种工作显得尤为重要。

牡荆油胶丸、菁草、猴菇菌、覆盆子等产品曾为德兴市首创，是具有自主知识产权的中药制剂，开展这些中药制剂的原料药材种质资源保护、规范化种植与品种选育，可以更好地满足制药企业的生产需求，是德兴市开展创新中药品牌的可行之举。

（2）利用国家发展中药农业的契机，开展中药制药产业所需原料药材种植。中药农业是指利用药用动物、植物等生物的生长发育规律，通过人工培育来获得中药材产品的生产活动。中药产业链包括中药农业、中药工业、中药商业和中药服务业。其中，中药农业是中药产业的第一产业和基础。中医药的发展、大健康产业的迅速发展都离不开中药资源，同时全球以天然药物资源为基础的医药产业也需要我国药物资源的支持。中药资源已成为我国在全球医药市场发展中独具特

色的资源，其国家战略性资源特性逐渐显露。

我国中药农业的整体发展水平相对落后，中药材生产的规范化、现代化程度还有待进一步提高。中药农业发展面临的核心问题集中体现在以下 3 个方面。①"有无中药材可供"问题，即中药材供应全面性不足及品种结构性短缺问题。②"有无优质中药材可供"问题，即中药材优质性和安全性问题。③"中药材供应是否平稳"问题，主要表现为中药材生产大起大落、价格暴涨暴跌问题。上述存在的问题和原因错综复杂，但最核心的应为生产水平的落后。

中药农业的发展水平不仅与中药工业的快速发展严重不适应，甚至大幅度落后于我国农业的整体发展水平，主要表现在以下 4 个方面。①生产组织化程度低。中药农业生产的农场化及合作社生产程度低，中药工业企业的原料基地建设刚开始起步，目前仍以分散生产交易为主。②规范化水平不高。严格按照 GAP 标准实施规范化生产的基地的面积不足中药材生产面积的 10%。③产地初加工水平落后，仓储物流等配套设施匮乏，产品质量难以追溯。④科技水平相对落后。良种推广率不足 10%，良种繁育主要为"自繁自用"，施肥、灌溉、植保等环节还处于主要依赖传统经验的阶段，对于药材种植所需营养元素的种类、用量、需求时期及水分需求量、时期等技术知识掌握不足。机械化种植处于起步阶段，播种、除草、采收、清洗、干燥等大部分环节仍依赖手工操作。

德兴市从 1959 年起，就着手开展中草药种植。根据德兴市的地理特点及传统种植习惯，德兴市可以发展覆盆子、铁皮石斛、葛、三叶青等品种，并进一步加强与高等学校及科研院所的产学研合作，开展中药制药产业所需原料药材种植基地建设与品种选育研究。

（3）积极开展中医药健康旅游项目建设。2017 年 9 月 5 日，国家旅游局批复了 15 个国家中医药健康旅游示范区创建单位，江西省上饶市为其中之一。德兴市可充分利用三清山、大茅山等地的品牌和自然条件优势，开展中医药健康旅游项目建设和中草药野生植物资源保护基地建设，尤其是三清山的道家养生中草药资源及赣东北红军曾使用过的中草药保护园的特色建设，全面打造三清山、大茅山养生旅游新品牌。

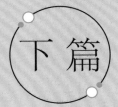

下 篇

德兴市中药
资源各论
∴

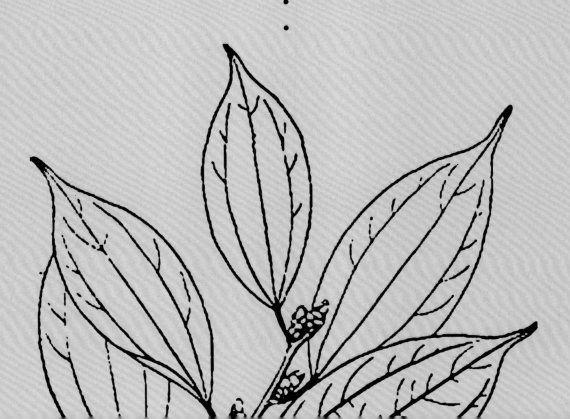

藻　类

念珠藻科 Nostocaceae 念珠藻属 Nostoc

普通念珠藻
Nostoc commune Vaucher ex Bornet　　Flahault

| **药 材 名** | 葛仙米（药用部位：藻体。别名：地耳、念珠藻、地皮菇）。

| **形态特征** | 多细胞的丝状体，单一或多数藻丝在公共的胶质被中。藻丝单列，细胞为球形、椭圆形、圆柱形、腰鼓形等，等大，或从基部至梢端逐渐变细；藻丝平直，弯曲或规则地卷曲、旋绕；丝状体无分枝或具各式样的伪分枝；具胶鞘，鞘内有 1 至多条藻丝。藻体自由生长，最初为胶质球形，其后扩展成片状，大可达 10 cm，状如胶质皮膜，暗橄榄色或茶褐色，干后呈黑褐色或黑色。

| **生境分布** | 生于夏、秋季雨后潮湿草地或林缘阴湿土表。德兴各地均有分布，三清山北麓、大茅山等地较多。

| **资源情况** | 野生资源丰富。药材来源于野生。

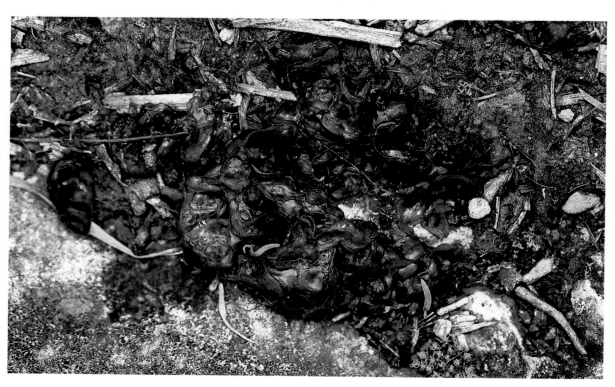

| **采收加工** | 夏、秋季雨后采收，洗净，鲜用或晒干。

| **药材性状** | 本品形似木耳，鲜品蓝绿色。质坚固，外被透明的胶质物。干后卷缩，呈灰褐色，表面略平滑，质脆，易碎裂。投入水中易膨胀，大小不等，呈蓝黑色，柔软而微透明，表面有滑润的黏液。具青草气，味淡。

| **功能主治** | 甘、淡，凉。归肝经。清热明目，收敛益气。用于目赤红肿，夜盲症，久痢，脱肛；外用于烫火伤。

| **用法用量** | 内服煎汤，30 ~ 60 g；不宜多食，平素脾胃虚寒、腹泻便溏者不可食用，妇女产后、寒性痛经以及月经来潮期间不宜食用。外用适量，研末调敷。

| **附　　方** | 治咽喉炎：地皮菇 30 g，白木耳 10 g，冰糖 10 g，水适量，煎汤服。（德兴民间方）

双星藻科 Zygnemataceae 水绵属 Spirogyra

异形水绵 *Spirogyra varians* (Hassoll) Kütz.

| 药 材 名 | 水绵（药用部位：藻体）。

| 形态特征 | 营养细胞宽 28 ～ 42 μm，长 30 ～ 135 μm；接合管由雌雄两配子囊形成；接合孢子囊向接合管一侧膨大，宽度达 55 μm；不育细胞有时膨大，宽达 43 μm。藻体细丝状，质柔软，聚集成团状，黄绿色，可见多数小气泡，摸之有滑腻感。

| 生境分布 | 生于水沟、池塘、藕田及水渠中，全年均可生长。德兴各地均有分布。

| 资源情况 | 野生资源一般。药材来源于野生。

| 采收加工 | 春、夏季间采收，洗净，晒干。

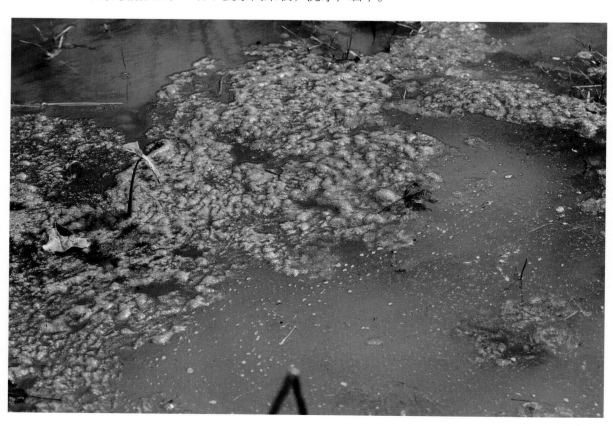

| **药材性状** | 本品干品呈不规则片状，草绿色至墨绿色，大小厚薄不一，表面可见细丝。质绵软，易碎裂，断裂处呈毛茸状。鲜品聚集成团状，黄绿色，有多数小气泡，藻丝可见，摸之有滑腻感。质柔软，易扯断。气腥，味咸。 |

| **功能主治** | 甘，平。归心经。清热解毒，利湿。用于痈肿，漆疮，泄泻，丹毒，烫火伤。 |

| **用法用量** | 内服煎汤，3 ~ 10 g。外用适量，鲜品捣敷。 |

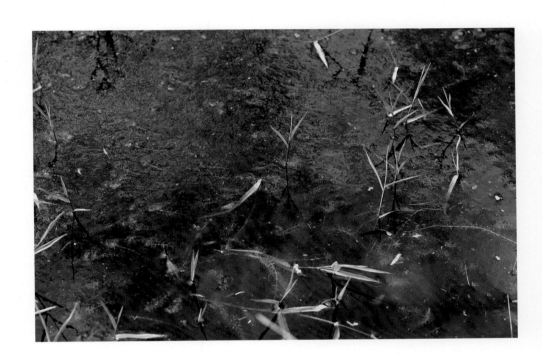

真 菌

红曲霉 *Monascus purpureus* Went.

| 药 材 名 | 红曲（药材来源：菌丝体寄生在粳米上而成的红曲米。别名：紫红红曲霉、丹曲、红大米）。

| 形态特征 | 菌丝体初期在粳米粒内部生长，无色，渐变为红色，并使米粒变成紫红色。菌丝体大量分枝，含橙紫红色颗粒，在分枝的先端产生单个或成串的分生孢子，孢子极小，灰尘状，呈球形或椭圆形，闭囊壳橙红色，近球形，含有多数子囊。

| 生境分布 | 红曲霉菌在自然界多存在于乳制品中，亦可用粳米作培养基进行人工培养，使之成红曲米。德兴各地民间均有制作。

| 资源情况 | 资源丰富。药材来源于人工制作。

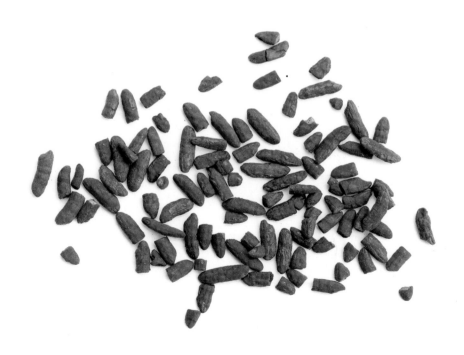

| 采收加工 | 取人工制作的红曲,晒干或烘干。

| 药材性状 | 本品呈长卵形、类圆柱形或不规则形,略扁,长0.5 ~ 0.8 cm,宽0.2 ~ 0.35 cm,厚0.15 ~ 0.3 cm。表面紫红色或棕红色,凹凸不平,有的具浅纵、横纹理。质脆,易沿横纹理断开,断面平齐,边缘红色至暗红色,中部略凹,白色至浅红色。气特异,味淡、微甘。

| 功能主治 | 甘,微温。归脾、大肠、肝经。健脾消食,活血化瘀。用于产后恶露不净,瘀滞腹痛,食积饱胀,赤白下痢,跌打损伤。

| 用法用量 | 内服煎汤,6 ~ 15 g;或入丸、散剂;脾阴不足、内无瘀血者慎服。外用适量,捣敷。

| 附　　方 | 治食积饱胀:红曲10 g,山楂10 g,煎汤服。(德兴民间方)

| 附　　注 | 药材红曲,为本种的菌种寄生在粳米上而成的红曲米,《中华人民共和国药典》(1990年版至2010年版附录)、《中华人民共和国卫生部药品标准·中药成方制剂·第七册》(1993年附录)、《内蒙古中药材标准》(1988年版)、《山西省中药材标准·附录》(1987年版)、《云南省中药材标准·第一册》(2005年版)、《北京市中药材标准》(1998年版)、《河南省中药材标准》(1991年版)、《山东省中药材标准》(1995年版、2002年版)、《福建省中药材标准》(2006年版)、《湖北省中药材质量标准》(2009年版)、《江西省中药材标准》(2014年版)、《湖南省中药材标准》(2009年版)中有收载。

麦角菌科 Clavicipitaceae 虫草属 *Cordyceps*

大蝉草 *Cordyceps cicadae* Shing

| 药 材 名 | 蝉花（药用部位：蝉棒束孢菌寄生在山蝉幼虫上的真菌孢梗束或子座及幼虫尸体的干燥复合体。别名：虫花、蝘花、蝉蛹草）。

| 形态特征 | 虫体长椭圆形，微弯曲，长约 3 cm，直径 1 ~ 1.4 cm，形似蝉蜕。虫体头部具 1 ~ 2 棒状子座，长条形或卷曲，分枝或不分枝，长 3 ~ 7 cm，直径 0.3 ~ 0.4 cm，黑褐色，先端稍膨大，表面有多数细小点状突起。

| 生境分布 | 蝉生于山地阔叶林中，蝉棒束孢菌生于蝉幼虫上。德兴各地山区均有分布。

| 资源情况 | 野生资源一般。药材来源于野生。

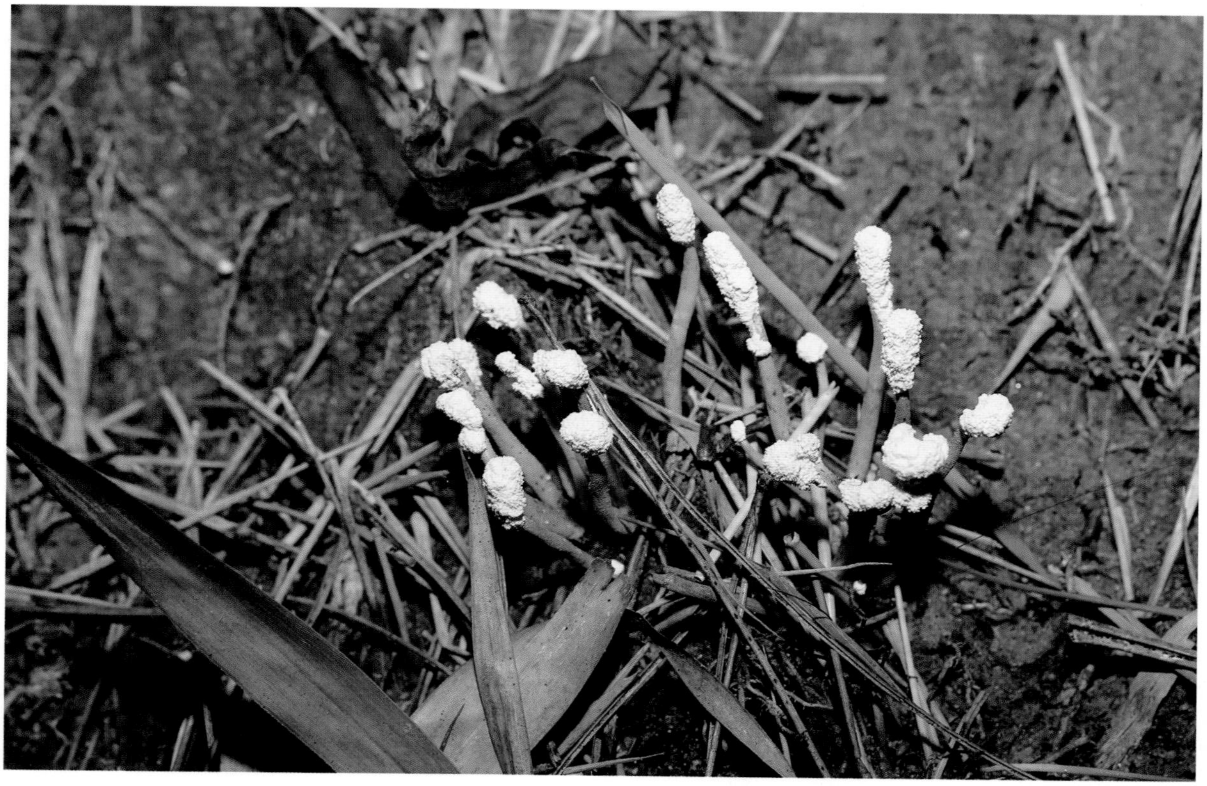

| 采收加工 | 6 ~ 8 月，自土中挖出，去掉泥土，晒干。

| 药材性状 | 本品由虫体与从虫头长出的真菌孢梗束或子座相连而成。虫体似蝉，呈长椭圆形，微弯曲，长约 3 cm，直径 1 ~ 1.4 cm；表面土黄色至棕黄色，大部分体表覆有灰白色菌丝；折断后，可见虫体内充满粉白色或类白色松软物质。孢梗束从虫体前端丛生，长条形或卷曲，分枝或不分枝，长 2 ~ 5 cm；表面灰黑色或灰白色。质脆易断。子座单生或数个，呈细长圆柱形，有的分枝，长 3 ~ 7 cm，直径 0.3 ~ 0.4 cm；表面黑褐色，具多数细小点状突起，先端多膨大。气微腥，味淡。

| 功能主治 | 甘，寒。归肺、肝经。疏散风热，定惊镇痉，明目退翳。用于风热咳嗽，小儿夜啼，壮热惊悸，手足抽搐，头昏，咽痛，目赤肿痛，翳膜遮睛。

| 用法用量 | 内服煎汤，3 ~ 9 g。

| 附　　注 | 药材蝉花，为本种的蝉棒束孢菌寄生在山蝉幼虫上的真菌孢梗束或子座及幼虫尸体的干燥复合体，《江西省中药材标准》（1996 年版、2014 年版）、《湖北省中药材质量标准》（2018 年版）、《四川省中药材标准》（1987 年版、2010 年版）中有收载，但《四川省中药材标准》（1977 年版）收载的"蝉花"的基原为蝉菌 *Cordyceps sobolifera* (Hill.) Berk. et Br.，药用部位为寄生在蝉科动物蚱蟟 *Cncotymanan maculaticollis* Motsh. 及他种蝉的若虫的子座及寄主尸体（菌核）。

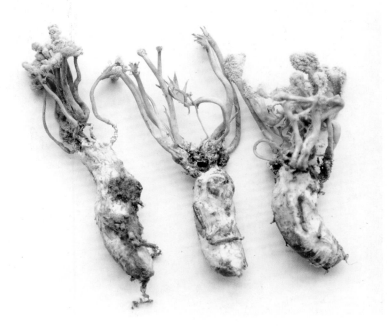

肉座菌科 Hypocreaceae 竹黄属 Shiraia

竹黄

Shiraia bambusicola Henn.

| 药材名 | 竹黄（药用部位：子实体或子座及孢子。别名：真菌竹黄、竹花、竹三七）。

| 形态特征 | 子座呈不规则瘤状，早期白色，后变成粉红色，初期表面平滑，后期有龟裂，肉质，渐变为木栓质，长 1.5 ~ 4 cm，宽 1 ~ 2.5 cm。子囊壳近球形，埋生于子座内。子囊长圆柱状。子囊孢子单列排列，长方形至梭形，两端大多尖锐，有纵横隔膜，无色或近无色，成堆时柿黄色。

| 生境分布 | 生于簕竹属、刚竹属植物的竹秆上，多生长在将衰败或已衰败的竹林中。德兴各地山区均有分布。

| 资源情况 | 野生资源一般。药材来源于野生。

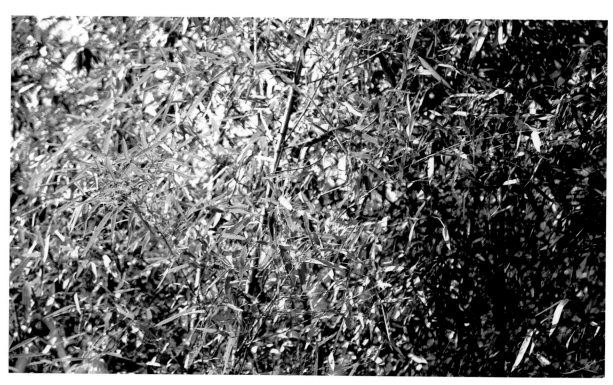

| **采收加工** | 清明前后采收，晒干。

| **药材性状** | 本品子座瘤状，略呈椭圆形或纺锤形，长 1 ～ 4 cm，直径 1 ～ 2 cm。背部隆起，有不规则的横沟，基部凹陷，常有竹的残留枝秆。表面粉红色，有细密纹理及针尖大小的灰色斑点。质疏松，易折断，横断面略呈扇形，外层粉红色，内层及基部色浅，可见竹的枝秆断面。气特异，味淡。

| **功能主治** | 淡，平。归肺、胃、肝、心经。通经活络，散瘀止痛，止咳化痰。用于风湿关节痛，胃气痛，气管炎，百日咳，咳嗽痰喘，风湿痹痛，跌打损伤。

| **用法用量** | 内服煎汤，6 ～ 15 g；或浸酒；灰指甲、鹅掌风等皮肤病者忌服；孕妇及高血压者禁服，服药期间忌食萝卜、酸辣。外用适量，浸酒敷。

| **附　　方** | 治风湿痹痛：竹黄研粉，每次 5 g，一日 3 次。（德兴民间方）

| **附　　注** | 药材竹黄，为本种的干燥子实体或子座，《湖南省中药材标准》（2009 年版）、《湖北省中药材质量标准》（2009 年版、2018 年版）中有收载；《江西省中药材标准》（2014 年版）以"真菌竹黄 / 竹花"之名收载之。

木耳科 Auriculariaceae 木耳属 Auricularia

木耳

Auricularia auricula (L. ex Hook.) Underw.

| 药 材 名 | 木耳（药用部位：子实体。别名：黑木耳）。

| 形态特征 | 子实体丛生，常覆瓦状叠生，耳状。叶状，边缘波状，薄，宽 2 ~ 6 cm，最大者达 12 cm，厚约 0.2 cm，以侧生的短柄或狭细的基部固着于基质上。初期为柔软的胶质，黏而富弹性，以后稍带软骨质，干后强烈收缩，变为黑色、硬而脆的角质至近革质。背面外面呈弧形，紫褐色至暗青灰色，疏生短绒毛。绒毛基部褐色，向上渐尖，尖端几无色。里面凹入，平滑或稍有脉状皱纹，黑褐色至褐色。

| 生境分布 | 多寄生于栎属、锥属植物和盐肤木等阔叶树腐木上。分布于德兴大茅山、三清山北麓等。

| 资源情况 | 野生资源较丰富，栽培资源丰富。药材主要来源于栽培。

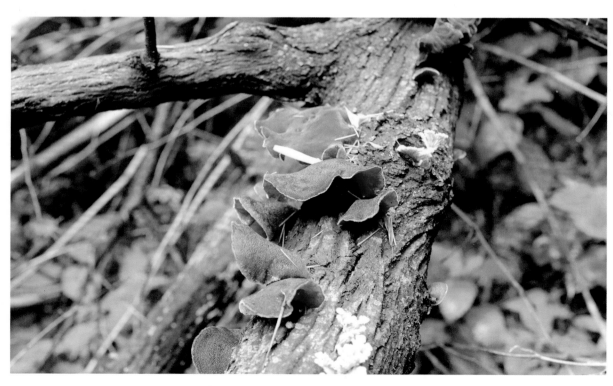

| 采收加工 | 夏、秋季采收，采摘后晒干或烘干。

| 药材性状 | 本品子实体呈不规则块片，多皱缩，大小不等，不孕面黑褐色或紫褐色，疏生极短绒毛，子实层面色较淡。用水浸泡后则膨胀，形似耳状，厚约 0.2 cm，棕褐色，柔润，微透明，有滑润的黏液。气微香，味淡。

| 功能主治 | 甘，平。归肺、脾、大肠、肝经。补气养血，润肺止咳，止血，降血压，抗肿瘤。用于气虚血亏，肺虚久咳，咳血，衄血，血痢，痔疮出血，妇女崩漏，高血压，眼底出血，子宫颈癌，阴道癌，跌打伤痛。

| 用法用量 | 内服煎汤，3 ~ 10 g；或炖汤；或作食品用；或烧炭存性，研末；虚寒溏泄者慎服。

| 附　　方 | （1）防血栓：木耳 15 g，冷水浸泡，加水煲汤或素炒。
（2）降血压食疗方：木耳 30 g，红枣 6 枚，红糖为引，煎汤早晚两次分服。（德兴民间方）

| 附　　注 | 药材木耳，为本种的干燥子实体，《中华人民共和国卫生部药品标准·中药材》（1992 年版）、《广西中药材标准·第二册》（1996 年版）、《山西省中药材标准》（1987 年版）中有收载；《中华人民共和国药典》（1977 年版附录）以"木耳（黑木耳）"之名收载之，《中华人民共和国药典》（2010 年版附录）以"黑木耳"之名收载之。

木耳科 Auriculariaceae 木耳属 Auricularia

毛木耳

Auricularia polytricha (Mont.) Sacc.

| 药 材 名 | 木耳（药用部位：子实体。别名：毛黑木耳）。

| 形态特征 | 子实体初期杯状，渐变为耳状至叶状，胶质、韧，干后软骨质，大部平滑，基部常有折皱，直径 10 ~ 15 cm，干后强烈收缩。不孕面灰褐色至红褐色，有绒毛，无色，仅基部带褐色。子实层面紫褐色至近黑色，平滑并稍有皱纹，成熟时上面有白色粉状物即孢子。

| 生境分布 | 生于杨、柳、槐等阔叶树腐木上。德兴各地山区均有分布。

| 资源情况 | 野生资源一般。药材来源于野生。

| 采收加工 | 夏、秋季采收，采摘后晒干或烘干。

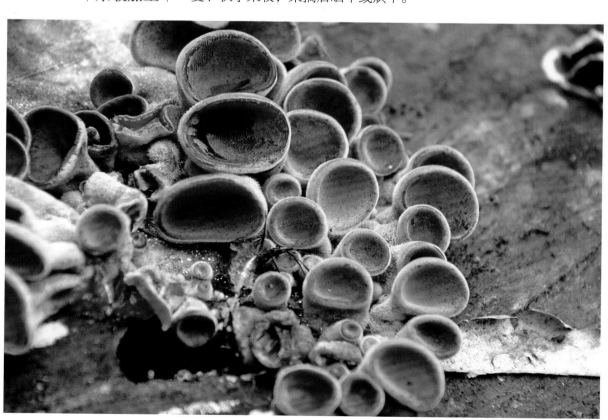

| 药材性状 | 本品子实体呈不规则块片，多皱缩，大小不等，不孕面绒毛浓密、较长。用水浸泡后则膨胀，形似耳状，厚 0.2 ~ 0.3 cm，棕褐色，柔润，微透明，有滑润的黏液。气微香，味淡。

| 功能主治 | 甘，平。归肺、脾、大肠、肝经。补气养血，润肺止咳，止血，降血压，抗肿瘤。用于气虚血亏，肺虚久咳，咳血，衄血，血痢，痔疮出血，妇女崩漏，高血压，眼底出血，子宫颈癌，阴道癌，跌打伤痛。

| 用法用量 | 内服煎汤，3 ~ 10 g；或炖汤；或作食品用；或烧炭存性，研末；虚寒溏泄者慎服。

| 附　　注 | 药材木耳，为本种的干燥子实体，《广西中药材标准·第二册》（1996 年版）中有收载；同属真菌木耳 *Auricularia auricula* (L. ex Hook.) Underw. 与本种同等药用。

| 银耳科 | Tremellaceae | 银耳属 | Tremella

银耳
Tremella fuciformis Berk.

| **药 材 名** | 银耳（药用部位：子实体。别名：白木耳）。

| **形态特征** | 由 10 余片薄而多折皱的扁平形瓣片组成。银耳子实体纯白色至乳白色，一般呈菊花状或鸡冠状，直径 5 ～ 10 cm，柔软洁白，半透明，富有弹性，由数片至 10 余片组成，形似菊花形、牡丹形或绣球形，直径 3 ～ 15 cm。干后收缩，角质，硬而脆，白色或米黄色。子实层生瓣片表面。担孢子近球形或近卵圆形，纵分隔。

| **生境分布** | 生于栎及其他阔叶树腐木上。分布于德兴三清山北麓，大茅山及周边山区有栽培。

| **资源情况** | 野生资源一般，栽培资源丰富。药材主要来源于栽培。

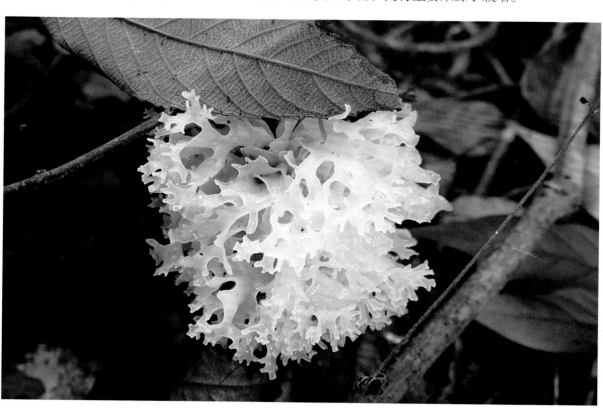

| 采收加工 | 夏、秋季采收，洗净，晒干或烘干。

| 药材性状 | 本品子实体由数片至 10 余片薄而多折皱的瓣片组成，呈菊花形、牡丹花形或绣球形，直径 3 ~ 15 cm，白色或类黄色，表面光滑，有光泽，基蒂黄褐色。角质，硬而脆。浸泡水中膨胀，有胶质。气微，味淡。

| 功能主治 | 甘、淡，平。归肺、胃、肾经。滋阴润肺，益胃生津，补气活血。用于虚劳咳嗽，痰中带血，阴虚低热，口干津少，病后体虚，气短乏力，大便秘结。

| 用法用量 | 内服煎汤，3 ~ 10 g；或炖冰糖、肉类服；风寒咳嗽者及湿热酿痰致咳者禁服。

| 附　　方 | 治咳嗽：白木耳 10 g，鸭蛋 1 个去壳，冰糖为引，隔水蒸熟食用，一日 2 次。（德兴民间方）

| 附　　注 | 药材银耳，为本种的干燥子实体，《中华人民共和国卫生部药品标准·中药成方制剂·第六册》（1992 年版附录）、《福建省中药材标准》（2006 年版）、《河南省中药材标准》（1993 年版）、《湖南省中药材标准》（2009 年版）、《山东省中药材标准》（1995 年版、2002 年版）、《四川省中药材标准》（1987 年版增补本）、《新疆维吾尔自治区药品标准·第二册》（1980 年版）、《广西中药材标准·第二册》（1996 年版）、《贵州省中药材质量标准》（1988 年版）、《贵州省中药材、民族药材质量标准》（2003 年版）、《内蒙古中药材标准》（1988 年版）中有收载；《上海市中药材标准》（1994 年版）以"银耳（白木耳）"之名收载之，《江西省中药材标准》（1996 年版、2014 年版）、《甘肃省中药材标准》（2009 年版）以"白木耳"之名收载之。

鸡油菌科 Cantharellaceae 鸡血菌属 Cantharellus

鸡油菌
Cantharellus cibarius Fr.

| 药 材 名 | 鸡油菌（药用部位：子实体。别名：杏菌、鸡蛋黄菌）。

| 形态特征 | 子实体肉质，肥厚，全株呈蛋黄色。菌盖幼时上凸，呈山丘状，渐平展近圆形，长成时呈漏斗状，多数两侧不对称，宽 3 ~ 9 cm；边缘波状，常上翘，常有不规则的瓣状浅裂。菌柄圆柱形，同粗或向下渐细，与盖面同色或稍淡，光滑，中实，中生或稍偏生。子实层下延，有狭窄、稀疏、分叉的或相互交织的棱纹（褶棱）。孢子椭圆形，光滑，无色。

| 生境分布 | 生于针叶林或针阔叶混交林中地上。分布于德兴大茅山、三清山北麓等。

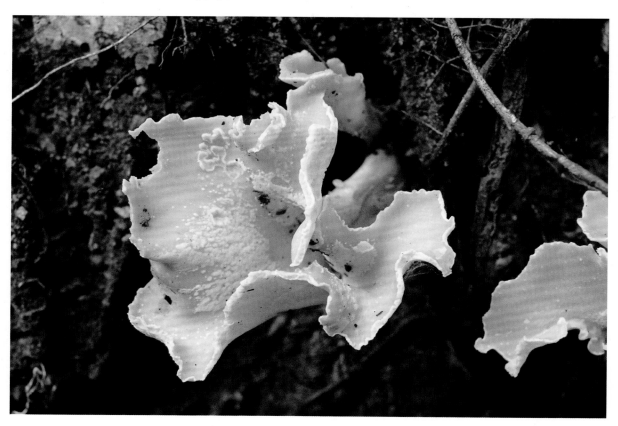

| 资源情况 | 野生资源较少。药材来源于野生。

| 采收加工 | 秋季采收，洗净。

| 药材性状 | 本品子实体肉质，呈喇叭状，杏黄色或蛋黄色。菌盖直径 3 ~ 9 cm，边缘波状或瓣裂，内卷。菌肉蛋黄色。菌褶窄而厚，交织面网棱状，并下延至柄部。菌柄杏黄色，长 2 ~ 8 cm，直径 0.5 ~ 1.8 cm，光滑，内实。气微，味淡。

| 功能主治 | 甘，平。归肝经。明目，润燥，益肠胃。用于夜盲症，结膜炎，皮肤干燥，呼吸道及消化道感染。

| 用法用量 | 内服煎汤，30 ~ 60 g。

齿菌科 Hydnaceae 猴头菌属 Hericium

猴头菌

Hericium erinaceus (Bull. ex Fr.) Pers.

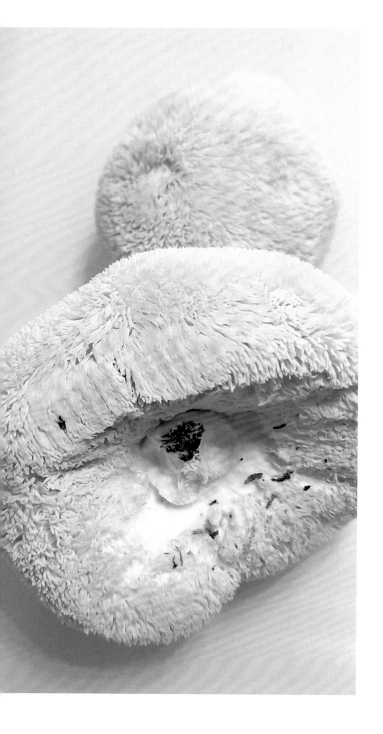

| 药 材 名 |

猴菇菌（药用部位：子实体。别名：猴头菇）、猴头菌培养物（药材来源：菌丝体与其附生的固体培养基的混合物）。

| 形态特征 |

子实体单生，椭圆形至球形，常常纵向伸长，两侧收缩，团块状。悬于树干上，少数座生，长径 5 ~ 20 cm，最初肉质，后变硬，个别子实体干燥后菌肉有木栓化倾向，有空腔，松软。新鲜时白色，有时带浅玫瑰色，干燥后黄色至褐色。菌刺长 2 ~ 6 cm，直径 0.1 ~ 0.2 cm，针形，末端渐尖，直或稍弯曲，下垂，单生于子实体表面之中，下部、上部刺退化或发育不充分。菌丝薄壁，具隔膜，有时具锁状联合。

| 生境分布 |

生于栎等阔叶树倒、腐木上。分布于德兴三清山北麓、大茅山等，现多栽培。

| 资源情况 |

野生资源较少，栽培资源丰富。药材主要来源于栽培。

| 采收加工 | 猴菇菌：子实体采收后及时去掉有苦味的菌蒂，晒干或烘干。
猴头菌培养物：发酵完成后将发酵液过滤，得菌丝体及滤液，将菌丝体烘干，滤液浓缩，干燥。

| 药材性状 | 猴菇菌：本品子实体呈卵圆形或块状，直径 5～20 cm，基部狭窄或有短柄。表面浅黄色或浅褐色，除基部外，生有下垂软刺，长 1～3 cm，末端渐尖。气微，味微苦。
猴头菌培养物：本品呈不规则的团块，直径 3～5 cm。表面灰白色或黄棕色，粗糙。体轻，质松脆，易折断，断面显颗粒状，灰白色至黄白色。气腥，味微咸。

| 功能主治 | 猴菇菌、猴头菌培养物：苦、微甘，平。归脾、胃、大肠经。补脾胃，助消化，消积块。用于脾胃虚弱，脘腹胀满，呕吐，心悸失眠，多梦，癥瘕痞块。

| 用法用量 | 猴菇菌：内服煎汤，10～30 g，鲜品 30～100 g；或与鸡共煮食。用量不宜过大，过量服易出现大便增多，但停药后即可缓解。
猴头菌培养物：根据具体产品而定。

| 附　注 | 药材猴菇菌，为本种的干燥子实体，《江西省中药材标准》（1996 年版、2014 年版）中有收载；《山西省中药材标准·附录》（1987 年版）、《中华人民共和国卫生部药品标准·中药成方制剂·第四册》（1991 年版附录）、《山东省中药材标准》（2002 年版）以"猴头"之名收载之，《中华人民共和国卫生部药品标准·中药成方制剂·第五册》（1992 年版附录）、《上海市中药材标准》（1994 年版）、《广西中药材标准·第二册》（1996 年版）、《广东省中药材标准》（2004 年版）、《浙药监注〔2001〕147 号》以"猴头菇"之名收载之。
药材猴头菌培养物，为本种的菌丝体与其附生的固体培养基的干燥混合物，《湖南省中药材标准》（2009 年版）中有收载；《江西省中药材标准》（2014 年版）、《广西中药材标准·第二册》（1996 年版）以"猴头菌丝体"之名收载之，《中华人民共和国药典》（2010 年版附录）以"猴头菌"之名收载之。
本品历代本草未见记载。江西省赣州、上饶等地区 20 世纪 70 年代初期开始进行人工培育，用于食用或作保健药品及临床药用，还研制出制剂"猴菇菌片"，用于治疗胃溃疡、慢性胃炎及十二指肠溃疡等疾病。大茅山制药厂生产的猴菇菌片分别于 1983 年、1987 年获江西省"优质产品奖"。以本种为原料生产的江中牌"猴菇饼干"产品深受市场欢迎。

多孔菌科 Polyporaceae 灵芝属 *Ganoderma*

平盖灵芝 *Ganoderma applanatum* (Pers. ex Gray) Pat.

| 药 材 名 | 树舌（药用部位：子实体。别名：灵芝草）。

| 形态特征 | 子实体多年生，侧生无柄，木质或近木栓质。菌盖扁平，半圆形、扇形、扁山丘形至低马蹄形，长 5 ~ 30 cm，宽 6 ~ 50 cm，厚 2 ~ 15 cm；盖面皮壳灰白色至灰褐色，常覆有一层褐色孢子粉，有明显的同心环棱和环纹，常有大小不一的疣状突起，干后常有不规则的细裂纹；盖缘薄而锐，有时钝，全缘或波状。管口面初期白色，渐变为黄白色至灰褐色，受伤处立即变为褐色；管口圆形，每毫米间 4 ~ 6 个；菌管多层，在各层菌管间夹有一层薄的菌丝层，老的菌管中充塞有白色粉末状的菌丝。孢子卵圆形，细小，灰尘状。

| 生境分布 | 生于夏、秋季雨后潮湿环境中的多种阔叶树干上，易导致树木腐朽，

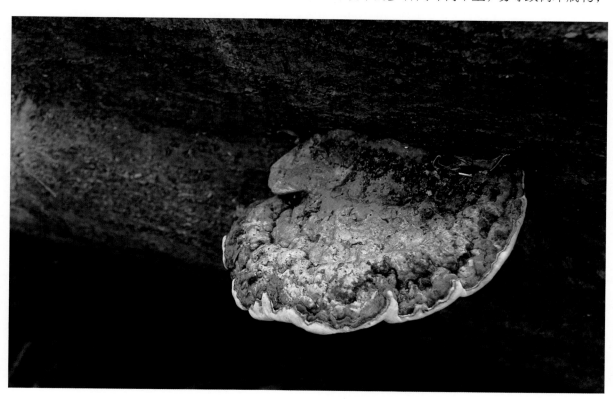

有时也生于针叶树的树干或竹秆的基部。德兴各地林区均有分布。

| **资源情况** | 野生资源较丰富。药材来源于野生。

| **采收加工** | 夏、秋季采收成熟子实体，除去杂质，切片，晒干。

| **药材性状** | 本品子实体无柄。菌盖半圆形，剖面扁半球形或扁平，长径 10 ~ 50 cm，短径 5 ~ 35 cm，厚约 15 cm。表面灰色或褐色，有同心环带及大小不等的瘤状突起，皮壳脆，边缘薄，圆钝。管口面污黄色或暗褐色，管口圆形，每毫米间 4 ~ 6。纵切面可见菌管 1 至多层。木质或木栓质。气微，味淡。

| **功能主治** | 微苦，平。归脾、胃经。清热，消积，化痰，止血，止痛。用于咽喉炎，食管癌，鼻咽癌。

| **用法用量** | 内服煎汤，10 ~ 30 g。

| **附　　注** | 药材树舌，为本种的干燥子实体，《中华人民共和国卫生部药品标准·中药材》（1992 年版）、《黑龙江省中药材标准》（2001 年版）中有收载。

多孔菌科 Polyporaceae 灵芝属 Ganoderma

赤芝 *Ganoderma lucidum* (Curtis) P. Karst.

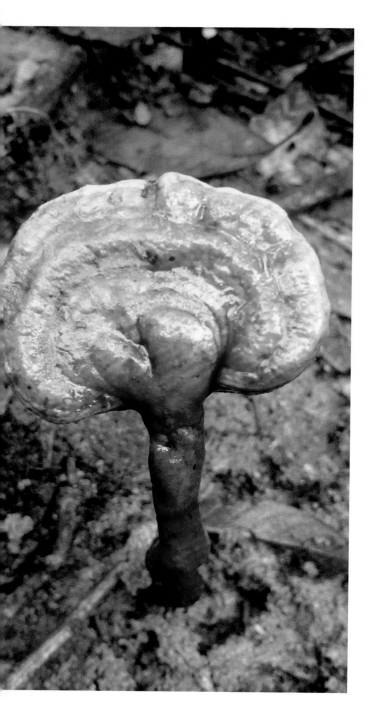

| 药 材 名 |

灵芝（药用部位：子实体。别名：红灵芝、灵芝草）、灵芝孢子（药用部位：成熟孢子）。

| 形态特征 |

子实体有柄，栓质。菌盖半圆形或肾形，直径 10 ~ 20 cm，盖肉厚 1.5 ~ 2 cm，盖面褐色或红褐色，盖缘渐趋淡黄，有同心环纹，微皱或平滑，有亮漆状光泽，边缘微钝。菌肉白色，近管处淡褐色。菌管长达 1 cm，每毫米间 4 ~ 5；管口近圆形，初白色，后呈淡黄色或黄褐色。菌柄圆柱形，侧生或偏生，偶中生，长 10 ~ 19 cm，直径 1.5 ~ 4 cm，与菌盖色泽相似。皮壳部菌丝呈棒状，先端膨大。菌丝系统三体型，生殖菌丝透明，薄壁；骨架菌丝黄褐色，厚壁，近乎实心；缠绕菌丝无色，厚壁弯曲，均分枝。

| 生境分布 |

生于向阳的壳斗科和松科松属植物等根际或枯树桩上。德兴各地均有分布，大目源、花桥等有栽培。

| 资源情况 |

野生资源较丰富，栽培资源丰富。药材主要

来源于栽培。

| 采收加工 | 灵芝：全年均可采收，除去杂质，剪除附有朽木、泥沙或培养基质的下端菌柄，阴干或 40 ～ 50 ℃烘干。

灵芝孢子：子实体开始释放孢子前可套袋收集孢子，待菌盖外缘不再生长，菌盖下面管孔开始向外喷射担孢子时收集，除去杂质，干燥。

| 药材性状 | 灵芝：本品外形呈伞状，菌盖肾形、半圆形或近圆形，直径 10 ～ 18 cm，厚 1 ～ 2 cm。皮壳坚硬，黄褐色至红褐色，有光泽，具环状棱纹和辐射状皱纹，边缘薄而平截，常稍内卷。菌肉白色至淡棕色。菌柄圆柱形，侧生，少偏生，长 7 ～ 15 cm，直径 1 ～ 3.5 cm，红褐色至紫褐色，光亮。孢子细小，黄褐色。气微香，味苦、涩。

灵芝孢子：本品呈粉末状，黄褐色至紫褐色。体轻，手捻有细腻感。气微，味淡。

| 功能主治 | 灵芝：甘，平。归心、肺、肝、肾经。补气安神，止咳平喘。用于心神不宁，失眠心悸，肺虚咳嗽，虚劳短气，不思饮食。

灵芝孢子：甘，平。归心、肺、肾经。补肾益肺，养心安神，止血化痰。用于病后体虚，肾虚腰软，健忘失眠，心悸怔忡，久咳虚喘，虚荣咯血。

| 用法用量 | 灵芝：内服煎汤，6 ～ 12 g；或研末，2 ～ 6 g；或浸酒；实证慎服。

灵芝孢子：直接处方药或破壁使用，3 ～ 6 g。

| 附　　方 | 治胃痛：灵芝、青木香、白及、枳实各等量研细末，每次 3 g，每日 3 次。（德兴民间方）

| 附　　注 | 药材灵芝，为本种的干燥子实体或全株，《中华人民共和国药典》（2000 年版至 2020 年版）、《新疆维吾尔自治区药品标准·第二册》（1980 年版）、《山西省中药材标准》（1987 年版）、《内蒙古中药材标准》（1988 年版）、《贵州省中药材质量标准》（1988 年版）、《江苏省中药材标准》（1989 年版）、《中华人民共和国卫生部药品标准·中药成方制剂·第二册》（1990 年版附录）、《河南省中药材标准》（1991 年版）、《湖南省中药材标准》（1993 年版）、《上海市中药材标准》（1994 年版）、《山东省中药材标准》（1995 年版）、《江西省中药材标准》（1996 年版）、《广西中药材标准·第二册》（1996 年版）、《北京市中药材标准》（1998 年版）中有收载；《四川省中药材标准》

（1987年版增补本）以"菌灵芝"之名收载之；同属真菌紫芝 *Ganoderma sinense* Zhao, Xu et Zhang 与本种同等药用。

《中华人民共和国药典》规定，灵芝药材按干燥品计算，含灵芝多糖以无水葡萄糖（$C_6H_{12}O_6$）计，不得少于0.90%；含三菇及甾醇以齐墩果酸（$C_{30}H_{48}O_3$）计，不得少于0.50%。

药材灵芝孢子，为本种的成熟孢子，《江西省中药材标准》（2014年版）、《四川省中药材标准》（2010年版）、《广东省中药材标准》（2019年版）中有收载；同属真菌紫芝 *Ganoderma sinense* Zhao, Xu et Zhang 也是《江西省中药材标准》（2014年版）、《广东省中药材标准》（2019年版）收载的"灵芝孢子"的基原，药用部位为成熟孢子，与本种同等药用。《江西省中药材标准》（2014年版）中收载的"发酵赤灵芝菌粉"为本品鲜品中分离所得的 *Ganoderma lucidum* G-1 菌株经人工发酵得到的菌粉。

多孔菌科 Polyporaceae 灵芝属 Ganoderma

紫芝 *Ganoderma sinense* Zhao, Xu et Zhang

| 药 材 名 | 灵芝（药用部位：子实体。别名：紫芝、紫芝草、灵芝草）、灵芝孢子（药用部位：成熟孢子）。

| 形态特征 | 菌盖木栓质，多呈半圆形至肾形，少数近圆形，大型个体长、宽均可达 20 cm，一般个体长 4.7 cm、宽 4 cm，小型个体长 2 cm、宽 1.4 cm，表面黑色，具漆样光泽，有环形同心棱纹及辐射状棱纹。菌肉锈褐色。菌管管口与菌肉同色，管口圆形。菌柄侧生，长可达 15 cm，直径约 2 cm，黑色，有光泽。孢子广卵圆形，灰尘状。

| 生境分布 | 生于阔叶树腐木及朽木桩上，有时也生在竹类的枯死部分。德兴各地山区均有分布，大茅山、花桥等有栽培。

| 资源情况 | 野生资源较丰富，栽培资源丰富。药材主要来源于栽培。

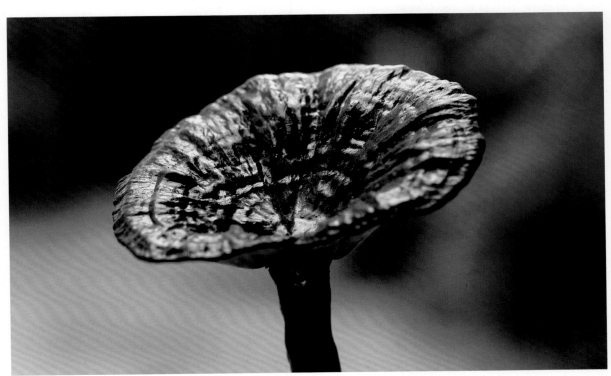

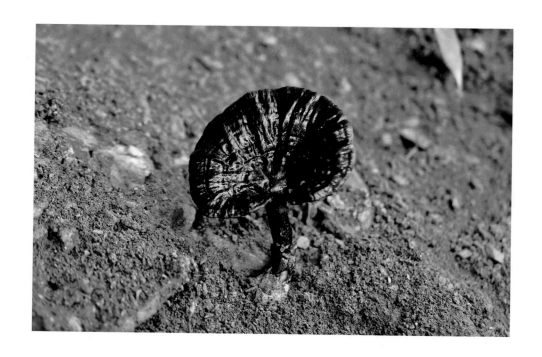

| 采收加工 | 灵芝：全年均可采收，除去杂质，剪除附有朽木、泥沙或培养基质的下端菌柄，阴干或 40 ~ 50 ℃烘干。

灵芝孢子：子实体开始释放孢子前可套袋收集孢子，待菌盖外缘不再生长，菌盖下面管孔开始向外喷射担孢子时收集，除去杂质，干燥。

| 药材性状 | 灵芝：本品外形呈伞状，菌盖肾形、半圆形或近圆形，直径 10 ~ 18 cm，厚 1 ~ 2 cm。皮壳坚硬，紫黑色，有漆样光泽，具环状棱纹和辐射状皱纹，边缘薄而平截，常稍内卷。菌肉锈褐色。菌柄圆柱形，侧生，少偏生，长可达 15 cm，直径 1 ~ 2 cm，紫黑色，光亮。气微香，味苦、涩。

灵芝孢子：本品呈粉末状，黄褐色至紫褐色。体轻，手捻有细腻感。气微，味淡。

| 功能主治 | 灵芝：甘，平。归心、肺、肝、肾经。补气安神，止咳平喘。用于心神不宁，失眠心悸，肺虚咳嗽，虚劳短气，不思饮食。

灵芝孢子：甘，平。归心、肺、肾经。补肾益肺，养心安神，止血化痰。用于病后体虚，肾虚腰软，健忘失眠，心悸怔忡，久咳虚喘，虚荣咯血。

| 用法用量 | 灵芝：内服煎汤，6 ~ 12 g；或研末，2 ~ 6 g；或浸酒；实证慎服。

灵芝孢子：直接处方药或破壁使用，3 ~ 6 g。

| 附　　方 | （1）治胃痛：①灵芝、杉寄生、青木香、乳香各 5 g，煎汤服。②灵芝草 5 g，骨碎补 5 g，高良姜 5 g，煎汤服。③鲜灵芝草 50 g，海金沙 25 g，猪肝 100 g，

煎汤同米汤 100 ml 服。

（2）治神经衰弱、头昏失眠：干品 2.5 ～ 5 g，煎汤服；或研末服，每服 1.5 ～ 2.5 g。［方（1）～（2）出自《草药手册》（江西）］

| 附　注 | 药材灵芝，为本种的干燥子实体或全株，《中华人民共和国药典》（2000 年版至 2020 年版）、《新疆维吾尔自治区药品标准·第二册》（1980 年版）、《山西省中药材标准》（1987 年版）、《贵州省中药材质量标准》（1988 年版）、《内蒙古中药材标准》（1988 年版）、《河南省中药材标准》（1991 年版）、《湖南省中药材标准》（1993 年版）、《上海市中药材标准》（1994 年版）、《山东省中药材标准》（1995 年版）、《广西中药材标准·第二册》（1996 年版）、《北京市中药材标准》（1998 年版）中有收载；《江西省中药材标准》（1996 年版）以"紫芝"之名收载之，《四川省中药材标准》（1987 年版增补本）以"菌灵芝"之名收载之。

药材灵芝孢子，为本种的成熟孢子，《江西省中药材标准》（2014 年版）、《四川省中药材标准》（2010 年版）、《广东省中药材标准》（2019 年版）中有收载。

多孔菌科 Polyporaceae 革裥菌属 Lenzites

桦革裥菌 Lenzites betulina (L. ex Fr.) Fr.

| 药 材 名 | 桦革裥菌（药用部位：子实体）。

| 形态特征 | 子实体革质至近栓质，侧生无柄，单生或叠生。菌盖半圆形、扇形至贝壳形，（2～5）cm×（2～10）cm，厚0.3～1 cm；盖面灰白色、淡黄褐色至淡灰褐色，密生短绒毛，有明显的同心环带，干后呈土黄色至灰褐色，或有放射状皱纹；盖缘薄，锐或稍钝，常有波状浅裂。菌管褶片状，褶革质，白色，干后土黄色，褶宽0.3～1 cm，间距0.1～0.15 cm，多数褶片不分叉，少数分叉或交织成孔状；褶缘薄，锐，波状，后期裂为齿状。孢子圆柱状，稍弯曲，无色，光滑，（4.5～6）μm×（1.5～2）μm，囊状体舌状。

| 生境分布 | 生于阔叶树腐木上。德兴各地山区均有分布。

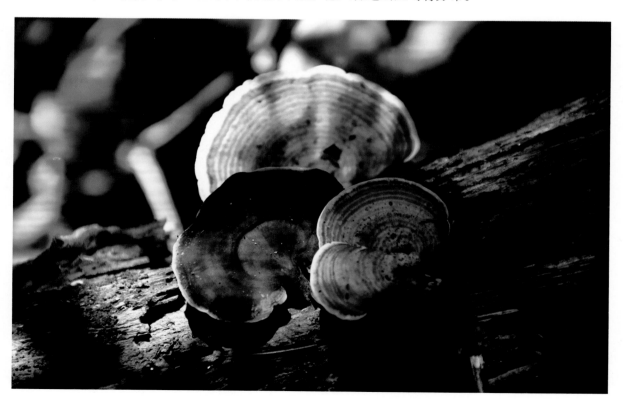

| **资源情况** | 野生资源一般。药材来源于野生。

| **采收加工** | 全年均可采收，洗去泥土，晒干。

| **药材性状** | 本品子实体无柄。菌盖扇形、贝壳形或半圆形，直径可达 8 cm，厚 0.2 ~ 0.6 cm，表面灰褐色，密被短绒毛，有宽窄不一的环带，边缘薄，波状或浅裂。菌褶土黄色，波状弯曲，褶缘波状或近齿状。革质。气微，味淡。

| **功能主治** | 淡，温。祛风散寒，舒筋活络。用于腰腿疼痛，手足麻木，筋络不舒，四肢抽搐。

| **用法用量** | 内服煎汤，5 ~ 15 g；或入丸剂。

多孔菌科 Polyporaceae 茯苓属 Wolfiporia

茯苓
Wolfiporia extensa (Peck) Ginns

| 药 材 名 | 茯苓（药用部位：菌核。别名：白茯苓）、赤茯苓（药用部位：菌核近外皮部的淡红色部分）、茯苓皮（药用部位：菌核的外皮）、茯神（药用部位：菌核中间抱有松根的白色部分）、茯神木（药用部位：菌核中间的松根）。

| 形态特征 | 茯苓常见者为其菌核体。多为不规则的块状，球形、扁球形、椭球形或不规则块状等，大小不一，小者如拳，大者直径达 20 ～ 30 cm或更大。表皮淡灰棕色或黑褐色，粗糙，呈瘤状皱缩，内部白色稍带粉红色，由无数菌丝组成。子实体伞形，直径 0.05 ～ 0.2 cm，口缘稍有齿。

| 生境分布 | 寄生于松科植物赤松或马尾松等树根上，深入地下 20 ～ 30 cm。德兴大茅山一带有栽培。

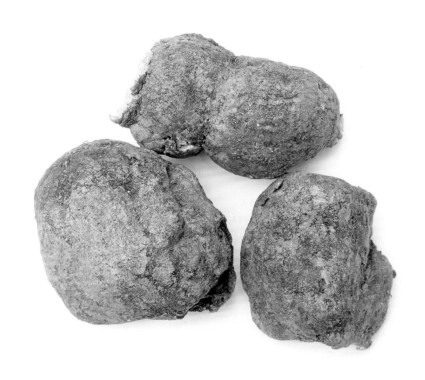

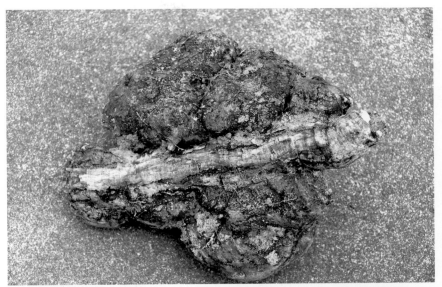

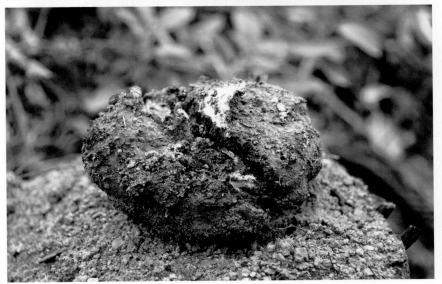

| **资源情况** | 野生资源较少，栽培资源一般。药材主要来源于栽培。 |

| **采收加工** | **茯苓：**通常栽后 8 ～ 10 个月成熟，其成熟标志为苓场出现龟裂状，扒开观察菌核表皮颜色呈黄褐色、未出现白色裂缝，即可采收。选晴天挖出后去泥沙，堆在室内盖稻草"发汗"，摊开晾至表面干燥，再"发汗"，反复数次至现皱纹、内部水分大部散失后，阴干，称为"茯苓个"；或将鲜茯苓按不同部位切制，阴干，分别称为"茯苓块"和"茯苓片"。
赤茯苓：采收季节和方法同茯苓，当茯苓削去外皮（茯苓皮）后，再切成厚薄均匀的片，取其中粉红色的即为赤茯苓，晒干。
茯苓皮：加工茯苓时将茯苓的紫黑外皮削下，阴干或晒干。 |

茯神：取茯苓切去茯苓的白色部分后，选茯苓中间抱有松根者，除去杂质，晒干。

茯神木：采茯苓，选择中有松根者，敲去苓块，拣取细松根。

| 药材性状 | **茯苓**：本品茯苓个呈类球形、椭圆形、扁圆形或不规则团块，大小不一。外皮薄而粗糙，棕褐色至黑褐色，有明显的皱缩纹理。体重，质坚实，断面颗粒性，有的具裂隙，外层淡棕色，内部白色，少数淡红色，有的中间抱有松根。气微，味淡，嚼之粘牙。茯苓块为去皮后切制的茯苓，呈立方块状或方块状厚片，大小不一，白色、淡红色或淡棕色。茯苓片为去皮后切制的茯苓，呈不规则厚片，厚薄不一，白色、淡红色或淡棕色。

赤茯苓：本品为大小不一的方块，长、宽均为 4 ～ 5 cm，厚 0.4 ～ 0.6 cm，间有长、宽均 1.5 cm 以上的碎块，淡红色或淡棕色。质松，略具弹性。气微，味淡。

茯苓皮：本品呈长条形或不规则块片，大小不一。外表面棕褐色至黑褐色，有疣状突起，内表面淡棕色并常带有白色或淡红色的皮下部分。质较松软，略具弹性。气微、味淡，嚼之粘牙。

茯神：本品为茯苓块中穿有坚实细松根者。商品多已切成方形的薄片，质坚实，具粉质，切断的松根呈棕黄色，横断面可见年轮纹理。气微，味淡。

茯神木：本品多呈弯曲的松根，似朽木状。外部残留有茯神，呈白色或灰白色，内部呈木质状。质松，体轻。气微，味淡。

| 功能主治 | **茯苓**：甘、淡，平。归心、肺、脾、肾经。利水渗湿，健脾，宁心。用于水肿尿少，痰饮眩悸，脾虚食少，便溏泄泻，心神不安，惊悸失眠。

赤茯苓：甘、淡，平。归心、脾、膀胱经。行水，利湿热。用于小便不利，水肿，淋浊，泄泻。

茯苓皮：甘、淡，平。归肺、脾、肾经。利水消肿。用于水肿，小便不利。

茯神：甘、淡，平。归心、脾经。宁心，安神，利水。用于惊悸，怔忡，健忘失眠，惊痫，小便不利。

茯神木：甘，平。归心、肝经。平肝安神。用于惊悸健忘，中风语蹇，脚气转筋。

| 用法用量 | **茯苓**：内服煎汤，10 ～ 15 g；或入丸、散剂；阴虚面无湿热、虚寒滑精、气虚下陷者慎服。

赤茯苓：内服煎汤，6 ~ 12 g；或入丸、散剂；虚寒滑精或气虚下陷者禁服。

茯苓皮：内服煎汤，15 ~ 30 g。

茯神：内服煎汤，9 ~ 15 g；或入丸、散剂；肾虚小便不利或不禁、虚寒滑精者慎服。

茯神木：内服煎汤，6 ~ 9 g；或入丸、散剂；血虚者禁服。

| 附　方 |（1）治心脏、肾脏引发浮肿：用五皮饮（茯苓皮、生姜皮、桑白皮、大腹皮、广陈皮各 6 g）煎汤服。

（2）治小儿夜啼：茯苓 6 g，钩藤 3 g，灯心草 3 g，煎汤服。［方（1）~（2）为德兴民间方 ］

| 附　注 | 药材茯苓，为本种的干燥菌核，《中华人民共和国药典》（1963 年版至 2020 年版）、《贵州省中药材质量标准》（1965 年版）、《新疆维吾尔自治区药品标准·第二册》（1980 年版）、《云南省药品标准》（1974 年版）、《内蒙古蒙药材标准》（1986 年版）等中有收载。

药材茯苓皮，为本种干燥菌核的外皮，《中华人民共和国药典》（2010 年版至 2020 年版）中有收载。

药材茯神，为本种（干燥菌核中间）有天然松根 / 抱有松枝或松根 / 天然抱有木心（茯神木）的白色部分 / 菌核，《中华人民共和国药典》（2010 年版附录）、《贵州省中药材、民族药材质量标准》（2003 年版）、《贵州省中药材质量标准》（1988 年版）、《湖南省中药材标准》（2009 年版）、《甘肃省中药材标准》（2009 年版）、《山西省中药材标准·附录》（1987 年版）等中有收载。

药材茯神木，为本种菌核中间的松根，《北京市中药材标准》（1998 年版）、《山东省中药材标准》（1995 年版、2002 年版）中有收载。

口蘑科 Tricholomataceae 香菇属 Lentinus

香菇
Lentinus edodes (Berk.) Pegler

| 药 材 名 | 香菇（药用部位：子实体。别名：香蕈、冬菇、花菇）。

| 形态特征 | 子实体单生、丛生或群生，中等大至稍大。菌盖直径 5 ~ 12 cm，有时可达 20 cm，幼时半球形，后变扁平至稍扁平，表面浅褐色、深褐色至深肉桂色，中部往往有深色鳞片，而边缘常有污白色毛状或絮状鳞片。菌肉白色，稍厚或厚，细密，具香味。幼时边缘内卷，有白色或黄白色的绒毛，随着生长而消失。菌盖下面有菌幕，后破裂，形成不完整的菌环，易消失，白色。菌褶白色，密，弯生，不等长。菌柄常偏生，白色，弯曲，长 3 ~ 8 cm，直径 0.5 ~ 2 cm，菌环以下有纤毛状鳞片，纤维质，内部实心。孢子光滑，无色，椭圆形至卵圆形，极小，灰尘状。

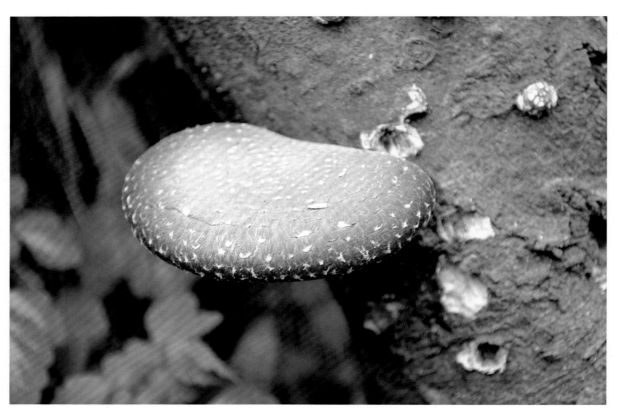

| 生境分布 | 生于阔叶林中的倒木上。分布于德兴大茅山、三清山北麓等，德兴各地均有栽培。 |

| 资源情况 | 野生资源丰富，栽培资源丰富。药材主要来源于栽培。 |

| 采收加工 | 野生品春季采收，栽培品成熟时采收，除去杂质，干燥。 |

| 药材性状 | 本品菌盖半肉质，扁半球形，或平展，直径 4 ~ 12 cm。表面褐色或紫褐色，有淡褐色或褐色鳞片，具不规则裂纹。菌肉类白色或淡棕色。菌褶类白色或浅棕色。菌柄中生或偏生，近圆柱形或稍扁，弯生或直生，常有鳞片，上部白色，下部白色至褐色，内实。柄基部较膨大。气微香，味淡。 |

| 功能主治 | 甘，平。归脾、肝、胃经。益气健脾，理气化痰，托痘疹。用于脾胃虚弱，饮食不佳，脘腹胀满，肢软神疲，咳嗽，咯痰不爽，佝偻病，麻疹不透，贫血，蕈菌中毒等。 |

| 用法用量 | 内服煎汤，6 ~ 9 g，鲜品 15 ~ 30 g；脾胃寒湿气滞者禁服。 |

| 附　方 | （1）治体衰耳鸣：香菇 9 g，水浸洗净，加水适量，鸡蛋 1 枚，冰糖为引，隔水蒸熟，每天 1 次。
（2）治预防因缺维生素 D 引起的血钙血磷代谢障碍所致佝偻病：香菇 6 ~ 9 g，煎汤服。［方（1）~（2）为德兴民间方］ |

| 附　注 | 药材香菇，为本种的干燥或新鲜子实体，《广西中药材标准·第二册》（1996年版）、《北京市中药材标准·附录》（1998 年版）、《广东省中药材标准》（2004 年版）、《湖南省中药材标准》（2009 年版）中有收载；《江西省中药材标准》（1996 年版、2014 年版）以"香蕈"之名收载之，《苏食药监注》〔2006〕165 号以"鲜香菇"之名收载之。 |

牛肝菌科 Boletaceae 粉末牛肝菌属 Pulveroboletus

黄粉末牛肝菌 Pulveroboletus ravenelii (Berk. et Curt.) Murr.

| **药 材 名** | 黄蘑菇（药用部位：子实体。别名：黄粉牛肝、黄色猪口茸）。

| **形态特征** | 菌盖扁半球形，渐平展，直径 4 ~ 10 cm。湿润时稍黏，表面有一层柠檬黄色粉末，易脱落。菌肉白色，受伤时变浅蓝色。菌管层近柄周围凹陷，浅黄色，伤后暗褐色。管口多角形，每毫米间 2。菌柄近圆柱形，实心，长 6 ~ 10 cm，直径 1 ~ 1.5 cm，近上部有蛛网状菌环，易消失。孢子印青褐色；孢子平滑，椭圆形至长椭圆形。

| **生境分布** | 生于阔叶林或针阔叶混交林下。分布于德兴大茅山等。

| **资源情况** | 野生资源较少。药材来源于野生。

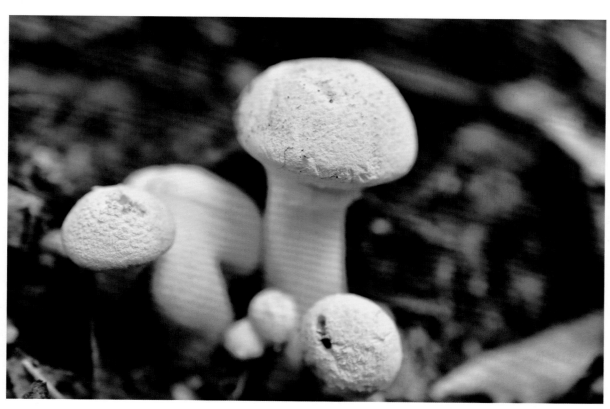

| 采收加工 | 夏、秋季采收，洗去泥土，晒干。

| 药材性状 | 本品子实体表面覆盖有柠檬黄色粉末。菌盖半球形，或平展，直径 4 ～ 10 cm，潮湿时稍黏。菌肉厚，深黄色，菌管层浅黄色或暗褐色。菌柄圆柱形，长 6 ～ 10 cm，直径约 1 cm，内部黄色，中实，近上部有蛛丝状菌环。气微，味淡。

| 功能主治 | 微咸，温；有毒。祛风散寒，舒筋活络，止血。用于风寒湿痹，腰膝疼痛，肢体麻木，外伤出血。

| 用法用量 | 内服煎汤，6 ～ 9 g；或入丸、散剂。外用适量，研末调敷。

| 附　注 | 本种的子实体有毒，食用不当会出现头晕、恶心、呕吐等中毒症状。

马勃科 Lycoperdaceae 马勃属 Lycoperdon

多形灰包

Lycoperdon polymorphum Vitt.

| 药 材 名 | 灰包（药用部位：子实体。别名：马勃）。

| 形态特征 | 子实体近球形至梨形，直径 1.5 ~ 3.5 cm。土黄色，成熟后变为浅烟色；孢子淡青褐色，光滑，球形，细尘状。

| 生境分布 | 生于草坡地上、灌丛或疏林中。分布于德兴三清山、大茅山等。

| 资源情况 | 野生资源较少。药材来源于野生。

| 采收加工 | 夏、秋季采收，除去泥沙，阴干。

| 药材性状 | 本品子实体近球形至梨形，土黄色，成熟后变为浅烟色；孢子淡青褐色，光滑，球形，细尘状。

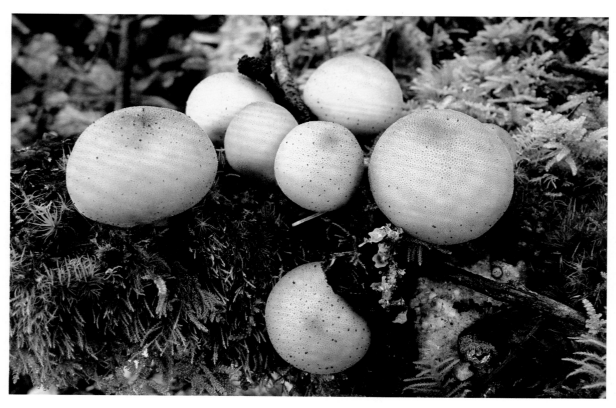

| **功能主治** | 淡、辛，平。归肺经。清热解毒，利咽，止血。用于急性咽喉炎，肺炎，肺脓肿，鼻衄，外伤出血。 |

| **用法用量** | 内服煎汤，6 ~ 9 g。外用适量，孢子粉撒敷。 |

马勃科 Lycoperdaceae 马勃属 Lycoperdon

小马勃 *Lycoperdon pusillum* Batsch ex Pers.

| 药 材 名 | 小马勃（药用部位：子实体。别名：小灰包、马庇勃）。

| 形态特征 | 子实体近球形，宽 1 ~ 1.8 cm，罕达 2 cm，初期白色，后变土黄色及浅茶色，无不孕基部，由根状菌丝索固定于基物上。外包被由细小易脱落的颗粒组成。内包被薄，光滑，成熟时顶尖有一小口。内部蜜黄色至浅茶褐色。孢子球形，浅黄色，近光滑，细尘状。孢丝分枝，与孢子同色。

| 生境分布 | 夏、秋季雨后生于草地上。分布于德兴大茅山、三清山北麓等。

| 资源情况 | 野生资源一般。药材来源于野生。

| 采收加工 | 夏、秋季子实体成熟时及时采收，除去泥沙，干燥。

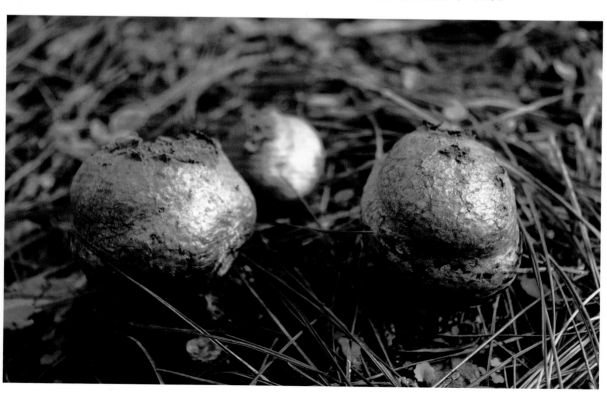

| **功能主治** | 辛，平。归肺、肝经。清热解毒，消肿，止血。用于乳蛾，咽喉痛，外伤出血，衄血。

| **用法用量** | 内服煎汤，1.5 ~ 6 g，包煎；或入丸、散剂。外用适量，研末撒；或调敷；或作吹药。

| **附　　方** | （1）治拔牙止血：取小马勃粉和三七粉，等量调匀，取适量，敷伤处。
（2）治咽喉肿痛：马勃 3 g（另包），玄参 9 g，山豆根 9 g，生甘草 6 g，煎汤服。[方（1）~（2）为德兴民间方]

| **附　　注** | 德兴民间将本种作马勃使用。

苔藓植物

葫芦藓科 Funariaceae 葫芦藓属 Funaria

葫芦藓
Funaria hygrometrica Hedw.

| 药 材 名 | 葫芦藓（药用部位：全草）。

| 形态特征 | 植物体矮小，淡绿色，直立，高 1 ~ 3 cm。茎单一或从基部稀疏分枝。叶簇生茎顶，长舌形，先端渐尖，全缘；中肋粗壮，消失于叶尖之下。雌雄同株异苞，雄苞顶生，花蕾状。雌苞则生于雄苞下的短侧枝上；蒴柄细长，黄褐色，长 2 ~ 5 cm，上部弯曲，孢蒴弯梨形，不对称，具明显台部，干时有纵沟槽；蒴齿 2 层；蒴帽兜形，具长喙，形似葫芦瓢状。

| 生境分布 | 生于平原、田圃、村舍周围及火烧后的林地。德兴各地均有分布。

| 资源情况 | 野生资源丰富。药材来源于野生。

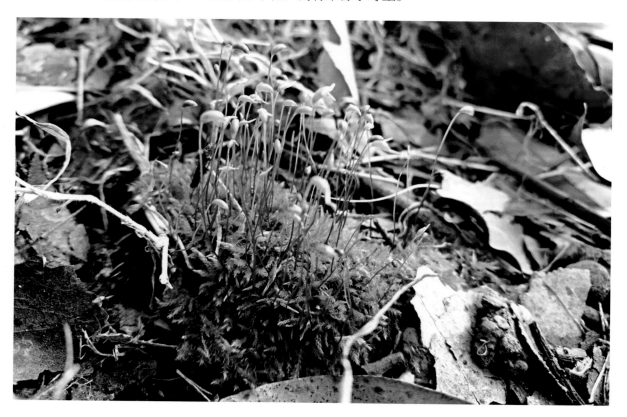

| **采收加工** | 夏季采收，洗净，鲜用或晒干。

| **药材性状** | 本品为皱缩的散株，或数株丛集的团块，黄绿色，无光泽；每株长可达 3 cm，茎多单一，茎顶密集簇生众多的皱缩小叶，湿润展平后呈长舌状，全缘，中肋较粗不达叶尖，有的可见紫红色细长的蒴柄，上部弯曲，着生梨形孢蒴，不对称，其蒴帽兜形，有长喙。气微，味淡。

| **功能主治** | 辛、涩，平。归肺、肝、肾经。祛风除湿，舒筋活血，镇痛，止血。用于肺热吐血，跌打损伤，劳伤吐血，风湿痹痛，鼻窦炎。

| **用法用量** | 内服煎汤，30 ~ 60 g；体虚者及孕妇慎服。外用适量，捣敷。

蛇苔科 Conocephalaceae 蛇苔属 Conocephalum

蛇苔 *Conocephalum conicum* (L.) Dum.

| 药 材 名 | 蛇地钱（药用部位：叶状体。别名：杯里装珍珠、一团云）。

| 形态特征 | 叶状体深绿色，有光泽，长 5 ~ 10 cm，宽 1 ~ 2 cm，多回二歧分叉，背面有六角形气室，气室内有多数直立的营养丝。腹面淡绿色，有假根，两侧各有 1 列深紫色鳞片。雌雄异株；雌托钝头圆锥形或蛇头形，褐黄色，托下生 5 ~ 8 总苞，每苞内具 1 梨形孢蒴，孢子褐黄色；雄托椭圆盘状，紫色，无柄，贴生于叶状体背面。

| 生境分布 | 生于溪边林下阴湿岩石上或土表。德兴各地均有分布。

| 资源情况 | 野生资源丰富。药材来源于野生。

| 采收加工 | 夏、秋季采收，去净泥土等杂质，鲜用或晒干。

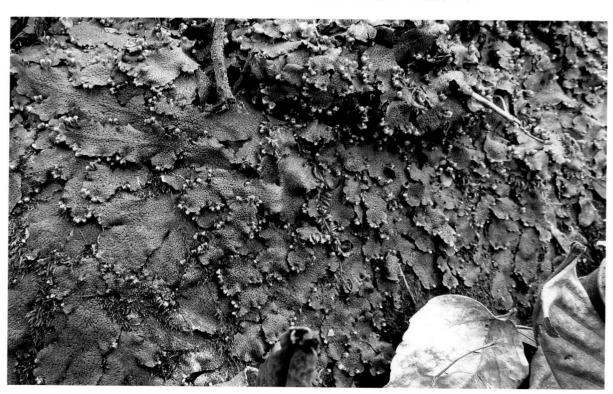

| 药材性状 | 本品叶状体常卷缩成团块状，灰褐色。湿润展平后呈宽带状，革质，多回二歧分叉，长 5 ~ 10 cm，宽 1 ~ 2 cm，背面有肉眼可见的菱形或六角形气室，腹面两侧各有 1 列深紫色鳞片。雌雄异株。雄托呈椭圆盘状，紫色，无柄，贴生于叶状体背面，雌托呈圆锥形，柄长 3 ~ 5 cm，着生于叶状体背面先端。气微，味淡。

| 功能主治 | 微甘、辛，寒。清热解毒，消肿止痛。用于痈疮肿毒，烫火伤，毒蛇咬伤，骨折损伤。

| 用法用量 | 外用适量，研末，麻油调敷；或鲜品捣敷；局部不红不热的阴疽忌用。

| 附　方 | （1）治指疔、背痈初起：蛇地钱适量，晒干研末，加砂糖和桐油各适量，调匀外敷。
（2）治无名肿毒：蛇地钱、犁头草、腐婢叶（均鲜）各等量，甜酒少许，捣敷。
（3）治蛇咬伤：鲜蛇地钱适量，捣敷。
（4）治烫火伤：蛇地钱适量，晒干研末，麻油调搽。［方（1）~（4）出自《江西草药》］

| 附　注 | 本种异名：*Marchantia conica* L.、*Fegatella conica* Corda.。

地钱科 Marchanticaeae 毛地钱属 Dumortiera

毛地钱

Dumortiera hirsuta (Sw.) Reinw. Bl. et Nees.

| 药 材 名 | 毛地钱（药用部位：叶状体）。

| 形态特征 | 叶状体呈扁平带状，多回二歧分叉，深绿色或淡绿色，长 5 ~ 15 cm，宽 1 ~ 2 cm，边缘呈波状，具无色透明的齿。叶状体质地较柔软，无气孔及气室的变化。中肋居中，腹面呈黄绿色、暗橄榄绿色，具多数细长的假根。雌雄异株或同株。雌托圆盘状，托柄细长，赤褐色，长 4 ~ 5 cm；孢子黄褐色，具疣。雄托生于叶状体先端，圆盘状，中央内凹，托柄极短。雌雄托均密被毛绒。

| 生境分布 | 生于有流水或潮湿的岩石表面。德兴各地均有分布。

| 资源情况 | 野生资源丰富。药材来源于野生。

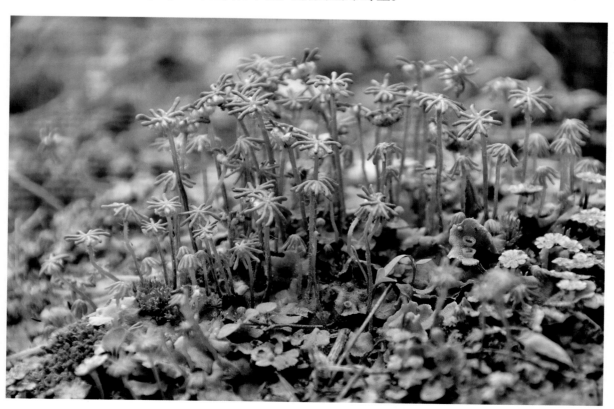

| 采收加工 | 夏、秋季采收，洗净，鲜用或晒干。 |

| 药材性状 | 本品叶状体呈皱缩的片状或小团块。湿润后展开呈扁平带状，多回二歧分叉，先端心形，长 5 ~ 10 cm，宽 1 ~ 2 cm，深绿色。叶状体中部较厚，腹面色淡，具多数须状假根。叶状体先端背面有时可见圆盘状的雄托或圆盘状有长柄的雌托。质硬而脆。气微，味淡。 |

| 功能主治 | 淡，平。清热，拔毒，生肌。用于热毒疮痛，溃后久不收口，创伤，烫火伤。 |

| 用法用量 | 外用适量，捣敷。 |

蕨　类

松叶蕨科 Psilotaceae 松叶蕨属 Psilotum

松叶蕨
Psilotum nudum (L.) Beauv.

| 植物别名 | 松叶兰。

| 药 材 名 | 石刷把（药用部位：全草）。

| 形态特征 | 小型蕨类，附生于树干上或岩缝中，高 15 ~ 51 cm。根茎横行，圆柱形，褐色，仅具假根，二叉分枝。地上茎直立，无毛或鳞片，绿色，下部不分枝，上部多回二叉分枝；枝三棱形，绿色，密生白色气孔。叶为小型叶，散生，二型；不育叶鳞片状三角形，无脉，长 0.2 ~ 0.3 cm，宽 0.15 ~ 0.25 cm，草质；孢子叶二叉形，长 0.2 ~ 0.3 cm，宽约 0.25 cm。孢子囊单生在孢子叶腋，球形，2 瓣纵裂，常 3 个融合为三角形的聚囊，直径约 0.4 cm，黄褐色。孢子肾形。

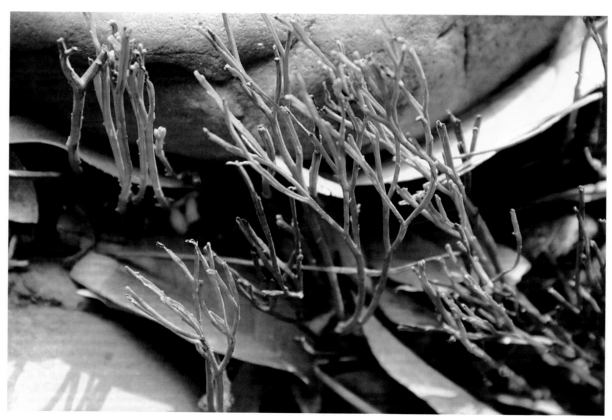

| 生境分布 | 附生于有腐殖土的岩石裂隙或附生于树干上。分布于德兴三清山北麓等。 |

| 资源情况 | 野生资源稀少。药材来源于野生。 |

| 采收加工 | 夏、秋季采收，洗净，鲜用或晒干。 |

| 药材性状 | 本品呈绿色。茎二叉分枝，干后扁缩，具棱，直径 0.2 ~ 0.3 cm。叶极小，三角形；孢子叶阔卵形，二叉。孢子囊生于叶腋，球形，乳白色，纵裂为 2 瓣。气微，味淡、微辛。 |

| 功能主治 | 甘、辛，温。归心、肝、胃经。祛风除湿，活血止血。用于风湿痹痛，风疹，闭经，吐血，跌打损伤。 |

| 用法用量 | 内服煎汤，9 ~ 15 g；或研末；或浸酒。外用适量，捣敷；或煎汤洗。 |

| 附　　注 | 本种异名：*Lycopodium nudum* Linnaeus。 |

石松科 Lycopodiaceae 石杉属 Huperzia

蛇足石杉 *Huperzia serrata* (Thunb. ex Murray) Trev.

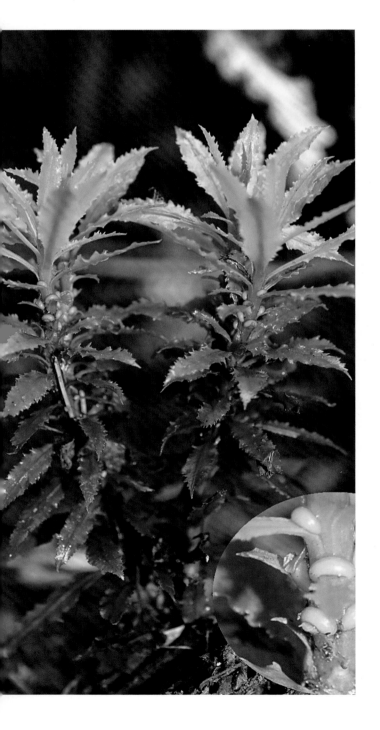

| 药 材 名 |

千层塔（药用部位：全草。别名：矮松）。

| 形态特征 |

多年生土生植物。茎直立或斜生，高 10 ～ 30 cm，中部直径 1.5 ～ 3.5 mm，枝连叶宽 1.5 ～ 4 cm，2 ～ 4 回二叉分枝，枝上部常有芽孢。叶螺旋状排列，疏生，平伸，狭椭圆形，向基部明显变狭，通直，长 1 ～ 3 cm，宽 0.1 ～ 0.8 cm，基部楔形，下延有柄，先端急尖或渐尖，边缘平直不皱曲，有粗大或略小而不整齐的尖齿，两面光滑，中脉突出明显，薄革质。孢子叶与不育叶同形；孢子囊生于孢子叶的叶腋，两端露出，肾形，黄色。

| 生境分布 |

生于海拔 300 m 以上的林下阴湿处或岩石积土上。分布于德兴大茅山、三清山北麓、龙头山及绕二、畈大等。

| 资源情况 |

野生资源较少。药材来源于野生。

| **采收加工** | 夏末、秋初采收，去泥土，晒干。

| **药材性状** | 本品长 10～15 cm。根须状。根茎棕色，断面圆形或类圆形，直径 2～3 mm。茎呈圆柱形，表面绿褐色，直径 2～3 mm。叶绿褐色，对生，叶片皱缩卷曲或破碎，完整者展平后呈长圆形，长 1.8～2.7 cm，先端急尖，叶缘呈锯齿状，基部渐狭，无叶柄。孢子囊淡黄色，单生于叶腋，呈肾形。孢子同形。气微，味苦。

| **功能主治** | 苦、辛、微甘，平；有小毒。归肺、大肠、肝、肾经。散瘀止血，消肿止痛，除湿，清热解毒。用于跌打损伤，劳伤吐血，尿血，痔疮下血，水湿臌胀，带下，肿毒，溃疡久不收口，烫火伤。

| **用法用量** | 内服煎汤，5～15 g；或捣汁；孕妇禁服。外用适量，煎汤洗；或捣敷；或研末撒或调敷。

| **附　　方** | （1）治跌打损伤：蛇足石杉 50 g，杜衡根 15 g，研末，每次 10 g，临睡前开水送服；另用蛇足石杉（鲜）适量，烧酒少许，捣敷，每日换药 1 次。
（2）治劳伤吐血：蛇足石杉（鲜）25 g，菊三七根 10 g，仙鹤草 25 g，煎汤服，每日 1 剂。［方（1）～（2）出自《江西草药》］
（3）治外伤：鲜草捣敷，每日换药 1 次。（德兴民间方）

| **附　　注** | 本种异名：*Lycopodium serratum* Thunberg、*Huperzia myriophyllifolia* (Hayata) Holub、*Lycopodium javanicum* Swartz、*Urostachys myriophyllifolius* (Hayata) Herter、*Urostachys serratus* (Thunberg) Herter ex Nessel.。
本种为国家二级保护植物，IUCN 评估等级为 EN 级，被《中国生物多样性红色名录——高等植物卷》列为濒危种。

石松科 Lycopodiaceae 石松属 *Lycopodium*

石松

Lycopodium japonicum Thunb. ex Murray

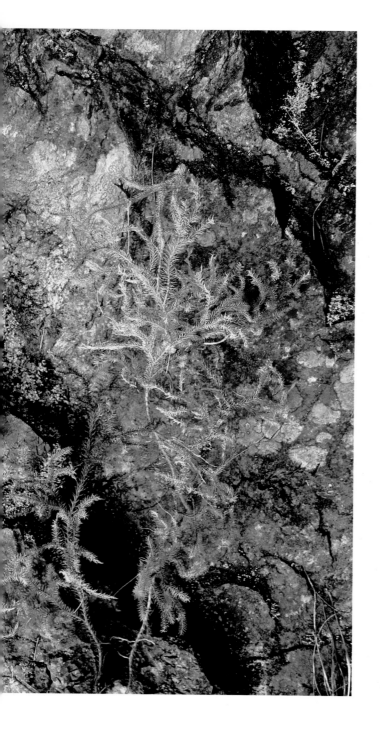

| 药 材 名 |

伸筋草（药用部位：全草。别名：马尾伸筋草、筋骨草、铺地蜈蚣）、石松子（药用部位：孢子）。

| 形态特征 |

多年生土生植物。匍匐茎地上生，细长横走，2～3回分叉，绿色，被稀疏的叶；侧枝直立，高达40 cm，多回二叉分枝，枝连叶直径5～10 mm。叶螺旋状排列，密集，上斜，披针形或线状披针形，长4～8 mm，基部楔形下延，无柄，具透明发丝，全缘。孢子囊穗4～8集生于长达30 cm的总柄上，总柄上苞片螺旋状稀疏着生，形如叶片；孢子囊穗直立，圆柱形，长2～8 cm，具长1～5 cm的小柄；孢子叶阔卵形，长2.5～3 mm，具芒状长尖头，边缘膜质，啮蚀状；孢子囊生于孢子叶腋，圆肾形，黄色。

| 生境分布 |

生于疏林边及荒山草地中。分布于德兴大茅山、三清山北麓等。

| 资源情况 |

野生资源一般。药材来源于野生。

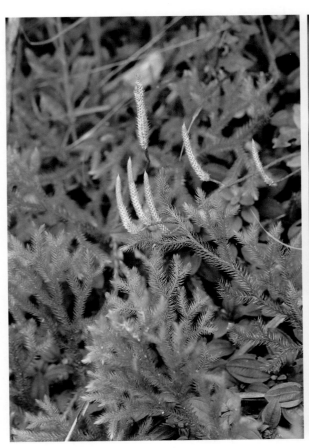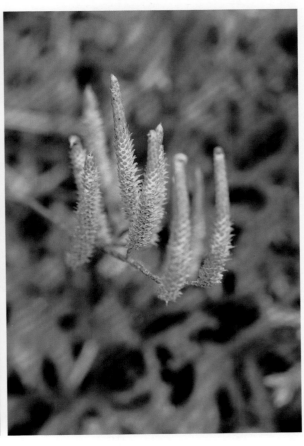

| 采收加工 | 伸筋草：夏、秋季茎叶茂盛时采收，除去杂质，晒干。
石松子：7～9月当孢子囊尚未完全成熟或裂开时，剪下孢子囊穗，在防水布上晒干，击振，使孢子脱落，过筛后应用。

| 药材性状 | 伸筋草：本品匍匐茎呈圆柱形，细长弯曲，长可达2m，多断裂，直径3～5mm，表面黄色或淡棕色，侧枝叶密生，直径约6mm，表面淡棕黄色。匍匐茎下有多数黄白色不定根，二歧分叉。叶密生，线状披针形，常皱缩弯曲，长3～5mm，宽0.3～0.8mm，黄绿色或灰绿色，先端芒状，全缘或有微锯齿，叶脉不明显。枝端有时可见孢子囊穗，直立棒状，多断裂，长2～5cm，直径约5mm。质韧，不易折断，断面浅黄色，有白色木心。气微，味淡。
石松子：本品呈粉末状，微细而疏松，淡黄色，质轻，无吸湿性。于器皿中稍加振摇即易滑动。相对密度1.062，入水时悬浮于水面，煮沸则下沉。能浮在氯仿表面，但在松节油及纯乙醇中则下沉，吹入火焰中燃烧，有闪光，并闻作响。无臭，无味。

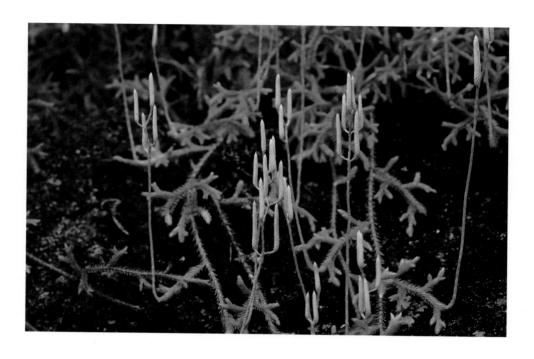

| 功能主治 | **伸筋草**：微苦、辛，温。归肝、脾、肾经。祛风除湿，舒筋活络，止咳，解毒。用于风寒湿痹，关节酸痛，屈伸不利，皮肤麻木，四肢软弱，黄疸，咳嗽，跌打损伤，疮疡，疱疹，烫火伤。
石松子：苦，温。收湿，敛疮，止咳。用于皮肤湿烂，小儿夏季汗疹，咳嗽。

| 用法用量 | **伸筋草**：内服煎汤，3 ~ 12 g；或浸酒；孕妇及出血过多者慎服。外用适量，捣敷。
石松子：内服入丸、散剂，3 ~ 9 g；或浸酒。外用适量，研末撒布。

| 附　　方 | （1）治腰痛：伸筋草 30 g，煮鸭蛋食。

（2）治肺痨咳嗽：石松、紫金牛、枇杷叶各 9 g，煎汤服。

（3）治止血：伸筋草（自然干燥，搓出孢子），外敷止血。

（4）治小儿麻痹症：伸筋草 15 g，大活血 15 g，小活血 9 g，锦鸡儿 15 g，寻骨风根（绵毛马兜铃）9 g，透骨草 6 g，细辛 3 g，煎汤服。

（5）治带状疱疹：伸筋草炙存性，研细以青油（柏子油）或蜡烛油调敷患处；另用灯心草浸油点火，在疮的末端周围炙五点，以防止继续发展。

（6）治四肢关节麻木酸痛：伸筋草 15 g，牛膝 9 g，桂枝 6 g，鬼箭羽 24 g，煎汤冲服，饭后服，每日 3 次。［方（1）~（6）出自《草药手册》（江西）］

（7）治关节肿痛：石松 10 g，丝瓜络 15 g，野木瓜 15 g，枫荷梨 30 g，大活血 10 g，煎汤服。（德兴民间方）

| **附　注** | 本种异名：*Lycopodium centrochinense* Ching、*Lycopodium interjectum* Ching & H. S. Kung、*Lycopodium kinabaluense* Ching、*Lycopodium pseudoclavatum* Ching、*Lycopodium simulans* Ching & H. S. Kung、*Lycopodium taliense* Ching、*Stachygynandrum japonicum* (Thunberg) P. Beauvois.。

药材伸筋草，为本种的干燥全草，《中华人民共和国药典》（1963 年版至 1977 年版、1990 年版至 2020 年版）、《新疆维吾尔自治区药品标准·第二册》（1980 年版）、《山西省中药材标准·附录》（1987 年版）、《四川省中药材标准》（1987 年版）、《内蒙古中药材标准》（1988 年版）、《贵州省中药材标准规格·上集》（1965 年版）、《贵州省中药材质量标准》（1988 年版）、《河南省中药材标准》（1991 年版）等中有收载；《福建省中药材标准（试行稿）·第一批》（1990 年版）、《福建省中药材标准》（2006 年版）以"石松（伸筋草）"之名收载之。

药材石松子，为本种的干燥孢子，《中华药典》（1930 年版）中有收载，基原植物除本种外还有同属多种植物。

石松科 Lycopodiaceae 垂穗石松属 *Palhinhaea*

垂穗石松 *Palhinhaea cernua* (L.) Vasc. et Franco

| 药 材 名 | 伸筋草（药用部位：全草。别名：石蜈蚣、伸筋藤、铺地蜈蚣）。

| 形态特征 | 中型至大型土生植物，主茎直立，高达 60 cm，中部直径 1.5 ~ 2.5 mm，光滑无毛，多回不等位二叉分枝；主茎、侧枝及小枝上的叶螺旋状排列，钻形至线形，长 3 ~ 5 mm，宽 0.3 ~ 0.4 mm，全缘，无叶柄。孢子囊穗单生于小枝先端，短圆柱形，成熟时通常下垂，长 3 ~ 10 mm，直径 2 ~ 2.5 mm，淡黄色，无柄；孢子叶卵状菱形，覆瓦状排列，长约 0.6 mm，宽约 0.8 mm，先端急尖，尾状，边缘膜质，具不规则锯齿；孢子囊内藏于孢子叶腋，圆肾形，黄色。

| 生境分布 | 生于海拔 100 ~ 1 800 m 的丘陵山地灌丛或林缘的酸性土上。德兴各地山区均有分布。

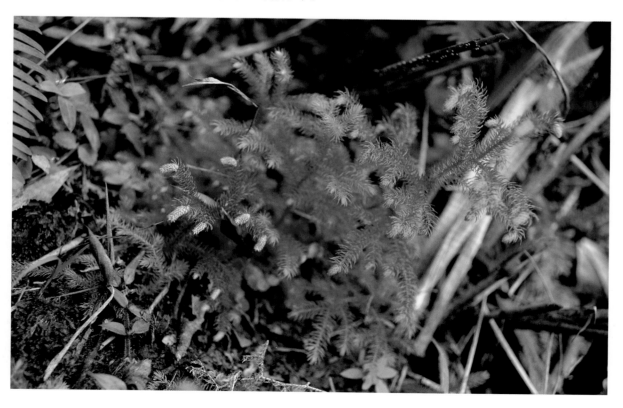

| 资源情况 | 野生资源丰富。药材来源于野生。

| 采收加工 | 夏季采收，连根拔起，除去泥土，晒干。

| 药材性状 | 本品上部多分枝，长 30～50 cm，或已折成短段，直径 1～2 mm，表面黄色或黄绿色。叶密生，线状钻形，长 2～3 mm，黄绿色或浅绿色，全缘，常向上弯曲，质薄，易碎。枝顶常有孢子囊穗，矩圆形或圆柱形，长 5～15 mm，无柄，常下垂。气微，味淡。

| 功能主治 | 苦、辛，平。归肝、脾、肾经。舒筋活络，消肿解毒，收敛止血。用于风湿骨痛，四肢麻木，跌打损伤，小儿麻痹后遗症，疳积，吐血，血崩，瘰疬，痈肿疮毒。

| 用法用量 | 内服煎汤，9～15 g；或浸酒；孕妇及出血过多者慎服。外用适量，捣敷。

| 附　　方 | （1）治关节炎：垂穗石松、山豆根、锦鸡儿根各 30 g，茜草根 15 g，煎汤服，米酒为引，每日 1 剂。

（2）治手指麻痹：垂穗石松 30 g，丝瓜络 15 g，爬山虎藤 15 g，大血藤根 9 g，酒水各半煎汤服，每日 1 剂。

（3）治小儿麻痹症（瘫痪）：垂穗石松、松节、南蛇藤根、寻骨风各 15 g，威灵仙 9 g，茜草根 6 g，杜衡 3 g，煎汤服，米酒为引，每日 1 剂。

（4）治毒蛇咬伤：垂穗石松、百部根（均鲜）各适量，米醋少许，捣敷。

（5）治小儿高热：垂穗石松 15 g，双蝴蝶 9 g，煎汤服，冰糖为引。［方（1）～（5）出自《江西草药》］

| 附　　注 | 本种异名：*Lycopodium cernuum* L.、*Lepidotis cernua* (L.) P. Beauv.、*Lycopodiella cernua* (L.) Pic.。

药材伸筋草，为本种的干燥全草，《河南省中药材标准》（1991 年版）、《湖南省中药材标准》（1993 年版）、《四川省中药材标准》（1987 年版）中有收载；《湖南省中药材标准》（2009 年版）以"伸筋草（小伸筋）"之名收载之。

卷柏科 Selaginellaceae **卷柏属** Selaginella

薄叶卷柏 *Selaginella delicatula* (Desv.) Alston

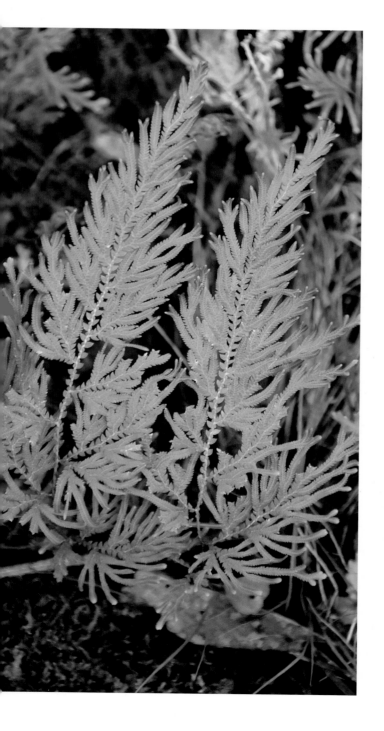

| 药 材 名 |

薄叶卷柏（药用部位：全草。别名：石上柏）。

| 形态特征 |

土生，直立或近直立草本，基部横卧，高35 ~ 50 cm，基部有游走茎。根托只生于主茎的中下部。主茎卵圆柱状、近四棱柱形或具沟槽，禾秆色，下部直径 1.8 ~ 3 mm，自中下部 5 ~ 8 对羽状分枝，1 回羽状分枝或基部 2 回，主茎在分枝部分中部连叶宽5 ~ 6 mm，末回分枝较窄。叶交互排列，二型，草质，表面光滑，全缘，具狭窄的白边。叶长圆状卵圆形、长圆形、窄椭圆形或镰状，主茎上的腋叶长 2.4 ~ 3.6 mm，明显大于分枝上的；中叶、侧叶不对称，叶形相对腋叶为小。孢子叶穗紧密，四棱柱形，单生于小枝末端，长 5 ~ 20 mm；大孢子叶分布于孢子叶穗中部的下侧。大孢子白色或褐色；小孢子橘红色或淡黄色。

| 生境分布 |

生于海拔 100 ~ 1 000 m 的林下或阴处岩石上。德兴各地均有分布。

| 资源情况 | 野生资源丰富。药材来源于野生。

| 采收加工 | 全年均可采收，鲜用或晒干。

| 药材性状 | 本品卷缩成团，须根多数。茎呈卵圆柱形，长 20 ~ 40 cm，直径约 1 mm，上部分枝，表面黄绿色，质脆，易断。叶二型，背腹各 2 列，皱缩卷曲，腹叶长卵形，明显内弯，背叶长圆形，两侧稍不等。有时可见顶生的孢子囊穗。无臭，味淡。

| 功能主治 | 苦、辛，寒。清热解毒，活血，祛风。用于肺热咳嗽或咯血，肺痈，急性扁桃体炎，乳腺炎，眼结膜炎，漆疮，烫火伤，月经不调，跌打损伤，小儿惊风，麻疹，荨麻疹。

| 用法用量 | 内服煎汤，10 ~ 30 g。外用适量，鲜品捣敷；或煎汤洗；或干品研末撒。

| 附　注 | 本种异名：*Lycopodium delicatulum* Desvaux ex Poiret、*Lycopodioides delicatula* (Desvaux ex Poiret) H. S. Kung、*Lycopodium flaccidum* Bory、*Lycopodium pouzolzianum* Gaudichaud、*Selaginella chinensis* (Loddiges) Kunze、*Selaginella flaccida* (Bory) Spring。

卷柏科 Selaginellaceae 卷柏属 Selaginella

深绿卷柏 Selaginella doederleinii Hieron.

| 药 材 名 | 石上柏（药用部位：全草）。

| 形态特征 | 土生近直立草本，基部横卧，高 25 ~ 45 cm。根托达植株中部。主茎自下部开始羽状分枝，禾秆色，下部直径 1 ~ 3 mm，茎卵圆形或近方形；侧枝 3 ~ 6 对，2 ~ 3 回羽状分枝，主茎在分枝部分中部连叶宽 0.7 ~ 1 mm，末回分枝变窄。叶全部交互排列，二型。叶卵状三角形、狭卵圆形、长圆状镰形到三角形，长 1.8 ~ 4 mm，边缘有细齿，有的先端具芒或尖头。孢子叶穗紧密，四棱柱形，单个或成对生于小枝末端，长 5 ~ 30 mm；孢子叶一型，卵状三角形，边缘有细齿；孢子叶穗上大、小孢子叶相间排列，或大孢子叶分布于基部的下侧。大孢子白色；小孢子橘黄色。

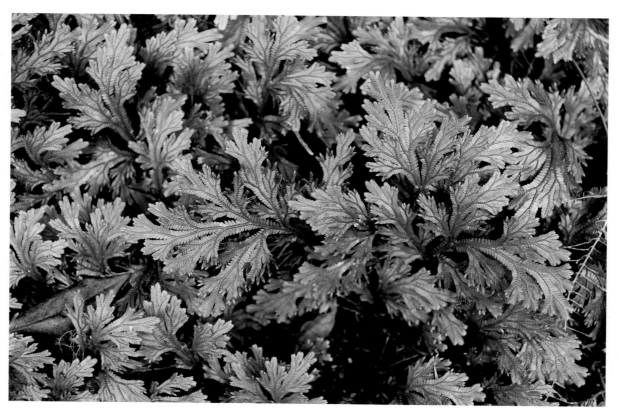

| 生境分布 | 生于海拔 1 000 m 以下的林内或溪边阴地。德兴各地均有分布。

| 资源情况 | 野生资源丰富。药材来源于野生。

| 采收加工 | 全年均可采收，洗净，鲜用或晒干。

| 药材性状 | 本品常缠结成团。主茎扁柱形，长 15 ~ 35 cm，常扭曲；表面淡黄色，有纵棱，侧枝密，多回分枝，分枝处常可见细长支撑根；质脆，折断面中空。叶二型，背腹各 2 列，密生，背叶斜展，叶片卵状短圆形，具钝头，上缘有微齿，下缘全缘，连枝宽 5 ~ 7 mm；腹叶 2 列，叶片交互排列，矩圆形，长约 1 mm，具短刺头，指向上端，边缘有细齿。孢子囊穗四棱形，常成对生于枝顶。气微，味淡。

| 功能主治 | 苦，寒；有毒。归肝、胆、肺经。抗肿瘤，消炎，清热解毒。用于多种恶性肿瘤，肺炎，急性扁桃体炎，眼结膜炎，乳腺炎，风湿痹痛，风热咳喘。

| 用法用量 | 内服煎汤，10 ~ 15 g，鲜品加倍；用量不宜过大，用量过大可发生呼吸困难、心跳加快、全身小肌群抽搐、面色潮红等石上柏生物碱中毒症状。外用适量，研末调敷；或鲜品捣敷。

| 附　　注 | 本种异名：*Lycopodioides doederleinii* (Hieronymus) H. S. Kung。
药材石上柏，为本种的干燥全草，《中华人民共和国药典》（2010 年版附录）、《中华人民共和国卫生部药品标准·中药成方制剂·第十一册》（1996 年版附录）、《上海市中药材标准》（1994 年版）、《江西省中药材标准》（1996 年版、2014 年版）、《湖南省中药材标准》（2009 年版）、《广西中药材标准》（1990 年版）、《广东省中药材标准》（2010 年版）、《广西壮族自治区壮药质量标准·第二卷》（2011 年版）、《广西壮族自治区瑶药材质量标准·第二卷》（2021 年版）、《湖北省中药材质量标准》（2018 年版）中有收载。
德兴民间常将本种与江南卷柏混淆使用。

异穗卷柏 Selaginella heterostachys Baker

| **药 材 名** | 异穗卷柏（药用部位：全草）。

| **形态特征** | 土生或石生，直立或匍匐草本，直立能育茎高 10 ~ 20 cm，具匍匐茎。根托沿匍匐茎断续或只生直立茎下部。茎禾秆色，下部直径 0.4 ~ 1.2 mm，圆柱状，具沟槽，直立能育茎自下部开始分枝，侧枝 3 ~ 5 对，1 ~ 2 回羽状分枝，茎在分枝部分中部连叶宽 3 ~ 6 mm，末回分枝连叶宽 2.4 ~ 5.6 mm。叶全部交互排列，二型，草质。腋叶卵圆形、近心形、卵形或长圆形，长 1.4 ~ 2.6 mm，边缘有细齿。中叶卵形或卵状披针形，先端具尖头或短芒，边缘具微齿。侧叶长圆状卵圆形。主茎各叶形均较分枝上的大。孢子叶穗紧密，压扁，单生于小枝末端，长 5 ~ 25 mm；孢子叶明显二型。大、小孢子均橘黄色。

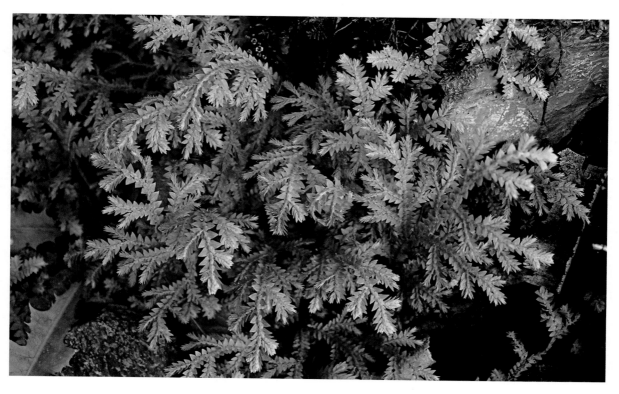

| 生境分布 | 生于海拔 100 ~ 1 300 m 的林下岩石上或溪边阴湿处。分布于德兴三清山北麓、大茅山等。

| 资源情况 | 野生资源一般。药材来源于野生。

| 采收加工 | 夏、秋季采收，鲜用或晒干。

| 药材性状 | 本品呈扭曲状，长约 10 cm，淡绿色或黄绿色。茎细弱，直径 3 ~ 5 mm，营养叶与孢子叶均有分枝；有时仅见孢子枝。叶二型，背腹各 2 列，主茎（枝）上的叶较大，略疏生，分枝上的叶略小略密，展平后，中叶（腹叶）卵形或长卵形，先端渐尖无长芒，边缘有细齿（放大镜下），侧叶（背叶）卵形或长卵形，稍向下弯，先端钝头，近全缘。孢子叶二型，密集成扁长圆柱形的穗，穗长约 1 cm，生于孢子枝分枝先端，质较柔软。略具草腥气，味微苦、微涩。

| 功能主治 | 微涩，凉。归肝经。解毒，止血。用于蛇咬伤，外伤出血。

| 用法用量 | 内服煎汤，9 ~ 15 g。外用适量，捣敷；或研末调敷。

| 附　　注 | 本种异名：*Lycopodioides heterostachya* (Baker) Kuntze、*Selaginella hezhangensis* P. S. Wang & X. Y. Wang、*Selaginella praticola* Handel-Mazzetti、*Selaginella recurvifolia* Warburg、*Selaginella tarokoensis* Yamamoto.。
德兴民间常将本种与江南卷柏混淆使用。

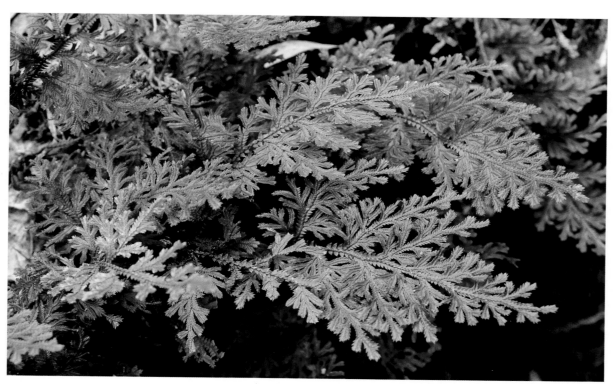

卷柏科 Selaginellaceae 卷柏属 Selaginella

兖州卷柏 *Selaginella involvens* (Sw.) Spring

| 药 材 名 | 兖州卷柏（药用部位：全草。别名：金花草、千年柏、孔雀毛）。

| 形态特征 | 石生直立草本，高 15 ~ 50 cm，横走匍匐地下根状茎和游走茎有鳞片状淡黄色的叶，具根托。主茎禾秆色，下部直径 1 ~ 1.5 mm，茎从中部开始分枝，侧枝 7 ~ 12 对，2 ~ 3 回羽状分枝，主茎在分枝部分中部连叶宽 4 ~ 6 mm，末回分枝连叶宽 2 ~ 3 mm。叶多交互排列，多少二型，长 1.1 ~ 2.4 mm，边缘均有细齿。腋叶卵圆形至三角形；中叶先端具芒或尖头，卵状三角形或卵状椭圆形；侧叶卵圆形或三角形，先端稍尖或具短尖头；孢子叶穗紧密，四棱柱形，单生于小枝末端，长 5 ~ 15 mm；孢子叶卵状三角形，边缘具细齿；大、小孢子叶相间排列，或大孢子叶位于中部的下侧。大孢子白色或褐色；小孢子橘黄色。

| 生境分布 | 生于海拔 400 m 以上的山地林内岩石缝或岩面积土上。分布于德兴三清山北麓等。

| 资源情况 | 野生资源较少。药材来源于野生。

| 采收加工 | 全年均可采收，鲜用或晒干。

| 药材性状 | 本品茎呈圆柱形，禾秆色，3 ~ 4 回羽状分枝，主茎上的叶覆瓦状紧密贴生，卵状矩圆形，分枝上的叶排列紧密，在放大镜下观察，排列成 4 行，形状变化较大，边缘有细锯齿，有时可见孢子囊穗多生于小枝先端，具 4 棱。气微，味淡。

| 功能主治 | 淡、微苦，凉。归肺、肝、脾经。清热利湿，止咳，止血，解毒。用于湿热黄疸，痢疾，水肿，腹水，淋证，痰湿咳嗽，咯血，吐血，便血，崩漏，外伤出血，乳痈，瘰疬，痔疮，烫火伤。

| 用法用量 | 内服煎汤，15 ~ 30 g，鲜品 30 ~ 60 g；孕妇忌服。外用适量，研末敷；或鲜品捣敷。

| 附　　方 | （1）治瘰疬：金花草 30 g，野南瓜根 120 g，猪瘦肉 120 g。煎汤服，每日 1 剂，孕妇忌服。
（2）治黄白带下：金花草 45 g，猪瘦肉 60 g，同炖服。［方（1）~（2）出自《江西民间草药》］

| 附　　注 | 本种异名：*Lycopodium involvens* Swartz、*Lycopodioides involvens* (Swartz) Kuntze、*Lycopodioides pennula* Kuntze、*Lycopodioides microstachyum* Desvaux ex Poiret、*Selaginella caulescens* (Wallich ex Hooker & Greville) Spring、*Selaginella microstachya* (Desvaux ex Poiret) Hieronymus。
德兴民间常将本种与江南卷柏混淆使用。

卷柏科 Selaginellaceae 卷柏属 Selaginella

江南卷柏 *Selaginella moellendorffii* Hieron.

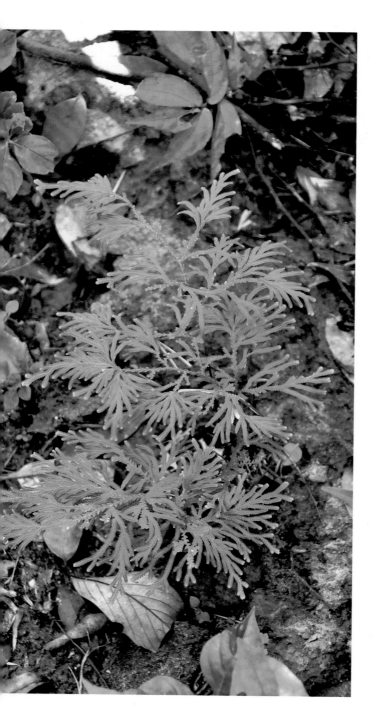

药材名

江南卷柏（药用部位：全草。别名：地柏枝、石上柏、岩柏草）。

形态特征

土生或石生直立草本，高 20 ~ 55 cm，地下根状茎和游走茎生鳞片状淡绿色的叶。根托只生于茎的基部。主茎中上部羽状分枝，禾秆色或红色，不分枝的主茎高 5 ~ 25 cm，下部直径 1 ~ 3 mm；侧枝 5 ~ 8 对，2 ~ 3 回羽状分枝，末回分枝连叶宽 2.5 ~ 4 mm。分枝上的叶交互排列，二型，草质或纸质，表面光滑，具白边；不分枝主茎上的叶排列较疏。中叶不对称，小枝上的叶卵圆形，长 0.6 ~ 1.8 mm，覆瓦状排列，先端具芒，边缘有细齿。侧叶不对称，主茎上的较侧枝上的大，长 2 ~ 3 mm，边缘有细齿。孢子叶穗紧密，四棱柱形，单生于小枝末端，长 5 ~ 15 mm；孢子叶卵状三角形，边缘有细齿，具白边。

生境分布

生于海拔 200 m 以上的丘陵或山地的林内、溪边及路旁阴地。德兴各地均有分布。

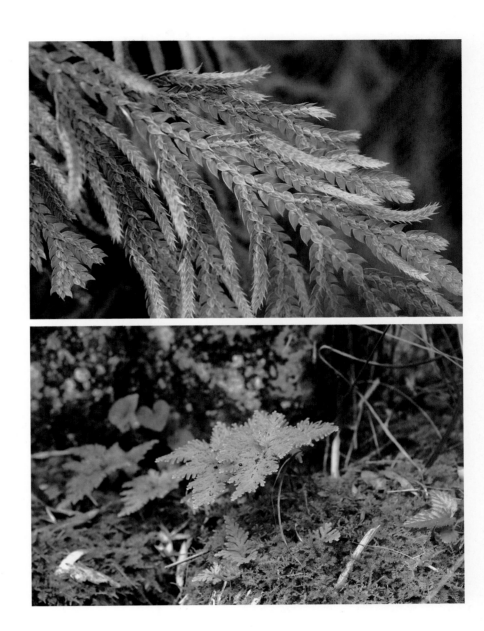

| **资源情况** | 野生资源丰富。药材来源于野生。

| **采收加工** | 大暑前后拔取，洗净，鲜用或晒干。

| **药材性状** | 本品根茎呈灰棕色，屈曲，根自其左右发出、纤细，具根毛；茎禾秆色或基部稍带红色，高 10 ~ 40 cm，直径 1.5 ~ 2 mm，下部不分枝，疏生钻状三角形叶，贴伏于上，上部分枝羽状，全形卵状三角形。叶多扭曲皱缩，上表面淡绿色，下表面灰绿色，二型，枝上两侧的叶为卵状披针形，大小近于茎上的叶，贴生小枝中央的叶形较小，卵圆形，先端尖。孢子囊穗少见。茎质韧，不易折断；叶质脆，易碎。气微，味淡。

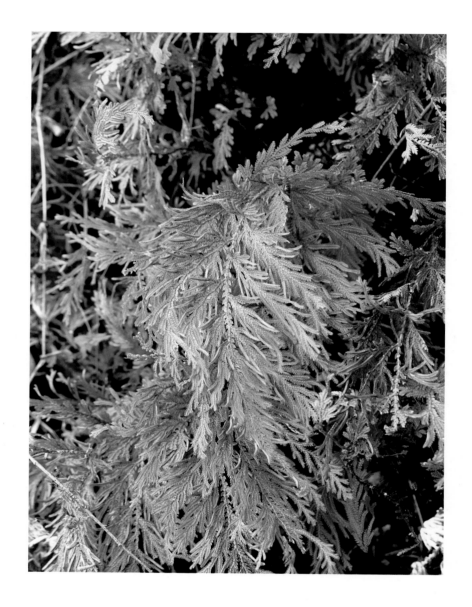

| 功能主治 | 苦，寒。归肝、胆、肺经。抗肿瘤，消炎，清热解毒。用于多种恶性肿瘤，肺炎，急性扁桃体炎，眼结膜炎，乳腺炎。

| 用法用量 | 内服煎汤，10～15 g，大剂量可用至60 g。外用适量，研末敷；或鲜品捣敷。

| 附　　方 | （1）治创伤出血：江南卷柏（鲜）适量，捣敷。

（2）治哮喘：江南卷柏45 g，铁角蕨根30 g，猪肝60 g，蜜糖60 g，水炖，服汤食肝。

（3）治毒蛇咬伤：江南卷柏（鲜）适量，捣敷；另用江南卷柏30 g，煎汤服。

（4）治浮肿：江南卷柏30 g，煎汤服。

（5）治小儿惊风：江南卷柏15 g，煎汤服。［方（1）～（5）出自《江西草药》］

（6）治急性黄疸性肝炎：①江南卷柏 50 g（鲜品加倍），煎汤服，每日 1 剂，一剂两煎，白糖为引，30 剂为一疗程。②江南卷柏 30 g，凤尾草 30 g，矮脚茶 30 g，煎汤服。

（7）治烫火伤：江南卷柏研细末，冰片适量，麻油调匀敷创面。［方（6）~（7）为德兴民间方］

| 附　注 | 本种异名：*Lycopodioides filicinum* Dillenius、*Lycopodioides minus* Dillenius、*Lycopodioides moellendorffii* (Hieronymus) H. S. Kung、*Selaginella hayatana* Kümmerle、*Selaginella subcaulescens* Hayata.。

药材江南卷柏，为本种的干燥全草，《广东省中药材标准》（2004 年版、2019 年版）、《湖北省中药材质量标准》（2009 年版、2018 年版）中有收载；《广西中药材标准》（1990 年版）、《江西省中药材标准》（1996 年版、2014 年版）、《江苏省中药材标准》（1989 年版增补本）以"石上柏"之名收载之，《上海市中药材标准》（1994 年版）以"岩柏"之名收载之；本属的深绿卷柏 *Selaginella doederleinii* Hieron. 也为《江西省中药材标准》（1996 年版、2014 年版）、《广西中药材标准》中"石上柏"的基原植物，与本种同等药用。

本种为德兴民间常用种，薄叶卷柏、深绿卷柏、异穗卷柏、兖州卷柏常与本种混淆使用，各种卷柏功效有所差异，应注意区分用药。

卷柏科 Selaginellaceae　卷柏属 Selaginella

伏地卷柏 *Selaginella nipponica* Franch. et Sav.

| 药 材 名 | 小地柏（药用部位：全草。别名：还魂草）。

| 形态特征 | 土生匍匐草本，能育枝直立，高 5 ～ 12 cm。根托沿匍匐茎和枝断续生长。茎自近基部开始分枝，禾秆色，茎下部直径 0.2 ～ 0.4 mm；侧枝 3 ～ 4 对，不分叉或分叉或 1 回羽状分枝，茎在分枝部分中部连叶宽 4.5 ～ 5.4 mm，末回分枝连叶宽 2.8 ～ 4.2 mm。叶全部交互排列，二型，草质，表面光滑；分枝上的腋叶长 1.5 ～ 1.8 mm，边缘有细齿；分枝上的中叶长圆状卵形至椭圆形，长 1.6 ～ 2 mm，紧接到覆瓦状排列，边缘不明显，具细齿；侧叶不对称，侧枝上的侧叶宽卵形或卵状三角形，常反折，长 1.8 ～ 2.2 mm。孢子叶穗疏松，通常背腹压扁，生于小枝末端，长 18 ～ 50 mm；孢子叶二型或略二型，和营养叶近似。

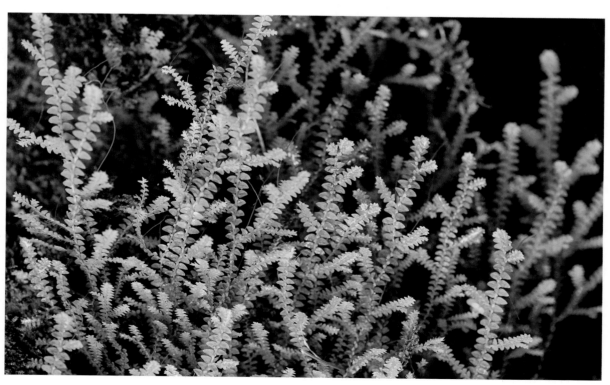

| **生境分布** | 生于山野林内、溪边草地或岩石上。分布于德兴三清山北麓、大茅山等。

| **资源情况** | 野生资源一般。药材来源于野生。

| **采收加工** | 夏、秋季采收，晒干。

| **药材性状** | 本品茎纤细，圆柱形，多分枝，无明显主茎，禾秆色，直径 1 ~ 1.5 mm，常疏生具分歧的细须根。茎生叶二型，背腹各 2 列，常皱缩卷曲，中叶长卵状矩圆形，贴伏于茎上，远较背叶小；背叶宽卵形，向侧面平展，上面淡绿黄色，背面灰绿色。孢子叶二型，孢子囊穗常沿茎各处着生。孢子二型，腋生。茎质柔韧，叶质脆。气微，味淡。

| **功能主治** | 微苦，凉。归肺、大肠经。止咳平喘，止血，清热解毒。用于咳嗽气喘，吐血，痔血，外伤出血，痔疮出血，淋证，烫火伤。

| **用法用量** | 内服煎汤，9 ~ 15 g。外用适量，研末撒。

| **附　　注** | 本种异名：*Lycopodioides nipponica* (Franchet & Savatier) Kuntze、*Lycopodioides savatieri* (Baker) Kuntze、*Selaginella hachijoense* Nakai、*Selaginella savatieri* Baker、*Selaginella shensiensis* Christ、*Urostachys ihwangensis* Nessel.。
德兴民间常将本种与卷柏混淆使用。

卷柏科 Selaginellaceae 卷柏属 Selaginella

垫状卷柏 *Selaginella pulvinata* (Hook. et Grev.) Maxim.

| 药 材 名 | 卷柏（药用部位：全草。别名：还魂草）。

| 形态特征 | 土生或石生垫状旱生植物。根托只生于茎的基部，根多分叉，密被毛，和茎及分枝密集形成树状主干，高数厘米。主茎自近基部羽状分枝，禾秆色或棕色，主茎下部直径 1 mm；侧枝 4 ~ 7 对，2 ~ 3 回羽状分枝，小枝排列紧密，主茎在分枝部分中部连叶宽 2.2 ~ 2.4 mm，末回分枝连叶宽 1.2 ~ 1.6 mm。叶全部交互排列，二型，主茎上的叶略大于分枝上的叶，相互重叠，绿色或棕色，斜升，边缘撕裂状；分枝上的腋叶卵圆形到三角形，边缘撕裂状并具睫毛；小枝上的叶斜卵形或三角形，先端具芒，边缘撕裂状。孢子叶穗紧密，四棱柱形，单生于小枝末端，长 10 ~ 20 mm；孢子叶边缘撕裂状，具睫毛。

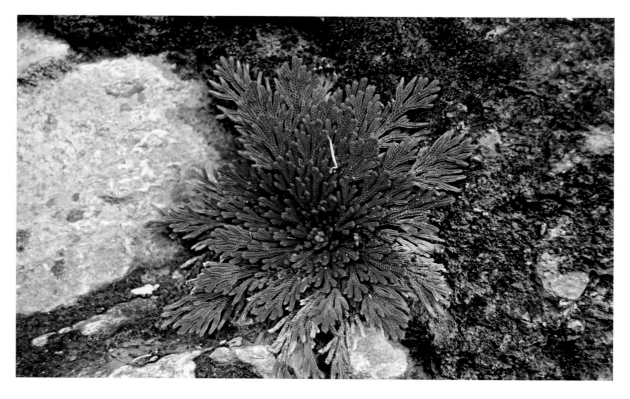

| 生境分布 | 多生于向阳的干旱石缝中。分布于德兴三清山北麓、大茅山及新岗山等。

| 资源情况 | 野生资源一般。药材来源于野生。

| 采收加工 | 全年均可采收，除去须根和泥沙，晒干。

| 药材性状 | 本品紧缩如拳形，须根多散生，长短不一。枝丛生，扁而有分枝，绿色或棕黄色，向内卷曲，枝上密生鳞片状小叶。中叶（腹叶）2 行，卵状披针形，直向上排列。叶片左右两侧不等，内缘较平直，外缘常因内折而加厚，呈全缘状。质脆，易折断。气微，味淡。

| 功能主治 | 辛，平。归肝、心经。活血通经。用于经闭痛经，癥瘕痞块，跌扑损伤。

| 用法用量 | 内服煎汤，4.5 ~ 10 g；孕妇禁服。外用适量，研末敷。

| 附　　方 | （1）治哮喘：垫状卷柏、马鞭草各 9 g，煎汤服，冰糖为引。
（2）治癫痫：垫状卷柏 45 g，淡竹叶卷心 18 g，冰糖 45 g，煎汤服。
（3）治吐血、便血、尿血：垫状卷柏（炒焦）18 g，猪瘦肉 30 g，水炖，服汤食肉；或垫状卷柏（炒焦）18 g，仙鹤草 18 g，煎汤服。
（4）治小儿高热：垫状卷柏 9 g，煎汤服。
（5）治胃痛：垫状卷柏 45 g，煎汤服，红糖为引。［方（1）~（5）出自《江西草药》］

| 附　　注 | 本种异名：*Lycopodium pulvinatum* Hooker & Greville、*Lycopodioides pulvinata* (Hooker & Greville) H. S. Kung、*Selaginella tamariscina* (P. Beauvois) Spring var. *pulvinata* (Hooker & Greville) Alston.。
药材卷柏，为本种的干燥全草，《中华人民共和国药典》（1990 年版至 2020 年版）、《贵州省中药材标准规格·上集》（1965 年版）、《贵州省中药材质量标准》（1988 年版）、《河南省中药材标准》（1991 年版）中有收载；《藏药标准》（1979 年版）以"垫状卷柏"之名收载之。
《中华人民共和国药典》规定，卷柏药材按干燥品计算，含穗花杉双黄酮（$C_{30}H_{18}O_{10}$）不得少于 0.30%。
德兴民间常将本种与卷柏混淆使用。

卷柏科 Selaginellaceae 卷柏属 Selaginella

卷柏

Selaginella tamariscina (P. Beauv.) Spring

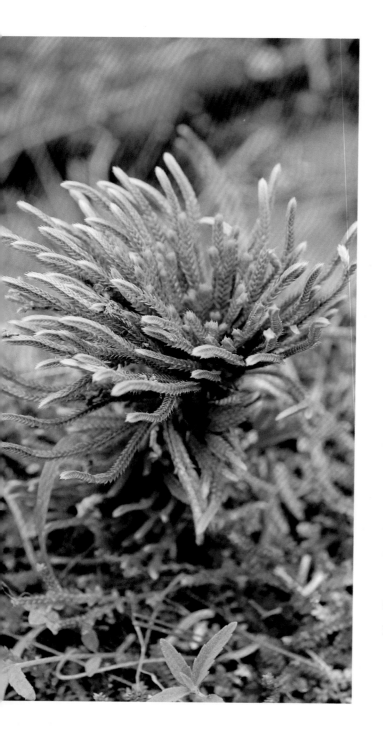

| 药 材 名 |

卷柏（药用部位：全草。别名：还魂草、九死还魂草）。

| 形态特征 |

土生或石生垫状植物。根托只生于茎的基部，根多分叉，密被毛，和茎及分枝密集形成树状主干，有时高达 30 cm。主茎自中部开始羽状分枝或不等二叉分枝，禾秆色或棕色；侧枝 2 ~ 5 对，2 ~ 3 回羽状分枝，小枝稀疏，背腹压扁，末回分枝连叶宽 1.4 ~ 3.3 mm。叶全部交互排列，二型，主茎上的叶较小枝上的略大，绿色或棕色；分枝上的腋叶卵形、卵状三角形或椭圆形，长 0.8 ~ 2.6 mm，边缘有细齿，黑褐色；小枝上的中叶椭圆形，先端具芒，边缘有细齿；小枝上的侧叶卵形、三角形或矩圆状卵形，先端具芒，基部上侧边缘呈撕裂状或具细齿，基部有细齿或具睫毛。孢子叶穗紧密，四棱柱形，单生于小枝末端，长 12 ~ 15 mm；孢子叶卵状三角形，边缘有细齿，具白边（膜质透明），先端有尖头或具芒。

| 生境分布 | 生于山谷或溪边向阳的岩石上。分布于德兴大茅山、三清山北麓等。

| 资源情况 | 野生资源较丰富。药材来源于野生。

| 采收加工 | 全年均可采收，除去须根和泥沙，晒干。

| 药材性状 | 本品卷缩似拳状，长 3 ~ 10 cm。枝丛生，扁而有分枝，绿色或棕黄色，向内卷曲，枝上密生鳞片状小叶，叶先端具长芒。中叶（腹叶）2 行，卵状矩圆形，斜向上排列，叶缘膜质，有不整齐的细锯齿；背叶（侧叶）背面的膜质边缘常呈棕黑色。基部残留棕色至棕褐色须根，散生或聚生成短干状。质脆，易折断。气微，味淡。

| 功能主治 | 辛，平。归肝、心经。活血通经。用于经闭痛经，癥瘕痞块，跌扑损伤。

| 用法用量 | 内服煎汤，4.5 ~ 10 g；孕妇禁服。外用适量，研末敷。

| 附　　方 | （1）治各种内出血：鲜卷柏 100 g，鲜白茅根 50 g，煎汤，冲蜜糖早、晚各服 1 次。［《中国中药资源——江西分册（1）》］
（2）治吐血、便血、尿血：卷柏 30 g，白茅根 30 g，煎汤服。（德兴民间方）

| 附　　注 | 本种异名：*Stachygynandrum tamariscinum* P. Beauvois、*Lycopodioides tamariscina* (P. Beauvois) H. S. Kung、*Lycopodioides tamariscina* (P. Beauv.) H. S. Kung var. *ulanchotensis* (Ching & W. Wang) J. X. Li、*Lycopodium apiculatum* Desvaux ex Poiret、*Lycopodium circinale* Thunberg。
药材卷柏，为本种的干燥全草，《中华人民共和国药典》（1963 年版至 2020 年版）、《内蒙古蒙药材标准》（1986 年版）、《青海省藏药标准》（1992 年版）、《新疆维吾尔自治区药品标准·第二册》（1980 年版）等中有收载。
《中华人民共和国药典》规定，卷柏药材按干燥品计算，含穗花杉双黄酮（$C_{30}H_{18}O_{10}$）不得少于 0.30%。
德兴民间常将伏地卷柏、垫状卷柏与卷柏混淆使用，应注意区分。

卷柏科 Selaginellaceae **卷柏属** Selaginella

翠云草
Selaginella uncinata (Desv.) Spring

| **药 材 名** | 翠云草（药用部位：全草。别名：绿绒草、地柏草）。

| **形态特征** | 土生，主茎先直立而后攀缘状，长 50 ～ 100 cm。根托只生于主茎的下部或沿主茎断续着生。主茎自近基部羽状分枝，禾秆色，主茎下部直径 1 ～ 1.5 mm，茎圆柱状，具沟槽，主茎先端鞭形，侧枝5 ～ 8 对，2 回羽状分枝，小枝排列紧密，分枝无毛，背腹压扁，末回分枝连叶宽 3.8 ～ 6 mm。叶全部交互排列，二型，草质，表面光滑，具虹彩，全缘，明显具白边，主茎上的叶排列较疏，较分枝上的大。主茎上的腋叶肾形或略心形，长 3 mm，宽 4 mm，分枝上的腋叶宽椭圆形或心形，全缘；中叶不对称，侧枝上的叶卵圆形，全缘；侧叶不对称，先端急尖或具短尖头，全缘。孢子叶穗紧密，四棱柱形，单生于小枝末端，长 5 ～ 25 mm；孢子叶一型，卵状三

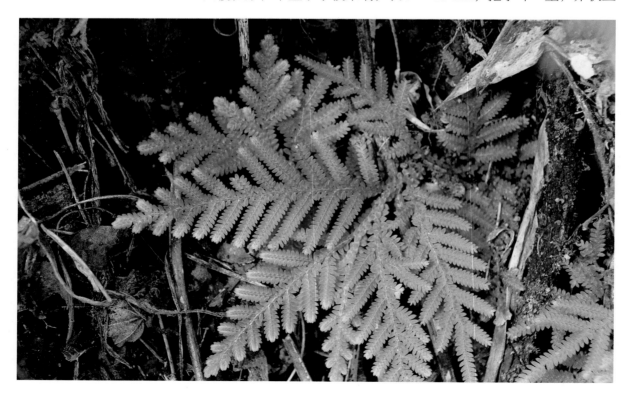

角形，全缘，具白边。

| 生境分布 | 生于沟谷林下阴湿处。德兴各地山区均有分布。

| 资源情况 | 野生资源丰富。药材来源于野生。

| 采收加工 | 全年均可采收，洗净，鲜用或晒干。

| 药材性状 | 本品多卷缩，主茎纤细，长 20 ~ 60 cm，有纵棱，淡黄色或黄绿色，节上带具细长的不定根；呈叉状分枝，小枝呈羽状。叶异形，下面深绿色，上面带碧蓝色，卵状椭圆形，长 2 ~ 3 mm，宽 1 ~ 3 mm，先端近短尖，边缘透明，全缘；生于主茎上的叶最大，斜椭圆形，边缘透明，全缘，基部近心形。孢子囊穗四棱形，长 6 ~ 12.5 mm；孢子叶密生，卵状三角形。质较柔软。气微，味淡。

| 功能主治 | 甘、淡，凉。归肝、肺经。清热解毒，利湿通络，化痰止咳，止血。用于黄疸，痢疾，高热惊厥，胆囊炎，水肿，泄泻，吐血，便血，风湿关节痛，乳痈，烫火伤。

| 用法用量 | 内服煎汤，10 ~ 30 g，鲜品可用至 60 g。外用适量，晒干或炒炭存性，研末调敷；或鲜品捣敷。

| 附　　方 | 治病毒性肝炎：翠云草 30 g，马蹄金 30 g，阴行草 20 g，煎汤服。（德兴民间方）

| 附　　注 | 本种异名：*Lycopodium uncinatum* Desvaux ex Poiret、*Lycopodium dilatatum* Hooker & Greville、*Lycopodioides uncinata* (Desvaux ex Poiret) Kuntze、*Selaginella eurystachya* Warburg.。
药材翠云草，为本种的干燥全草，《广西中药材标准》（1990 年版）、《中华人民共和国卫生部药品标准·中药成方制剂·第五册》（1992 年版附录）、《广西壮族自治区壮药质量标准·第一卷》（2008 年版）、《湖北省中药材质量标准》（2009 年版）、《广东省中药材标准》（2010 年版）中有收载。
本种为中国特有植物。

木贼科 Equisetaceae 木贼属 *Equisetum*

节节草
Equisetum ramosissimum Desf.

| **药 材 名** | 节节草（药用部位：地上部分。别名：笔筒草、木贼草）。 |
| **形态特征** | 中小型植物。根茎直立，横走或斜升，黑棕色，节和根疏生黄棕色长毛或光滑无毛。地上枝多年生。枝绿色，高 20 ~ 60 cm，中部直径 1 ~ 3 mm，节间长 2 ~ 6 cm，主枝多在下部分枝，常形成簇生状；主枝有脊 5 ~ 14 条，脊有一行小瘤或有浅色小横纹；鞘筒狭长达 1 cm，下部灰绿色，上部灰棕色；鞘齿 5 ~ 12，三角形，灰白色，黑棕色或淡棕色，边缘为膜质，基部扁平或弧形，早落或宿存。侧枝较硬，圆柱状，有脊 5 ~ 8，脊上平滑或有一行小瘤或有浅色小横纹；鞘齿 5 ~ 8，披针形，革质但边缘膜质，上部棕色，宿存。孢子囊穗短棒状或椭圆形，长 0.5 ~ 2.5 cm，中部直径 0.4 ~ 0.7 cm，先端有小尖突，无柄。 |

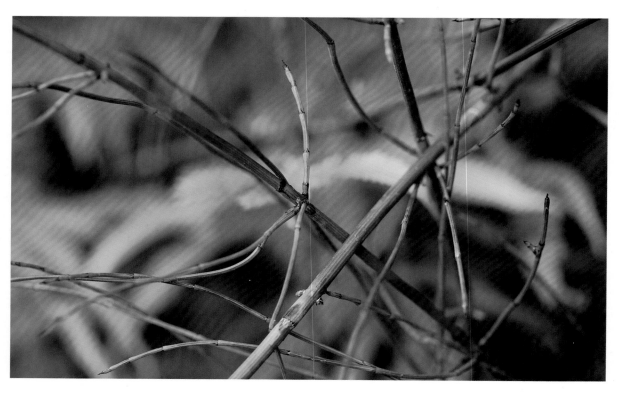

| 生境分布 | 生于较阴湿的荒野、路旁、溪边或洼地。德兴各地均有分布。

| 资源情况 | 野生资源丰富。药材来源于野生。

| 采收加工 | 夏、秋季采挖，洗净，鲜用或晾通风处阴干。

| 药材性状 | 本品茎呈灰绿色，基部多分枝，长短不等，直径 1 ~ 2 mm，中部以下节处有 2 ~ 5 个小枝，表面粗糙，有肋棱 6 ~ 20，棱上有 1 列小疣状突起。叶鞘筒似漏斗状，长为直径的 2 倍，叶鞘背上无棱脊，先端有尖三角形裂齿，黑色，边缘膜质，常脱落。质脆，易折断，断面中央有小孔洞。气微，味淡、微涩。

| 功能主治 | 甘、苦，微寒。归肺、肝、胆经。清热明目，祛风除湿，止咳平喘，利尿，退翳。用于目赤肿痛，感冒咳喘，水肿，淋证，肝炎，跌打骨折。

| 用法用量 | 内服煎汤，9 ~ 30 g，鲜品 30 ~ 60 g；气虚者慎服。外用适量，捣敷；或研末撒。

| 附　　方 | 治病毒性肝炎：节节草 15 g，凤尾草 30 g，煎汤服。（德兴民间方）

| 附　　注 | 药材节节草，为本种的干燥地上部分，《福建省中药材标准》（2006 年版）、《上海市中药材标准·附录》（1994 年版）中有收载；《中华人民共和国卫生部药品标准·藏药》（1995 年版附录）以"萝蒂"之名收载之。
德兴民间常将本种与笔管草等同药用。

木贼科 Equisetaceae 木贼属 *Equisetum*

笔管草

Equisetum ramosissimum Desf. subsp. *debile* (Roxb. ex Vauch.) Hauke

| 药 材 名 | 笔管草（药用部位：全草或地上部分。别名：驳骨草、木贼草、
驖草）。

| 形态特征 | 大中型植物。根茎直立和横走，黑棕色，节和根密生黄棕色长毛或
光滑无毛。地上枝多年生。枝绿色，高可达 60 cm 或更高，中部直
径 3 ~ 7 mm，节间长 3 ~ 10 cm，成熟主枝有分枝，但分枝常不
多。主枝有脊 10 ~ 20，脊有一行小瘤或有浅色小横纹；鞘筒短，
下部绿色，顶部略为黑棕色；鞘齿 10 ~ 22，狭三角形，上部淡棕
色，早落或有时宿存，下部黑棕色革质。侧枝较硬，圆柱状，有脊
8 ~ 12，脊上有小瘤或横纹；鞘齿 6 ~ 10，披针形，较短，淡棕色，
早落或宿存。孢子囊穗短棒状或椭圆形，长 1 ~ 2.5 cm，中部直径

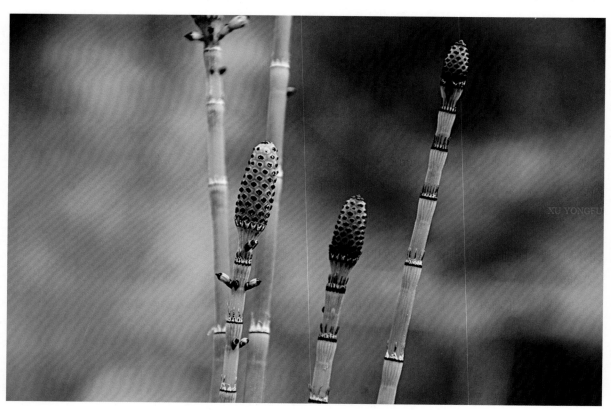

0.4 ~ 0.7 cm，先端有小尖突，无柄。

| 生境分布 | 生于较阴湿的荒野、路旁、溪边或洼地。德兴各地均有分布。

| 资源情况 | 野生资源丰富。药材来源于野生。

| 采收加工 | 秋季选择身老体大者采挖，洗净，鲜用或晒干。

| 药材性状 | 本品茎呈淡绿色至黄绿色，长约 50 cm，有细长分枝，表面粗糙，有纵沟，节间长 5 ~ 8 cm，中空。叶鞘呈短筒状，紧贴于茎，鞘肋背面平坦，鞘齿膜质，先端具钝头，基部平截，有一黑色细圈。气微，味淡。

| 功能主治 | 甘、微苦，凉。清热明目，祛风除湿，止咳平喘，利尿，退翳。用于目赤肿痛，感冒咳喘，水肿，淋证，肝炎，跌打骨折。

| 用法用量 | 内服煎汤，9 ~ 15 g，鲜品 15 ~ 30 g；体寒多尿者忌服。

| 附　　方 | 治目赤肿痛：笔管草 9 g，煎汤服。（德兴民间方）

| 附　　注 | 本种异名：*Equisetum debile* Roxburgh ex Vaucher、*Hippochaete debilis* (Roxburgh ex Vaucher) Holub、*Hippochaete ramosissima* (Desf.) Börne subsp. *debilis* (Roxburgh ex Vaucher) Á. Löve & D. Löve.。

药材笔管草，为本种的干燥地上部分，《福建省中药材标准》（2006 年版）、《北京市中药材标准》（1998 年版）、《广西壮族自治区壮药质量标准·第二卷》（2011 年版）中有收载；《中华人民共和国卫生部药品标准·中药成方制剂·第九册》（1994 年版附录）中也有收载，但药用部位为干燥全草。

阴地蕨科 Botrychiaceae 阴地蕨属 Botrychium

阴地蕨
Botrychium ternatum (Thunb.) Sw.

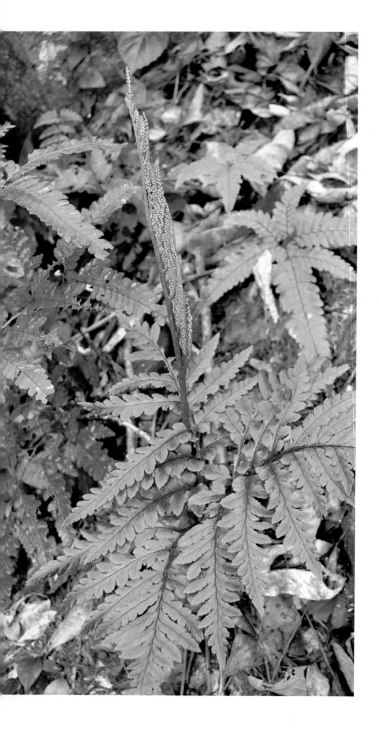

药材名

阴地蕨（药用部位：全草。别名：洞里仙、小春花）。

形态特征

植株高 10 ~ 40 cm。根茎短而直立，有一簇肉质的根。叶二型，总叶柄短，细弱，长 2 ~ 4 cm。营养叶具柄，长 3 ~ 8 cm；叶片阔三角形，长 8 ~ 10 cm，宽 10 ~ 12 cm，3 回羽状分裂，侧生羽片 3 ~ 4 对，近对生或互生，有柄，基部 1 对最大，长、宽均为 4 ~ 5 cm；二回小羽片 3 ~ 4 对，卵形至狭卵形，有柄；末回羽片为长卵形或卵形，无柄，边缘有不整齐的细锯齿，叶脉不明显。孢子叶由总柄抽出，具长柄，孢子叶柄长 12 ~ 25 cm，远超出营养叶之上。孢子囊穗圆锥状，长 4 ~ 10 cm，二至三回羽状；孢子囊圆球形，黄色。

生境分布

生于海拔 400 ~ 1 000 m 的山区林下湿润处。分布于德兴三清山北麓等。

资源情况

野生资源稀少。药材来源于野生。

| 采收加工 | 秋季至翌年春季采收，连根挖取，洗净，鲜用或晒干。

| 药材性状 | 本品根茎长 0.5 ~ 1 cm，直径 2 ~ 3.5 mm，表面灰褐色，下部簇生数条须根。根长约 5 cm，直径 2 ~ 3 mm，常弯曲，表面黄褐色，具横向皱纹；质脆易断，断面白色，粉性。总叶柄长 2 ~ 4 cm，表面棕黄色，基部有干缩、褐色的鞘；营养叶柄长 3 ~ 8 cm，直径 1 ~ 2 mm，三角状而扭曲，具纵条纹，淡红棕色；叶片卷缩，黄绿色或灰绿色，展平后呈阔三角形，3 回羽裂，侧生羽片 3 ~ 4 对；叶脉不明显。孢子叶柄长 12 ~ 25 cm，黄绿色或淡红棕色；孢子囊穗棕黄色。气微，味微甘而微苦。

| 功能主治 | 甘、苦，微寒。归肺、肝经。清热解毒，平肝息风，止咳，止血，明目祛翳。用于小儿高热惊搐，疳积，肺热咳嗽，咳血，百日咳，癫狂，痫疾，疮疡肿毒，瘰疬，毒蛇咬伤，目赤火眼，目生翳障。

| 用法用量 | 内服煎汤：6 ~ 12 g，鲜品 15 ~ 30 g；虚寒、体弱及腹泻者禁服。外用适量，捣敷。

| 附 方 | （1）治小儿高热抽搐：阴地蕨、龙胆草等量共研末，每服 3 ~ 6 g。

（2）治疔毒风毒：阴地蕨 6 ~ 9 g，煎汤服。

（3）治淋巴结结核：鲜阴地蕨 15 g，煎汤代茶饮。

（4）治目中生翳：阴地蕨根研细末 0.9 ~ 1.5 g，糖水吞服。〔方（1）~（4）出自《草药手册》（江西）〕

（5）治小儿惊风：阴地蕨、凤尾草、半枝莲、白英各 3 g，风寒加紫苏叶 3 g，风热加车前草、灯心草、荔枝壳各 3 g，煎汤服。（德兴民间方）

| 附 注 | 本种异名：*Osmunda ternata* Thunberg、*Sceptridium ternatum* (Thunberg) Lyon.。药材阴地蕨，为本种的干燥全草，《中华人民共和国药典》（1977 年版）、《云南省药品标准》（1974 年版、1996 年版）中有收载；《贵州省中药材质量标准》（1988 年版）、《贵州省中药材、民族药材质量标准》（2003 年版）以"阴地蕨（一朵云）"之名收载之，《上海市中药材标准》（1994 年版）以"阴地蕨（小春花）"之名收载之。

瓶尔小草科 Ophioglossaceae 瓶尔小草属 Ophioglossum

瓶尔小草 *Ophioglossum vulgatum* L.

| 药 材 名 | 瓶尔小草（药用部位：全草。别名：一支箭、蛇舌草、单枪一支箭）。

| 形态特征 | 根茎短而直立，具一簇肉质粗根，如匍匐茎一样向四面横走，生出新植物。叶通常单生，总叶柄长 6 ～ 9 cm，深埋土中，下半部灰白色，较粗大。营养叶卵状长圆形或狭卵形，长 4 ～ 6 cm，宽 1.5 ～ 2.4 cm，先端钝圆或急尖，基部急剧变狭并稍下延，无柄，微肉质到草质，全缘，网状脉明显。孢子叶长 9 ～ 18 cm 或更长，较粗健，自营养叶基部生出，孢子穗长 2.5 ～ 3.5 cm，宽约 2 mm，先端尖，远超出于营养叶之上。

| 生境分布 | 生于海拔 300 m 以上的林下潮湿草地、灌木林中或田边。分布于德兴三清山北麓及香屯等。

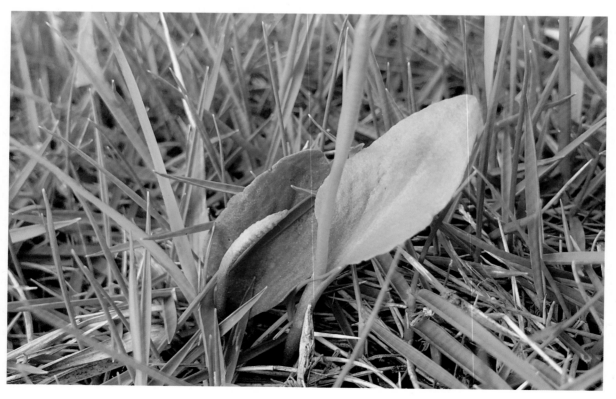

| **资源情况** | 野生资源一般。药材来源于野生。

| **采收加工** | 夏、秋季采收，洗净，鲜用或晒干。

| **药材性状** | 本品呈卷缩状。根茎短。根多数，肉质，具纵沟，深棕色。叶通常1，总叶柄长6～9 cm。营养叶从总柄基部以上6～9 cm处生出，皱缩，展开后呈卵状长圆形或狭卵形，长4～6 cm，宽1.5～2.4 cm，先端钝或稍急尖，基部楔形下延，微肉质，两面均淡褐黄色，叶脉网状。孢子叶线形，自总柄先端生出。孢子囊穗长2.5～3.5 cm，先端尖，孢子囊排成2列，无柄。质地柔韧，不易折断。气微，味淡。

| **功能主治** | 甘，微寒。归肺、胃经。清热凉血，解毒镇痛。用于肺热咳嗽，肺痈，肺痨吐血，小儿高热惊风，目赤肿痛，胃痛，疔疮痈肿，蛇虫咬伤，跌打肿痛。

| **用法用量** | 内服煎汤，10～15 g；或研末，3 g。外用适量，鲜品捣敷。

| **附　　方** | （1）治疳积：①瓶尔小草、使君子、鸡内金各6 g，煎汤服。②疳积：瓶尔小草6 g，铁扫帚6 g，鸡内金3 g，煎汤服。
（2）治痈肿初起：瓶尔小草、当药、犁头草、天名精各6 g，捣敷。
（3）治毒蛇咬伤：瓶尔小草9 g，煎汤服。另取鲜药适量，捣敷。
（4）治胃热痛：瓶尔小草9 g，煎汤服；或干粉3 g，开水送服。［方（1）～（4）出自《草药手册》（江西）］

| **附　　注** | 药材瓶尔小草，为本种的干燥全草，《贵州省中药材、民族药材质量标准》（2003年版）以"一支箭"之名收载之；同属植物柄叶瓶尔小草 *Ophioglossum petiolatum* Hook.、心脏叶瓶尔小草 *Ophioglossum reticulatum* L.、狭叶瓶尔小草 *Ophioglossum thermale* Kom. 也为《贵州省中药材、民族药材质量标准》（2003年版）中"一枝箭"的基原植物，与本种同等药用。
德兴民间将本种与心脏叶瓶尔小草等同药用。

心脏叶瓶尔小草 *Ophioglossum reticulatum* L.

| **药 材 名** | 一支箭（药用部位：全草）。

| **形态特征** | 根茎短细，直立，有少数粗长的肉质根。总叶柄长 4 ~ 8 cm，淡绿色，向基部为灰白色，营养叶片长 3 ~ 4 cm，宽 3.5 ~ 6 cm，为卵形或卵圆形，先端圆或近钝头，基部深心形，有短柄，边缘多呈波状，草质，网状脉明显。孢子叶自营养叶柄的基部生出，长 10 ~ 15 cm，细长，孢子囊穗长 3 ~ 3.5 cm，纤细。

| **生境分布** | 生于林下或溪边阴地。分布于德兴大茅山及新岗山、绕二等。

| **资源情况** | 野生资源一般。药材来源于野生。

| **采收加工** | 春、夏季采挖，除去泥土，洗净，鲜用或晒干。

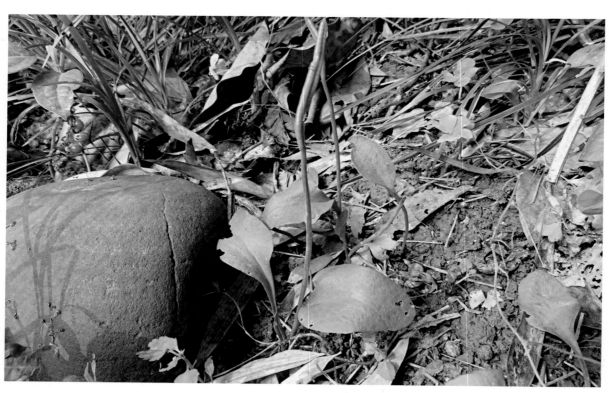

| 药材性状 | 本品呈卷缩状。根茎短细，有少数粗长的弯曲根。总叶柄长 4 ～ 8 cm，营养叶卵形或近圆形，长 3 ～ 4 cm，宽 3 ～ 5.5 cm，先端尖或钝，边缘波状，基部心形，有短柄，草质，网脉明显。孢子囊穗条形，长 3 ～ 3.5 cm。质柔韧，难折断。气微，味淡。 |

| 功能主治 | 苦、甘，微寒。归肝经。清热解毒，活血散瘀，祛风除湿，消肿止痛。用于蛇、犬咬伤，跌打损伤，骨折，疗疮，体虚咳嗽，小儿风热咳喘，小儿惊风，疳积。 |

| 用法用量 | 内服煎汤，15 ～ 30 g。外用适量，鲜品捣敷；或煎汤洗；或研末调敷。 |

| 附　注 | 本种异名：*Ophioglossum cordifolium* Roxb、*Ophioglossum pedunculosum* Dunn & Tutch.。
药材一支箭，为本种的干燥全草，《贵州省地方标准》（1994 年版）、《贵州省中药材、民族药材质量标准》（2003 年版）中有收载。
德兴民间将本种与瓶尔小草等同药用。 |

紫萁科 Osmundaceae 紫萁属 Osmunda

紫萁
Osmunda japonica Thunb.

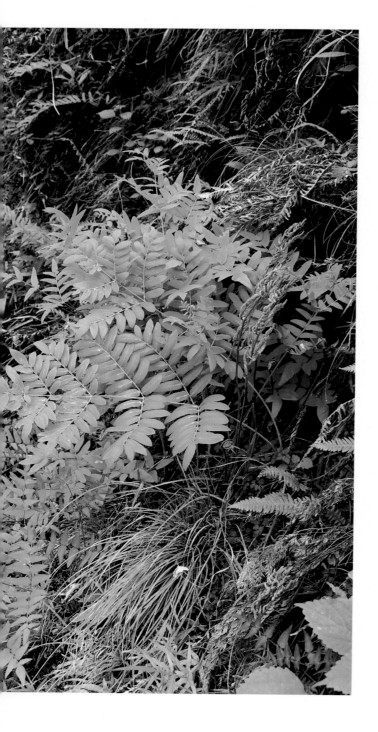

| 药 材 名 |

紫萁贯众（药用部位：根茎及叶柄基部。别名：狼萁）、紫萁苗（药用部位：嫩苗或幼叶柄上的绵毛）。

| 形态特征 |

植株高 50 ～ 80 cm 或更高。根茎短粗。叶簇生，直立，柄长 20 ～ 30 cm，幼时被密绒毛，不久脱落；叶片三角状广卵形，长 30 ～ 50 cm，宽 25 ～ 40 cm，顶部一回羽状，其下为二回羽状；羽片 3 ～ 5 对，对生，长圆形，长 15 ～ 25 cm，基部宽 8 ～ 11 cm，基部 1 对稍大，有柄，奇数羽状；小羽片 5 ～ 9 对，对生或近对生，无柄，分离，长 4 ～ 7 cm，宽 1.5 ～ 1.8 cm，长圆形或长圆状披针形，向上部稍小，顶生的同形，边缘有均匀的细锯齿。叶脉两面明显，二回分歧，小脉平行，达于锯齿。叶为纸质，成长后光滑无毛。孢子叶（能育叶）同营养叶等高，或经常稍高，羽片和小羽片均短缩，小羽片变成线形，长 1.5 ～ 2 cm，沿中肋两侧背面密生孢子囊。

| 生境分布 |

生于荒地灌丛中、林下或溪边的酸性土上。

德兴各地山区均有分布，大茅山、三清山北麓较多。

| 资源情况 | 野生资源丰富。药材来源于野生。

| 采收加工 | **紫萁贯众**：春、秋季采挖根茎，削去叶柄、须根，除净泥土，鲜用或晒干。
紫萁苗：春季采收，洗净，鲜用或晒干。

| 药材性状 | **紫萁贯众**：本品略呈圆锥形或圆柱形，稍弯曲，长 10 ~ 20 cm，直径 3 ~ 6 cm。根茎横生或斜生，下侧着生黑色而硬的细根；上侧密生叶柄残基，叶柄基部呈扁圆形，斜向上，长 4 ~ 6 cm，直径 0.2 ~ 0.5 cm，表面棕色或棕黑色，切断面有"U"形筋脉纹（维管束），常与皮部分开。质硬，不易折断。气微，味甘、微涩。

| 功能主治 | **紫萁贯众**：苦，微寒；有小毒。归肺、胃、肝经。清热解毒，利湿散瘀，止血，杀虫。用于疫毒感冒，热毒泻痢，痄腮，风湿痛，流行性感冒，流行性脑脊髓膜炎，流行性乙型脑炎，腮腺炎，痈疮肿毒，麻疹，水痘，痢疾，吐血，衄血，便血，崩漏，带下，蛲虫、绦虫、钩虫等肠道寄生虫病。
紫萁苗：苦，微寒。止血。用于外伤出血。

| 用法用量 | **紫萁贯众**：内服煎汤，3 ~ 15 g；或捣汁；或入丸、散剂；脾胃虚寒者慎服。外用适量，鲜品捣敷；或研末调敷。
紫萁苗：外用适量，鲜品捣敷；或干品研末敷。

| 附　　方 | （1）治无名肿毒：紫萁（鲜）适量，白糖少许，捣敷。
（2）治肋间神经痛：紫萁 30 g，煎汤服。［方（1）~（2）出自《江西草药》］
（3）治子宫功能性出血：紫萁 10 g，仙鹤草 30 g，煎汤服。（德兴民间方）

| 附　　注 | 本种异名：*Osmunda biformis* (Bentham) Makino、*Osmunda nipponica* Makino、*Osmundastrum japonicum* (Thunberg) C. Presl.。
药材紫萁贯众，为本种的（干燥）根茎及叶柄基部，《中华人民共和国药典》（1977 年版、2010 年版至 2020 年版）、《河南省中药材标准》（1991 年版）、《上海市中药材标准》（1994 年版）、《湖北省中药材质量标准》（2009 年版）中有收载；《新疆维吾尔自治区药品标准·第二册》（1980 年版）、《四川省中药材标准》（1987 年版）、《湖南省中药材标准》（1993 年版、2009 年版）、《贵州省中药材质量标准》（1988 年版）以"贯众"之名收载之，《山东省中药材标准》（1995 年版、2002 年版）、《贵州省中药材、民族药材质量标准》（2003 年版）以"贯众（紫萁贯众）"之名收载之。

瘤足蕨科 Plagiogyriaceae 瘤足蕨属 Plagiogyria

镰叶瘤足蕨 *Plagiogyria distinctissima* Ching

| 药 材 名 | 镰叶瘤足蕨（药用部位：全草或根茎。别名：斗鸡草）。

| 形态特征 | 根茎短小，直立。不育叶的柄长 15 ~ 22 cm，直径 1 ~ 1.5 mm 或稍粗，禾秆色或褐棕色；叶片一回羽状，长 17 ~ 25 cm，基部宽 7 ~ 11 cm，长圆状披针形或卵状披针形，向顶部变狭，先端短尾头；羽片 12 ~ 19 对，互生，长 4 ~ 6 cm，披针形或镰状，向上弯弓，各羽片基部之间有一向上弯的圆缺刻，基部不对称，羽片基部沿叶轴以狭翅上延。叶片顶部为短尾头；叶边下部全缘，向顶部有锯齿。叶脉斜展，从基部二叉分枝，达于叶边，两面相当明显。叶草质，光滑。能育叶比不育叶高，深褐色；叶片长 14 ~ 17 cm，宽 4 ~ 6 cm，尾头；线形羽片 15 ~ 18 对，长 5 ~ 7 cm，宽 2 ~ 3 mm。

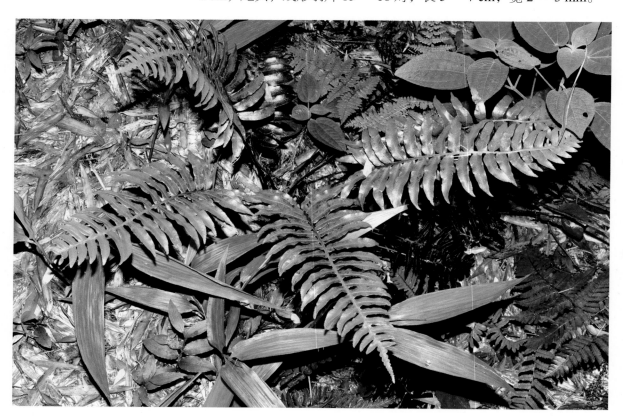

| **生境分布** | 生于海拔 100～1 800 m 的山地林下或溪沟边。分布于德兴三清山北麓等。

| **资源情况** | 野生资源稀少。药材来源于野生。

| **采收加工** | 夏、秋季采收，洗净，鲜用或晒干。

| **功能主治** | 辛，温。归膀胱、肺、肝经。清热发表，透疹，止痒。用于流行性感冒，麻疹，皮肤瘙痒，血崩，扭伤。

| **用法用量** | 内服煎汤，9～15 g；或研末。外用适量，鲜品捣敷；或烧灰研末调敷。

| **附　注** | 本种异名：*Plagiogyria adnata* (Blume) Bedd.、*Plagiogyria adnata* Bedd.、*Plagiogyria adnata* (Blume) Bedd. var. *condensata* Christ、*Lomaria adnata* Blume.。

瘤足蕨科 Plagiogyriaceae 瘤足蕨属 *Plagiogyria*

华东瘤足蕨 *Plagiogyria japonica* Nakai

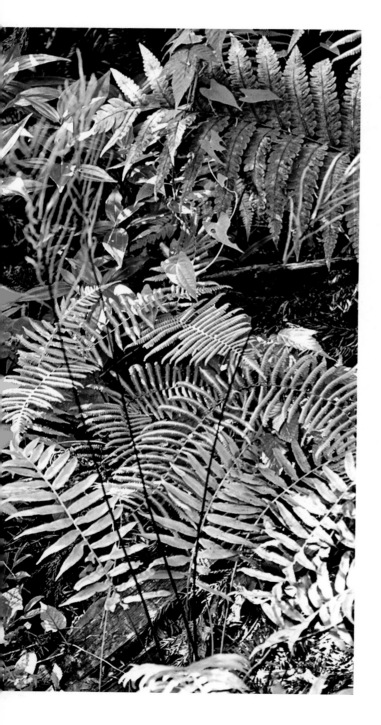

| 药 材 名 |

华东瘤足蕨（药用部位：根茎）。

| 形态特征 |

根茎短粗直立或为高达 7 cm 的圆柱状的主轴。叶簇生；不育叶的柄长 12 ~ 20 cm 或稍长，暗褐色；叶片长圆形，尾头，长 20 ~ 35 cm 或更长，宽 12 ~ 16 cm，羽状；羽片 13 ~ 16 对，互生，近开展，披针形，或通常为近镰状，长 7 ~ 9 cm，宽 1.5 cm，无柄，顶生羽片较长，长 7 ~ 10 cm，与其下的较短羽片合生；叶边有疏钝锯齿，向先端锯齿较粗。中脉隆起，两侧小脉明显，二叉分枝，直达锯齿。叶为纸质，两面光滑，叶轴下面扁圆，上面两侧各有一狭边。能育叶高与不育叶相等或更高，柄远长于不育叶之柄，叶片长 16 ~ 30 cm；羽片紧缩成线形，长 5 ~ 6.5 cm，宽约 3 mm。

| 生境分布 |

生于丘陵或山地的沟谷林下。德兴各地均有分布。

| 资源情况 |

野生资源丰富。药材来源于野生。

| 采收加工 | 全年均可采挖，洗净，去须根与叶柄，鲜用或晒干。

| 功能主治 | 微苦，凉。清热解毒，消肿止痛。用于流行性感冒，风热头痛，跌打伤痛，扭伤。

| 用法用量 | 内服煎汤，9 ~ 15 g。外用适量，鲜品捣敷。

| 附　注 | 本种异名：*Plagiogyria adnata* (Blume) Beddome var. *distans* Rosenstock、*Plagiogyria caudifolia* Ching、*Plagiogyria hainanensis* Ching、*Plagiogyria intermedia* Copeland、*Plagiogyria japonica* Nakai. var. *pseudojaponica* (Nakaike) K. Iwatsuki、*Plagiogyria liangkwangensis* Ching、*Plagiogyria pseudojaponica* Nakaike.。

里白科 Gleicheniaceae 芒萁属 *Dicranopteris*

芒萁

Dicranopteris pedata (Houttuyn) Nakaike

| **植物别名** | 铁芒萁。

| **药 材 名** | 芒萁骨（药用部位：幼叶及叶柄。别名：路萁）、芒萁骨根（药用部位：根茎）。

| **形态特征** | 多年生草本，植株高 45 ～ 90 cm。根茎横走，密被暗锈色长毛。叶远生，柄长 24 ～ 56 cm，直径 1.5 ～ 2 mm，棕禾秆色，光滑，基部以上无毛；叶轴 1 ～ 3 回二叉分枝；芽苞长 5 ～ 7 mm，卵形，边缘具不规则裂片或粗牙齿；各回分叉处两侧均各有 1 对托叶状的羽片，宽披针形，生于一回分叉处的长 9.5 ～ 16.5 cm，宽 3.5 ～ 5.2 cm，生于二回分叉处的较小；末回羽片长 16 ～ 23.5 cm，宽 4 ～ 5.5 cm，披针形或宽披针形，先端变狭尾状，篦齿状深裂几达羽轴；裂片平

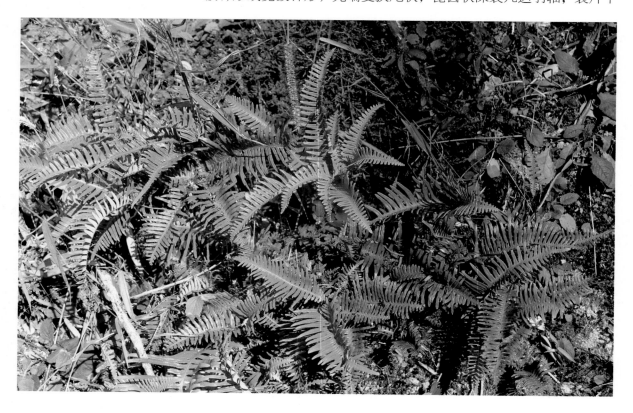

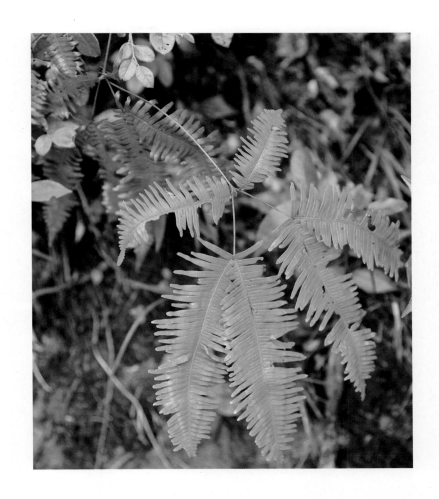

展，35 ~ 50 对，线状披针形，长 1.5 ~ 3 cm，宽 3 ~ 4 mm，具软骨质狭边。侧脉两面隆起，小脉直达叶缘。叶纸质，上面黄绿色或绿色，沿羽轴被锈色毛，后变无毛，下面灰白色，沿中脉及侧脉疏被锈色毛。孢子囊群圆形，1 列。

| **生境分布** | 生于荒坡、林缘或马尾松林的酸性土上。德兴各地均有分布。

| **资源情况** | 野生资源丰富。药材来源于野生。

| **采收加工** | **芒萁骨**：全年均可采收，洗净，鲜用或晒干。
　　　　　　　芒萁骨根：全年均可采挖，洗净，鲜用或晒干。

| **药材性状** | **芒萁骨**：本品叶卷缩，叶柄褐棕色，光滑，长 24 ~ 56 cm，叶轴 1 ~ 2 回或多回分叉，各回分叉的腋间有 1 休眠芽，密被绒毛，并有 1 对叶状苞片；末回羽片展开后呈披针形，长 16 ~ 23.5 cm，宽 4 ~ 5.5 cm，篦齿状羽裂，裂片条状披针形，先端常微凹，侧脉每组有小脉 3 ~ 5；上表面黄绿色，下表面灰白色。气微，味淡。

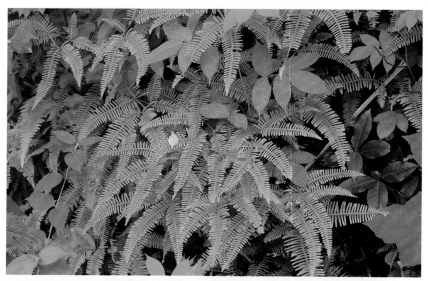

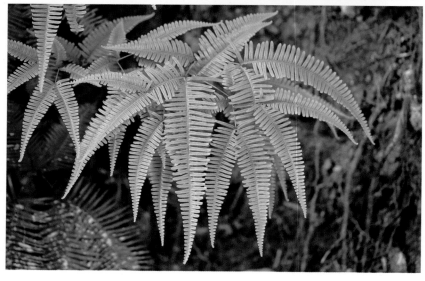

芒萁骨根：本品细长，有分枝，直径 2.2 ~ 5 mm，褐棕色，坚硬，木质，被棕黄色毛，具短须根；易折断，断面明显分为 2 层，外层为棕色皮层，中央为淡黄色中柱。

| **功能主治** | **芒萁骨**：微苦、涩，平。化瘀止血，清热利尿，解毒消肿。用于血崩，跌打损伤，外伤出血，热淋涩痛，带下，小儿腹泻，痔漏，目赤肿痛，烫火伤，毒蛇咬伤。
芒萁骨根：微苦，凉。清热利湿，化瘀止血，止咳。用于湿热臌胀，小便涩痛，阴部湿痒，带下，跌打伤肿，外伤出血，血崩，鼻衄，肺热咳嗽。

| **用法用量** | **芒萁骨**：内服煎汤，9 ~ 15 g；或研末。外用适量，研末敷；或鲜品捣敷。
芒萁骨根：内服煎汤，15 ~ 30 g；或研末。外用适量，鲜品捣敷。

| 附 方 | （1）治痔漏：芒萁叶柄烧存性，插入瘘管中，每日 1 次。

（2）治黄蜂咬伤、蜈蚣咬伤：芒萁嫩芽叶捣敷或嚼烂敷。

（3）治身体衰弱、四肢清冷：芒萁叶 9 ~ 12 g，枸杞 9 g，煎汤服。

（4）治阴部湿痒：先用千里光、臭牡丹、金银花藤煎汤洗，再用芒萁根 10 ~ 15 g，调入千里光膏（千里光熬膏），内外搽。

（5）治瘩疾发肿：芒萁 30 g，小蓟 30 g，茅根 30 g，煎汤兑酒服 2 服，后炖肉食。

（6）治刀伤出血：芒萁嫩芽晒干烧焦，加血余炭共研末，外敷。

（7）治带下：①芒萁茎心 12 ~ 15 g，龙眼肉 30 ~ 60 g，冰糖 30 g，水炖服。②芒萁根、茎各 15 g，菝葜根、金樱根、地菍根各 30 g，用墨鱼 1 只煮汤，以汤煎药服。

（8）治小便涩痛：芒萁茎中白心 30 g，煎汤服。

（9）治跌扑伤痛：芒萁根苗 30 g，酒水各半炖服，旧伤加冰糖炖服。［方（1）~（9）出自《江西草药手册》］

| 附 注 | 本种异名：*Polypodium pedatum* Houttuyn、*Dicranopteris dichotoma* (Thunberg) Bernhardi、*Dicranopteris linearis* (N. L. Burman) Underwood、*Dicranopteris subpectinata* (Christ) C. M. Kuo、*Dicranopteris tetraphylla* (Rosenstock) C. M. Kuo、*Dicranopteris warburgii* (Christ) Nakai。

里白科 Gleicheniaceae 里白属 Diplopterygium

中华里白

Diplopterygium chinense (Rosenstock) De Vol

| **药 材 名** | 中华里白（药用部位：根茎）。

| **形态特征** | 大型陆生蕨类，植株高约 3 m。深棕色根茎横走，直径约 5 mm，密被棕色鳞片。叶片巨大，二回羽状；叶柄深棕色，直径 5 ~ 6 mm 或过之，密被红棕色鳞片，后几变光滑；羽片长圆形，长约 1 m，宽约 20 cm；小羽片互生，多数，具极短柄，长 14 ~ 18 cm，宽约 2.5 cm，披针形，羽状深裂；裂片稍向上斜，互生，50 ~ 60 对，长 1 ~ 1.4 cm，披针形或狭披针形，全缘，中脉上面平，下面凸起，侧脉两面凸起，明显，叉状，近水平状斜展。叶坚质，上面绿色，沿小羽轴被分叉的毛，下面灰绿色，沿中脉、侧脉及边缘密被星状柔毛，后脱落。叶轴褐棕色，直径约 4.5 mm，初密被红棕色鳞片，边缘有长睫毛。孢子囊群圆形。

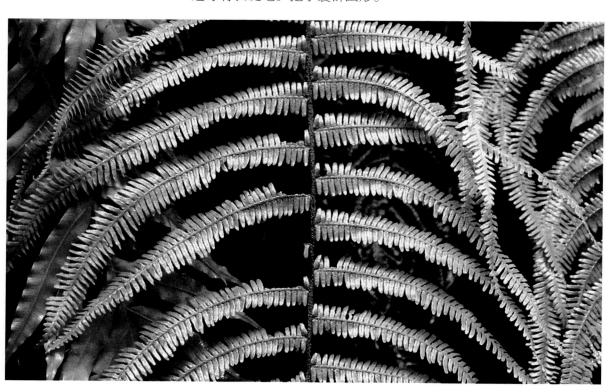

| 生境分布 | 生于海拔 400 ~ 1 700 m 的山谷疏林或溪边。分布于德兴三清山北麓、大茅山等，梧风洞景区步道旁常见。 |

| 资源情况 | 野生资源丰富。药材来源于野生。 |

| 采收加工 | 全年均可采挖，洗净，晒干。 |

| 药材性状 | 本品根茎略弯，直径 5 ~ 7 mm；表面深褐色，外皮较皱，叶柄基部及须根上被棕色鳞毛。质坚硬且脆，易折断，断面不整齐，深褐色，散有棕色纤维束和淡黄色分体中柱。气微，味淡后微辛。 |

| 功能主治 | 微苦、微涩，凉。止血，接骨。用于鼻衄，骨折。 |

| 用法用量 | 内服煎汤，9 ~ 15 g。外用适量，研末塞鼻；或调敷。 |

| 附　注 | 本种异名：*Gleichenia chinensis* Rosenstock、*Dicranopteris chinensis* (Rosenstock) Tagawa、*Hicriopteris chinensis* (Rosenstock) Ching.。 |

里白科 Gleicheniaceae 里白属 Diplopterygium

里白

Diplopterygium glaucum (Thunberg ex Houttuyn) Nakai

| 药 材 名 | 里白（药用部位：根茎）。

| 形态特征 | 植株高约 1.5 m。根茎横走，直径约 3 mm，被鳞片。柄长约 60 cm，直径约 4 mm，光滑，暗棕色；一回羽片对生，具短柄，长 55 ~ 70 cm，长圆形，中部最宽，18 ~ 24 cm；小羽片 22 ~ 35 对，近对生或互生，平展，几无柄，长 11 ~ 14 cm，宽 1.2 ~ 1.5 cm，线状披针形，羽状深裂；裂片 20 ~ 35 对，互生，长 7 ~ 10 mm，宽 2.2 ~ 3 mm，宽披针形，基部会合，全缘。中脉上面平，下面凸起，侧脉两面可见，叉状分枝，直达叶缘。叶草质，上面绿色，无毛，下面灰白色，沿小羽轴及中脉疏被锈色短星状毛，后变无毛。孢子囊群圆形，生于上侧小脉上。

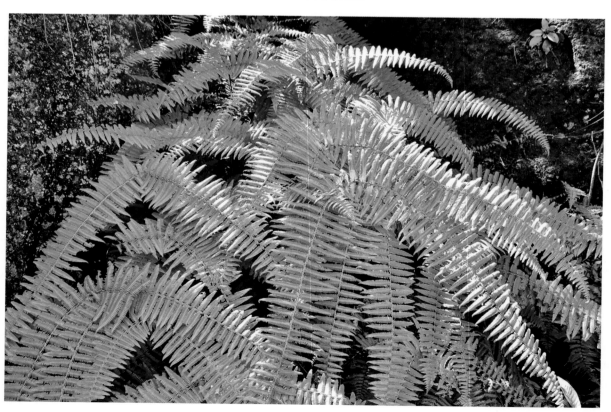

| 生境分布 | 生于丘陵山地疏林内、溪边或林缘阴地。德兴各地山区均有分布。 |

| 资源情况 | 野生资源丰富。药材来源于野生。 |

| 采收加工 | 秋、冬季采收，洗净，晒干。 |

| 药材性状 | 本品弯曲，直径 4 ~ 6 mm；表面褐色，被鳞片，并有弯曲的须根。质坚硬，易折断，断面外层为棕色皮层，中央为淡黄色中柱。气微，味淡后微辛。 |

| 功能主治 | 微苦、涩，凉。行气止血，化瘀接骨。用于胃痛，鼻衄，跌打损伤，骨折。 |

| 用法用量 | 内服煎汤，9 ~ 15 g。外用适量，研末塞鼻；或调敷。 |

| 附　注 | 本种异名：*Polypodium glaucum* Thunberg ex Houttuyn、*Dicranopteris glauca* (Thunberg ex Houttuyn) Underwood、*Gleichenia glauca* (Thunberg ex Houttuyn) Hooker、*Gleichenia japonica* Sprengel、*Hicriopteris glauca* (Thunberg ex Houttuyn) Ching、*Hicriopteris remota* Ching。 |

里白科 Gleicheniaceae 里白属 *Diplopterygium*

光里白

Diplopterygium laevissimum (Christ) Nakai

| 药 材 名 | 光里白（药用部位：根茎）。

| 形态特征 | 中型陆生蕨类，植株高 1 ~ 1.5 m。根茎横走，圆柱形，被暗棕色鳞片。叶柄绿色或暗棕色，基部以上直径 4 ~ 5 mm，基部被鳞片或疣状突起，其他部分光滑；一回羽片对生，具长 2 ~ 5 mm 的短柄，卵状长圆形，长 38 ~ 60 cm，中部宽达 26 cm；小羽片 20 ~ 30 对，互生，几无柄，中部的最长，长达 20.5 cm，狭披针形，基部下侧显然变狭，羽状全裂；裂片 25 ~ 40 对，互生，向上斜展，长 7 ~ 13 mm，宽约 2 mm，基部下侧裂片长约 5 mm，披针形，基部分离，全缘；中脉上面平，下面凸起，侧脉两面明显，二叉，斜展直达叶缘；叶坚纸质，无毛，上面绿色，下面灰绿色或淡绿色；叶轴光滑。孢子囊群圆形，位于中脉及叶缘之间，着生于上方小脉上。

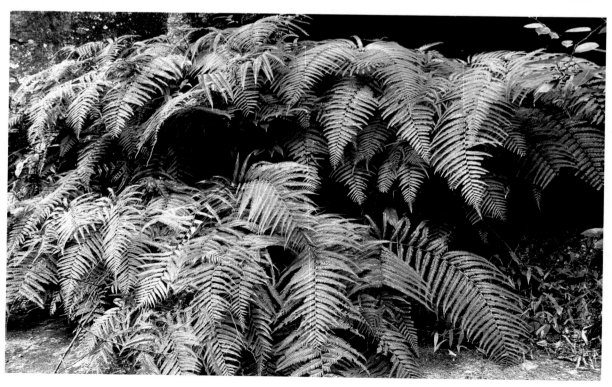

| 生境分布 | 生于海拔 400 ～ 1 800 m 的山谷林下阴湿处。分布于德兴梧风洞、三清山北麓等。 |

| 资源情况 | 野生资源一般。药材来源于野生。 |

| 采收加工 | 秋、冬季采收，洗净，去须根及叶柄，晒干。 |

| 药材性状 | 本品较平直，直径 4 ～ 6 mm，表面较光滑，暗褐色，有亮棕色大鳞片及多数黑色须根。质坚硬，易折断，断面不平，皮层棕色，中央为淡黄色中柱。气微，味淡后微辛。 |

| 功能主治 | 微苦、涩，凉。行气，止血，接骨。用于胃脘胀痛，跌打骨折，鼻衄。 |

| 用法用量 | 内服煎汤，9 ～ 15 g。外用适量，研末塞鼻；或调敷。 |

| 附　注 | 本种异名：*Gleichenia laevissima* Christ、*Dicranopteris laevissima* (Christ) Nakai、*Gleichenia kiusiana* Makino、*Hicriopteris laevissima* (Christ) Ching、*Mertensia laevissima* (Christ) Nakai.。 |

海金沙科 Lygodiaceae 海金沙属 *Lyodium*

海金沙

Lygodium japonicum (Thunb.) Sw.

| 药 材 名 | 海金沙（药用部位：成熟孢子）、海金沙藤（药用部位：地上部分。别名：海金沙草、蛤蟆藤、铁线藤）、海金沙根（药用部位：根及根茎）。

| 形态特征 | 藤本。叶轴上面有 2 条狭边，羽片多数，不育羽片尖三角形，长、宽几相等，为 10 ~ 12 cm 或较狭，柄长 1.5 ~ 1.8 cm，同羽轴一样多少被短灰毛，两侧并有狭边，二回羽状；一回羽片 2 ~ 4 对，互生，长 4 ~ 8 cm，宽 3 ~ 6 cm；二回小羽片 2 ~ 3 对，卵状三角形，具短柄或无柄，互生，掌状 3 裂；末回裂片短阔，中央一条长 2 ~ 3 cm，宽 6 ~ 8 mm，先端的二回羽片长 2.5 ~ 3.5 cm，宽 8 ~ 10 mm，波状浅裂。主脉明显，侧脉纤细，1 ~ 2 回二叉分歧，直达锯齿。叶纸质，两面沿中肋及脉上略有短毛。能育羽片卵状三角形，长、宽

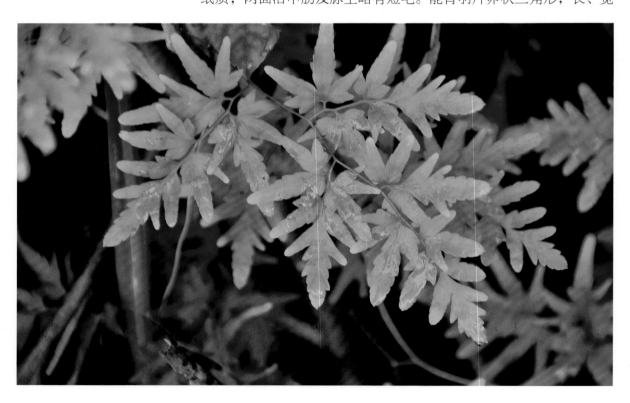

几相等，为 12 ~ 20 cm，或长稍过于宽，二回羽状。孢子囊穗长 2 ~ 4 mm，往往长远超过小羽片的中央不育部分，排列稀疏，暗褐色，无毛。

| 生境分布 | 生于山坡或旷野灌丛中。德兴各地均有分布。

| 资源情况 | 野生资源丰富。药材来源于野生。

| 采收加工 | 海金沙：秋季孢子未脱落时采割藤叶，晒干，搓揉或打下孢子，除去藤叶。
海金沙藤：夏、秋季采收，除去杂质，鲜用或晒干。
海金沙根：8 ~ 9 月采挖，洗净，晒干。

| 药材性状 | 海金沙：本品呈粉末状，棕黄色或浅棕黄色。体轻，手捻有光滑感，置手中易由指缝滑落。气微，味淡。
海金沙藤：本品多为把状。茎纤细，缠绕扭曲，长达 1 m 以上，禾秆色。多分枝，长短不一。叶对生于短枝两侧，二型，草质皱缩。营养叶尖三角形，二回羽状；一回羽片 2 ~ 4 对，互生，卵圆形，长 4 ~ 8 cm，宽 3 ~ 6 cm；二回羽片 2 ~ 3 对，卵状三角形，掌状 3 裂，裂片短而阔，顶裂片长 2 ~ 3 cm，宽 6 ~ 8 mm，边缘有不规则的浅圆齿。孢子叶卵状三角形，长、宽近相等，均为 10 ~ 20 cm；一回羽片 4 ~ 5 对，互生，长圆状披针形，长 5 ~ 10 cm，宽 4 ~ 6 cm；二回羽片 3 ~ 4 对，卵状三角形。羽片下面边缘有流苏状孢子囊穗，黑褐色。体轻，质脆，易折断。气微，味淡。
海金沙根：本品根茎细长，不规则分枝状，茶褐色，常残留有禾秆色细茎干。根须状，众多，黑褐色，细长，弯曲不直，具细密的纤维根。质硬而韧，略有弹性，较难折断，断面淡黄棕色。气微，味淡。

| 功能主治 | 海金沙：甘、咸，寒。归膀胱、小肠经。清利湿热，通淋止痛。用于热淋，石淋，血淋，膏淋，尿道涩痛。
海金沙藤：甘，寒。归膀胱、小肠、肝经。清热解毒，利水通淋，活血通络。用于热淋，石淋，血淋，小便不利，水肿，白浊，带下，肝炎，泄泻，痢疾，感冒发热，咳喘，咽喉肿痛，口疮，目赤肿痛，疟腮，乳痈，丹毒，带状疱疹，烫火伤，皮肤瘙痒，跌打伤肿，风湿痹痛，外伤出血。
海金沙根：甘、淡，寒。归肺、肝、膀胱经。清热解毒，利湿消肿。用于肺炎，感冒高热，流行性乙型脑炎，急性胃肠炎，痢疾，急性病毒性黄疸性肝炎，尿路感染，膀胱结石，风湿腰腿痛，乳腺炎，腮腺炎，睾丸炎，蛇咬伤，月经不调。

| 用法用量 | **海金沙**：内服煎汤，6 ~ 15 g，包煎；或研末，2 ~ 3 g；肾阴亏虚者慎服，孕妇忌服。

海金沙藤：内服煎汤，9 ~ 30 g，鲜品 30 ~ 90 g；或研末；孕妇慎服。外用适量，煎汤洗；或鲜品捣敷。

海金沙根：内服煎汤，15 ~ 30 g，鲜品 30 ~ 60 g。外用适量，研末调敷。

| 附　　方 | （1）治热淋：海金沙茎叶（鲜）30 g，捣汁，冷开水兑服。

（2）治肝炎：海金沙 15 g，阴行草 30 g，车前 18 g，煎汤服，每日 1 剂。

（3）治肺炎：海金沙根、马兰根、金银花藤、抱石莲（均鲜）各 15 g，煎汤服，每日 1 剂。

（4）治流行性乙型脑炎：海金沙根 30 g，瓜子金 15 g，钩藤根 15 g，金银花藤 30 g，菊花 30 g（均鲜），煎汤，加水牛角适量磨汁同服（如无水牛角用石膏代替）。

（5）治乳腺炎：海金沙根 21 ~ 30 g，酒水各半煎汤服，暖睡取汗；另用海金沙茎叶、长萼堇菜（均鲜）各等分，捣敷。

（6）治暑热泄泻：海金沙茎叶（鲜）30 g，白米（炒）3 ~ 6 g，捣烂，加温开水一碗擂汁服。［方（1）~（6）出自《江西草药》］

（7）治急性肾炎：海金沙根、一枝黄花、车前草、连钱草各 15 g，冬瓜皮 7 g，煎汤服。

（8）治流行性腮腺炎：海金沙根 60 g，糯米酒适量，煎汤服。

（9）治急性扁桃体炎：海金沙根 30 g，朱砂根 30 g，一枝黄花、十大功劳、淡竹叶各 9 g，煎汤服。［方（7）~（9）为德兴民间方］

| 附　　注 | 本种异名：*Ophioglossum japonicum* Thunberg、*Hydroglossum japonicum* (Thunberg) Willdenow、*Lygodium chaerophylloides* Desvaux、*Lygodium cochinchinense* Desvaux、*Lygodium dissectum* Desvaux、*Lygodium japonicum* (Thunb.) Sw. var. *microstachyum* (Desvaux) C. Christensen & Tardieu。

药材海金沙，为本种的干燥成熟孢子，《中华人民共和国药典》（1963 年版至 2020 年版）、《云南省药品标准》（1974 年版）、《内蒙古蒙药材标准》（1986 年版）、《新疆维吾尔自治区药品标准·第二册》（1980 年版）等中有收载。

药材海金沙藤，为本种的干燥地上部分，《江西省中药材标准》（1996 年版、2014 年版）、《福建省中药材标准》（2006 年版）、《湖南省中药材标准》（2009 年版）、《四川省中药材标准》（2010 年版）中有收载，《上海市中药材标准》

（1994 年版）收载的药用部位为干燥带羽片的叶轴；《广东省中药材标准》（1991年版）、《广西壮族自治区瑶药材质量标准·第一卷》（2014 年版）以"金沙藤"之名收载之；《中华人民共和国卫生部药品标准·中药成方制剂·第十册》（1995年版附录）以"金沙藤"之名收载之，药用部位为干燥全草；《广东省中药材标准》（2010 年版）以"海金沙草（金沙藤）"之名收载之，药用部位为干燥地上部分；《贵州省中药材、民族药材质量标准》（2003 年版）以"海金沙草（海金沙叶）"之名收载之，药用部位为干燥藤叶；《湖北省中药材质量标准》（2009 年版）以"洗肝草"之名收载之。

药材海金沙根，为本种的干燥根及根茎，《贵州省中药材、民族药材质量标准》（2003 年版）中有收载。

| 膜蕨科 | Hymenophyllaceae | 膜蕨属 | *Hymenophyllum*

华东膜蕨

Hymenophyllum barbatum (v. d. B.) Bak.

| **药 材 名** | 华东膜蕨（药用部位：全草）。

| **形态特征** | 小型石生或附生蕨类，植株高 2 ~ 3 cm。根茎纤细，丝状，长而横走。叶远生，相距 1.5 ~ 2 cm；叶柄长 0.5 ~ 2 cm，丝状，暗褐色，全部或大部分有狭翅，疏被淡褐色的柔毛；叶片卵形，长 1.5 ~ 2.5 cm，宽 1 ~ 2 cm，先端钝圆，基部近心形，2 回羽裂；羽片长圆形，3 ~ 5 对，长 5 ~ 7 mm，宽 4 ~ 6 mm，互生，无柄，颇开展或稍斜向上，羽裂几达有宽翅的羽轴；末回裂片线形，4 ~ 6 对，长 2 ~ 3 mm，宽约 0.8 mm，斜向上，边缘有小尖齿。叶脉叉状分枝，暗褐色，两面明显隆起，与叶轴及羽轴上面同被褐色的柔毛，末回裂片有小脉 1 ~ 2 条。叶为薄膜质，半透明。孢子囊群生于叶片的顶部，位于短裂片上；囊苞长卵形，长约 1.5 mm。

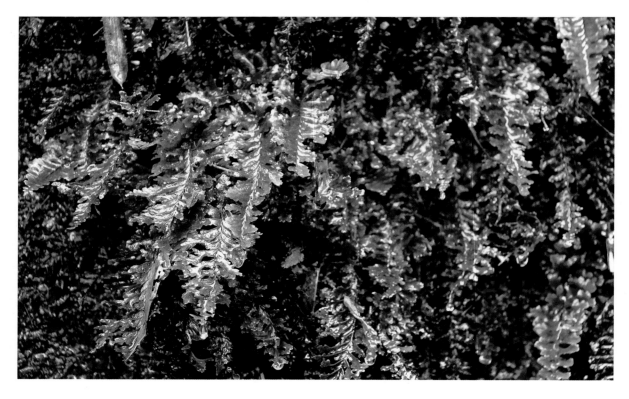

| 生境分布 | 生于海拔 800 ~ 1 000 m 的山谷林下阴湿岩石上。分布于德兴三清山北麓、大茅山等。

| 资源情况 | 野生资源丰富。药材来源于野生。

| 采收加工 | 夏、秋季采收，鲜用或晒干。

| 药材性状 | 本品多卷缩成团。根茎纤细，丝状，黑色。叶柄丝状，长 0.5 ~ 2 cm，被淡褐色柔毛；叶片展开后呈卵形，长 1.5 ~ 2.5 cm，宽 1 ~ 2 cm，薄膜质，半透明，淡褐色或鲜绿色。气微，味淡。

| 功能主治 | 微涩，凉。止血。用于外伤出血。

| 用法用量 | 外用适量，鲜品捣敷；或干品研末调敷。

| 附　　注 | 本种异名：*Leptocionium barbatum* Bosch、*Hymenophyllum fastigiosum* Christ、*Hymenophyllum khasianum* Baker、*Hymenophyllum minutidenticulatum* Ching & P. S. Chiu、*Hymenophyllum okadai* Masamune。

膜蕨科 Hymenophyllaceae 膜蕨属 Hymenophyllum

蔷蕨
Hymenophyllum badium Hook. et Grev.

| 药 材 名 | 蔷蕨（药用部位：全草）。

| 形态特征 | 附生蕨类，植株高 15 ~ 25 cm。根茎铁丝状，直径约 0.8 mm。叶远生，相距约 2 cm；叶柄长 5 ~ 10 cm，褐色或绿褐色，两侧有平直或呈波纹状的宽翅达到或近于叶柄基部，翅连叶柄宽 2 mm 以上；叶片披针形至卵状披针形或卵形，长 10 ~ 15 cm，宽 4 ~ 6 cm，3 回羽裂；羽片 10 ~ 12 对，互生，有短柄，三角状卵形至斜卵形，长 1.5 ~ 4 cm，宽 1 ~ 2.5 cm；小羽片 3 ~ 4 对，互生，长圆形，长 1 ~ 1.5 cm，宽 5 ~ 8 mm，基部下侧下延，密接；末回裂片 2 ~ 6 个，长圆形或阔线形，长 2 ~ 5 mm。叶脉叉状分枝，两面明显隆起，末回裂片有小脉 1 条。叶为薄膜质，光滑无毛。叶轴及各回羽轴均全部有阔翅。孢子囊群大，多数，位于全部羽片上，着生于向轴的

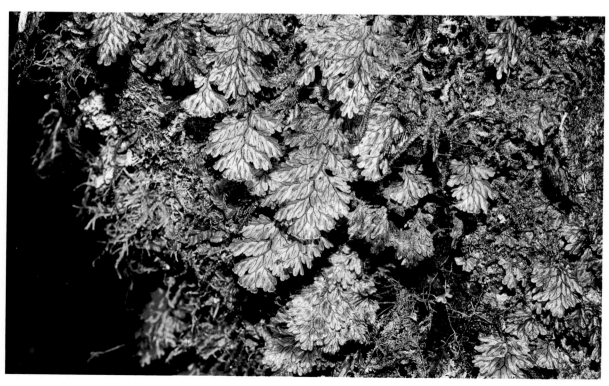

短裂片先端；囊苞近于圆形或扁圆形，直径 1.5 ～ 2 mm。

| 生境分布 | 生于海拔 600 ～ 1 600 m 的山谷溪边潮湿的岩石或树干上。分布于德兴三清山北麓等。

| 资源情况 | 野生资源一般。药材来源于野生。

| 采收加工 | 全年均可采收，鲜用或晒干。

| 药材性状 | 本品多皱缩成团，根茎纤细，铁丝状，褐色，光滑。叶柄细长，长 5 ～ 10 cm，褐色或绿褐色，光滑；叶片披针形至卵状披针形或卵形，薄膜质，半透明，长 10 ～ 15 cm，宽 4 ～ 6 cm，光滑无毛。气微，味淡，后渐辛、麻舌。

| 功能主治 | 微苦、涩，凉。清热解毒，生肌止血。用于烫火伤，痈疖肿毒，外伤出血。

| 用法用量 | 内服煎汤，9 ～ 15 g。外用适量，鲜品捣敷；或干品研末调敷。

| 附　　注 | 本种异名：*Hymenophyllum crispato-alatum* Hayata、*Hymenophyllum crispatum* Hooker & Greville、*Hymenophyllum flexile* Makino、*Hymenophyllum javanicum* Sprengel var. *badium* (Hooker & Greville) C. B. Clarke、*Hymenophyllum retusilobum* Hayata、*Mecodium badium* (Hooker & Greville) Copeland。

膜蕨科 Hymenophyllaceae 膜蕨属 *Hymenophyllum*

长柄蕗蕨

Hymenophyllum polyanthos (Swartz) Swartz

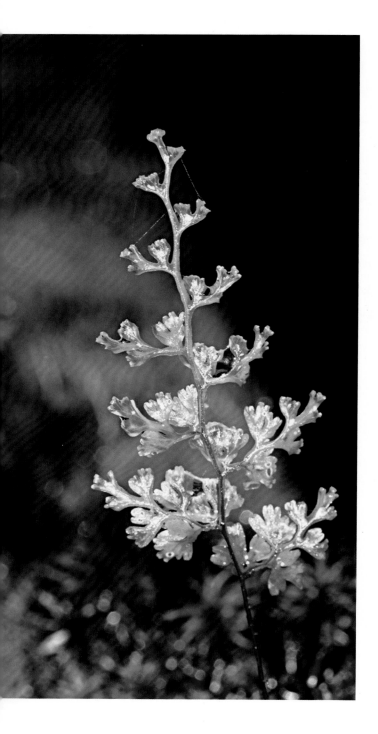

| 药 材 名 |

长柄蕗蕨（药用部位：全草）。

| 形态特征 |

附生蕨类，植株高 15 ~ 18 cm。根茎纤细，丝状，长而横走。叶远生，相距 2 ~ 3 cm；叶柄长 4 ~ 7 cm，直径约 0.5 mm；叶片宽卵形至长圆形或卵状披针形，长 8 ~ 12 cm，宽 2.5 ~ 4.5 cm，3 回羽裂；羽片 10 ~ 15 对，互生，有短柄，三角状卵形至长圆形，长 1 ~ 2.5 cm，宽 4 ~ 12 mm，密接或互相重叠，上部的羽片逐渐缩小；小羽片 4 ~ 6 对，互生，无柄，长圆形至阔楔形，长 3 ~ 5 mm，基部下侧下延，密接；末回裂片 2 ~ 6，线形至长圆状线形，长 1 ~ 3 mm。叶脉叉状分枝，两面稍隆起，末回裂片有小脉 1。叶为薄膜质，半透明，光滑无毛。叶轴及羽轴褐色，稍曲折，全部均有翅，翅连轴宽 0.8 ~ 1 mm。孢子囊群位于叶片上部 1/3 ~ 1/2，多数，各裂片均能育；囊苞为等边三角状卵形，长 1 ~ 1.5 mm。

| 生境分布 |

生于海拔 500 ~ 800 m 的山谷林下、溪旁阴湿的岩石上。分布于德兴三清山北麓、大茅山、笔架山等。

| **资源情况** | 野生资源较丰富。药材来源于野生。

| **采收加工** | 全年均可采收，鲜用或晒干。

| **药材性状** | 本品多皱缩成团，根茎纤细，丝状，褐色，光滑。叶柄细长，长 4 ~ 7 cm，直径约 0.5 mm，深褐色，光滑；叶片宽卵形，薄膜质，半透明，长 8 ~ 12 cm，宽 2.5 ~ 4.5 cm，上下两面均为棕色。气微，味淡，后渐辛、麻舌。

| **功能主治** | 微苦，凉。归心经。清热解毒，生肌止血。用于烫火伤，痈疖肿毒，外伤出血。

| **用法用量** | 内服煎汤，9 ~ 15 g。外用适量，干品研末调敷；或鲜品捣敷。

| **附　注** | 本种异名：*Trichomanes polyanthos* Swartz、*Hymenophyllum constrictum* Hayata、*Hymenophyllum hayatae* Masamune、*Hymenophyllum microsorum* Bosch、*Hymenophyllum osmundoides* Bosch、*Hymenophyllum paniculiflorum* C. Presl、*Hymenophyllum parallelocarpum* Hayata。

膜蕨科 Hymenophyllaceae 瓶蕨属 *Vandenboschia*

瓶蕨 *Vandenboschia auriculata* (Bl.) Cop.

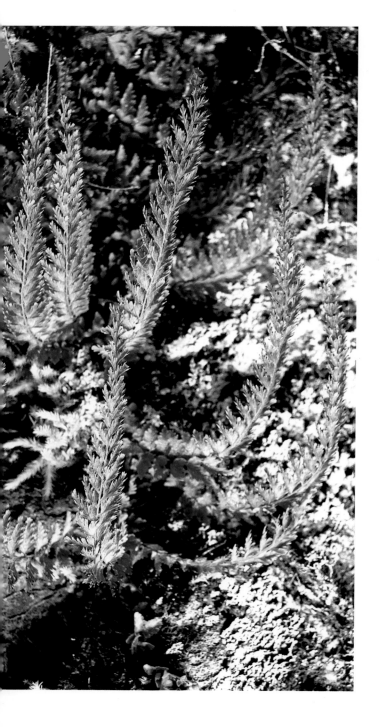

| 药 材 名 |

瓶蕨（药用部位：全草）。

| 形态特征 |

中型附生蕨类，植株高 15 ~ 30 cm。根茎长而横走，直径 2 ~ 3 mm，被黑褐色有光泽的多细胞的节状毛，后渐脱落，叶柄腋间有一密被节状毛的芽。叶远生，相距 3 ~ 5 cm；叶柄短，长 4 ~ 8 mm，基部被节状毛，无翅或有狭翅；叶片披针形，长 15 ~ 30 cm，宽 3 ~ 5 cm，能育叶与不育叶相似，一回羽状；羽片 18 ~ 25 对，互生，无柄，上部的斜出，中部的平展，基部的反折并覆盖根状茎，卵状长圆形，长 2 ~ 3 cm，宽 1 ~ 1.5 cm，密接；不育裂片狭长圆形，长 4 ~ 5 mm，宽 3 ~ 4 mm，先端有钝圆齿，每齿有小脉 1 条；能育裂片通常缩狭或仅有一单脉。叶脉多回二歧分枝，隆起。叶为厚膜质，常沿叶脉多少形成折皱，叶轴灰褐色，有狭翅或几无翅。孢子囊群顶生于向轴的短裂片上，每个羽片有 10 ~ 14；囊苞狭管状，长 2 ~ 2.5 mm。

| 生境分布 |

生于海拔 500 m 以上的溪边树干上或阴湿岩

石上。分布于德兴三清山北麓及畈大等。

| **资源情况** | 野生资源一般。药材来源于野生。

| **采收加工** | 夏、秋季采收，鲜用或晒干。

| **功能主治** | 微苦，平。归肝经。止血生肌。用于外伤出血。

| **用法用量** | 外用适量，干品研末调敷；或鲜品捣敷。

| **附　注** | 本种异名：*Trichomanes auriculatum* Blume、*Cephalomanes auriculatum* (Blume) Bosch、*Crepidomanes auriculatum* (Blume) K. Iwatsuki、*Lacostea auriculata* (Blume) Prantl、*Vandenboschia hainanensis* Ching & P. S. Chiu.。

姬蕨科 Dennstaedtiaceae 碗蕨属 Dennstaedtia

碗蕨
Dennstaedtia scabra (Wall.) Moore

| 药 材 名 | 碗蕨（药用部位：全草）。

| 形态特征 | 陆生蕨类，根茎长而横走，红棕色，叶疏生；全株多具棕色透明的节状毛；柄长 20 ~ 35 cm，直径 2 ~ 3 mm，红棕色或淡栗色。叶片长 20 ~ 40 cm，宽 15 ~ 20 cm，三角状披针形或长圆形，下部 3 ~ 4 回羽状深裂，中部以上 3 回羽状深裂，羽片 10 ~ 20 对，长圆形或长圆状披针形，斜向上，基部 1 对最大，一般长 10 ~ 14 cm，基部宽 4.5 ~ 6 cm，有长约 1 cm 的柄，2 ~ 3 回羽状深裂；一回小羽片 14 ~ 16 对，长圆形，一般长 2.5 ~ 5 cm，向上渐短，具有狭翅的短柄；二回小羽片阔披针形，基部有狭翅相连，羽状深裂达中肋 1/2 ~ 2/3 处；末回小羽片全缘或 1 ~ 2 裂，边缘无锯齿。叶脉羽状分叉，每个小裂片有小脉 1，羽片先端有纺锤形水囊。

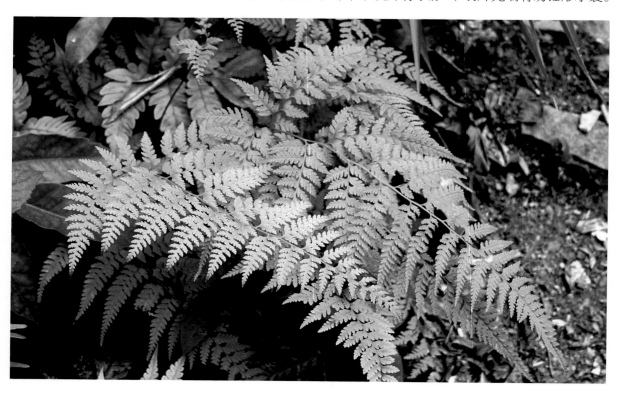

叶坚草质。孢子囊群圆形，位于裂片的小脉先端；囊群盖碗形，灰绿色，略有毛。

| **生境分布** | 生于海拔 1 000 m 以上的林下或溪边。分布于德兴三清山北麓、大茅山等。

| **资源情况** | 野生资源一般。药材来源于野生。

| **采收加工** | 夏、秋季采收，除去杂质，洗净，鲜用或晒干。

| **药材性状** | 本品根茎呈圆柱形、粗长，表面红棕色，密被棕色的节状毛，其下着生众多灰黑色的须根。叶柄长 20 ～ 35 cm，红棕色，稍有光泽；叶片长 20 ～ 35 cm，宽 15 ～ 20 cm，3 ～ 4 回羽状深裂，三角状披针形或矩圆形，纸质，棕绿色，叶两面、羽轴及叶脉均具褐色的节状长毛；末回裂片短，钝尖，全缘，每裂片有小脉 1，先端膨大成水囊，不达叶缘。孢子囊群生于小脉先端，囊群盖碗形，灰绿色，略有毛。质脆，气微，味淡。

| **功能主治** | 辛，凉。归膀胱经。祛风，清热解表。用于感冒头痛，风湿痹痛。

| **用法用量** | 内服煎汤，9 ～ 15 g。

姬蕨科 Dennstaedtiaceae 姬蕨属 Hypolepis

姬蕨
Hypolepis punctata (Thunb.) Mett.

| 植物别名 | 岩姬蕨、云南姬蕨。

| 药 材 名 | 姬蕨（药用部位：全草）。

| 形态特征 | 陆生蕨类，植株高达 1 m。根茎横走，粗壮，密生棕色节状长毛。叶疏生，叶柄长 30 ~ 55 cm，禾秆色，基部呈棕色，有灰白色节状毛；叶片纸质，近卵形，3 ~ 4 回羽状浅裂，长 35 ~ 75 cm，宽 20 ~ 25 cm，基部圆楔形，先端渐尖，羽片 5 ~ 10 对，狭卵形或卵状披针形，第 1 对最大，长 12 ~ 20 cm，宽 4 ~ 10 cm；二回羽片 10 ~ 20 对，宽披针形或线状披针形，下部的较大，长 2.5 ~ 5 cm，宽 1.2 ~ 2 cm；末回羽片 6 ~ 8 对，长圆形，两侧有 3 ~ 4 对浅裂片，两面有灰白色节状毛；叶脉羽状，侧脉分叉。孢子囊群圆形，生于

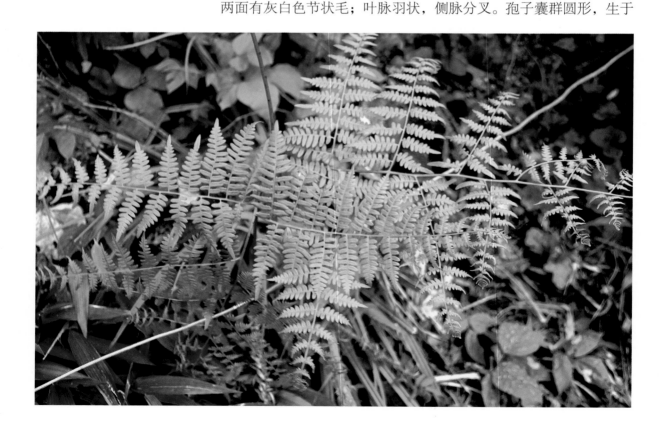

末回裂片基部两侧或上侧的近缺刻处，无囊群盖，常被略反折的裂片边缘遮盖。

| 生境分布 | 生于海拔 500 m 以上的溪边阴处，有时生在石隙或墙缝内。分布于德兴三清山北麓、大茅山等。

| 资源情况 | 野生资源一般。药材来源于野生。

| 采收加工 | 夏、秋季采收，洗净，鲜用或晒干。

| 药材性状 | 本品根茎被有棕色毛。叶柄略扭曲，长 22 ~ 25 cm，表面棕褐色。叶片常皱缩，展平后呈长卵状三角形，长 35 ~ 70 cm，宽 20 ~ 25 cm，顶部叶片 1 回羽状深裂，中部以下 3 ~ 4 回羽状深裂；羽片卵状披针形，2 回羽状分裂；小裂片矩圆形，长约 5 mm，边缘有钝锯齿。有时在末回裂片基部两侧或上侧的近缺刻处可见孢子囊群。气微，味苦、辛。

| 功能主治 | 苦、辛，凉。清热解毒，收敛止血。用于烫火伤，外伤出血。

| 用法用量 | 外用适量，鲜品捣敷；或干品研末调敷。

| 附　注 | 本种异名：*Polypodium punctatum* Thunberg、*Hypolepis yunnanensis* Ching、*Nephrodium punctatum* (Thunberg) Diels、*Phegopteris punctata* (Thunberg) Mettenius.。

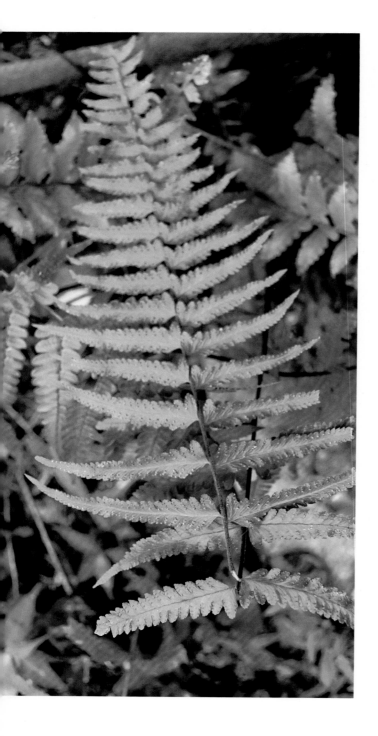

姬蕨科 Dennstaedtiaceae **鳞盖蕨属** Microlepia

边缘鳞盖蕨 *Microlepia marginata* (Houtt.) C. Chr.

| 药 材 名 |

边缘鳞盖蕨（药用部位：嫩叶）。

| 形态特征 |

陆生蕨类，植株高约60 cm。根茎长而横走，密被锈色长柔毛。叶远生；叶柄长20 ～ 30 cm，直径1.5 ～ 2 mm，深禾秆色，几光滑；叶片长圆状三角形，羽状深裂，长与叶柄略等，宽13 ～ 25 cm，一回羽状；羽片20 ～ 25 对，基部对生，上部互生，有短柄，披针形至近镰状，长10 ～ 15 cm，宽1 ～ 1.8 cm，边缘缺裂至浅裂，小裂片三角形，偏斜，全缘或有少数牙齿，上部各羽片渐短，无柄。侧脉明显，在裂片上为羽状。叶纸质，叶轴密被锈色开展的硬毛，在叶下面各脉及囊群盖上较稀疏，叶上面也多少有毛。孢子囊群圆形，每小裂片上有1 ～ 6，向边缘着生；囊群盖杯形，长、宽几相等，棕色，多少被短硬毛。

| 生境分布 |

生于海拔300 ～ 1 800 m的常绿阔叶林灌丛中、竹林下或山沟阴湿处。分布于德兴三清山北麓、大茅山等。

| 资源情况 | 野生资源丰富。药材来源于野生。

| 采收加工 | 夏、秋季采收，洗净，鲜用或晒干。

| 药材性状 | 本品叶柄长 20 ～ 30 cm，深禾秆色，有纵沟，几光滑，叶片矩圆状三角形，长达 55 cm，宽 13 ～ 25 cm，1 回羽裂，纸质，绿色，叶两面有短硬毛；羽片披针形，先端渐尖，基部上侧稍呈耳状凸起，下侧楔形，边缘近羽裂，裂片三角形，急尖或钝尖，侧脉在裂片上羽状；孢子囊群每小裂片有 1 ～ 6，囊群盖浅杯形，棕色，有短硬毛。气微，味淡。

| 功能主治 | 微苦，寒。归肝经。清热解毒，祛风活络。用于痈疮疔肿，风湿痹痛，跌打损伤。

| 用法用量 | 内服煎汤，9 ～ 15 g。外用适量，捣敷。

姬蕨科 Dennstaedtiaceae 鳞盖蕨属 *Microlepia*

粗毛鳞盖蕨 *Microlepia strigosa* (Thunb.) Presl

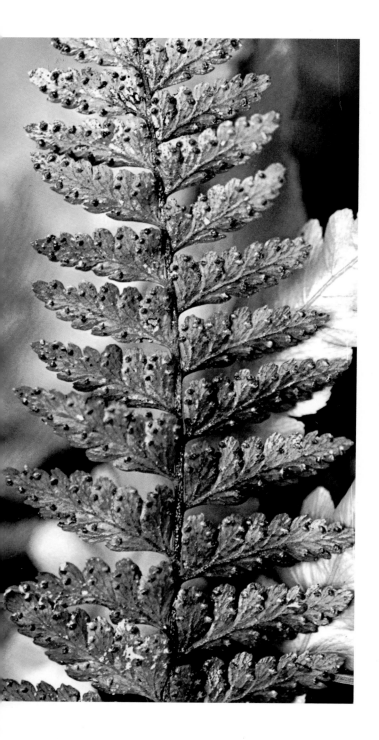

| 药 材 名 |

粗毛鳞盖蕨（药用部位：全草）。

| 形态特征 |

中型陆生蕨类，植株高达 110 cm。根茎长而横走，直径 4 mm。叶远生；叶柄长达 50 cm，基部直径 4 mm，褐棕色；根茎和叶柄下部被灰棕色长针状毛；叶片长圆形，长达 60 cm，宽 22 ～ 28 cm，二回羽状；羽片 25 ～ 35 对，近互生，有短柄，线状披针形，长 15 ～ 17 cm，宽 3 cm；小羽片 25 ～ 28 对，无柄，近菱形，长 1.4 ～ 2 cm，宽 6 ～ 8 mm，下侧狭楔形，多少下延，上边为不同程度的羽裂，基部上侧的裂片最大，边缘有粗而不整齐的锯齿。叶脉下面隆起，在上侧基部 1 ～ 2 组为羽状，其余各脉二叉分枝。叶纸质；叶轴及羽轴下面密被褐色短毛，上面光滑，叶片则上面光滑，下面沿各细脉疏被灰棕色短硬毛。孢子囊群小形，每小羽片上有 8 ～ 9，位于裂片基部；囊群盖杯形，棕色，被棕色短毛。

| 生境分布 |

生于海拔 1 500 m 以下的林下阴地或墙缝中。分布于德兴三清山北麓、大茅山等。

| 资源情况 | 野生资源丰富。药材来源于野生。

| 采收加工 | 夏、秋季采收，除去杂质，洗净，鲜用或晒干。

| 药材性状 | 本品根茎呈圆柱形，直径约 4 mm，表面密生灰棕色长针状毛。叶柄长达 50 cm，褐棕色，有粗糙的斑痕；叶片矩圆形，长可达 60 cm，宽 15 ～ 28 cm，2 ～ 3 回羽裂，厚纸质，绿色或褐棕色；叶轴、羽轴及叶脉都有短硬毛，羽片条状披针形，有柄，小羽片长 1.4 ～ 2 cm，边缘浅裂或粗钝齿状；孢子囊群生于小脉先端，每小羽片上有 8 ～ 9，囊群盖半杯形，有棕色短毛。气微，味微苦。

| 功能主治 | 微苦，寒。清热利湿。用于肝炎，流行性感冒。

| 用法用量 | 内服煎汤，9 ～ 15 g。

| 附 注 | 本种异名：*Trichomanes strigosum* Thunberg、*Davallia japonica* (Swartz) Kunze、*Davallia strigosa* (Thunberg) Kunze、*Dennstaedtia strigosa* (Thunberg) J. Smith、*Dicksonia japonica* Swartz、*Dicksonia strigosa* (Thunberg) Thunberg、*Microlepia formosana* Ching。

鳞始蕨科 Lindsaeaceae 鳞始蕨属 *Lindsaea*

团叶陵齿蕨

Lindsaea orbiculata (Lam.) Mett. ex Kuhn

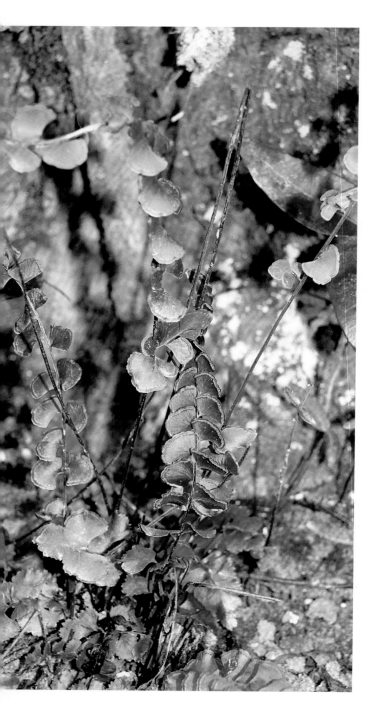

| 药 材 名 |

团叶鳞始蕨（药用部位：全草）。

| 形态特征 |

陆生蕨类，植株高达 30 cm。根茎短而横走，先端密被红棕色的狭小鳞片。叶近生；叶柄长 5 ~ 11 cm，栗色；叶片线状披针形，长 15 ~ 20 cm，宽 1.8 ~ 2 cm，一回羽状，下部往往二回羽状；羽片 20 ~ 28 对，下部各对羽片对生，中上部的互生而接近，有短柄；羽片近圆形或肾圆形，长 9 mm，宽约 6 mm，外缘圆形，在着生孢子囊群的边缘有不整齐的牙齿，在不育的羽片有尖牙齿；在二回羽状植株上，其基部 1 对或数对羽片伸出成线形，长可达 5 cm，一回羽状，其小羽片与上部各羽片相似而较小。叶脉二叉分枝，小脉紧密，下面稍明显。叶草质，叶轴禾秆色至棕栗色，有 4 棱。孢子囊群连续不断成长线形，或偶为缺刻所中断；囊群盖线形，棕色，膜质，有细牙齿，几达叶缘。

| 生境分布 |

生于海拔 500 m 以上的溪边林下或石上。分布于德兴三清山北麓等。

| 资源情况 | 野生资源一般。药材来源于野生。

| 采收加工 | 夏、秋季采收，洗净，鲜用或晒干。

| 药材性状 | 本品根茎呈圆柱形，表面密生红棕色狭小的鳞片，其下着生众多灰褐色须根。叶柄长 5 ~ 11 cm，栗褐色，上面有沟，下面稍圆，光滑；叶片长条状披针形，长 15 ~ 20 cm，宽 1.5 ~ 2 cm，一至二回羽状，纸质，灰绿色；叶轴禾秆色，有四棱，羽片有短柄，团扇形，基部内缘凹入，下缘平直，外缘圆而有不整齐的尖牙齿，叶脉多回二叉，扇形；孢子囊群生于小脉先端的连接脉上，靠近叶缘，连续分布；孢子囊盖线形，棕色，有细牙齿。质韧，气微，味淡、微苦。

| 功能主治 | 苦，凉。归肝经。清热解毒，止血，镇痛。用于痢疾，疮疥，枪弹伤。

| 用法用量 | 内服煎汤，9 ~ 15 g。外用适量，鲜品捣敷。

| 附　　注 | 本种异名：*Adiantum orbiculatum* Lamarck、*Lindsaea commixta* Tagawa、*Lindsaea hainanensis* Ching、*Lindsaea orbiculata* (Lam.) Mett. ex Kuhn var. *commixta* (Tagawa) K. U. Kramer、*Lindsaea simulans* Ching。

鳞始蕨科 Lindsaeaceae 乌蕨属 Stenoloma

乌蕨
Stenoloma chusanum Ching

| 药 材 名 | 乌韭（药用部位：全草或叶。别名：大叶金花草、凤凰标、小叶鸡尾草）。

| 形态特征 | 中型陆生蕨类，植株高达 65 cm。根茎短而横走，密被赤褐色的钻状鳞片。叶近生，叶柄长达 25 cm，禾秆色至褐禾秆色，除基部外通体光滑；叶片披针形，长 20 ～ 40 cm，四回羽状；羽片 15 ～ 20 对，互生，密接，下部的相距 4 ～ 5 cm，有短柄，卵状披针形，长 5 ～ 10 cm，下部三回羽状；一回小羽片在一回羽状的顶部下有 10 ～ 15 对，有短柄，近菱形，长 1.5 ～ 3 cm，一回羽状或基部二回羽状；二回（或末回）小羽片小，倒披针形，有牙齿，基部楔形下延，其下部小羽片常再分裂成具有 1 ～ 2 细脉的短而同形的裂片。叶坚草质，通体光滑。孢子囊群边缘着生；囊群盖灰棕色，

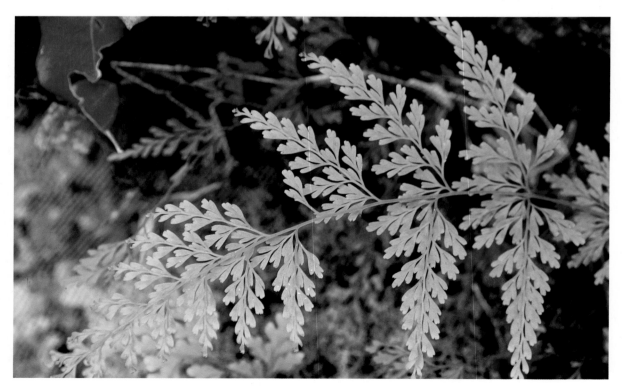

半杯形，与叶缘等长。

| 生境分布 | 生于海拔 200 m 以上的林下、路边阴地或山麓岩缝积土上。德兴各地山区均有分布。

| 资源情况 | 野生资源丰富。药材来源于野生。

| 采收加工 | 夏、秋季挖取带根茎的全草，除去杂质，洗净，鲜用或晒干。

| 药材性状 | 本品根茎粗壮，长 2 ～ 7 cm，表面密被赤褐色钻状鳞片，上方近生多数叶，下方有众多紫褐色须根。叶柄长 10 ～ 25 cm，直径约 2 mm，呈不规则的细圆柱形，表面光滑，禾秆色或基部红棕色，有数条角棱及 1 凹沟；叶片披针形，3 ～ 4 回羽状分裂，略折皱，棕褐色至深褐色，小裂片楔形，先端平截或 1 ～ 2 浅裂；孢子囊群 1 ～ 2 着生于每个小裂片先端边缘。气微，味微苦、涩。

| 功能主治 | 微苦，寒。归肝、肺、大肠经。清热解毒，利湿，止血。用于感冒发热，咳嗽，咽喉肿痛，肠炎，痢疾，肝炎，湿热带下，痈疮肿毒，痄腮，口疮，烫火伤，毒蛇、狂犬咬伤，皮肤湿疹，吐血，尿血，便血，外伤出血。

| 用法用量 | 内服煎汤，15 ～ 30 g，鲜品 30 ～ 60 g；或捣汁。外用适量，捣敷；或研末调敷；或煎汤洗。

| 附　　方 | （1）治各种中毒：乌蕨 60 ～ 90 g，煎汤服；亦可捣烂取汁，开水冲服或外洗。
（2）治肝炎：乌蕨 60 g，虎刺根、凤尾草（井栏边草）、过坛龙（扇叶铁线蕨）各 50 g，煎汤去渣，猪肝 120 g，炖汤，服汤食肝，每日 1 剂。
（3）治痢疾：乌蕨 600 g，米酒煎汤服，每日 1 剂。
（4）治外伤出血：鲜乌蕨适量，捣烂，加乳汁少许，调匀外敷。［方（1）～（4）出自《江西草药》］
（5）治急性黄疸性肝炎：乌蕨、紫金牛、茵陈、白马骨各 30 g，煎汤服。
（6）治食物中毒、农药中毒：鲜乌蕨 250 g，绿豆 30 g，煎汤服。［方（5）～（6）为德兴民间方］

| 附　　注 | 药材乌韭，为本种的干燥全草或叶，《中华人民共和国药典》（1977 年版）收载的药用部位为叶；《上海市中药材标准》（1994 年版）以"乌韭（金花草）"之名收载之，《贵州省中药材、民族药材质量标准》（2003 年版）以"乌韭"之名收载之，药用部位均为全草。

蕨科 Pteridiaceae 蕨属 Pteridium

蕨

Pteridium aquilinum (L.) Kuhn var. *latiusculum* (Desv.) Underw. ex Heller

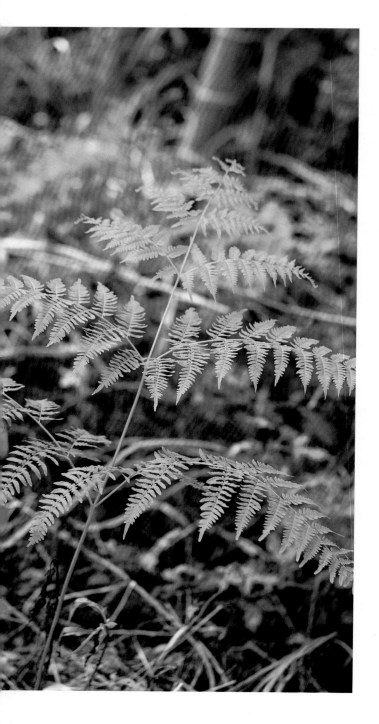

药材名

蕨（药用部位：嫩叶）、蕨根（药用部位：根茎。别名：山蕨、乌拉、乌佬根）。

形态特征

陆生蕨类，植株高可达 1 m。根茎长而横走，密被锈黄色柔毛，后渐脱落。叶远生；叶柄长 20 ～ 80 cm，基部直径 3 ～ 6 mm，褐棕色或棕禾秆色；叶片阔三角形或长圆状三角形，长 30 ～ 60 cm，宽 20 ～ 45 cm，三回羽状；羽片 4 ～ 6 对，对生或近对生，基部 1 对最大，三角形，长 15 ～ 25 cm，宽 14 ～ 18 cm，柄长 3 ～ 5 cm；小羽片约 10 对，互生，披针形，长 6 ～ 10 cm，宽 1.5 ～ 2.5 cm，先端尾状渐尖，具短柄；裂片 10 ～ 15 对，彼此接近，长圆形，长约 14 mm，宽约 5 mm，全缘；中部以上的羽片逐渐变为一回羽状。叶脉稠密，仅下面明显。叶上面无毛，下面在裂片主脉上多少被棕色或灰白色的疏毛或近无毛。孢子囊群生于叶背边缘。

生境分布

生于山地阳坡或林缘阳光充足之处。德兴各地均有分布。

| 资源情况 | 野生资源丰富。药材来源于野生。

| 采收加工 | **蕨**：秋、冬季采收，鲜用或晒干。
蕨根：秋、冬季挖取，洗净，晒干。

| 功能主治 | **蕨**：甘，寒。归肝、胃、大肠经。清热利湿，降气化痰，收敛止血，平肝潜阳。用于感冒发热，湿热黄疸，痢疾，带下，噎膈，肺结核咳血，肠风便血，风湿痹痛；外用于蛇虫咬伤，刀伤，湿疹。
蕨根：甘，寒；有毒。归肺、肝、脾、大肠经。清热利湿，平肝安神，解毒消肿。用于发热，咽喉肿痛，腹泻，痢疾，黄疸，带下，高血压，头昏失眠，风湿痹痛，痔疮，脱肛，湿疹，烫火伤，蛇虫咬伤。

| 用法用量 | **蕨**：内服煎汤，9 ~ 15 g；不宜生食、久食，脾胃虚寒及生疗疮者慎服。外用适量，捣敷；或研末撒。
蕨根：内服煎汤，9 ~ 15 g。外用适量，研粉或炙灰调敷；不宜多服、久服。

| 附　　方 | 治口腔溃疡：山蕨根粉、葛根粉各 30 g，用冷开水调成稀糊状，再用沸开水冲调成稠糊，蜂蜜 30 ml 调匀，分 3 ~ 5 次内服并涂敷溃疡面。（德兴民间方）

| 附　　注 | 本种异名：*Pteridium latiusculum* Hieron. ex Fries、*Pteridium aquilinum* (L.) Kuhn subsp. *latiusculum* (Desv.) Shieh、*Pteris lanuginosa* Spreng.、*Pteridium aquilinum* Kuhn var. *japonicum* Nakai、*Pteridium aquilinum* (L.) Kuhn f. *glabrum* Tard.-Blot et C. Chr.。
德兴民间常将本种与毛轴蕨混淆使用。

蕨科 Pteridiaceae 蕨属 Pteridium

毛轴蕨 *Pteridium revolutum* (Bl.) Nakai

| **药 材 名** | 龙爪菜（药用部位：根茎）。

| **形态特征** | 陆生蕨类，植株高达 1 m 以上。根茎横走。叶远生；叶柄长 35 ～ 50 cm，基部直径 5 ～ 8 mm，禾秆色或棕禾秆色，幼时密被灰白色柔毛，老则脱落；叶片阔三角形或卵状三角形，长 30 ～ 80 cm，宽 30 ～ 50 cm，三回羽状；羽片 4 ～ 6 对，对生，具柄，长圆形，下部羽片略呈三角形，长 20 ～ 30 cm，宽 10 ～ 15 cm，柄长 2 ～ 3 cm；小羽片 12 ～ 18 对，对生或互生，与羽轴合生，披针形，长 6 ～ 8 cm，宽 1 ～ 1.5 cm，先端短尾状渐尖，深羽裂几达小羽轴；裂片约 20 对，对生或互生，略斜向上，披针状镰形，长约 8 mm，向基部逐渐变宽，彼此连接，通常全缘；叶片的顶部为二回羽状，羽片披针形；裂片下面被灰白色或浅棕色密毛。叶脉上面凹陷，

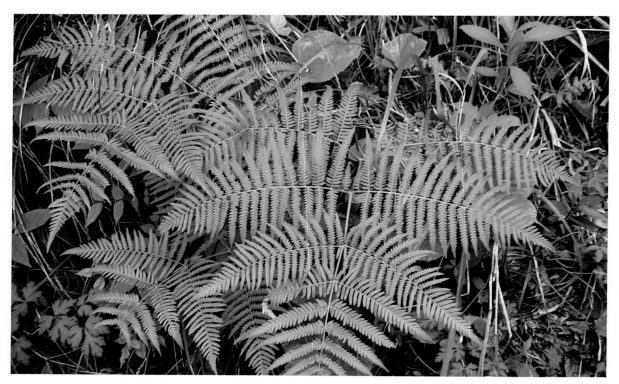

下面隆起；叶轴、羽轴及小羽轴均有灰白色或浅棕色柔毛，老时渐稀疏。孢子囊群生于叶背边缘。

| **生境分布** | 生于海拔 500 m 以上的山坡阳处。分布于德兴三清山北麓、大茅山等。

| **资源情况** | 野生资源丰富。药材来源于野生。

| **采收加工** | 夏、秋季采收，洗净，鲜用或晒干。

| **功能主治** | 微涩、甘，凉。清热解毒，祛风除湿，利尿解热，驱虫。用于热毒疮疡，烫火伤，脱肛，风湿痹痛，小便淋痛，诸虫病。

| **用法用量** | 内服煎汤，6 ~ 15 g；或浸酒。外用适量，捣敷；或研末调敷。

| **附　注** | 本种异名：*Pteris revoluta* Bl.、Pteris densa Wall.、*Pteridium capense* (Thunb.) Krasser var. *densa* Nakai、*Pteris wightiana* Wall.、*Pteris recurvata* Wall. var. *wightiana* Agardh。
德兴民间常将本种与蕨混淆使用。

凤尾蕨科 Pteridaceae 凤尾蕨属 *Pteris*

凤尾蕨

Pteris cretica L. var. *nervosa* (Thunb.) Ching et S. H. Wu

| 药 材 名 | 井口边草（药用部位：全草。别名：凤尾草）。

| 形态特征 | 陆生蕨类，植株高 50 ～ 70 cm。根茎短而直立或斜升，先端被黑褐色鳞片。叶簇生，二型或近二型；柄长 30 ～ 45 cm（不育叶的柄较短），禾秆色，表面平滑；叶片卵圆形，长 25 ～ 30 cm，一回羽状；不育叶的羽片 2 ～ 5 对，通常对生，斜向上，基部 1 对有短柄并为二叉，向上的无柄，狭披针形或披针形，长 10 ～ 20 cm，叶缘有软骨质的边并有锯齿；能育叶的羽片 3 ～ 6 对，对生或向上渐为互生，基部 1 对有短柄并为二叉，向上的无柄，线形，长 12 ～ 25 cm，宽 5 ～ 12 mm，先端渐尖并有锐锯齿。主脉下面强度隆起，禾秆色，光滑；侧脉两面均明显，稀疏，单一或从基部分叉。叶绿色或灰绿色，无毛；叶轴禾秆色，表面平滑。

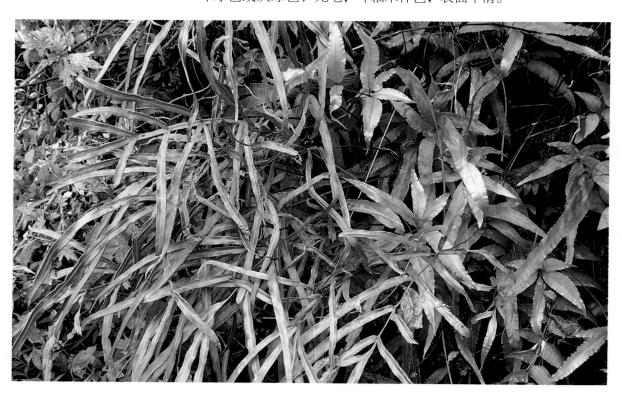

| 生境分布 | 生于海拔 400 m 以上的石灰岩地区的岩隙间或林下灌丛中。分布于德兴三清山北麓、大茅山等。

| 资源情况 | 野生资源丰富。药材来源于野生。

| 采收加工 | 全年均可采收，鲜用，或洗净，切段，晒干。

| 功能主治 | 甘、淡，凉。归肝、大肠经。清热利湿，止血生肌，解毒消肿。用于泄泻，痢疾，黄疸，淋证，水肿，咳血，尿血，便血，刀伤出血，跌打肿痛，疮痈；外用于烫火伤，刀伤，犬、蛇咬伤，癣疥。

| 用法用量 | 内服煎汤，10～30 g。外用适量，研末撒；或煎汤洗；或鲜品捣敷。

| 附　方 | （1）治细菌性痢疾：井口边草、地锦草、铁苋各 30 g，煎汤服。
（2）治急性病毒性肝炎：井口边草 60 g，红枣 10 枚，煎汤服。［方（1）～（2）为德兴民间方］

| 附　注 | 本种异名：*Pteris nervosa* Thunb、*Pteris cretica* auct. non L.、*Pteris pentaphylla* Willd.、*Pteris serrulata* L. f. var. *intermedia* Christ。

凤尾蕨科 Pteridaceae 凤尾蕨属 Pteris

刺齿半边旗 *Pteris dispar* Kze.

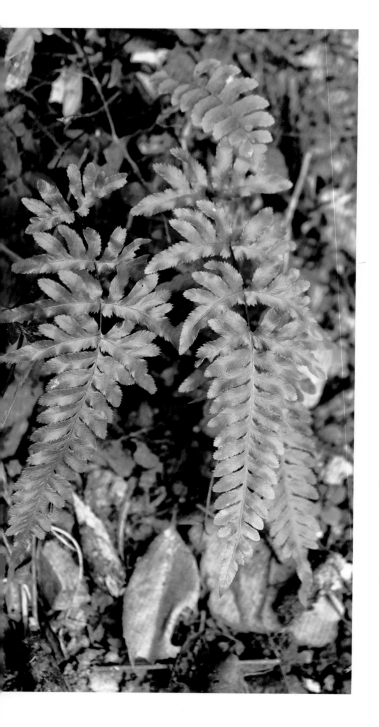

| 药 材 名 |

刺齿凤尾蕨（药用部位：全草）。

| 形态特征 |

多年生陆生蕨类，植株高 30 ～ 80 cm。根茎斜向上，先端及叶柄基部被黑褐色鳞片，鳞片先端纤毛状并稍卷曲。叶簇生，近二型；柄长 15 ～ 40 cm，与叶轴均为栗色，有光泽；叶片卵状长圆形，长 25 ～ 40 cm，2 回深裂或 2 回半边深羽裂；顶生羽片披针形，长 12 ～ 18 cm，篦齿状深羽状几达叶轴，裂片 12 ～ 15 对，对生，阔披针形或线状披针形，略呈镰状，长 1 ～ 2 cm，基部下侧不下延或略下延，不育叶缘有长尖刺状的锯齿；侧生羽片 5 ～ 8 对，与顶生羽片同形，对生或近对生斜展，下部的有短柄，长 6 ～ 12 cm，先端尾状渐尖。侧脉明显，二叉，小脉直达锯齿的软骨质刺尖头。孢子囊群线形，生叶背边缘。

| 生境分布 |

生于海拔 300 ～ 950 m 的阔叶林中或山谷疏林下。德兴各地均有分布。

| 资源情况 | 野生资源丰富。药材来源于野生。

| 采收加工 | 全年均可采收，鲜用或晒干。

| 功能主治 | 苦、涩，凉。归肝、大肠经。清热解毒，止血，散瘀生肌。用于泄泻，痢疾，疟腮，风湿痛，疮毒，跌打损伤，蛇咬伤。

| 用法用量 | 内服煎汤，15 ~ 30 g。外用适量，捣敷。

| 附　注 | 本种异名：*Pteris semipinnata* Linnaeus var. *dispar* (Kunze) Hooker & Baker、*Pteris taiwaniana* Masamune & Suzuki.。

凤尾蕨科 Pteridaceae 凤尾蕨属 Pteris

剑叶凤尾蕨 *Pteris ensiformis* Burm.

| 植物别名 | 剑叶凤尾草。

| 药 材 名 | 凤冠草（药用部位：全草或根茎）。

| 形态特征 | 陆生蕨类，植株高 30 ~ 50 cm。根茎细长，斜升或横卧，被黑褐色鳞片。叶密生，二型；柄长 10 ~ 30 cm，直径 1.5 ~ 2 mm，与叶轴同为禾秆色；叶片长圆状卵形，长 10 ~ 25 cm，宽 5 ~ 15 cm，羽状，羽片 3 ~ 6 对，对生，上部的无柄，下部的有短柄；不育叶的下部羽片三角形，长 2.5 ~ 6 cm，常为羽状，小羽片 2 ~ 3 对，对生，长圆状倒卵形至阔披针形，基部下侧下延，下部全缘，上部及先端有尖齿；能育叶的羽片疏离，通常为 2 ~ 3 叉，中央的分叉最长，顶生羽片基部不下延，下部两对羽片有时为羽状，先端不育

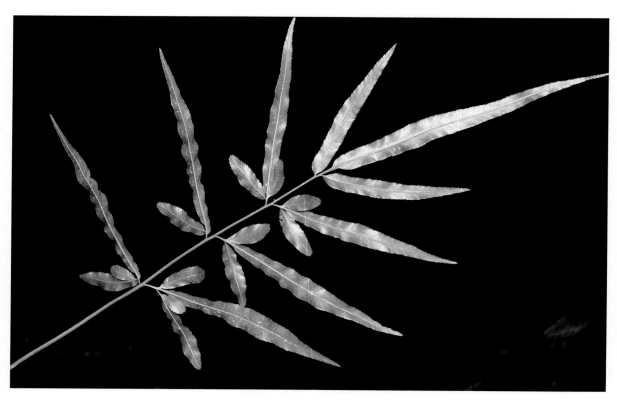

的叶缘有密尖齿，余均全缘。主脉禾秆色，下面隆起；侧脉密接，通常分叉。孢子囊群线形，生叶背边缘。

| 生境分布 | 生于海拔 150 ~ 1 000 m 的林下或溪边潮湿的酸性土壤上。分布于德兴三清山北麓、大茅山等地的红壤山地。

| 资源情况 | 野生资源丰富。药材来源于野生。

| 采收加工 | 全年均可采收，洗净，鲜用或晒干。

| 药材性状 | 本品全株长 15 ~ 50 cm，根茎粗壮，表面密被棕褐色细小鳞片，下方及侧方丛生灰褐色须根，上方簇生多数叶。叶柄细长，黄白色，光滑，具 4 棱，直径约 1 mm，易折断，叶片稍皱缩，灰绿色，2 回羽状分裂，二型；着生孢子的叶片其小羽片狭细，顶生小羽片特长，和其下的 1 对小羽片合生，顶部以下全缘，稍反卷，不生孢子的叶片较小，小羽片矩圆形或披针形，宽达 1 cm，边缘有尖齿，质脆易碎。孢子囊密生于叶下面边缘，褐色，呈长带状隆起。气微，味淡。

| 功能主治 | 苦、微涩，微寒。归肝、大肠、膀胱经。清热利湿，凉血止血，解毒消肿。用于痢疾，泄泻，黄疸，淋病，带下，咽喉肿痛，痄腮，痈疽，瘰疬，疟疾，崩漏，痔疮出血，外伤出血，跌打肿痛，疥疮，湿疹。

| 用法用量 | 内服煎汤，15 ~ 30 g，大剂量可用 60 ~ 120 g。外用适量，煎汤洗；或捣敷。

| 附　注 | 药材凤冠草，为本种的干燥全草或根茎，《贵州省中药材、民族药材质量标准》（2003 年版）以"凤尾草"之名收载之；同属植物凤尾草 Pteris creticn L.、溪边凤尾蕨 Pteris excelsa Gaud.、井栏边草 Pteris multifida Poir.、蜈蚣草 Pteris vittata L. 与本种同等药用。

中药"凤尾草"各标准收载的基原不一，《中华人民共和国药典》（1977 年版）、《贵州省中药材质量标准》（1988 年版）收载其基原为凤尾草 Pteris multifida Poir.，药用部位均为干燥全草；《中华人民共和国卫生部药品标准·中药材·第一册》（1992 年版）收载其基原为井栏边草 Pteris multifida Poir.，药用部位为干燥全草；《贵州省中药材、民族药材质量标准》（2003 年版）收载其基原为剑叶凤尾蕨 Pteris cretca L.、凤尾草 Pteris creticn L.、溪边凤尾蕨 Pteris excelsa Gaud.、井栏边草 Pteris multifida Poir.、蜈蚣草 Pteris vittata L.，药用部位为新鲜或干燥全草；《中华人民共和国药典》（2010 年版附录）收载其基原为井栏边草 Pteris multifida Poir. et Lam.，药用部位为干燥全草。

凤尾蕨科 Pteridaceae 凤尾蕨属 Pteris

溪边凤尾蕨 *Pteris terminalis* Wallich ex J. Agardh

| **药 材 名** | 凤尾草（药用部位：全草）。

| **形态特征** | 陆生蕨类，植株高达 180 cm。根茎短而直立，木质，直径达 2 cm，先端被黑褐色鳞片。叶簇生；柄长 70 ~ 90 cm，坚硬，基部直径 6 ~ 10 mm，暗褐色，向上为禾秆色，无毛；叶片阔三角形，长 60 ~ 120 cm 或更长，下部宽 40 ~ 90 cm，2 回深羽裂；顶生羽片长圆状阔披针形，长 20 ~ 30 cm 或更长，向上先端渐尖并为尾状，篦齿状深羽裂几达羽轴，裂片 20 ~ 25 对，互生，镰状长披针形，长 3.5 ~ 10 cm，基部稍扩大，下侧下延，顶部不育叶叶缘有浅锯齿；侧生羽片 5 ~ 10 对，互生或近对生，有短柄，形状、大小及分裂度与顶生羽片类似。侧脉仅下面可见，斜展，通常二叉。叶无毛，偶有在羽片下面的下部有稀疏的短柔毛。

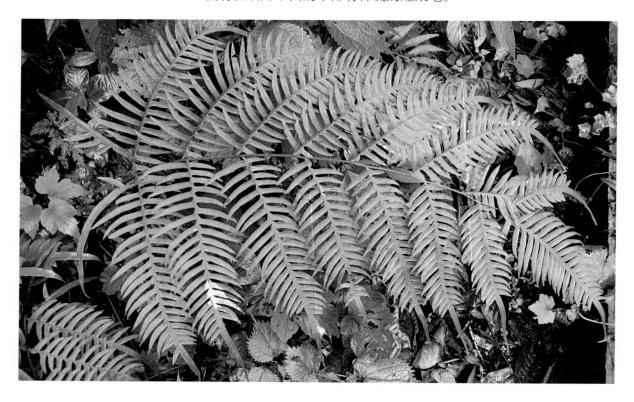

| 生境分布 | 生于海拔 160 m 以上的溪边疏林下、林缘或灌丛中。分布于德兴大目源、梧风洞等。 |

| 资源情况 | 野生资源一般。药材来源于野生。 |

| 采收加工 | 夏、秋季采收，洗净，鲜用或晒干。 |

| 功能主治 | 微苦，凉。归肝、胃、大肠经。清热利湿，凉血止血，消肿解毒。用于黄疸性肝炎，肠炎，菌痢，淋浊，带下，吐血，衄血，便血，尿血，扁桃体炎，腮腺炎，痈肿疮毒，湿疹。 |

| 用法用量 | 内服煎汤，15 ~ 30 g。外用适量，鲜品捣敷。 |

| 附　注 | 药材凤尾草，为本种的干燥全草，《贵州省中药材、民族药材质量标准》（2003年版）中有收载；同属植物剑叶凤尾蕨 *Pteris cretca* L.、凤尾草 *Pteris creticn* L.、井栏边草 *Pteris multifida* Poir.、蜈蚣草 *Pteris vittata* L. 与本种同等药用。 |

凤尾蕨科 Pteridaceae 凤尾蕨属 Pteris

傅氏凤尾蕨 *Pteris fauriei* Hieron.

| 植物别名 | 金钗凤尾蕨。

| 药 材 名 | 金钗凤尾蕨（药用部位：叶）。

| 形态特征 | 陆生蕨类，植株高 50 ~ 60 cm。根茎短，斜生，先端和叶柄基部有狭披针形鳞片。叶纸质，近丛生，一型；叶柄禾秆色；叶片卵状三角形，长 30 ~ 45 cm，宽 30 ~ 40 cm，2 回深羽裂达羽轴两侧的狭翅，基部 1 对羽状二叉；裂片 20 ~ 30 对，宽披针形线状略镰状，斜向上，略弯弓，长 2.5 ~ 4 cm，宽 5 ~ 7 mm，全缘；叶主脉处有少数针状细刺，侧脉二叉。孢子囊群沿裂片顶部以下的边缘连续分布，囊群盖线形，膜质，灰色，全缘。

| 生境分布 | 生于海拔 300 ~ 800 m 的林下、沟边酸性土壤上。分布于德兴三

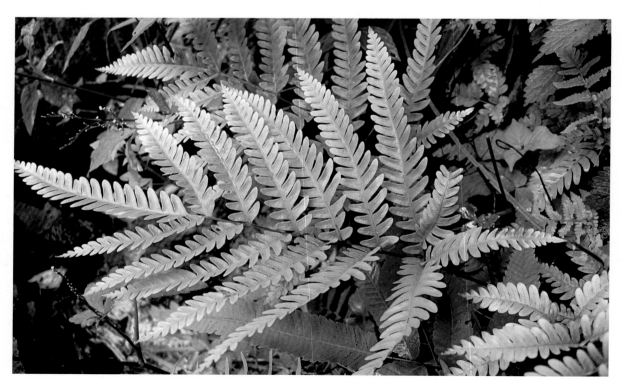

清山、大茅山等。

| **资源情况** | 野生资源丰富。药材来源于野生。

| **采收加工** | 全年均可采收，洗净，鲜用或晒干。

| **功能主治** | 苦，凉。归心经。清热利湿，祛风定惊，敛疮止血。用于痢疾，泄泻，黄疸，小儿惊风，外伤出血，烫火伤。

| **用法用量** | 内服煎汤，6 ~ 15 g。外用适量，研末敷；或捣敷。

| **附　　注** | 本种异名：*Pteris quadriaurita* Hook.、*Pteris quadriaurita* Franch. et Sav.、*Pteris biaurita* C. Chr.、*Pteris longipinnula* Christ、*Pteris linearis* Poir. var. *fauriri* C. Chr. et Tard.-Blot。

凤尾蕨科 Pteridaceae 凤尾蕨属 Pteris

全缘凤尾蕨

Pteris insignis Mett. ex Kuhn

| 药 材 名 | 全缘凤尾蕨（药用部位：全草。别名：鸡脚莲、五指草、巴墙草）。

| 形态特征 | 陆生蕨类，植株高 1 ～ 1.5 m。根茎斜升，先端被黑褐色鳞片。叶簇生；柄坚硬，长 60 ～ 90 cm，基部直径 5 ～ 7 mm，深禾秆色而稍有光泽；叶片卵状长圆形，长 50 ～ 80 cm，宽 20 ～ 30 cm，一回羽状；羽片 6 ～ 14 对，对生或有时近互生，线状披针形，全缘，有软骨质的边，长 16 ～ 20 cm，下部的羽片不育，宽约 2.5 cm，有长约 1 cm 的柄，中部以上的羽片能育，宽 1 ～ 1.5 cm，仅有短柄，顶生羽片同形，有柄。叶脉明显，主脉下面隆起，深禾秆色，侧脉斜展，两面均隆起，单一或从下部分叉。叶灰绿色至褐绿色，无毛；叶轴浅褐色。孢子囊群线形，着生于能育羽片的中上部；囊群盖线形，灰白色或灰棕色，全缘。

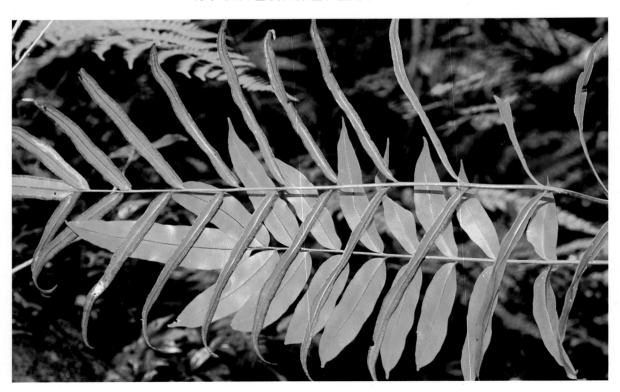

| 生境分布 | 生于海拔 200 ～ 800 m 的山谷阴湿的密林下或水沟旁。德兴各地均有分布。 |

| 资源情况 | 野生资源丰富。药材来源于野生。 |

| 采收加工 | 全年均可采收，洗净，鲜用或晒干。 |

| 功能主治 | 微苦，凉。归肝经。清热解毒，消肿散瘀。用于黄疸，痢疾，风湿痛，瘰疬，咽喉痛，跌打损伤，尿血，外伤出血。 |

| 用法用量 | 内服煎汤，10 ～ 15 g。外用适量，捣敷。 |

| 附　注 | 本种异名：*Pteris platysora* Bak.、*Pteris indochinensis* Christ。 |

凤尾蕨科 Pteridaceae 凤尾蕨属 Pteris

井栏边草 *Pteris multifida* Poir.

| 药 材 名 | 凤尾草（药用部位：全草。别名：大凤尾草）。

| 形态特征 | 陆生蕨类，植株高 30 ～ 45 cm。根茎短而直立，先端被黑褐色鳞片。叶多数，密而簇生，明显二型，暗绿色，遍体无毛；不育叶柄长 15 ～ 25 cm，禾秆色或暗褐色而有禾秆色的边；叶片卵状长圆形，长 20 ～ 40 cm，一回羽状，羽片通常 3 对，对生，无柄，线状披针形，长 8 ～ 15 cm，叶缘有不整齐的尖锯齿并有软骨质的边，下部 1 ～ 2 对通常分叉，顶生三叉羽片及上部羽片的基部显著下延，在叶轴两侧形成宽 3 ～ 5 mm 的狭翅；能育叶有较长的柄，羽片 4 ～ 6 对，狭线形，长 10 ～ 15 cm，仅不育部分具锯齿，余均全缘，下部 2 ～ 3 对通常二叉至三叉，上部几对的基部长下延而成宽 3 ～ 4 mm 的翅。

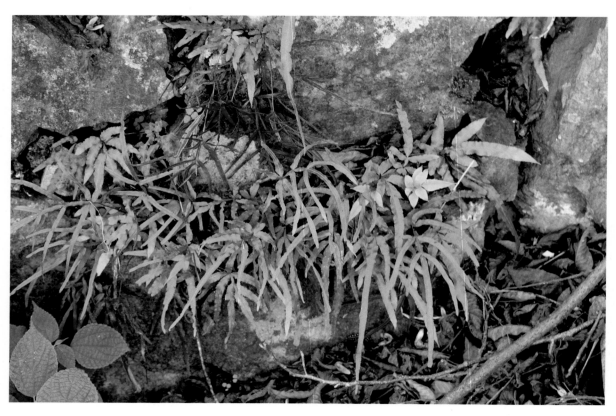

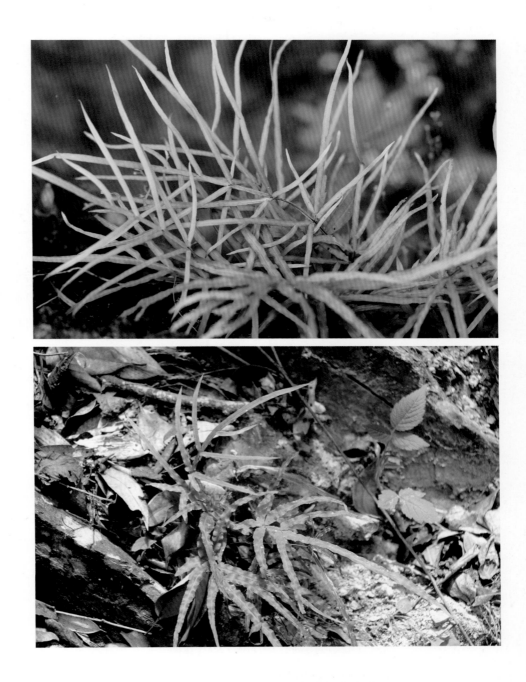

| **生境分布** | 生于阴湿的岩壁、墙壁、井边或灌丛下。德兴各地均有分布。

| **资源情况** | 野生资源丰富。药材来源于野生。

| **采收加工** | 全年均可采收，洗净，晒干。

| **药材性状** | 本品多扎成小捆。全草长 30 ～ 45 cm。根茎短，棕褐色，下面丛生须根，上面有簇生叶，叶柄细，有棱，棕黄色或黄绿色，长 15 ～ 25 cm，易折断，叶片草

质，一回羽状，灰绿色或黄绿色；不育叶羽片宽 4 ~ 8 cm，边缘有不整齐锯齿，能育叶长条形，宽 3 ~ 6 cm，边缘反卷，孢子囊群生于羽片下面边缘。气微，味淡或微涩。

| 功能主治 | 淡、微苦，寒。归大肠、肝、心经。清热利湿，消肿解毒，凉血止血。用于痢疾，泄泻，淋浊，带下，黄疸，疔疮肿毒，喉痹乳蛾，淋巴结结核，腮腺炎，乳腺炎，高热抽搐，蛇虫咬伤，吐血，衄血，尿血，便血，外伤出血。

| 用法用量 | 内服煎汤，9 ~ 30 g，鲜品 30 ~ 60 g；或捣汁；虚寒泻痢者及孕妇禁服。外用适量，捣敷。

| 附　方 | （1）治痢疾：①鲜凤尾草 60 ~ 90 g，煎汤服或擂汁服，每日 3 剂。②鲜凤尾草根 30 g，鲜娃儿藤 15 g；煎汤，每日 1 剂，痢后 2 ~ 3 日服效果最佳。

（2）治急性肝炎：鲜凤尾草 90 g，捣汁服，每日 3 剂，五日一疗程。

（3）治热淋、血淋：凤尾草 30 g，米泔水煎汤服，每日 2 剂；亦可用鲜凤尾草 60 g，捣汁，开水冲服。

（4）治烫火伤：凤尾草适量，烧灰存性，麻油调搽。

（5）治荨麻疹：凤尾草适量，食盐少许，煎汤洗。

（6）治磷中毒（亦适用于鸦片、砒、毒蕈中毒）：鲜凤尾草 120 g，切碎，加泉水一碗，擂汁服。［方（1）~（6）出自《江西草药》］

| 附　注 | 本种异名：*Preris serrulata* L.。

药材凤尾草，为本种的新鲜或干燥全草，《中华人民共和国药典》（1977 年版、2010 年版附录）、《贵州省中药材质量标准》（1988 年版）、《中华人民共和国卫生部药品标准·中药材·第一册》（1992 年版）、《江西省中药材标准》（2014 年版）、《贵州省中药材、民族药材质量标准》（2003 年版）中有收载；同属植物剑叶凤尾蕨 *Pteris cretca* L.、凤尾草 *Pteris creticn* L.、溪边凤尾蕨 *Pteris excelsa* Gaud.、蜈蚣草 *Pteris vittata* L. 与本种同等药用。

中药"凤尾草"各标准收载的基原不一，《中华人民共和国药典》（1977 年版）、《贵州省中药材质量标准》（1988 年版）收载其基原为凤尾草 *Pteris multifida* Poir.，药用部位均为干燥全草；《中华人民共和国卫生部药品标准·中药材·第一册》（1992 年版）收载其基原为井栏边草 *Pteris multifida* Poir.，药用部位为干燥全草；《贵州省中药材、民族药材质量标准》（2003 年版）收载其基原为剑叶凤尾蕨 *Pteris cretca* L.、凤尾草 *Pteris creticn* L.、溪边凤尾蕨 *Pteris excelsa*

Gaud.、井栏边草 *Pteris multifida* Poir.、蜈蚣草 *Pteris vittata* L.，药用部位为新鲜或干燥全草；《中华人民共和国药典》（2010 年版附录）收载其基原为井栏边草 *Pteris multifida* Poir. et Lam.，药用部位为干燥全草。

德兴民间常将本种与凤尾草混淆使用。

凤尾蕨科 Pteridaceae 凤尾蕨属 Pteris

半边旗
Pteris semipinnata L.

| 药 材 名 | 半边旗（药用部位：全草或根茎）。

| 形态特征 | 多年生陆生蕨类，植株高 35 ~ 100 cm。根茎长而横走，直径 1 ~ 1.5 cm，先端及叶柄基部被褐色鳞片。叶簇生；叶柄长 15 ~ 55 cm，连同叶轴均为栗红色，有光泽；叶片长圆状披针形，长 15 ~ 50 cm，2 回半边深裂；顶生羽片阔披针形至长三角形，长 10 ~ 18 cm，先端尾状，篦齿状深羽裂几达叶轴，裂片 6 ~ 12 对，对生，镰状阔披针形，长 2.5 ~ 5 cm，向上渐短，基部下侧阔翅沿叶轴下延达下 1 对裂片；侧生羽片 4 ~ 7 对，半三角形而略呈镰状，长 5 ~ 15 cm，先端长尾头，基部两侧极不对称，上侧翅仅宽 3 ~ 6 mm，不分裂或少分裂，下侧篦齿状深羽裂几达羽轴，裂片 3 ~ 6 或较多，镰状披针形，基部一片长 1.5 ~ 6 cm，向上渐短，基部下

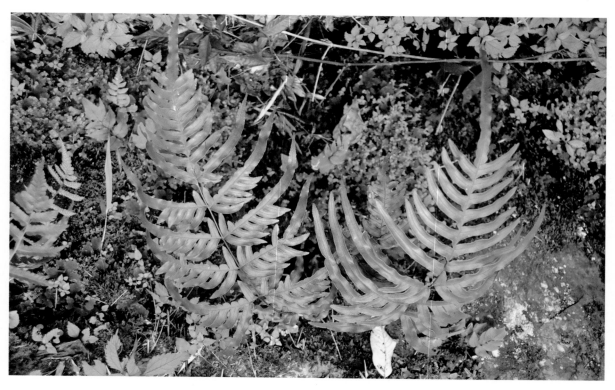

侧下延，不育裂片的叶有尖锯齿，能育裂片仅先端有一尖刺或具 2～3 尖锯齿。

| **生境分布** | 生于疏林下阴湿处、溪边或岩石旁的酸性土壤上。德兴各地均有分布。

| **资源情况** | 野生资源丰富。药材来源于野生。

| **采收加工** | 全年均可采收全草，洗净，鲜用或晒干；全年均可采挖根茎，除去叶须、根和鳞叶，洗净，趁鲜切片，干燥。

| **药材性状** | 本品根和叶柄近簇生于根茎上。根茎呈圆柱形，长 2～7 cm，直径 0.3～1 cm，具密生的披针形鳞片与丛生须根；质脆，断面不平整；木部类白色，呈间断环状排列；皮部黑褐色。根呈圆柱形，黑褐色，纤细，多碎断。叶细长，叶柄红褐色，具 4 棱，长 15～60 cm；叶片多破碎卷曲，革质或近纸质，完整者展开后为二回羽状复叶；顶生羽片阔披针形，深羽裂几达叶柄；侧生羽片上侧仅有 1 阔翅，下侧羽状深裂，不育叶叶缘具软骨质刺尖头，其小脉常达锯齿基部。气微，味淡。

| **功能主治** | 苦、辛，凉。归肝、大肠经。清热利湿，凉血止血，解毒消肿。用于泄泻，痢疾，黄疸，目赤肿痛，牙痛，吐血，痔疮出血，外伤出血，跌打损伤，皮肤瘙痒；外用于外伤出血，毒蛇咬伤，疮疡肿毒，湿疹。

| **用法用量** | 内服煎汤，9～15 g。外用适量，捣敷；或研末调敷；或煎汤熏洗。

| **附　　方** | （1）治目赤肿痛：半边旗根茎（去毛切片）30 g，加白糖煎汁，每日早晚各服 1 次。
（2）治毒蛇咬伤：半边旗叶捣烂，加糖外敷；或干半边旗全草 15 g～30 g，煎汤服。
（3）治疖疮：半边旗煎汤洗患处。
（4）治乳痈肿：鲜半边旗根茎（去毛）60 g，煎汤服。
（5）治菌痢、肠炎、外伤出血、牙痛、跌打肿痛：干半边旗 15 g～30 g，煎汤服。［方（1）～（5）出自《草药手册》（江西）］

| **附　　注** | 药材半边旗，为本种的全草或根茎，《中华人民共和国卫生部药品标准·中药成方制剂·第二册·附录》（1990 年版）、《广东省中药材标准》（2010 年版）、《广西壮族自治区壮药质量标准·第二卷》（2011 年版）中有收载。

凤尾蕨科 Pteridaceae 凤尾蕨属 Pteris

蜈蚣凤尾蕨 Pteris vittata L.

| **植物别名** | 蜈蚣草、鸡冠凤尾蕨。

| **药 材 名** | 蜈蚣草（药用部位：全草或根茎）。

| **形态特征** | 中型陆生蕨类，植株高 30 ~ 100 cm。根茎直立，短而粗健，直径 2 ~ 2.5 cm，密被蓬松的黄褐色鳞片。叶簇生；柄坚硬，长 10 ~ 30 cm 或更长，深禾秆色至浅褐色，幼时密被与根茎上同样的鳞片，后渐稀疏；叶片倒披针状长圆形，长 20 ~ 90 cm 或更长，一回羽状；顶生羽片与侧生羽片同形，侧生羽片多数，互生或有时近对生，无柄，不与叶轴合生，向下羽片逐渐缩短，基部羽片仅为耳形，中部羽片最长，狭线形，长 6 ~ 15 cm，基部两侧稍呈耳形，不育的叶缘有微细而均匀的密锯齿。叶无毛；叶轴禾秆色，疏被鳞片。在成熟的

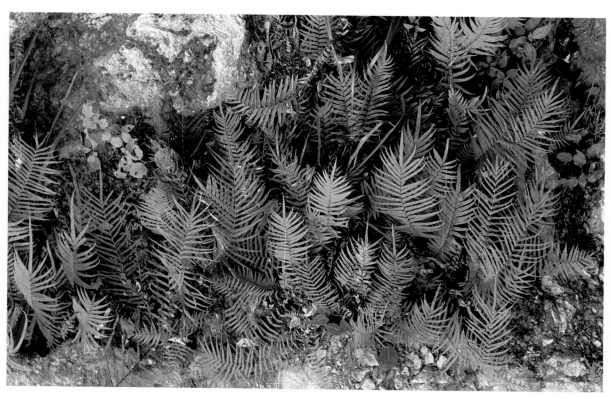

植株上除下部缩短的羽片不育外，几乎全部羽片均能育，孢子囊群生叶背边缘。

| **生境分布** | 生于钙质土或石灰岩上。分布于德兴三清山北麓、大茅山等。

| **资源情况** | 野生资源丰富。药材来源于野生。

| **采收加工** | 全年均可采收，洗净，鲜用或晒干。

| **药材性状** | 本品呈条状或不规则的块状，长 4 ~ 10 cm，直径 0.7 ~ 1.5 cm。表面棕色或棕褐色，密被棕色条形鳞片。根茎具多数叶柄基和残留的细根。叶柄基扁圆形或扁三角形，腹面具浅沟槽。质硬，折断面棕褐色，可见灰白色、线状"U"形叶柄维管束。根茎质坚硬，切面棕黄色，可见灰白色、线状"U"形分体中柱 2 ~ 3。气微，味微涩。

| **功能主治** | 淡，平；有小毒。归肝、大肠、膀胱经。祛风除湿，舒筋活络，解毒杀虫。用于风湿筋骨疼痛，腰痛，肢麻屈伸不利，半身不遂，跌打损伤，感冒，痢疾，乳痈，疮毒，疥疮，蛔虫病，蛇虫咬伤，外伤出血。

| **用法用量** | 内服煎汤，6 ~ 12 g。外用适量，捣敷；或煎汤熏洗。

| **附　　注** | 本种异名：*Pteris vittata* L. f. *cristata* Ching ex Ching et S. H. Wu。
药材蜈蚣草，为本种的新鲜或干燥全草或带叶柄茎的干燥根茎，《贵州省中药材、民族药材质量标准》（2003 年版）以"凤尾草"之名收载之，《河南省中药材标准》（1991 年版）以"黑狗脊"之名收载之。

中国蕨科 Sinopteridaceae 粉背蕨属 Aleuritopteris

银粉背蕨
Aleuritopteris argentea (Gmél.) Fée

| 药 材 名 | 通经草（药用部位：全草或地上部分。别名：金牛草、分经草、紫背金牛）。

| 形态特征 | 小型陆生蕨类，植株高 15 ～ 30 cm。根茎直立或斜升，先端被披针形、棕色、有光泽的鳞片。叶簇生；叶柄长 10 ～ 20 cm，红棕色、有光泽；叶片五角形，长、宽几相等，均为 5 ～ 7 cm，羽片 3 ～ 5 对，基部 3 回羽裂，中部 2 回羽裂，上部 1 回羽裂；基部 1 对羽片直角三角形，长 3 ～ 5 cm，宽 2 ～ 4 cm，基部上侧与叶轴合生，小羽片 3 ～ 4 对，基部以狭翅相连，下侧一片最大，长 2 ～ 2.5 cm，宽 0.5 ～ 1 cm，长圆状披针形，有裂片 3 ～ 4 对；裂片三角形或镰状，基部 1 对较短，长仅 1 cm 左右；第 2 对羽片为不整齐的 1 回羽裂，披针形，有不整齐的裂片 3 ～ 4 对；裂片三角形或镰状，以圆

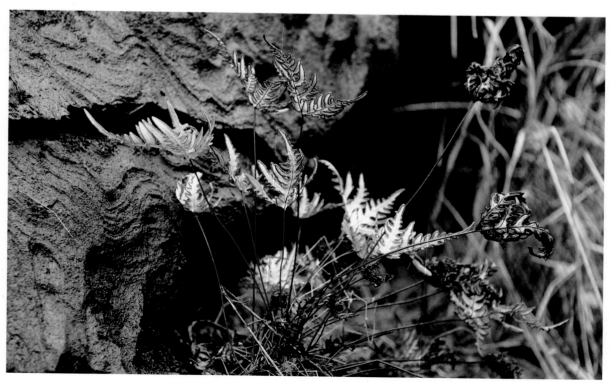

缺刻分开；自第 2 对羽片向上渐次缩短。叶上面褐色、光滑，叶脉不显，下面被乳白色或淡黄色粉末，裂片边缘有明显而均匀的细牙齿。孢子囊群生叶背边缘；囊群盖连续，膜质，黄绿色。

| 生境分布 | 生于海拔 500 ~ 1 800 m 的石灰岩缝或墙缝中。分布于德兴三清山北麓、大茅山等。

| 资源情况 | 野生资源丰富。药材来源于野生。

| 采收加工 | 夏、秋季采收，去净泥土，捆成小把，晒干。

| 药材性状 | 本品根茎短小，密被红棕色鳞片。叶数枚簇生；叶柄细长，长 10 ~ 20 cm，栗棕色，有光泽；叶片卷缩，展开后呈近五角形，长、宽均为 5 ~ 7 cm，掌状羽裂，细裂片宽窄不一，叶上表面绿色，下表面被银白色或淡黄色粉粒。孢子囊群集生于叶缘，呈条形。质脆，易折断。气微，味淡。

| 功能主治 | 辛、甘，平。归肝、肺经。活血调经，补虚止咳，利湿，解毒消肿。用于月经不调，经闭腹痛，赤白带下，肺痨咳血，大便泄泻，小便涩痛，肺痈，乳痈，风湿关节痛，跌打损伤，肋间神经痛，暴发火眼，疮肿。

| 用法用量 | 内服煎汤，9 ~ 15 g；孕妇禁服。外用适量，煎汤熏洗；或捣敷。

| 附　注 | 药材通经草，为本种的干燥全草，《中华人民共和国卫生部药品标准·蒙药分册》（1998 年版）、《内蒙古蒙药材标准》（1986 年版）、《山西省中药材标准》（1987 年版）中有收载；《湖北省中药材质量标准》（2009 年版、2018 年版）以"分经草"之名收载之，《山东省中药材标准》（1995 年版、2002 年版）、《中华人民共和国卫生部药品标准·中药成方制剂·第十一册·附录》（1996 年版）、《中华人民共和国药典》（2010 年版附录）以"金牛草"之名收载之，《北京市中药材标准·附录》（1998 年版）以"紫背金牛"之名收载之。

中国蕨科 | Sinopteridaceae 碎米蕨属 | Cheilosoria

毛轴碎米蕨

Cheilosoria chusana (Hook.) Ching et Shing

| 药 材 名 | 毛轴碎米蕨（药用部位：全草。别名：川层草）。

| 形态特征 | 陆生蕨类，植株高 10 ～ 30 cm。根茎短而直立，被栗黑色披针形鳞片。叶簇生，柄长 2 ～ 5 cm，亮栗色，密被红棕色披针形和钻状披针形鳞片及少数短毛；叶片长 8 ～ 25 cm，中部宽 3 ～ 6 cm，披针形，2 回羽状全裂；羽片 10 ～ 20 对，几无柄，中部羽片最大，长 1.5 ～ 3.5 cm，三角状披针形，深羽裂；裂片长圆形或长舌形，无柄，或基部下延而有狭翅相连，边缘有圆齿；下部羽片渐缩短，基部 1 对三角形。叶脉在裂片上羽状，单一或分叉，两面不显。叶绿色或棕绿色，两面无毛，羽轴下面下半部栗色，上半部绿色。孢子囊群圆形，生小脉先端，位于裂片的圆齿上，每齿 1 ～ 2；囊群盖椭圆状肾形或圆肾形，黄绿色。

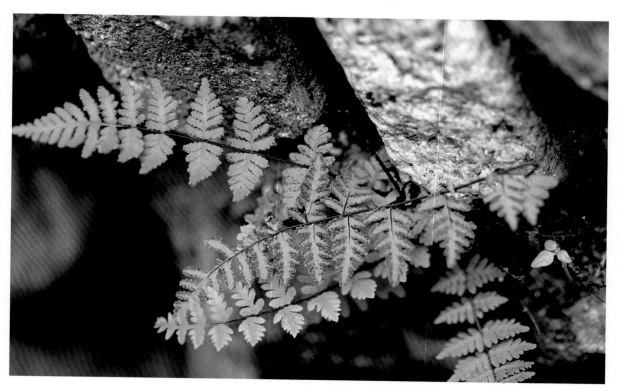

| 生境分布 | 生于海拔 120 ～ 800 m 的路边、林下或溪边石缝。德兴各地均有分布。

| 资源情况 | 野生资源丰富。药材来源于野生。

| 采收加工 | 全年均可采收，鲜用或晒干。

| 功能主治 | 微苦，寒。归胃、肺、肝经。清热解毒，止血散瘀。用于湿热黄疸，泄泻，痢疾，小便涩痛，咽喉肿痛，痈肿疮疖，毒蛇咬伤，月经不调，跌打损伤。

| 用法用量 | 内服煎汤，15 ～ 30 g。

| 附　注 | 本种异名：*Cheilanthes chusana* Hook.、*Cheilanthes mysurensis* Hook. et Baker var. *chusana* Christ、*Cheilanthes mysurensis* Hook. et Bak.、*Cheilanthes fordii* Bak.、*Cheilanthes bockii* Diels。

中国蕨科 Sinopteridaceae 金粉蕨属 Onychium

野雉尾金粉蕨 *Onychium japonicum* (Thunb.) Kze.

| 药 材 名 | 小野鸡尾（药用部位：全草或叶。别名：小叶金花草、小叶鸡尾草）。

| 形态特征 | 陆生蕨类，植株高 60 cm 左右。根茎长而横走，直径约 3 mm，疏被披针形、棕色或红棕色鳞片，筛孔明显。叶散生；柄长 2 ~ 30 cm，基部褐棕色，向上禾秆色；叶片几和叶柄等长，宽约 10 cm 或以上，卵状三角形或卵状披针形，具渐尖头，4 回羽状细裂；羽片 12 ~ 15 对，柄长 1 ~ 2 cm，基部 1 对最大，长 9 ~ 17 cm，宽 5 ~ 6 cm，长圆状披针形或三角状披针形，并具羽裂尾头，3 回羽裂；各回小羽片彼此接近，基部 1 对最大；末回能育小羽片或裂片长 5 ~ 7 mm，宽 1.5 ~ 2 mm，线状披针形；末回不育裂片短而狭，线形或短披针形；不育裂片仅有中脉 1，能育裂片有斜上侧脉和叶缘的边脉会合。叶灰绿色或绿色，遍体无毛。孢子囊群长 4 ~ 6 mm；囊群盖线形或

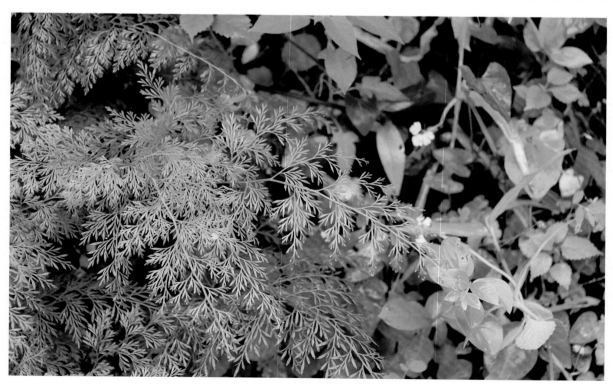

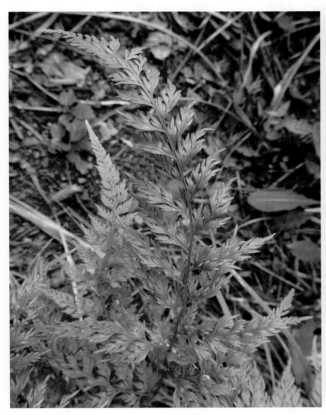 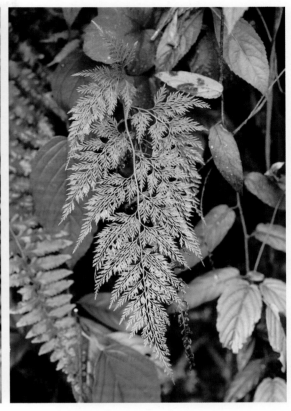

短长圆形，膜质，灰白色，全缘。

| **生境分布** | 生于海拔 200 m 以上的林下沟边或溪旁。分布于德兴三清山北麓、大茅山等。

| **资源情况** | 野生资源丰富。药材来源于野生。

| **采收加工** | 夏、秋季采收，鲜用或晒干。

| **药材性状** | 本品根茎细长，略弯曲，直径 2 ～ 4 mm，黄棕色或棕黑色，两侧着生向上弯的叶柄残基和细根。叶柄细长略呈方柱形，表面浅棕黄色，具纵沟。叶片卷缩，展开后呈卵状披针形或三角状披针形，长 10 ～ 30 cm，宽 6 ～ 15 cm，浅黄绿色或棕褐色，3 ～ 4 回羽状分裂，营养叶的小裂片有齿；孢子叶末回裂片短线形，下面边缘生有孢子囊群，囊群盖膜质，与中脉平行，向内开口。质脆，较易折断，气微，味苦。

| **功能主治** | 苦，寒。归心、肝、肺、胃经。清热解毒，利湿，止血。用于风热感冒，咳嗽，咽痛，泄泻，痢疾，小便淋痛，湿热黄疸，吐血，咳血，便血，痔血，尿血，疮毒，跌打损伤，毒蛇咬伤，烫火伤。

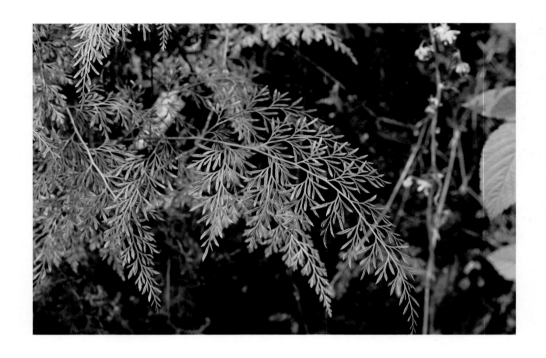

| 用法用量 | 内服煎汤，15 ~ 30 g；鲜品加倍；虚寒证慎服。外用适量，研末调敷；或鲜品捣敷。

| 附　　方 | （1）治急性病毒性黄疸性肝炎：小野鸡尾 15 g，阴行草 20 g，凤尾草 15 g，生栀子 25 g（最好为鲜品）；每日 1 剂，煎汤，瘦猪肉 20 g 为引，小儿减半。［《中国中药资源——江西分册（1）》］

（2）治吐血：小野鸡尾 50 ~ 75 g，煎汤，猪肉汤兑服。

（3）治刀伤出血：小野鸡尾研末敷患处，或鲜叶捣敷。

（4）治解毒：小野鸡尾 100 ~ 150 g，煎汤服；或用鲜草加冷开水擂汁服。农药中毒可用全草适量煎汤外洗。

（5）治内痔便血、尿血，吐血：小野鸡尾根 25 ~ 35 g，煎汤服。

（6）治烫伤：①鲜小野鸡尾叶捣烂绞取汁擦。②小野鸡尾晒干（或炒存性），研细末，麻油调搽。

（7）治雷公藤中毒：鲜小野鸡尾 400 ~ 1 000 g（或与乌韭混合），加泉水擂汁服。

（8）治黄疸性肝炎、痢疾：小野鸡尾 50 g，煎汤服。

（9）治小儿发热烦渴：鲜小野鸡尾叶 25 ~ 50 g，捣烂，用米泔水煮沸冲服。

（10）治痈疖红肿：鲜小野鸡尾叶捣敷。［方（2）~（10）出自《草药手册》（江西）］

| 附　注 | 药材小野鸡尾，为本种的干燥全草或叶，《中华人民共和国药典》（1977 年版）中有收载；《广西中药材标准·第二册》（1996 年版）以"小叶金花草"之名收载之。

本种为江西民间流传的"兴国解毒剂"的主药。1961 年 1 月，在中草药群众运动中，兴国县发掘出以鲜野鸡尾草为主药的"兴国解毒剂"，在各地因自然灾害导致食物中毒等 20 多次事故中，抢救了 2 万余人的生命。同年 4 月，中央曾派一架专机来南昌取得鲜野鸡尾草 150 余千克送到青海省柴达木盆地冷湖工地，救治已昏迷的 30 多名误食氟化钠中毒患者，被救治人员全部得救，无一死亡。

德兴民间常将本种与乌蕨混淆使用。

铁线蕨科 Adiantaceae 铁线蕨属 Adiantum

铁线蕨 *Adiantum capillus-veneris* L.

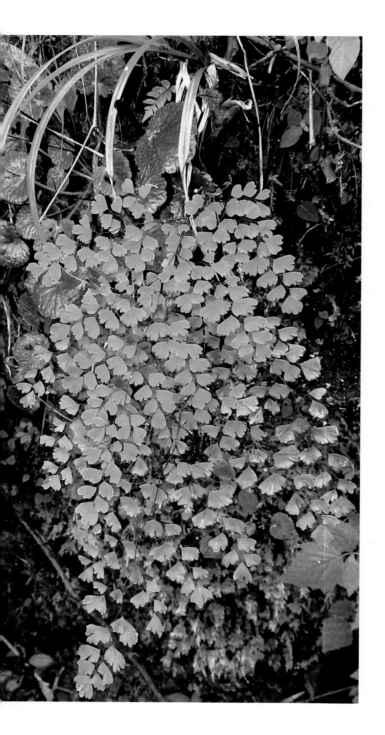

植物别名

银杏蕨、条裂铁线蕨。

药材名

猪鬃草（药用部位：全草）。

形态特征

陆生蕨类，植株高 15 ～ 40 cm。根茎细长横走，密被棕色披针形鳞片。叶离生；柄长 5 ～ 20 cm，纤细，栗黑色，有光泽，叶片卵状三角形，长 10 ～ 25 cm，中部以下多为二回羽状，中部以上为一回奇数羽状；羽片 3 ～ 5 对，互生，有柄，基部 1 对较大，长 4.5 ～ 9 cm，长圆状卵形，一回（少二回）奇数羽状，侧生末回小羽片 2 ～ 4 对，对称或不对称的斜扇形或近斜方形，长 1.2 ～ 2 cm，上缘圆形，具 2 ～ 4 浅裂或深裂成条状的裂片，不育裂片先端钝圆形，具小齿，能育裂片先端截形、直或略下陷，全缘或两侧小齿，顶生小羽片扇形，往往大于其下的侧生小羽片。叶草绿色或褐绿色，两面均无毛。孢子囊群每羽片 3 ～ 10，横生于能育的末回小羽片的上缘；膜质囊群盖长形、长肾形或圆肾形。

| 生境分布 | 生于海拔 100 m 以上的流水溪旁石灰岩上或石灰岩洞底和滴水岩壁上，为钙质土的指示植物。分布于德兴三清山北麓、大茅山等。 |

| 资源情况 | 野生资源丰富。药材来源于野生。 |

| 采收加工 | 夏、秋季采收，洗净，鲜用或晒干。 |

| 药材性状 | 本品长 10 ～ 20 cm，根茎下部生多数纤细须根，上部被褐色披针形鳞片，叶柄纤细，亮栗色，状如铁线，叶轴顶部着地部分生有须根；羽片膜质，团扇形，灰绿色，基部有关节与叶柄相连，外缘 2 ～ 5 浅裂，裂片顶部生有孢子囊群，全缘，不育部分的边缘具波状钝齿，叶脉扇状分叉，小脉直达叶缘。孢子囊群盖线状长圆形或肾形。气微，味微苦。 |

| 功能主治 | 苦，凉。归肝、肾经。清热解毒，利水通淋，止血。用于感冒发热，肺热咳嗽，湿热泄泻，痢疾，淋浊，带下，乳痈，瘰疬，疔毒，血崩，跌打损伤，毒蛇咬伤；外用于疮肿，烫火伤。 |

| 用法用量 | 内服煎汤，15 ～ 30 g；或浸酒。外用适量，煎汤洗；或研末调敷。 |

| 附　　方 | （1）治小便不利：铁线蕨全草 30 g，三白草 30 g，海金沙 30 g，煎汤服，每日 1 剂。
（2）治白浊：铁线蕨全草 30 g，鲜金樱根 60 g，白果 9 g（炒），粉草薢 9 g，煎汤服，每日 1 剂。
（3）治牙痛：铁线蕨、白茅根、麦冬、骨碎补，煎汤服。［方（1）～（3）出自《草药手册》（江西）］ |

| 附　　注 | 药材猪鬃草，为本种的新鲜或干燥全草，《中华人民共和国药典》（1977 年版）、《贵州省中药材质量标准》（1988 年版）、《贵州省中药材、民族药材质量标准》（2003 年版）中有收载；《中华人民共和国卫生部药品标准·维吾尔药分册》（1999 年版附录）以"铁线蕨"之名收载之。同属植物羽裂铁线蕨 *Adiantum capillus-junonis* Rupr. 与本种同等药用。 |

铁线蕨科 Adiantaceae 铁线蕨属 Adiantum

扇叶铁线蕨
Adiantum flabellulatum L.

| 药 材 名 | 过坛龙（药用部位：全草或根。别名：铁线草、铁脚鲁基、乌脚枪）。

| 形态特征 | 陆生蕨类，植株高 20 ~ 45 cm。根茎短而直立，密被棕色、有光泽的钻状披针形鳞片。叶簇生；柄长 10 ~ 30 cm，紫黑色，被鳞片和棕色短硬毛；叶片扇形，长 10 ~ 25 cm，2 ~ 3 回不对称的二叉分枝，通常中央的羽片较长，两侧的与中央羽片同形而略短，中央羽片线状披针形，长 6 ~ 15 cm，奇数一回羽状；小羽片 8 ~ 15 对，具短柄，中部以下的小羽片大小几相等，长 6 ~ 15 mm，对开式的半圆形（能育的），或为斜方形（不育的），内缘及下缘直而全缘，外缘和上缘近圆形或圆截形，能育部分具浅缺刻，不育部分具细锯齿。叶两面无毛；各回羽轴及小羽柄均为紫黑色，上面均密被红棕色短刚毛，下面光滑。孢子囊群每羽片 2 ~ 5，横生于裂片上缘和外缘，以缺刻分开；囊群盖半圆形或长圆形，褐黑色。

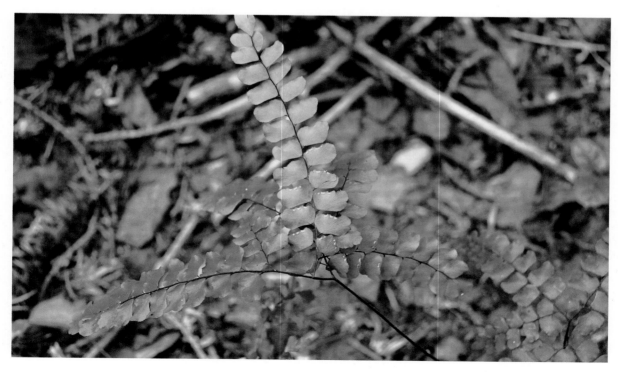

生境分布	生于海拔 100 ～ 1 200 m 的阳光充足的酸性红、黄壤土上。分布于德兴三清山北麓、大茅山等。
资源情况	野生资源一般。药材来源于野生。
采收加工	全年均可采收，洗净，鲜用或晒干。
药材性状	本品根茎短而直立，被狭披针形的鳞片。叶柄簇生，坚韧，深褐色至紫黑色，光亮，基部具鳞片；叶片革质，两面均裸净，呈不整齐的阔卵形，长约 20 cm，宽约 15 cm，为 2 回或 3 回不对称的二叉分枝，中央羽片最大，呈线状披针形，小羽片斜方状椭圆形至扇形，交错生于叶轴两侧，孢子囊群椭圆形，生于小羽片的上缘或外缘的叶脉先端。叶柄坚韧，亮紫黑色，基部有少数绒毛，向上无毛。气微，味微苦。
功能主治	苦、辛，凉。归肝、大肠、膀胱经。清热利湿，祛瘀消肿，止血散结，止咳平喘。用于痢疾，泄泻，病毒性肝炎，肺热咳嗽，小儿高热抽搐，淋证，石淋，便血，瘰疬，跌打损伤，蛇咬伤，烫火伤，疮毒。
用法用量	内服煎汤，15 ～ 30 g，鲜品加倍；或捣汁服；体虚血亏者忌服。外用适量，捣敷；或研末撒；或调敷；疮破不可擦。
附　　方	（1）治痢疾：鲜过坛龙 30 g，洗净捣烂，加冷开水半小碗同擂，去渣取汁，白糖调服。 （2）治黄疸：过坛龙根 30 ～ 60 g，煎汤服，每日 1 剂。 （3）治瘰疬：过坛龙根 60 g，墨鱼 60 g，水炖，服汤食鱼。 （4）治小儿高热：过坛龙 30 g，煎汤服。［方（1）～（4）出自《江西草药》］ （5）治肝炎：过坛龙、凤尾草、柿子根、栀子根、酢浆草，同鸡炖汤，食鸡及汤；或单用鲜根 30 ～ 60 g，煎汤 2 次分服，治阳黄。 （6）治阴囊红肿：过坛龙、霸王草，晒干烧灰，调高粱酒搽患处。 （7）治牙痛：鲜过坛龙约 90 g，用清水煎汁，频频含漱。 （8）治肺热咳嗽、带下：过坛龙全草 30 g，加冰糖煎汤服，连服 3 剂。 （9）治吐血、大便下血：过坛龙 30 g，用精肉 60 g 煎汤服。［方（5）～（9）出自《草药手册》（江西）］
附　　注	本种异名：*Adiantum amoenum* Wallich ex Hooker & Greville、*Adiantum fuscum* Retzius。药材过坛龙，为本种的干燥全草或根，《广西中药材标准》（1990 年版）以"铁线草"之名收载之。

铁线蕨科 Adiantaceae 铁线蕨属 Adiantum

灰背铁线蕨 *Adiantum myriosorum* Bak.

| **药 材 名** | 铁扇子（药用部位：全草）。

| **形态特征** | 陆生蕨类，植株高 40 ~ 60 cm。根茎短而直立，被深棕色、阔披针形鳞片。叶近簇生；叶柄长 20 ~ 40 cm，乌木色，有光泽，先端二分叉；叶片阔扇形，长、宽近相等或宽稍过于长，叶轴由叶柄先端向两侧二叉分枝，每侧有羽片 4 ~ 8，生于叶轴上侧，带形，中间羽片较大，长达 20 cm，一回羽状，其余向两侧羽片渐小，先端 1 片最小，叶片背面灰白色；小羽片 20 ~ 25 对，互生，斜长方形或斜长三角形，有短柄，中间的较大，长达 2 cm，小羽片先端急尖并有 3 ~ 5 锐齿，上缘浅裂至深裂，具圆头或钝圆头，两侧边缘半截形，全缘，裂片上缘有钝齿；叶脉由小羽片基部向上缘二叉分枝，直达叶缘。孢子囊群生于由裂片先端反折的囊群盖下面；囊群盖较短，半圆形至

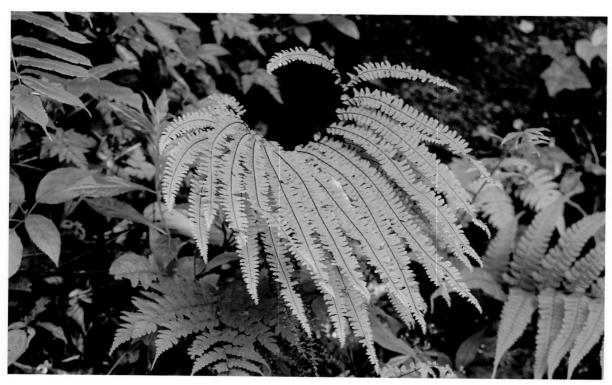

圆肾形。

| **生境分布** | 生于海拔 1 200 m 以上的林下沟旁或石灰岩上。分布于德兴三清山北麓等。

| **资源情况** | 野生资源一般。药材来源于野生。

| **采收加工** | 夏季采收，洗净，晒干。

| **功能主治** | 苦，平。归膀胱经。清热，利水，活血。用于癃闭，跌打损伤，烫伤，冻疮。

| **用法用量** | 内服煎汤，30 ~ 60 g。外用适量，研末加醋调敷。

| **附　　注** | 本种异名：*Adiantum myriosorum* var. *recurvatum* Ching & Y. X. Lin、*Adiantum pedatum* Linnaeus var. *glaucinum* Christ、*Adiantum pedatum* Linnaeus var. *myriosorum* (Baker) Christ、*Adiantum pedatum* Linnaeus var. *protrusum* Christ.。

水蕨科 Parkeriaceae 水蕨属 Ceratopteris

水蕨

Ceratopteris thalictroides (L.) Brongn.

| 药 材 名 | 水蕨（药用部位：全草）。

| 形态特征 | 一年生水生植物，植株高 30 ～ 80 cm，绿色，多汁。根茎短而直立，以须根固着于泥土中。叶簇生，二型；叶柄长 10 ～ 40 cm，营养叶直立或幼时漂浮；叶片软纸质，无毛，长圆形，长 10 ～ 30 cm，2 ～ 4 回羽裂；末回裂片线状披针形或披针形，长约 20 cm，先端圆钝，基部沿小羽轴下延成阔翅，全缘；孢子叶较大，叶片长圆形或卵状三角形，长 15 ～ 40 cm，2 ～ 3 回深羽裂；末回裂片线形，角果状，长 1.5 ～ 4.5 cm，边缘薄而透明，强度反卷至中脉，状如假囊群盖。孢子囊群沿孢子叶裂片的网脉疏生，幼时为反卷的叶缘覆盖，成熟后多少张开。

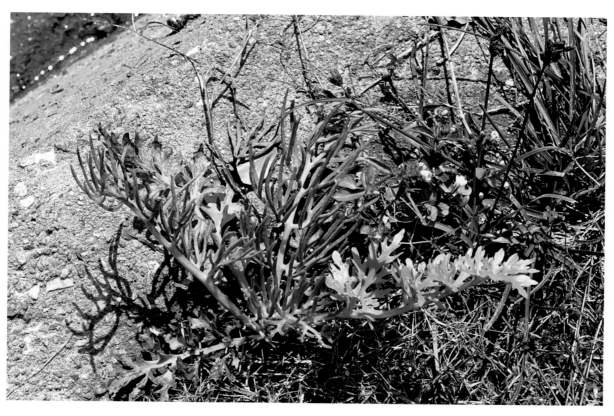

| **生境分布** | 生于池塘浅水处、水田或浅水沟中。分布于德兴三清山北麓等。

| **资源情况** | 野生资源少。药材来源于野生。

| **采收加工** | 夏、秋季采收，洗净，鲜用或晒干。

| **药材性状** | 本品根茎短，密生须根。叶二型，无毛；营养叶长圆形，长 10～30 cm，宽 5～15 cm，2～4 回羽裂，末回裂片线状披针形或披针形，宽约 6 mm；孢子叶较大，长圆形或卵状三角形，长 15～40 cm，宽 10～20 cm，2～3 回羽状深裂；末回裂片条形，角果状，宽不超过 2 mm；叶脉网状，无内藏小脉。孢子囊沿网脉疏生。气微，味甘、苦。

| **功能主治** | 甘、苦，寒。归脾、胃、大肠经。消积，散瘀，解毒，止血。用于腹中痞块，痢疾，小儿胎毒，疮疖，跌打损伤，外伤出血。

| **用法用量** | 内服煎汤，15～30 g。外用适量，捣敷。

| **附　　注** | 本种异名：*Acrostichum thalictroides* Linnaeus、*Acrostichum siliquosum* Linnaeus、*Ceratopteris siliquosa* (Linnaeus) Copeland、*Ellobocarpus oleraceus* Kaulfuss、*Furcaria thalictroides* (Linnaeus) Desvaux、*Pteris siliquosa* (Linnaeus) P. Beauvois。本种为国家二级保护植物，IUCN 评估等级为 VU 级，被《中国生物多样性红色名录——高等植物卷》列为易危种，为中国特有植物。

凤丫蕨 *Coniogramme japonica* (Thunb.) Diels

| 植物别名 | 安康凤丫蕨。

| 药 材 名 | 散血莲（药用部位：全草或根茎）。

| 形态特征 | 中型土生喜阴蕨类，植株高 60 ~ 120 cm。叶柄长 30 ~ 50 cm，禾秆色或栗褐色；叶片和叶柄等长或稍长，宽 20 ~ 30 cm，长圆状三角形，二回羽状；羽片基部 1 对最大，长 20 ~ 35 cm，卵圆状三角形，柄长 1 ~ 2 cm，羽状（偶有二叉）；侧生小羽片 1 ~ 3 对，长 10 ~ 15 cm，披针形，有柄或向上的无柄，顶生小羽片远较侧生的为大，长 20 ~ 28 cm，阔披针形；第 2 对羽片三出、二叉或从这对起向上均为单一，但略渐变小，和其下羽片的顶生小羽片同形；羽片和小羽片边缘有向前伸的疏矮齿。叶脉网状，在羽轴两侧形成

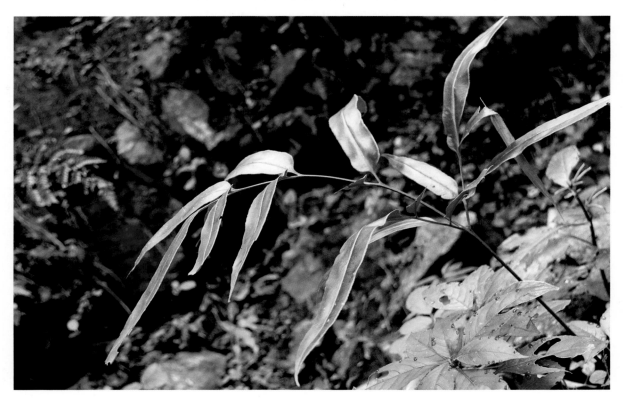

2 ~ 3 行狭长网眼，小脉先端有纺锤形水囊。叶两面无毛。孢子囊群沿叶脉分布，几达叶缘。

| 生境分布 | 生于海拔 100 ~ 1 300 m 的湿润林下和山谷阴湿处。德兴各地均有分布。

| 资源情况 | 野生资源丰富。药材来源于野生。

| 采收加工 | 全年均可采收，洗净，鲜用或晒干。

| 药材性状 | 本品根茎疏生鳞片。叶草质，无毛；叶柄黄棕色，基部有少数披针形鳞片；叶片矩圆状三角形，长 30 ~ 50 cm，宽 20 ~ 30 cm，下部二回羽状，向上一回羽状；小羽片或中部以上的羽片狭长披针形，先端渐尖，基部楔形，边缘有细锯齿；叶脉网状，在主脉两侧各形成 2 ~ 3 行网眼，网眼外的小部分分离，先端有纺锤形水囊，伸到锯齿基部。孢子囊群沿叶脉分布，无盖。气微，味苦。

| 功能主治 | 辛、微苦，凉。归肝经。祛风除湿，清热解毒，活血止痛。用于风湿骨痛，跌打损伤，经闭，瘀血腹痛，目赤肿痛，乳痈，肿毒初起。

| 用法用量 | 内服煎汤，15 ~ 30 g；或浸酒；孕妇慎服。

| 附　　方 | （1）治目赤肿痛：鲜凤丫蕨根茎（去鳞毛）18 g，煎汤，加白糖早晚饭前各服 1 次。忌食酸辣、芥菜、萝卜菜。
（2）治各种肿毒初起：凤丫蕨全草 21 g，煎汤，冲甜酒酿服。
（3）治乳痈：凤丫蕨全草 21 g，加通草，煎汤，冲酒酿服。
（4）治妇女闭经、瘀血腹痛：凤丫蕨根茎 15 g，煎汤，冲红糖服。
（5）治筋骨痛：凤丫蕨根茎 15 g，煎汤，甜酒调服。[方（1）~（5）出自《草药手册》（江西）]

| 附　　注 | 本种异名：*Hemionitis japonica* Thunberg、*Coniogramme ankangensis* Ching & Y. P. Hsu、*Coniogramme centrochinensis* Ching、*Coniogramme gracilis* Ogata、*Coniogramme japonica* (Thunb.) Diels subsp. *gracilis* (Ogata) Nakaike。

书带蕨科 Vittariaceae 书带蕨属 *Haplopteris*

书带蕨 *Haplopteris flexuosa* (Fée) E. H. Crane

| 药 材 名 | 书带蕨（药用部位：全草）。

| 形态特征 | 附生禾草型蕨类，根茎横走，密被鳞片；鳞片黄褐色，具光泽，钻状披针形，长 4 ~ 6 mm，先端纤毛状，边缘具睫毛状齿。叶近生，常密集成丛；叶柄短，纤细，下部浅褐色，基部被纤细的小鳞片；叶片线形，长 15 ~ 40 cm 或更长，宽 4 ~ 6 mm，亦有叶片长仅 6 ~ 12 cm 的小型个体；中肋在叶片下面隆起，其上面凹陷成一狭缝，侧脉不明显；叶薄草质，叶缘反卷，遮盖孢子囊群。孢子囊群线形，生于叶缘内侧，位于浅沟槽中；沟槽内侧略隆起或扁平，孢子囊群线与中肋之间有阔的不育带，或在狭窄的叶片上为成熟的孢子囊群线充满。

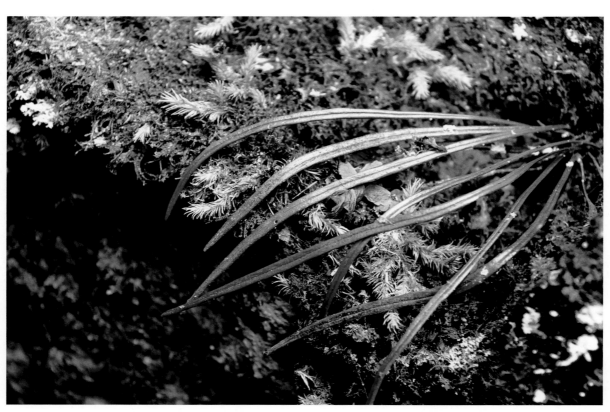

| 生境分布 | 附生于海拔 100 m 以上的林中树干上或岩石上。分布于德兴三清山北麓、大茅山等。

| 资源情况 | 野生资源一般。药材来源于野生。

| 采收加工 | 全年均可采收，洗净，鲜用或晒干。

| 药材性状 | 本品根茎细长，圆柱形，长短不一，表面灰棕色，被黑褐色鳞片；鳞片钻状披针形，先端纤维状；上面有圆柱状凸起的叶痕，下面有棕色须根；质坚脆，易折断。叶柄极短或几无柄；叶片革质，条形，长 30 ~ 40 cm，宽 4 ~ 6 mm，黄绿色，叶缘反卷，中脉上面下凹，两面均具明显纵棱，有的下面纵棱边脉上有棕色孢子囊群。气微，味苦、涩。

| 功能主治 | 苦、涩，凉。归心、肝经。清热息风，舒筋止痛，健脾消疳，止血。用于小儿惊风，目翳，跌打损伤，风湿痹痛，疳积，干血痨，咯血，吐血。

| 用法用量 | 内服煎汤，9 ~ 30 g，鲜品 60 ~ 90 g；或研末；或浸酒。

| 附　注 | 本种异名：*Vittaria flexuosa* Fée、*Haplopteris modesta* (Handel-Mazzetti) E. H. Crane、*Vittaria caricina* Christ、*Vittaria costularis* Ching、*Vittaria filipes* Christ、*Vittaria japonica* Miquel。

書带蕨科 Vittariaceae 書带蕨属 *Haplopteris*

平肋书带蕨

Haplopteris fudzinoi (Makino) E. H. Crane

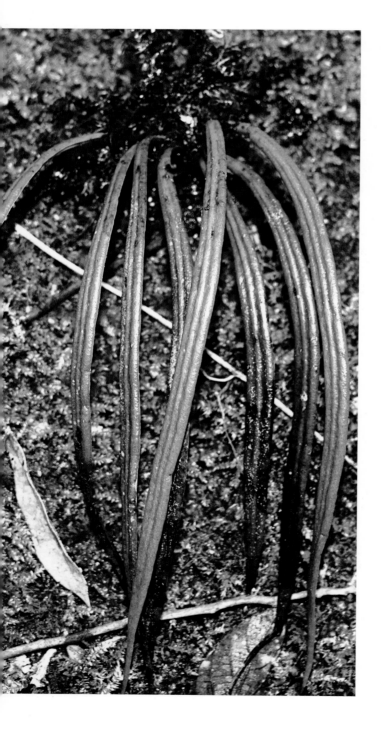

| 药 材 名 |

树韭菜（药用部位：全草）。

| 形 态 特 征 |

附生禾草型蕨类，根茎短，横走或斜升，密被鳞片；鳞片黄褐色，具虹色光泽，蓬松，略卷曲，线状披针形至钻状长三角形，长 5 ~ 8 mm，边缘具睫毛状齿或近全缘。叶近生，密集成簇生状，叶柄色较深，长 1 ~ 6 cm，或近无柄；叶片线形或狭带形，长 15 ~ 55 cm，基部长下延，叶片反卷；中肋在叶片上面凸起，其两侧叶片凹陷成纵沟槽，几达叶全长，叶片下面中肋粗壮，通常宽扁，与孢子囊群线接近，或较狭窄，两侧有阔的不育带；叶肥厚革质。孢子囊群线形，着生于近叶缘的沟槽中，外侧被反卷的叶缘遮盖。

| 生 境 分 布 |

附生于海拔 1 300 m 以上的常绿阔叶林中树干上或岩石上。分布于德兴三清山北麓、大茅山等。

| 资 源 情 况 |

野生资源一般。药材来源于野生。

| 采收加工 | 全年均可采收，洗净，鲜用或晒干。

| 药材性状 | 本品根茎短，基部生有棕褐色鳞片。叶簇生，几无柄；叶片革质，狭线形，长 15 ~ 55 cm，宽约 0.5 cm；上面中脉两侧有 2 行纵沟，下面中脉平坦。孢子囊 群沿叶近边缘着生。气微，味苦、涩。

| 功能主治 | 微苦，微温。归肝、胃经。活血，理气，止痛。用于筋骨疼痛，跌打损伤，劳 伤痛，胃气痛，小儿惊风，疳积，目翳，干血痨。

| 用法用量 | 内服煎汤，15 ~ 30 g，大剂量可用至 90 g；或浸酒；孕妇忌服，忌生冷食物。 外用适量，鲜品捣敷。

| 附 注 | 本种异名：*Vittaria fudzinoi* Makino、*Vittaria centrochinensis* Ching ex J. F. Cheng、 *Vittaria japonica* Miquel var. *sessilis* Eaton ex Yoshinaga、*Vittaria sessilis* (Eaton ex Yoshinaga) Makino、*Vittaria suberosa* Christ.。

蹄盖蕨科 Athyriaceae | 假蹄盖蕨属 Athyriopsis

假蹄盖蕨 Athyriopsis japonica (Thunb.) Ching

| 药 材 名 | 小叶凤凰尾巴草（药用部位：全草或根茎）。

| 形态特征 | 土生夏绿植物。根茎细长，横走，直径 2 ～ 3 mm，先端被黄褐色阔披针形或披针形鳞片。叶离生；能育叶长可达 1 m；叶柄长 10 ～ 50 cm，禾秆色，基部被深色鳞片，并略有黄褐色柔毛，向上鳞片较稀而小，披针形；叶片矩圆形至矩圆状阔披针形，长 15 ～ 50 cm，宽 6 ～ 25 cm，顶部羽裂长渐尖或略急缩长渐尖；侧生分离羽片 4 ～ 8 对，通直或略向上呈镰状弯曲，长 3 ～ 13 cm，宽 1 ～ 4 cm，两侧羽状半裂至深裂，基部 1 ～ 2 对常较阔，长椭圆状披针形，其下侧常稍阔，其余呈披针形，两侧对称；侧生分离羽片的裂片 5 ～ 18 对，略向上偏斜的长方形或矩圆形，或为镰状披针形，边缘有疏锯齿或波状；裂片上羽状脉的小脉 8 对以下，二

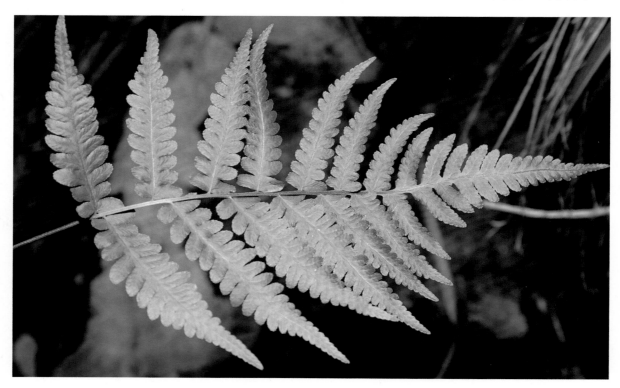

叉或单一，两面不明显。叶草质，叶轴疏生浅褐色披针形小鳞片及柔毛，羽片上面仅沿中肋有短节毛，下面沿中肋及裂片主脉疏生柔毛。孢子囊群短线形，大多单生于小脉中部上侧；囊群盖浅褐色，膜质，边缘撕裂状，在囊群成熟前内弯。

| 生境分布 | 生于海拔 60 m 以上的林下湿地及山谷溪沟边。德兴各地均有分布。

| 资源情况 | 野生资源丰富。药材来源于野生。

| 采收加工 | 全年均可采收，洗净，鲜用或晒干。

| 功能主治 | 微苦、涩，凉。归肝、肺经。清热解毒。用于疮疡肿毒，乳痈，目赤肿痛。

| 用法用量 | 内服煎汤，15 ~ 30 g。外用适量，鲜品捣敷。

| 附　　注 | 本种异名：*Asplenium japonicum* Thunb.、*Diplazium japonicum* (Thunb.) Bedd.、*Athyrium japonicum* (Thunb.) Copel.、*Lunathyrium japonicum* (Thunb.) Kurata、*Deparia japonica* (Thunb.) M. Kato、*Diplazium thunbergii* Nakai ex Momose、*Athyriopsis petiolata* Ching。

蹄盖蕨科 Athyriaceae　蹄盖蕨属 Athyrium

长江蹄盖蕨 *Athyrium iseanum* Rosenst.

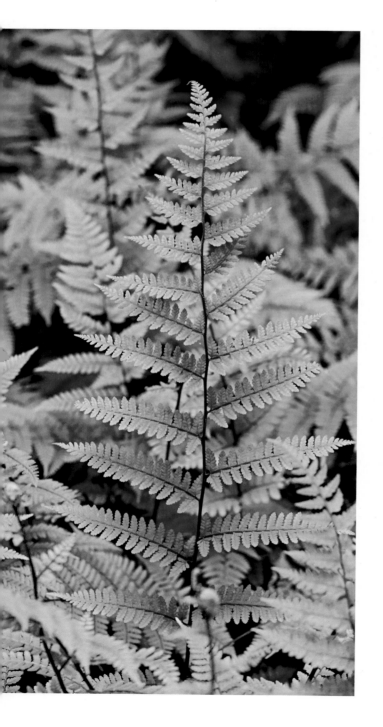

| 药材名 |

山柏（药用部位：全草。别名：大地柏枝）。

| 形态特征 |

中型陆生草本，根茎短，直立，先端和叶柄基部密被深褐色、披针形的鳞片。叶簇生；能育叶长 25 ~ 70 cm；叶柄长 10 ~ 25 cm，黑褐色，向上淡绿禾秆色，光滑；叶片长圆形，长 15 ~ 45 cm，中部宽 7 ~ 14 cm，二回羽状，小羽片深羽裂；羽片 10 ~ 20 对，互生，柄长 3 ~ 4 mm，基部 1 对略缩短，第 2 对羽片披针形，长 6 ~ 10 cm，先端长渐尖，一回羽状，小羽片羽裂至二回羽状；小羽片 10 ~ 14 对，基部 1 对略大，卵状长圆形，长 1 ~ 1.3 cm，边缘深羽裂几达主脉；裂片 4 ~ 6 对，长圆形，有少数短锯齿。叶两面无毛；叶轴和羽轴下面交会处密被短腺毛，上面连同主脉有贴伏的针状软刺。孢子囊群长圆形、弯钩形、马蹄形或圆肾形，每裂片 1，偶更多；膜质囊群盖同形，黄褐色，全缘。

| 生境分布 |

生于海拔 70 m 以上的林下湿地、溪沟边和岩石上。德兴各地均有分布，三清山北麓、大茅山较多。

| **资源情况** | 野生资源丰富。药材来源于野生。

| **采收加工** | 全年均可采收，洗净，鲜用或晒干。

| **功能主治** | 苦，凉。清热解毒，凉血止血。用于痈肿疮毒，衄血，痢疾，外伤出血。

| **用法用量** | 内服煎汤，10 ~ 30 g。外用适量，鲜品捣敷；或干品研末敷。

双盖蕨科 Athyriaceae 双盖蕨属 Diplazium

单叶双盖蕨 Diplazium subsinuatum (Wall. ex Hook. et Grev.) Tagawa

| 药 材 名 | 篦梳剑（药用部位：全草）。

| 形态特征 | 中型陆生常绿植物，根茎细长，横走，被黑色或褐色披针形鳞片。叶远生；能育叶长达 40 cm；叶柄长 8 ~ 15 cm，淡灰色，基部被褐色鳞片；叶片披针形或线状披针形，长 10 ~ 25 cm，宽 2 ~ 3 cm，两端渐狭，边缘全缘或稍呈波状；中脉两面均明显，小脉斜展，每组 3 ~ 4，通直，平行，直达叶缘。叶干后纸质或近革质。孢子囊群线形，通常多分布于叶片上半部，沿小脉斜展，在每组小脉上通常有 1 条，生于基部上出小脉，距主脉较远，单生或偶有双生；囊群盖成熟时膜质，浅褐色。

| 生境分布 | 生于海拔 200 m 以上的溪旁林下酸性土或岩石上。德兴各地山区均

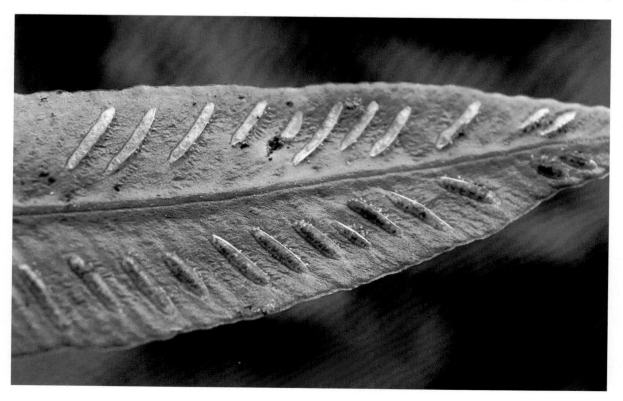

有分布。

| 资源情况 | 野生资源丰富。药材来源于野生。

| 采收加工 | 全年均可采收，洗净，鲜用或晒干。

| 药材性状 | 本品根茎细长，被棕色披针形鳞片。叶单生，纸质，无毛，呈狭披针形或条状披针形，中部宽 1.5 ~ 3 cm，长 10 ~ 25 cm，全缘，边缘干后向外微卷。叶脉明显，为 2 ~ 3 分叉。叶背分布有条形的孢子囊群，着生在侧脉的上侧，单一，偶有双生同一脉的两侧；囊群盖同形，膜质。叶柄长 5 ~ 15 cm，基部被棕色鳞片。气微，味微苦、涩。

| 功能主治 | 苦、涩，微寒。利尿通淋，消肿解毒，排石健脾，止血镇痛。用于淋证，感冒高热，疳积，肺痨咳血，跌打损伤，疮疥，烫火伤，蛇咬伤，骨鲠喉，竹、木刺入肉。

| 用法用量 | 内服煎汤，15 ~ 30 g，鲜品可用至 120 g。外用适量，捣敷。

| 附　　注 | 本种异名：*Diplazium lanceum* (Thunb.) C. Presl、*Asplenium lanceum* Thunb.、*Micropodium lanceum* (Thunb.) J. Sm.、*Scolopendrium dubium* Don、*Athyrium dubium* (Don) Ohwi、*Triblemma lancea* (Thunb.) Ching。
药材篦梳剑，为本种的干燥全草，《广西中药材标准》（1990 年版）以"水河剑"之名收载之。

蹄盖蕨科 Athyriaceae 介蕨属 Dryoathyrium

华中介蕨
Dryoathyrium okuboanum (Makino) Ching

| 药 材 名 | 小叶山鸡尾巴草（药用部位：全草）。

| 形态特征 | 中型陆生植物，根茎横走，先端斜升。叶近簇生；能育叶长达 1.2 m；叶柄长 30 ~ 50 cm，疏被褐色披针形鳞片，向上呈禾秆色；叶片阔卵形或卵状长圆形，长 30 ~ 80 cm，先端渐尖并为羽裂，二回羽状，小羽片羽状半裂至深裂；羽片 10 ~ 14 对，互生，有短柄或几无柄，长圆状披针形，长 20 ~ 28 cm，具渐尖头；小羽片 12 ~ 16 对，基部的近对生，向上的互生，无柄，基部 1 对较小，长圆形，长 1 ~ 1.2 cm，基部阔楔形并下延成狭翅，边缘浅裂至半裂，裂片长圆形，钝圆头，全缘。叶轴、羽轴和小羽轴上疏被浅褐色阔披针形小鳞片和蠕虫状毛。孢子囊群圆形，背生于小脉上，通常每裂片 1；膜质

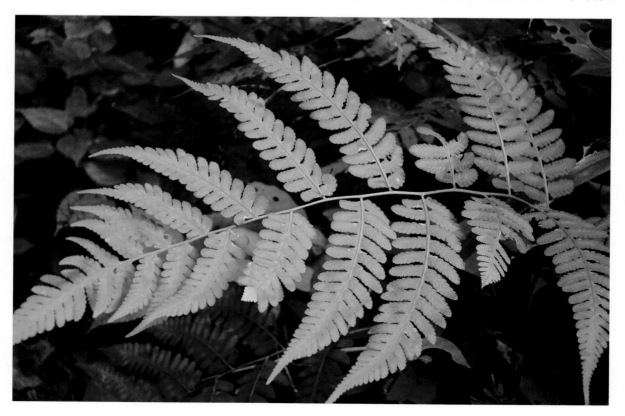

囊群盖圆肾形或略呈马蹄形。

| **生境分布** | 生于海拔 500 m 以上的山谷林下、林缘或沟边阴湿处。分布于德兴三清山北麓、大茅山等。

| **资源情况** | 野生资源一般。药材来源于野生。

| **采收加工** | 全年均可采收，洗净，鲜用或晒干。

| **功能主治** | 淡、涩，凉。归心经。清热消肿。用于疮疖，肿毒。

| **用法用量** | 内服煎汤，10～15 g。外用适量，鲜品捣敷。

| **附　　注** | 本种异名：*Athyrium okuboanum* Makino、*Athyrium viridifrons* Makino、*Athyrium unifurcatum* C. Chr. var. *okuboanum* H. Ito、*Dryoathyrium viridifrons* (Makino) Ching var. *okuboanum* Ching、*Lunathyrium unifurcatum* Kurata var. *okuboanum* Kurata。

金星蕨科 Thelypteridaceae 毛蕨属 Cyclosorus

渐尖毛蕨

Cyclosorus acuminatus (Houtt.) Nakai

| 药 材 名 | 渐尖毛蕨（药用部位：全草或根茎）。

| 形态特征 | 中型陆生林下植物，植株高 70 ～ 80 cm。根茎长而横走，直径 2 ～ 4 mm，深棕色，先端密被棕色披针形鳞片。叶 2 列远生；叶柄长 30 ～ 42 cm，褐色，向上渐变为深禾秆色，略有柔毛；叶片 2 回羽裂，长 40 ～ 45 cm，长圆状披针形，先端尾状渐尖并羽裂；羽片 13 ～ 18 对，有极短柄，互生，或基部的对生，中部以下的羽片长 7 ～ 11 cm，披针形，基部不等，羽裂达 1/2 ～ 2/3；裂片 18 ～ 24 对，彼此密接，基部上侧一片最长，为 8 ～ 10 mm，披针形，下侧一片长不及 5 mm，第 2 对以上的裂片长 4 ～ 5 mm，近镰状披针形，全缘。叶坚纸质，羽轴下面疏被针状毛，羽片上面被极短的糙毛。孢子囊群圆形，生于侧脉中部以上，每裂片 5 ～ 8 对；囊群盖大，深

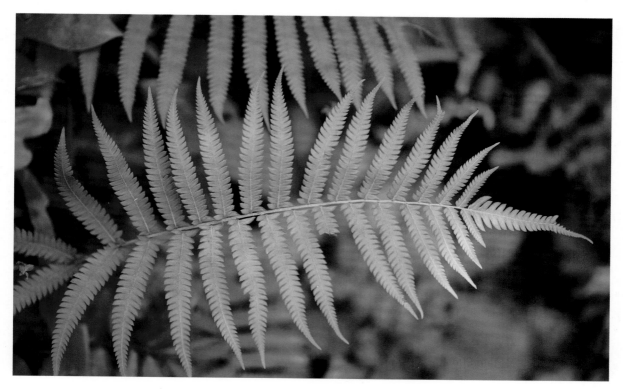

棕色或棕色，密生短柔毛。

| 生境分布 | 生于海拔 100 ~ 1 200 m 的田边、路旁或林下溪谷边。德兴各地均有分布。

| 资源情况 | 野生资源丰富。药材来源于野生。

| 采收加工 | 夏、秋季采收，晒干。

| 功能主治 | 微苦，平。归心、肝经。清热解毒，祛风除湿，健脾。用于泄泻，痢疾，热淋，咽喉肿痛，风湿痹痛，疳积，狂犬咬伤，烫火伤。

| 用法用量 | 内服煎汤，15 ~ 30 g，大剂量可用 150 ~ 180 g。

| 附　注 | 本种异名：*Polypodium acuminatum* Houtt.、*Dryopteris acuminata* Nakai、*Christella acuminata* (Houtt.) Lévl.、*Thelypteris acuminatum* (Houtt.) Morton、*Polypodium unitum* Thunb.。

金星蕨科 Thelypteridaceae 毛蕨属 Cyclosorus

干旱毛蕨 *Cyclosorus aridus* (Don) Tagawa

| 植物别名 | 锐尖毛蕨、锯齿毛蕨。

| 药材名 | 干旱毛蕨（药用部位：全草）。

| 形态特征 | 中型陆生蕨类，植株高达 1.4 m。根茎横走，直径 4 mm，黑褐色，连同叶柄基部疏被棕色的披针形鳞片。叶远生，叶柄长 35 cm，和根茎同色，向上渐变为淡褐禾秆色；叶片长 60 ~ 80 cm 或更长，阔披针形，2 回羽裂；羽片约 36 对，下部 6 ~ 10 对逐渐缩小成小耳片，近对生，中部羽片互生，长约 10 cm，披针形，基部上侧平截，稍突出，下侧斜出，羽裂达 1/3；裂片 25 ~ 30 对，全缘。叶脉两面清晰，下面隆起。叶近革质，上面近光滑，下面沿叶脉疏生短针针毛，并有柠檬色的长圆形或棒形腺体，脉间无毛。孢子囊群生于侧脉中

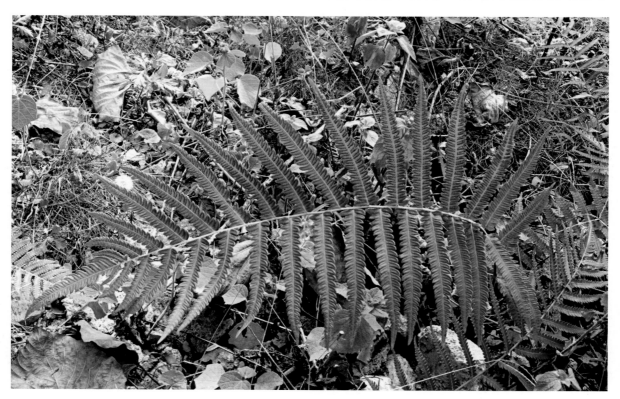

部稍上处，每裂片 6 ~ 8 对；膜质囊群盖小，淡棕色。

| 生境分布 | 生于海拔 150 m 以上的沟边疏、杂木林下或河边湿地。德兴各地均有分布。

| 资源情况 | 野生资源丰富。药材来源于野生。

| 采收加工 | 全年均可采收，晒干。

| 功能主治 | 微苦，凉。归肺、肝、大肠经。清热解毒，止痢。用于痢疾，乳蛾，枪弹伤，狂犬咬伤。

| 用法用量 | 内服煎汤，9 ~ 15 g。

| 附　　注 | 本种异名：*Aspidium aridum* D. Don、*Christella arida* (D. Don) Holttum、*Cyclosorus acutissimus* Ching ex K. H. Shing & J. F. Cheng、*Cyclosorus serrifer* Ching ex K. H. Shing。

金星蕨科 Thelypteridaceae 针毛蕨属 Macrothelypteris

普通针毛蕨

Macrothelypteris torresiana (Gaud.) Ching

| 药 材 名 | 普通针毛蕨（药用部位：根茎）。

| 形态特征 | 陆生植物，植株高 60 ～ 150 cm。根茎短，直立或斜升，先端密被红棕色、有毛的线状披针形鳞片。叶簇生；叶柄长 30 ～ 70 cm，基部被短毛，向上近光滑；叶片长 30 ～ 80 cm，三角状卵形，先端渐尖并羽裂，三回羽状；羽片约 15 对，柄长 2 ～ 2.5 cm，基部 1 对最大，长 10 ～ 30 cm，长圆状披针形，二回羽状；一回小羽片 15 ～ 20 对，互生，向上的多少与羽轴合生并下延而彼此相连，下部数对略有短柄，长 3 ～ 10 cm，披针形，羽状分裂；裂片 10 ～ 15 对，长 4 ～ 12 mm，披针形，基部彼此以狭翅相连，边缘全缘或往往锐裂；第 2 对以上各对羽片和基部的同形，渐次缩短。叶草质，下面被较多的灰白色细长针状毛和头状短腺毛，上面沿羽轴和小羽

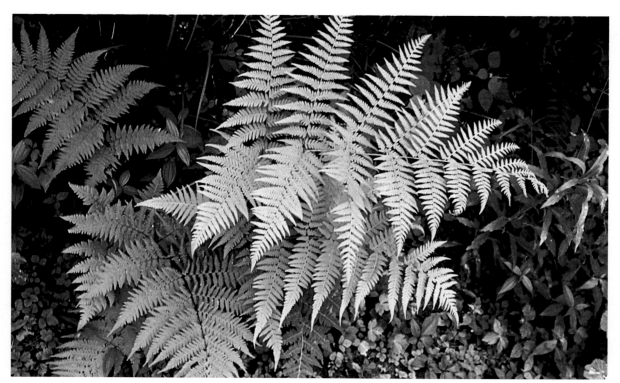

片被针毛。孢子囊群小，圆形，每裂片 2 ～ 6 对，生于侧脉的近顶部。

| 生境分布 | 生于海拔 1 000 m 以下的山谷潮湿处。德兴各地均有分布。

| 资源情况 | 野生资源丰富。药材来源于野生。

| 采收加工 | 全年均可采挖，削去叶柄，洗净，晒干。

| 药材性状 | 本品呈不规则长圆柱形团块状，长 5 ～ 12 cm，直径 0.5 ～ 1 cm，棕褐色至黑色。表面有众多长短粗细不一的须根。须根呈线状，长 1 ～ 3 cm，直径 0.1 ～ 0.3 cm。质坚硬，断面略平坦，黄白色至棕色，可见断续环状排列的黄白色维管束。气微，味涩。

| 功能主治 | 苦、辛，寒。归肺、脾经。清热解毒，止血，消肿，杀虫。用于烫火伤，外伤出血，疖肿，蛔虫病。

| 用法用量 | 内服煎汤，15 ～ 30 g。外用适量，研末调敷。

| 附　注 | 本种异名：*Polystichum torresianum* Gaudichaud、*Aspidium mollissimum* Christ、*Aspidium uliginosum* Kunze、*Dryopteris lasiocarpa* Hayata、*Dryopteris mollissima* (Christ) C. Christensen.。

药材普通针毛蕨，为本种的干燥根茎，《湖北省中药材质量标准》（2009 年版、2018 年版）中有收载。

金星蕨科 Thelypteridaceae 金星蕨属 Parathelypteris

金星蕨 *Parathelypteris glanduligera* (Kze.) Ching

| 药 材 名 | 金星蕨（药用部位：全草。别名：水蕨菜）。

| 形态特征 | 陆生蕨类，植株高 35 ～ 60 cm。根茎长而横走，直径约 2 mm，光滑，先端略被披针形鳞片。叶近生；叶柄长 15 ～ 30 cm，禾秆色，多少被短毛或有时光滑；叶片长 18 ～ 30 cm，披针形或阔披针形，先端渐尖并羽裂；2 回羽状深裂，羽片约 15 对，互生或下部的近对生，无柄，长 4 ～ 7 cm，披针形或线状披针形，羽裂几近羽轴；裂片 15 ～ 20 对或更多，长 5 ～ 6 mm，长圆状披针形，全缘，基部 1 对，尤其上侧一片通常较长。叶草质，羽片下面除密被橙黄色圆球形腺体外，光滑或疏被短毛，上面沿羽轴的纵沟密被针状毛，沿叶脉偶有少数短针毛，叶轴多少被灰白色柔毛。孢子囊群小，圆形，每裂片 4 ～ 5 对，背生于侧脉的近顶部，靠近叶缘；囊群盖圆肾形，棕

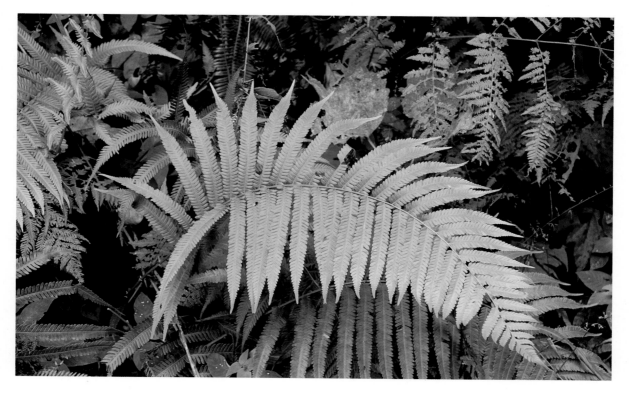

色，厚膜质，背面疏被灰白色刚毛。

| **生境分布** | 生于海拔 50 m 以上的疏林下或路边。德兴各地均有分布。

| **资源情况** | 野生资源丰富。药材来源于野生。

| **采收加工** | 夏季采收，鲜用或晒干。

| **功能主治** | 苦，寒。清热解毒，利尿，止血。用于痢疾，小便不利，吐血，外伤出血，烫伤。

| **用法用量** | 内服煎汤，15 ~ 30 g。外用适量，捣敷。

金星蕨科 Thelypteridaceae 金星蕨属 Parathelypteris

中日金星蕨 *Parathelypteris nipponica* (Franch. et Sav.) Ching

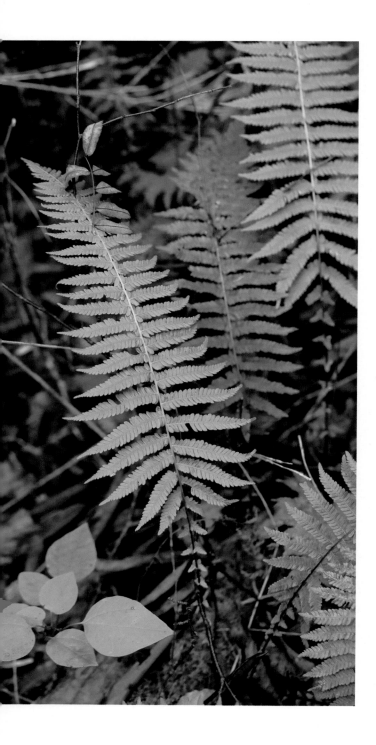

| 植物别名 |

日本金星蕨。

| 药 材 名 |

扶桑金星蕨（药用部位：全草或叶）。

| 形态特征 |

陆生蕨类，植株高 40 ~ 60 cm。根茎长而横走，直径约 1.5 mm，近光滑。叶近生；叶柄长 10 ~ 20 cm，基部褐棕色，多少被红棕色的阔卵形的鳞片，向上为亮禾秆色，光滑；叶片长 30 ~ 40 cm，倒披针形，先端渐尖并羽裂，向基部逐渐变狭，2 回羽状深裂；羽片 25 ~ 33 对，下部 5 ~ 7 对近对生，向下逐渐缩小成小耳形，最下的呈瘤状，中部羽片互生，无柄，长 4 ~ 5 cm，披针形，羽裂几达羽轴；裂片约 18 对，长 3 ~ 5 mm，长圆形，全缘或边缘具浅粗锯齿。叶草质，下面沿羽轴、主脉和叶缘被灰白色、开展的针状毛，脉间密被微细的腺毛及少数橙黄色的圆球形腺体；上面叶轴和叶脉被短针毛。孢子囊群圆形，每裂片 3 ~ 4 对，背生于侧脉的中部以上；囊群盖膜质，圆肾形，棕色，背面被少数灰白色的长针毛。

| 生境分布 | 生于海拔 400 m 以上的疏林下。分布于德兴三清山北麓、大茅山等。

| 资源情况 | 野生资源丰富。药材来源于野生。

| 采收加工 | 夏、秋季采收，洗净，鲜用或晒干。

| 功能主治 | 苦，寒。消肿止血。用于外伤出血。

| 用法用量 | 内服煎汤，15 ～ 30 g。外用适量，捣敷。

| 附　　注 | 本种异名：*Aspidium nipponicum* Franchet & Savatie、*Dryopteris nipponica* (Franchet et Savatier) C. Christensen、*Lastrea nipponica* (Franchet & Savatier) Copeland、*Thelypteris nipponica* (Franchet & Savatier) Ching、*Wagneriopteris nipponica* (Franchet & Savatier) A. Löve & D. Löve.。

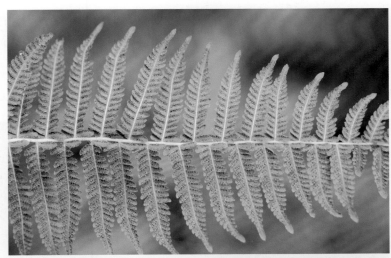

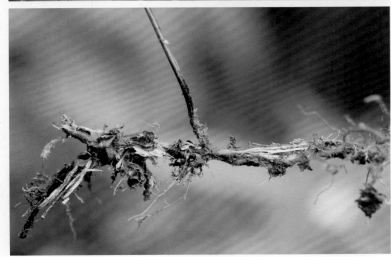

| 金星蕨科 | Thelypteridaceae | 卵果蕨属 | *Phegopteris* |

延羽卵果蕨

Phegopteris decursive-pinnata (van Hall) Fée

| **药 材 名** | 小叶金鸡尾巴草（药用部位：根茎）。

| **形态特征** | 陆生蕨类，植株高 30 ~ 60 cm。根茎短而直立，连同叶柄基部被红棕色、具长缘毛的狭披针形鳞片。叶簇生；叶柄长 10 ~ 25 cm，淡禾秆色；叶片 2 回羽裂，或一回羽状而边缘具粗齿，长 20 ~ 50 cm，披针形，先端渐尖并羽裂；羽片 20 ~ 30 对，互生，中部的最大，长 2.5 ~ 6 cm，狭披针形，基部阔而下延，在羽片间彼此以圆耳状或三角形的翅相连，羽裂达 1/3 ~ 1/2；裂片卵状三角形，全缘，向两端的羽片逐渐缩短，基部 1 对羽片常缩小成耳片。叶草质，沿叶轴、羽轴和叶脉两面被灰白色的针状短毛，下面并混生先端分叉或星状的毛，在叶轴和羽轴下面还疏生淡棕色、毛状的或披针形

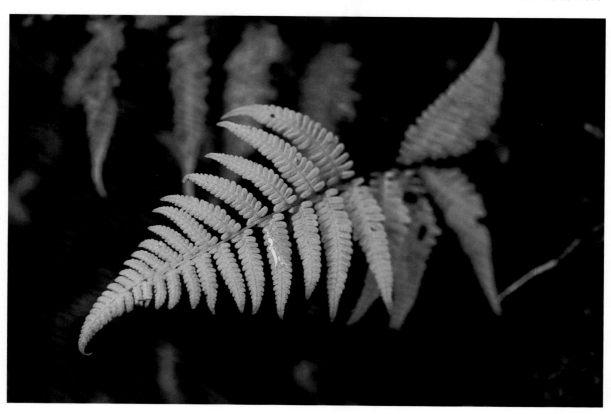

而具缘毛的鳞片。孢子囊群近圆形，背生于侧脉的近先端，每裂片 2 ~ 3 对。

| **生境分布** | 生于海拔 100 m 以上的山区的河沟两岸或路边林下。德兴各地均有分布。

| **资源情况** | 野生资源一般。药材来源于野生。

| **采收加工** | 夏、秋季采收，洗净，鲜用或晒干。

| **功能主治** | 微苦，平。归肾、肝、胃经。利水消肿，解毒敛疮。用于水肿，腹水，疮毒溃烂久不敛口，外伤出血。

| **用法用量** | 内服煎汤，15 ~ 30 g。

| **附　注** | 本种异名：*Polypodium decursive-pinnatum* H. C. Hall、*Aspidium decursive-pinnatum* (H. C. Hall) Kunze、*Dryopteris decursive-pinnata* (H. C. Hall) Kuntze、*Lastrea decurrens* J. Smith、*Lastrea decursive-pinnata* (H. C. Hall) J. Smith。

金星蕨科 Thelypteridaceae 新月蕨属 Pronephrium

披针新月蕨
Pronephrium penangianum (Hook.) Holtt.

| 药 材 名 | 鸡血莲（药用部位：根茎、叶）。

| 形态特征 | 中型土生蕨类，植株高 1 ~ 2 m。根茎粗壮，长而横走，褐棕色，偶有棕色的披针形鳞片。叶远生；叶柄长可达 1 m，基部直径约 7 mm，褐棕色，向上渐变为淡红棕色，光滑；叶光滑，叶片长圆状披针形，长 40 ~ 80 cm，奇数一回羽状；侧生羽片 10 ~ 15 对，互生，有短柄，阔线形，中部以下的长 20 ~ 30 cm，边缘有软骨质的尖锯齿，或深裂成牙齿状，上部的羽片略缩短，顶生羽片和中部的同形同大，柄长约 1 cm，叶脉下面明显，侧脉近平展，小脉 9 ~ 10 对，联结形成三角形和斜方形网眼，顶部 2 ~ 3 对小脉分离，伸达叶缘。孢子囊群圆形，生于小脉中部或中部稍下处，在侧脉间排成 2 列，每列 6 ~ 7。

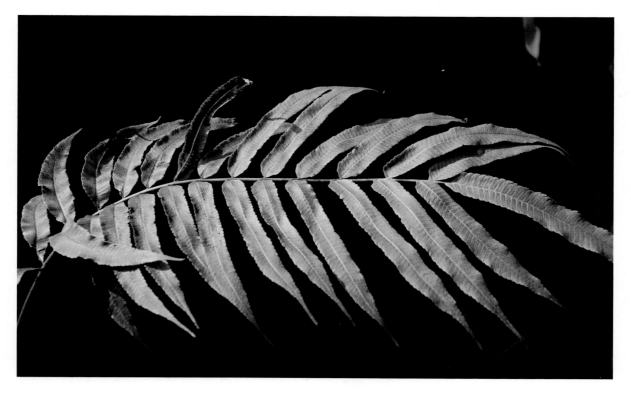

| 生境分布 | 群生于海拔 200 m 以上的疏林下或阴地水沟边。德兴各地均有分布。

| 资源情况 | 野生资源较少。药材来源于野生。

| 采收加工 | 夏、秋季采收，鲜用或晒干。

| 药材性状 | 本品根茎粗壮，褐棕色，偶有棕色的披针形鳞片。叶片纸质，干后多呈浅紫色，长 40 ~ 80 cm，无毛，一回羽状；羽片近对生，稍斜上，中部以下的羽片长 20 ~ 30 cm，宽 2 ~ 2.7 cm，基部圆楔形，边缘具软骨质尖齿或大锯齿，顶生羽片同形，有长柄；侧脉羽状，小脉除顶部 2 ~ 3 对分离外，均连接成 2 行长方形网眼。孢子囊群圆形，背生于小脉中部或中部稍下处；无囊群盖。

| 功能主治 | 苦、涩，凉。活血调经，散瘀止痛，除湿。用于月经不调，崩漏，跌打伤痛，风湿痹痛，痢疾，水肿。

| 用法用量 | 内服煎汤，9 ~ 18 g；或浸酒。外用适量，捣敷；或浸酒搽。

| 附 注 | 本种异名：*Polypodium penangianum* Hooker、*Abacopteris penangiana* (Hooker) Ching、*Aspidium porphyrophlebium* Christ、*Aspidium rampans* (Baker) Christ、*Christella porphyrophlebia* (Christ) H. Léveillé、*Dryopteris porphyrophlebia* (Christ) C. Christensen。

铁角蕨科 Aspleniaceae 铁角蕨属 Asplenium

剑叶铁角蕨 Asplenium ensiforme Wall. ex Hook. et Grev.

| 药 材 名 | 剑叶铁角蕨（药用部位：全草）。

| 形态特征 | 附生草本，植株高 25 ~ 60 cm。根茎短而直立，直径 4 ~ 5 mm，黑色，密被鳞片；鳞片披针形，长 5 ~ 8 mm，厚膜质，黑色。单叶，簇生；叶柄长 5 ~ 12 cm，直径 2 ~ 4 mm，禾秆色，基部密被与根茎上同样的鳞片，向上渐疏；叶片披针形，长 18 ~ 40 cm，中部宽 1.5 ~ 3 cm，具长渐尖头，基部缓下延成狭翅，全缘。主脉明显，粗壮，禾秆色，下面显著地圆形隆起，小脉两面均不明显。叶革质，上面光滑，下面疏被棕色的星芒状小鳞片，老时渐脱落而光滑。孢子囊群线形，长 0.8 ~ 3 cm，棕色，极斜向上，自主脉向外行，生于上侧小脉；囊群盖线形，淡黄棕色或淡棕绿色，后变褐色，宿存。

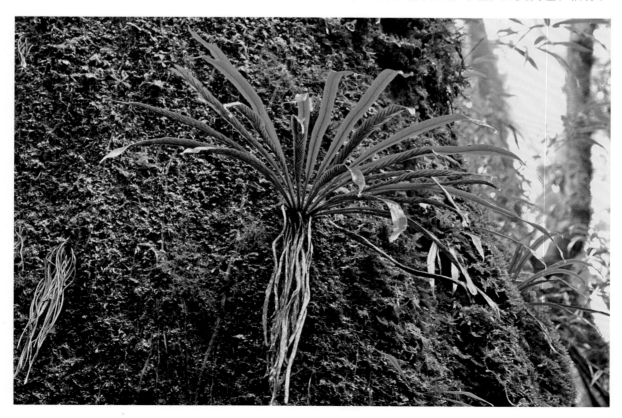

| 生境分布 | 生于海拔 800 m 以上的密林岩石上或树干上。分布于德兴三清山北麓、大茅山等。 |

| 资源情况 | 野生资源一般。药材来源于野生。 |

| 采收加工 | 夏、秋季采收，洗净，晒干。 |

| 功能主治 | 甘，温。活血祛瘀，舒筋止痛。用于闭经，跌打损伤，腰痛，风湿麻木。 |

| 用法用量 | 内服煎汤，9 ~ 15 g。 |

| 附　注 | 本种异名：*Asplenium ensiforme* Wall. ex Hook. & Grev. f. *bicuspe* (Hayata) Ching、*Asplenium ensiforme* Wall. ex Hook. & Grev. var. *bicuspe* (Hayata) Tagawa、*Asplenium ensiforme* Wall. ex Hook. & Grev. var. *parvum* Tardieu & Ching、*Asplenium ensiforme* Wall. ex Hook. & Grev. f. *stenophyllum* (Beddome) Ching ex S. H. Wu、*Asplenium gracilipes* Ching & Y. X. Lin。 |

铁角蕨科 Aspleniaceae 铁角蕨属 *Asplenium*

虎尾铁角蕨 *Asplenium incisum* Thunb.

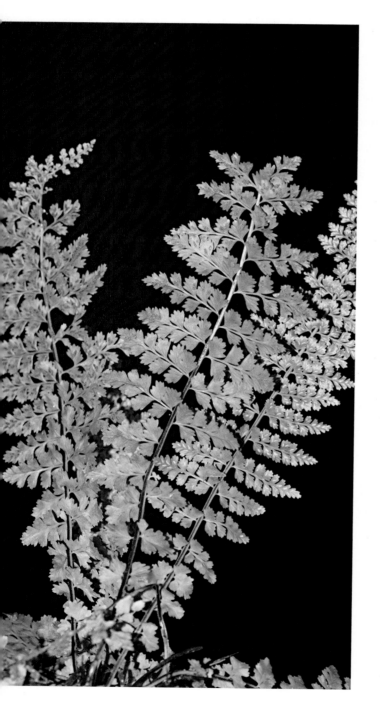

| 药 材 名 |

岩春草（药用部位：全草。别名：洞里仙）。

| 形态特征 |

石生草本，植株高 10 ～ 30 cm。根茎短而直立或横卧，先端密被鳞片；膜质鳞片狭披针形，长 3 ～ 5 mm，黑色。叶密集簇生；叶柄长 4 ～ 10 cm，淡绿色、栗色或红棕色；叶片阔披针形，长 10 ～ 27 cm，多为二回羽状；羽片 12 ～ 22 对，下部的对生或近对生，向上互生，有极短柄，下部羽片逐渐缩短成卵形或半圆形，长、宽均不及 5 mm，中部各对羽片三角状披针形或披针形，长 1 ～ 2 cm，先端渐尖并有粗牙齿，一回羽状或为深羽裂达于羽轴；小羽片 4 ～ 6 对，互生，基部 1 对较大，长 4 ～ 7 mm，椭圆形或卵形，圆头并有粗牙齿，基部无柄或多少与羽轴合生并沿羽轴下延成线状狭翅。侧脉先端有明显的水囊，伸入牙齿。叶薄草质，光滑。孢子囊群椭圆形，长约 1 mm，生于小脉中部或下部，紧靠主脉；囊群盖薄膜质，椭圆形。

| 生境分布 |

生于海拔 200 ～ 1 600 m 的林下潮湿岩石上。

德兴各地均有分布。

| **资源情况** | 野生资源一般。药材来源于野生。

| **采收加工** | 夏、秋季采收，洗净，鲜用或晒干。

| **功能主治** | 苦、甘，凉。归肝、胆、肺经。清热解毒，平肝镇惊，止血利尿。用于急性病毒性黄疸性肝炎，肺热咳嗽，小儿惊风，小便不利，胃痛，指头炎，毒蛇咬伤。

| **用法用量** | 内服煎汤，15 ~ 30 g。外用适量，捣敷。

| **附　　注** | 本种异名：*Asplenium elegantulum* Hooker.。

铁角蕨科 Aspleniaceae 铁角蕨属 Asplenium

倒挂铁角蕨 *Asplenium normale* Don

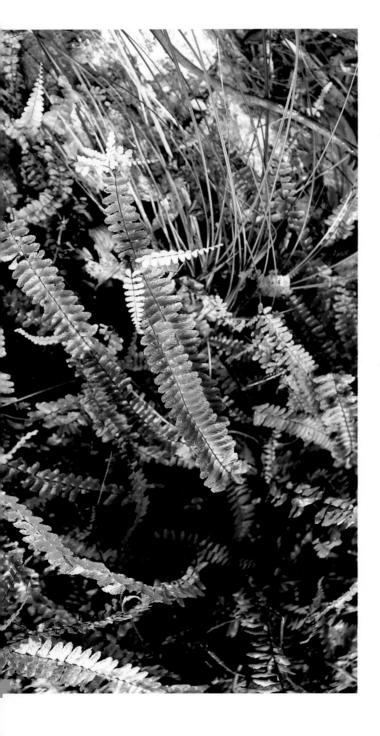

| 药 材 名 |

倒挂草（药用部位：全草。别名：铁角蕨）。

| 形态特征 |

附生草本，植株高 15 ~ 40 cm。根茎直立或斜升，黑色，全部密被鳞片或仅先端及较嫩部分密被厚膜质披针形鳞片；鳞片长 2 ~ 3 mm，黑褐色。叶簇生；叶柄长 5 ~ 20 cm，栗褐色至紫黑色，基部疏被与根茎上同样的鳞片；叶片披针形，长 12 ~ 28 cm，一回羽状；羽片 20 ~ 40 对，互生，无柄，中部羽片长 8 ~ 18 mm，三角状椭圆形，边缘除内缘为全缘外，其余均有粗锯齿，下部 3 ~ 5 对羽片多少向下反折，与中部羽片同形同大，或略缩小并渐变为扇形或斜三角形。叶草质至薄纸质，两面无毛；叶轴栗褐色，光滑，近先端处常有 1 被鳞片的芽孢，能在母株上萌发。孢子囊群椭圆形，长 2 ~ 3 mm，棕色，远离主脉伸达叶缘；囊群盖膜质，椭圆形，淡棕色或灰棕色。

| 生境分布 |

生于海拔 150 m 以上的林下或溪旁岩石上。德兴各地均有分布。

| 资源情况 | 野生资源一般。药材来源于野生。

| 采收加工 | 全年均可采收，洗净，鲜用或晒干。

| 药材性状 | 本品根茎密生黑褐色披针形鳞片，并有众多须根。叶柄长 5 ~ 20 cm，基部有少数鳞片，叶轴紫黑色，叶片草质，披针形，长 12 ~ 25 cm，宽 2 ~ 3.5 cm，一回羽状，羽片易脱落，三角状长圆形，具钝头，边缘有粗钝齿，每齿有 1 小脉，基部全缘；叶轴紫黑色。孢子囊群生于小脉中部，囊群盖矩圆形，膜质。气微，味淡。

| 功能主治 | 微苦，平。归肝、大肠经。清热解毒，活血散瘀，镇痛止血。用于肝炎，痢疾，外伤出血，蜈蚣咬伤。

| 用法用量 | 内服煎汤，9 ~ 15 g。外用适量，研末调敷；或捣敷。

| 附　注 | 本种异名：*Asplenium boreale* (Ohwi ex Sa. Kurata) Nakaike、*Asplenium minus* Blume、*Asplenium multijugum* Wallich ex Mettenius、*Asplenium normale* Don var. *boreale* Ohwi ex Sa. Kurata、*Asplenium normale* Don var. *shimurae* H. Itô、*Asplenium opacum* Kunze、*Asplenium pavonicum* Brackenridge。

药材倒挂草，为本种的干燥全草，《贵州省地方标准》（1994 年版）、《贵州省中药材、民族药材质量标准》（2003 年版）以"铁角蕨"之名收载之；同属植物铁角蕨 *Asplenium trichomanes* L. 与本种同等药用。

中药"铁角蕨"各标准收载的基原不一，《新疆维吾尔自治区药品标准·第二册》（1980 年版）收载其基原为铁角蕨 *Asplenium trichomanes* L.；《新疆维吾尔自治区药品标准》（1987 年版）收载其基原为西北铁角蕨 *Asplenium nesii* Christ、卵叶铁角蕨 *Asplenium ruta-muraria* Linn.；《贵州省地方标准》（1994 年版）、《贵州省中药材、民族药材质量标准》（2003 年版）收载其基原为倒挂铁角蕨 *Asplenium normale* Don、铁角蕨 *Asplenium trichomanes* L.。

铁角蕨科 Aspleniaceae 铁角蕨属 *Asplenium*

北京铁角蕨 *Asplenium pekinense* Hance

| 药 材 名 | 铁杆地柏枝（药用部位：全草）。

| 形态特征 | 石生植物，植株高 15 ~ 25 cm。根茎短而直立，顶部密被锈褐色鳞毛及黑褐色粗筛孔状披针形鳞片。叶簇生；叶柄长 2 ~ 5 cm，被线形鳞毛，下部较密；叶片近纸质，披针形，长 8 ~ 20 cm，宽 2 ~ 3 cm，顶部渐尖并为羽裂，基部略缩短，二回羽状或三回羽裂；羽轴和叶轴两侧均有狭翅；羽片约 10 对，互生或近对生，三角状长圆形，中部的较大，长 2 ~ 3 cm，宽约 1 cm，下部的稍缩短；末回裂片椭圆形或短舌形，先端有 2 ~ 3 尖齿；叶脉羽状，侧脉二叉，直达尖齿。孢子囊群长圆形，背生于小脉中部以上，每小羽片上有 1 ~ 2，成熟时往往满布叶背面；囊群盖长圆形，膜质，全缘。

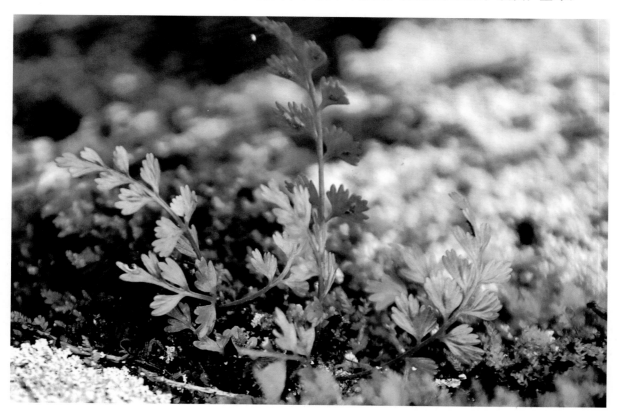

| 生境分布 | 生于海拔 400 m 以上的溪边岩石上。分布于德兴三清山北麓、大茅山等。 |

| 资源情况 | 野生资源较丰富。药材来源于野生。 |

| 采收加工 | 4 月采挖，洗净，鲜用或晒干。 |

| 药材性状 | 本品根茎短，顶部密被深褐色披针形鳞片，上生多数须根。叶淡绿色，多皱缩，革质，无毛，叶柄疏生纤维状小鳞片，叶展开后呈长圆状披针形，2 ~ 3 回羽裂，羽轴和叶轴两侧有狭翅，羽片三角状矩圆形，末回裂片先端有 2 ~ 3 尖齿。孢子囊群每裂片 1 ~ 2，成熟时往往布满叶下面。气微，味淡。 |

| 功能主治 | 甘、微辛，平。归肺经。止咳化痰，利膈，止泻，止血。用于感冒咳嗽，肺痨，腹泻，痢疾，臁疮，热痹，肿毒，跌打损伤，外伤出血。 |

| 用法用量 | 内服煎汤，15 ~ 30 g。外用适量，捣敷；或研末敷。 |

| 附　注 | 本种异名：*Asplenium abbreviatum* Makino、*Asplenium sarelii* Hooker subsp. *pekinense* (Hance) Fraser-Jenkins, Pangtey & Khullar、*Asplenium sarelii* Hooker var. *pekinense* (Hance) C. Christensen、*Asplenium sepulchrale* Hooker.。 |

铁角蕨科 Aspleniaceae 铁角蕨属 Asplenium

胎生铁角蕨 *Asplenium indicum* Sledge

| 植物别名 | 斜叶铁角蕨。

| 药 材 名 | 胎生铁角蕨（药用部位：全草）。

| 形态特征 | 附生草本，植株高 20 ~ 40 cm。根短粗，直立或斜升，密被红棕色、筛孔细密的钻状披针形鳞片，全缘。叶簇生；叶柄长 6 ~ 20 cm，禾秆色，基部被鳞片，向上渐疏，并有纵沟；叶片近革质，披针形或阔披针形，长 12 ~ 30 cm，顶部渐尖并为羽裂，基部不缩狭，幼时下面有少数狭披针形鳞片，后则脱落，一回羽状；羽片 17 ~ 25 对，互生，略斜向上，菱状披针形，中部的较大，长 3 ~ 4 cm，先端渐尖，基部不对称，上侧呈耳状，边缘浅裂至深裂；裂片长圆形至舌形，先端有 3 ~ 6 钝齿；叶轴往往疏生纤维状鳞片，

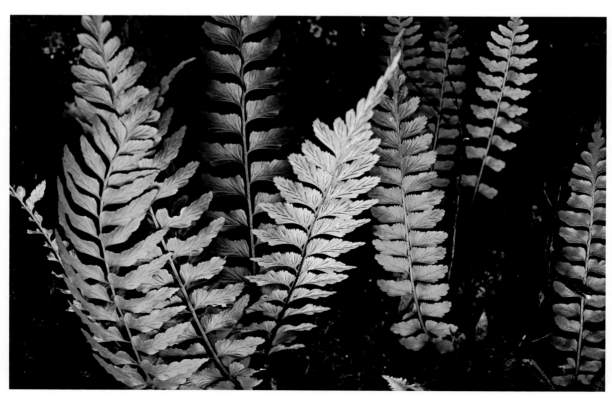

上部羽片腋间常有 1 芽孢。孢子囊群线形，背生于小脉上侧分叉的中部，靠近中脉；囊群盖线形。

| 生境分布 | 附生于海拔 800 ～ 1 100 m 的密林中树干或湿石上。分布于德兴三清山北麓、大茅山等。

| 资源情况 | 野生资源较丰富。药材来源于野生。

| 采收加工 | 夏、秋季采收，洗净，晒干。

| 功能主治 | 淡、涩，凉。归肝、肾经。舒筋通络，活血止痛。用于腰痛。

| 用法用量 | 内服适量，浸酒。

| 附　　注 | 本种异名：*Asplenium laciniatum* D. Don var. *planicaule* C. Christensen、*Asplenium planicaule* Wallich ex Mettenius、*Asplenium wuyishanicum* Ching、*Asplenium yoshinagae* Makino subsp. *indicum* (Sledge) Fraser-Jenkins、*Asplenium yoshinagae* Makino var. *indicum* (Sledge) Ching & S. K. Wu。

铁角蕨科 Aspleniaceae 铁角蕨属 Asplenium

长叶铁角蕨 *Asplenium prolongatum* Hook.

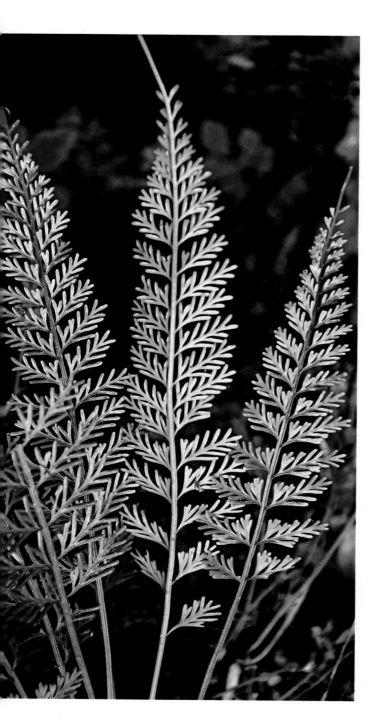

| 植物别名 |

长生铁角蕨。

| 药 材 名 |

倒生莲（药用部位：全草或叶）。

| 形态特征 |

附生草本，植株高 20 ~ 40 cm。根茎短而直立，先端密被厚膜质黑褐色披针形鳞片，鳞片长 5 ~ 8 mm，有棕色狭边。叶簇生；叶柄长 8 ~ 18 cm，直径 1.5 ~ 2 mm，淡绿色，幼时疏被褐色纤维状小鳞片，后渐脱落；叶片线状披针形，长 10 ~ 25 cm，宽 3 ~ 4.5 cm，二回羽状；羽片 20 ~ 24 对，下部的对生，向上互生，近无柄，中部的长 1.3 ~ 2.2 cm，宽 0.8 ~ 1.2 cm，狭椭圆形，基部不对称，羽状；小羽片互生，上先出，上侧有 2 ~ 5，下侧 0 ~ 4，狭线形，长 4 ~ 10 mm，宽 1 ~ 1.5 mm，基部与羽轴合生并以阔翅相连，全缘，上侧基部 1 ~ 2 片常再 2 ~ 3 裂；裂片与小羽片同形而较短。叶脉明显，略隆起，每小羽片或裂片有小脉 1，先端有明显的水囊。叶近肉质；叶轴与叶柄同色，先端往往延长成鞭状而生根，羽轴与叶片同色，上面隆起，两侧有狭翅。孢子囊

群狭线形，长 2.5 ～ 5 mm，深棕色，每小羽片或裂片 1，位于小羽片的中部上侧边；囊群盖膜质，狭线形，灰绿色，开向叶缘。

| **生境分布** | 附生于海拔 200 m 以上的林中树干或潮湿岩石上。德兴各地均有分布。

| **资源情况** | 野生资源丰富。药材来源于野生。

| **采收加工** | 秋季采收，洗净，鲜用或晒干。

| **药材性状** | 本品根茎短，先端有披针形鳞片，并有多数须根。叶柄压扁；叶片条状披针形，长 10 ～ 25 cm，宽 3 ～ 4.5 cm，2 回深羽裂，羽片矩圆形，长 1.3 ～ 2 cm，宽 8 ～ 10 mm，裂片狭条形，具钝头，全缘，有 1 小脉，先端有小囊，表面皱缩；叶轴先端延伸成鞭状。孢子囊群沿叶脉上侧着生，囊群盖长圆形，膜质。质稍韧。气微，味微苦。

| **功能主治** | 辛、微苦，凉。归肝、肺、膀胱经。清热除湿，化瘀止血，止咳化痰。用于咳嗽痰多，风湿痹痛，肠炎痢疾，尿路感染，乳腺炎，咽喉炎，跌打损伤，吐血；外用于骨折，外伤出血，烫火伤，蛇、犬咬伤。

| **用法用量** | 内服煎汤，9 ～ 30 g；或浸酒。外用适量，鲜品捣敷；或研末撒。

| **附　注** | 本种异名：*Asplenium bipinnatum* Roxburgh var. *prolongatum* (Hooker) Bonaparte、*Asplenium rutifolium* (Bergius) Kunze var. *prolongatum* (Hooker) Christ.。

铁角蕨科 Aspleniaceae 铁角蕨属 *Asplenium*

华中铁角蕨 *Asplenium sarelii* Hook.

| 药 材 名 | 孔雀尾（药用部位：全草或根茎）。

| 形态特征 | 附生草本，植株高 10 ~ 20 cm。根茎短而直立，顶部及叶柄基部密被黑褐色、边缘有锯齿的披针形鳞片。叶簇生；叶柄长 4 ~ 8 cm，基部淡褐色，向上为绿色，光滑；叶片草质，两面无毛，长圆状披针形，长 6 ~ 12 cm，顶部渐尖并为羽裂，基部不缩狭，三回羽状；羽片约 10 对，互生，斜向上，卵状长圆形，基部 1 对不缩短或最大，长 1.5 ~ 3 cm，其余向上羽片渐小；末回小羽片或裂片倒卵形，宽 3 ~ 5 mm，边缘浅裂或深裂，先端有粗齿；叶脉羽状，侧脉二叉，每裂片有小脉 1，不达齿尖。孢子囊群长圆形，背生于小脉中部，每小羽片有 1 ~ 2；囊群盖灰白色，长圆形。

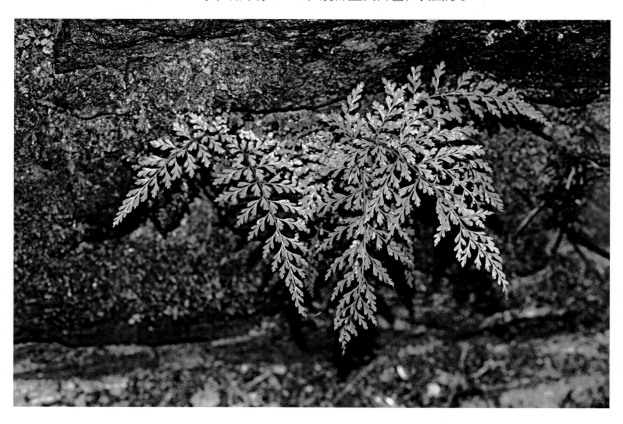

| 生境分布 | 生于海拔 300 m 以上的林下溪边或岩石上。德兴各地均有分布。

| 资源情况 | 野生资源丰富。药材来源于野生。

| 采收加工 | 全年均可采收，去须根，洗净，鲜用或晒干。

| 药材性状 | 本品根茎粗短，密生黑色线状披针形或钻形鳞片。叶淡绿色，革质，叶柄长 4 ~ 8 cm，细弱，3 回羽状全裂，三角状矩圆形，基部较宽，羽片卵形，末回裂片线形，有 1 ~ 2 细齿，两面无毛。气微，味微苦。

| 功能主治 | 苦、微甘，凉。归肝、胆、肺经。清热解毒，利咽止咳，利湿消肿，止血止痛。用于感冒，咳嗽，扁桃体炎，腮腺炎，目赤肿痛，肠炎，痢疾，乳汁不下；外用于湿疹，疮肿疔毒，烫火伤，跌打损伤，刀伤出血。

| 用法用量 | 内服煎汤，15 ~ 30 g。外用适量，煎汤洗；或捣敷。

| 附　注 | 本种异名：*Asplenium blakistonii* Baker、*Asplenium pekinense* Hance var. *foeniculaceum* Christ.。

铁角蕨科 Aspleniaceae　铁角蕨属 Asplenium

铁角蕨 *Asplenium trichomanes* L.

| 植物别名 | 蜈蚣赶蛇、蕨其。

| 药 材 名 | 铁角凤尾草（药用部位：全草。别名：铁角蕨、救死护伤）。

| 形态特征 | 附生草本，植株高 10 ～ 30 cm。根茎短而直立，密被长 3 ～ 4 mm、黑色、厚膜质的线状披针形鳞片。叶多数，密集簇生；叶柄长 2 ～ 8 cm，栗褐色，基部密被鳞片，向上光滑，两边有棕色的膜质全缘狭翅，通常叶片脱落而柄宿存；叶片长线形，长 10 ～ 25 cm，具长渐尖头，一回羽状；羽片 20 ～ 30 对，基部的对生，向上对生或互生，近无柄，中部羽片同大，长 3.5 ～ 9 mm，椭圆形或卵形，有钝牙齿；下部羽片向下逐渐远离并缩小，形状多种，卵形、圆形、扇形、三角形或耳形。叶纸质；叶轴栗褐色，两侧有棕色的膜质全

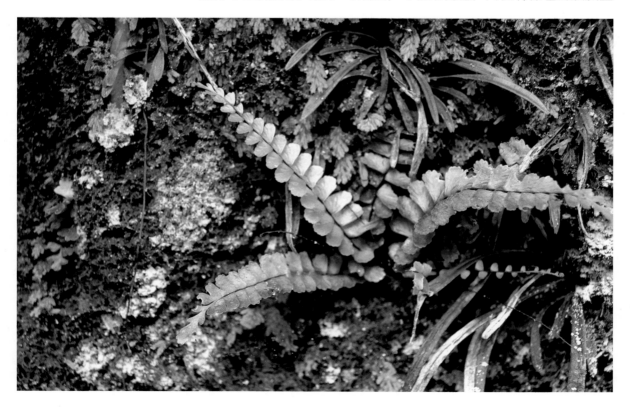

缘狭翅。孢子囊群阔线形，长 1 ~ 3.5 mm，黄棕色，通常生于上侧小脉，每羽片有 4 ~ 8，位于主脉与叶缘之间；膜质囊群盖阔线形，灰白色，后变棕色。

| **生境分布** | 生于海拔 800 m 以上的林下山谷中岩石上或石缝中。分布于德兴三清山北麓、大茅山等。

| **资源情况** | 野生资源丰富。药材来源于野生。

| **采收加工** | 全年均可采收，鲜用或晒干。

| **药材性状** | 本品长约 20 cm。根茎短，被有多数黑褐色鳞片，下部丛生极纤细的须根。叶簇生；叶柄与叶轴呈细长扁圆柱形，直径约 1 mm，栗褐色而显光泽，有纵沟，上面两侧常可见全缘的膜质狭翅，质脆，易折断，断面常中空；叶片条状披针形，长约 15 cm，小羽片黄棕色，多已皱缩破碎，完整者展开后呈斜卵形或扇状椭圆形，两侧边缘有小钝齿，背面可见孢子囊群。气无，味淡。

| **功能主治** | 淡，凉。归心、脾经。清热解毒，收敛止血，补肾调经，散瘀利湿。用于小儿高热惊风，肾炎水肿，食积腹泻，痢疾，咳嗽，咯血，月经不调，带下，疮疖肿毒，毒蛇咬伤，烫火伤，外伤出血。

| **用法用量** | 内服煎汤，10 ~ 30 g。外用适量，鲜品捣敷。

| **附　　方** | （1）治小儿惊风：铁角蕨 50 ~ 100 g，煎汤服。
（2）治高热：铁角蕨 100 g，煎汤服。
（3）治无名肿毒：鲜铁角蕨适量，捣敷。
（4）治月经不调：铁角蕨 50 g，煎汤服，冰糖为引。［方（1）~（4）出自《江西草药》］

| **附　　注** | 本种异名：*Asplenium densum* Brackenridge、*Asplenium melanocaulon* Willdenow、*Asplenium melanolepis* Colenso。
药材铁角凤尾草，为本种的干燥全草，《贵州省地方标准》（1994 年版）、《贵州省中药材、民族药材质量标准》（2003 年版）、《新疆维吾尔自治区药品标准·第二册》（1980 年版）以"铁角蕨"之名收载之。

铁角蕨科 Aspleniaceae 铁角蕨属 Asplenium

变异铁角蕨

Asplenium varians Wall. ex Hook. et Grev.

| 药 材 名 | 九倒生（药用部位：全草。别名：地柏枝）。

| 形态特征 | 石生草本，植株高 10 ~ 22 cm。根茎短而直立，先端密被长 2 ~ 3 mm、膜质黑褐色披针形鳞片。叶簇生；叶柄长 4 ~ 10 cm，下部或全部为栗色，或向上为绿色，疏被黑褐色纤维状鳞片，后脱落；叶片披针形，长 7 ~ 13 cm，二回羽状；羽片 10 ~ 11 对，下部的对生，向上互生，有极短柄，中部羽片略长，8 ~ 17 mm，三角状卵形，基部不对称，一回羽状；小羽片 2 ~ 3 对，互生，上先出，基部上侧一片较大，倒卵形，长 3.5 ~ 5.5 mm，基部阔楔形，无柄，多少与羽轴合生，两侧全缘，先端有 6 ~ 8 小锯齿，其余的小羽片较小。叶薄草质；叶轴灰绿色，光滑。孢子囊群短线形，长 1.5 ~ 3 mm，生于小脉下部，每小羽片有 2 ~ 4，成熟后为棕色，满铺羽

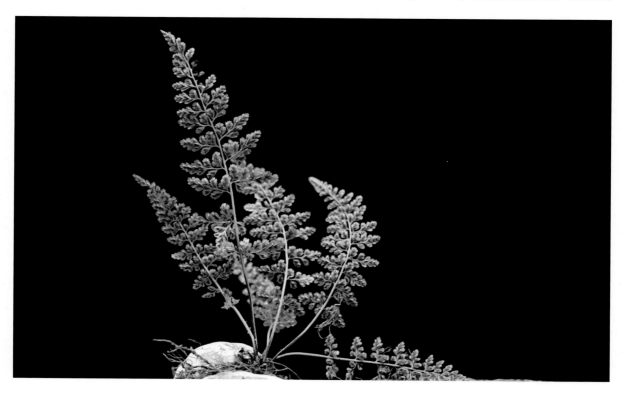

片下面；膜质囊群盖短线形，淡棕色。

| **生境分布** | 生于海拔 650 m 以上的杂木林中潮湿岩石上或岩壁上。分布于德兴三清山北麓、大茅山等。

| **资源情况** | 野生资源一般。药材来源于野生。

| **采收加工** | 秋季采收，洗净，晒干。

| **药材性状** | 本品根茎短，先端密被鳞片，鳞片披针形，黑褐色。叶簇生，2 ~ 3 回羽裂，革质。有时叶片可见孢子囊群，呈长圆形，棕色。气微，味微苦。

| **功能主治** | 微涩，凉。活血消肿，止血生肌。用于骨折，刀伤，小儿疳积及惊风，疮疡溃烂，烫火伤。

| **用法用量** | 内服煎汤，10 ~ 20 g。外用适量，捣敷。

| **附　注** | 本种异名：*Asplenium lankongense* Ching、*Asplenium paucijugum* Ching。
药材九倒生，为本种的新鲜或干燥全草，《贵州省地方标准》（1994 年版）、《贵州省中药材、民族药材质量标准》（2003 年版）以"地柏枝"之名收载之。而《中华本草》等收载的"地柏枝"为卷柏科植物江南卷柏 *Selaginella moellendorffii* Hieron. 的干燥全草。二者差异明显，要注意区分。

铁角蕨科 Aspleniaceae 铁角蕨属 Asplenium

狭翅铁角蕨

Asplenium wrightii Eaton ex Hook.

| 药 材 名 | 狭翅铁角蕨（药用部位：根茎）。

| 形态特征 | 石生草本，植株高达 1 m。根茎短而直立，密被厚膜质的褐棕色披针形鳞片；鳞片长 5 ~ 7 mm，全缘。叶簇生；叶柄长 20 ~ 32 cm，淡绿色或栗褐色，幼时密被鳞片，老时向上渐光滑；叶片椭圆形，长 30 ~ 80 cm，一回羽状；羽片 16 ~ 24 对，基部的对生或近对生，向上互生，长 9 ~ 20 cm，披针形或镰状披针形，具尾状长渐尖头，基部不对称并多少下延，边缘有明显的粗锯齿或重锯齿，向上各对羽片与下部的同形，逐渐变短，中部以上的羽片基部下延于柄成狭翅。叶纸质。孢子囊群线形，长约 1 cm，褐棕色，生于上侧一脉，自主脉向外行几达叶缘，沿主脉两侧排列整齐；膜质囊群盖线形，灰棕色至褐棕色。

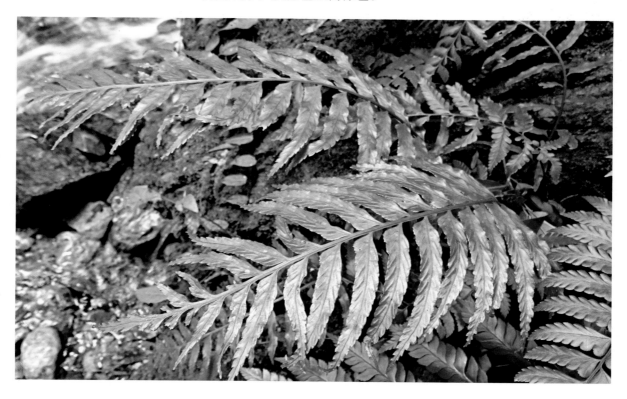

| 生境分布 | 生于海拔 200 ～ 1 100 m 的林下溪边岩石上。德兴各地均有分布。

| 资源情况 | 野生资源丰富。药材来源于野生。

| 采收加工 | 全年均可采挖，洗净，晒干。

| 功能主治 | 活血消肿。用于疮疡肿毒。

| 用法用量 | 外用适量，捣敷。

| 附　　注 | 本种异名：*Asplenium alatulum* Ching、*Asplenium centrochinense* Christ、*Asplenium duplicatoserratum* Ching ex S. H. Wu、*Asplenium fujianense* Ching、*Asplenium fujianense* Ching ex S. H. Wu、*Asplenium fujianensoides* Viane & Reichstein、*Asplenium laui* Ching、*Asplenium neomultijugum* Ching。

球子蕨科 Onocleaceae 荚果蕨属 Matteuccia

东方荚果蕨

Matteuccia orientalis (Hook.) Trev.

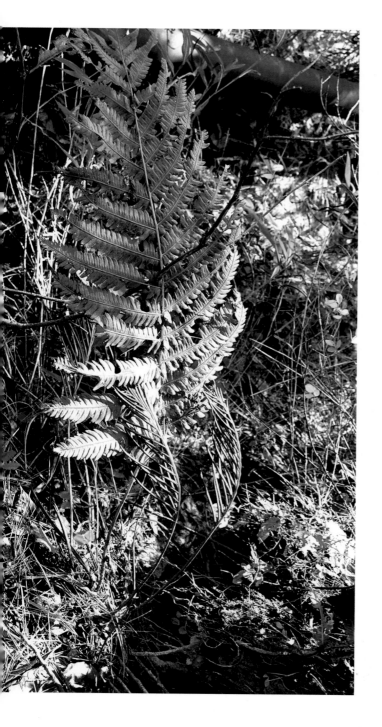

| 药材名 |

东方荚果蕨（药用部位：根茎、茎叶）。

| 形态特征 |

土生，植株高达 1 m。根茎短而直立，坚硬木质，先端及叶柄基部密被披针形鳞片；膜质的棕色鳞片长 2 cm，先端纤维状。叶簇生，二形。不育叶叶柄长 30 ~ 70 cm，基部褐色，向上深禾秆色或棕禾秆色，连同叶轴密被鳞片，叶柄上的鳞片脱落后往往留下褐色的新月形鳞痕；叶片椭圆形，2 回深羽裂，长 40 ~ 80 cm，羽片 15 ~ 20 对，互生，下部羽片最长，线状倒披针形，长 13 ~ 20 cm，无柄，深羽裂，裂片长椭圆形，全缘或有微齿，通常下部裂片较短，中部以上的最长；叶纸质，无毛，仅沿羽轴和主脉疏被纤维状鳞片。能育叶与不育叶等高或较矮，叶柄长 20 ~ 45 cm，叶片椭圆形或椭圆状倒披针形，长 12 ~ 38 cm，一回羽状，羽片多数，直线形，长 10 cm，两侧强度反卷成荚果状，深紫色，幼时完全包被孢子囊群。

| 生境分布 |

生于海拔 700 m 以上的林下阴湿处或溪边。分布于德兴三清山北麓、大茅山等。

| **资源情况** | 野生资源一般。药材来源于野生。

| **采收加工** | 全年均可采收，洗净，鲜用或晒干。

| **功能主治** | 苦，凉。归肝、肾经。祛风，止血。用于风湿痹痛，外伤出血。

| **用法用量** | 内服煎汤，15 ~ 30 g。外用适量，捣敷。

| **附　　注** | 本种异名：*Struthiopteris orientalis* Hooker、*Matteuccia japonica* (Hayata) C. Christensen、*Matteuccia orientalis* (Hooker) Trevisan、*Onoclea orientalis* (Hooker) Hooker、*Pentarhizidium japonicum* Hayata、*Pteretis japonica* (Hayata) Ching、*Pteretis orientalis* (Hooker) Ching。

乌毛蕨科 Blechnaceae 乌毛蕨属 Blechnum

乌毛蕨 *Blechnum orientale* L.

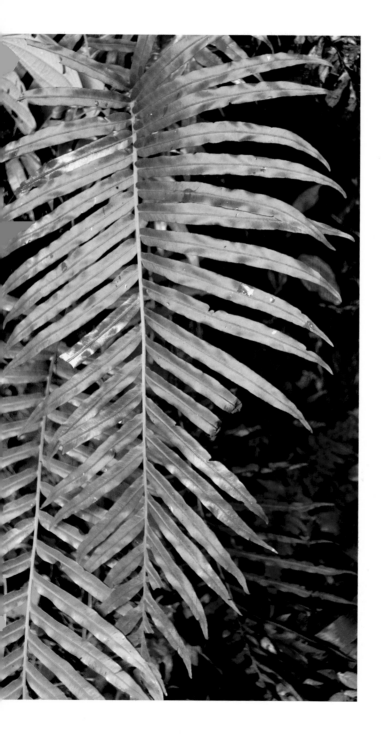

药材名

乌毛蕨贯众（药用部位：根茎。别名：贯众、黑狗脊）。

形态特征

多年生常绿草本，植株高 0.5 ~ 2 m。根茎直立，黑褐色，先端及叶柄下部密被狭披针形鳞片；鳞片长约 1 cm，先端纤维状，深棕色或褐棕色，边缘棕色。叶簇生于根茎先端；柄长 3 ~ 80 cm，基部往往黑褐色，向上为棕禾秆色或棕绿色；叶片卵状披针形，长达 1 m 左右，一回羽状；羽片多数，二形，互生，无柄，下部羽片不育，极度缩小为圆耳形，向上羽片突然伸长，能育，至中上部羽片最长，线形或线状披针形，长 10 ~ 30 cm，全缘或呈微波状，先端长渐尖或尾状渐尖，上部羽片向上逐渐缩短，顶生羽片与其下的侧生羽片同形而较长。叶近革质，无毛；叶轴粗壮，棕禾秆色。孢子囊群线形，连续，紧靠主脉两侧，与主脉平行。

生境分布

生于海拔 100 ~ 1 300 m 的山坡灌丛中或溪边。德兴各地均有分布。

| 资源情况 | 野生资源丰富。药材来源于野生。

| 采收加工 | 春、秋季采挖，削去叶柄、须根，洗净，鲜用或晒干。

| 药材性状 | 本品呈圆柱形或棱柱形，上端稍大，长 10 ~ 20 cm，直径 5 ~ 6 cm，棕褐色或黑褐色。根茎直立，粗壮，密被有空洞的叶柄残基及须根和鳞片。叶柄残基扁圆柱形，表面被黑褐色伏生的鳞片，脱落处呈小突起，粗糙；质坚硬，横断面多呈空洞状，皮部薄，有 10 余点状维管束，环列，内面 2 稍大。叶柄基部较粗，外侧有 1 瘤状突起，簇生 10 余须根。气微弱而特异，味微涩。

| 功能主治 | 苦，凉。归肝、肾经。清热解毒，活血止血，驱虫。用于感冒，头痛，腮腺炎，痈肿，跌打损伤，鼻衄，吐血，血崩，带下，肠道寄生虫病。

| 用法用量 | 内服煎汤，6 ~ 15 g，大剂量可用至 60 g。外用适量，捣敷；或研末调敷。

| 附　　注 | 本种异名：*Blechnopsis orientalis* (Linnaeus) C. Presl.。

药材乌毛蕨贯众，为本种的干燥根茎，《广东省中药材标准》（2004 年版）中有收载，但药用部位为干燥根茎及叶柄残基；《广西中药材标准》（1990 年版）以"贯众"之名收载之；同科植物苏铁蕨 *Brainea insignis* (Hook.) J. Sm. 与本种同等药用。

德兴民间常将本种与贯众混淆使用。

乌毛蕨科 Blechnaceae 狗脊属 Woodwardia

狗脊
Woodwardia japonica (L. f.) Sm.

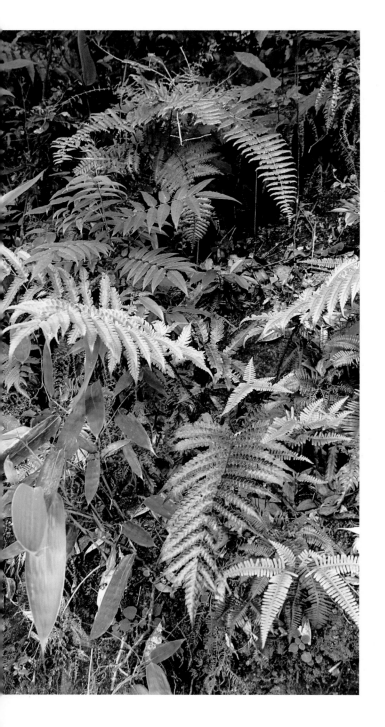

| 药 材 名 |

狗脊贯众（药用部位：根茎。别名：贯众）。

| 形态特征 |

大型土生草本，植株高 60 ~ 120 cm。根茎粗壮，横卧，暗褐色，与叶柄基部均密被深棕色披针形或线状披针形膜质鳞片；鳞片长约 1.5 cm，有时为纤维状。叶近生；柄长 15 ~ 70 cm，暗浅棕色，下部密被鳞片，向上渐稀疏，老时脱落；叶片长卵形，长 25 ~ 80 cm，2 回羽裂；顶生羽片卵状披针形或长三角状披针形，稍大，侧生羽片近无柄，6 ~ 16 对，对生、近对或互生，线状披针形，长 12 ~ 25 cm，羽状半裂；裂片 11 ~ 16 对，互生或近对生，基部 1 对缩小，向上数对裂片较大，椭圆形或卵形，偶为卵状披针形，长 13 ~ 22 mm，边缘有细密锯齿。叶近革质，两面无毛或下面疏被短柔毛；羽轴背面下部密被棕色纤维状小鳞片，向上渐稀疏。孢子囊群线形，多着生于主脉两侧的狭长网眼上，不连续呈单行排列；囊群盖线形，棕褐色。

| 生境分布 |

多生于阔叶林下、杉木林或竹林和沟谷丛林

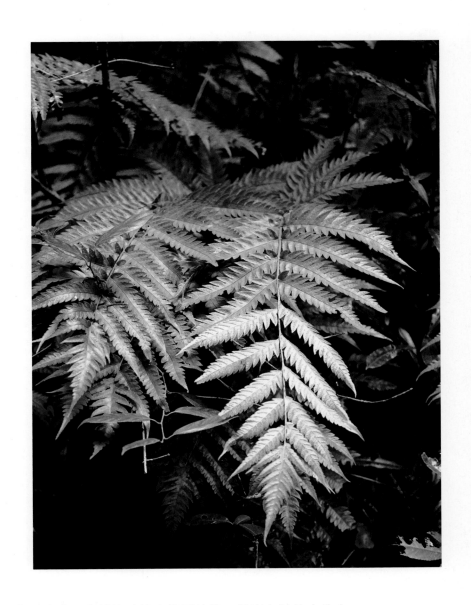

阴湿处，为丘陵地区常见的酸性土指示植物。德兴各地均有分布。

| 资源情况 | 野生资源丰富。药材来源于野生。

| 采收加工 | 春、秋季采挖，削去叶柄、须根，洗净，晒干。

| 药材性状 | 本品呈圆柱状或四方柱形，挺直或稍弯曲，上端较粗钝，下端较细，长6 ～ 26 cm，直径2 ～ 6 cm，红棕色或黑褐色。根茎粗壮，密被粗短的叶柄残基、棕红色鳞片和棕黑色细根。叶柄残基近半圆柱形，镰状弯曲，背面呈肋骨状排列，腹面呈短柱状密集排列。质坚硬，难折断，叶柄残基横切面可见黄白色小点（分体中柱）2 ～ 4，内面的 1 对呈 "八" 字形排列。气微弱，味微苦、涩。

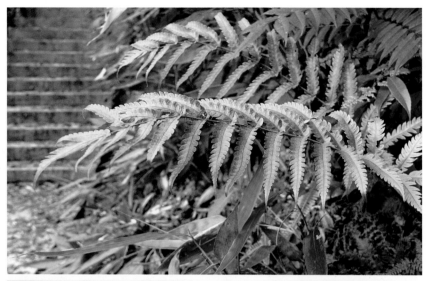

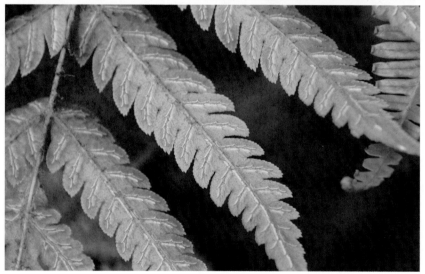

| **功能主治** | 苦，凉。归肝、胃、肾、大肠经。清热解毒，杀虫，止血，祛风湿。用于风热感冒，时行瘟疫，恶疮痈肿，虫积腹痛，疳积，痢疾，便血，崩漏，外伤出血，风湿痹痛。 |

| **用法用量** | 内服煎汤，9 ～ 15 g，大剂量可用至 30 g；或浸酒；或入丸、散剂；素体虚寒者及孕妇禁服。外用适量，捣敷；或研末调敷。 |

附　　方	（1）治刀伤出血：取狗脊贯众的茸毛外敷。
	（2）治跌打损伤：狗脊贯众 60 g，骨碎补 60 g，当归 30 g，红花 40 g，研末，水酒兑服，每日 1 剂，每服 15 g。
	（3）治胸腹痛：鲜狗脊贯众 60 g，煎汤服。

（4）治风寒骨痛、腰肌劳损、手脚麻痹、半身不遂、遗尿：狗脊贯众 9 ~ 15 g，煎汤服；亦可浸酒用。［方（1）~（4）出自《草药手册》（江西）］

| **附　注** | 本种异名：*Blechnum japonicum* Linnaeus f.、*Woodwardia affinis* Ching & P. S. Chiu、*Woodwardia intermedia* Christ、*Woodwardia japonica* (L. f.) Sm. var. *contigua* Ching & P. S. Chiu、*Woodwardia omeiensis* Ching ex P. S. Chiu.。

药材狗脊贯众，为本种的（带叶柄基部）干燥根茎，《江西省中药材标准》（1996 年版、2014 年版）、《内蒙古中药材标准》（1988 年版）、《河南省中药材标准》（1993 年版）、《上海市中药材标准》（1994 年版）、《湖北省中药材质量标准》（2009 年版）中有收载；《湖南省中药材标准》（1993 年版、2009 年版）、《贵州省中药材质量标准》（1988 年版）以"贯众"之名收载之，《贵州省中药材、民族药材质量标准》（2003 年版）以"贯众（紫萁贯众）"之名收载之；同属植物珠芽狗脊 *Woodwardia prolifera* Hook. et Arn.、单芽狗脊蕨 *Woodwandia unigemmata* (Makino) Nakai 与本种同等药用。

德兴民间常将本种与贯众混淆使用。

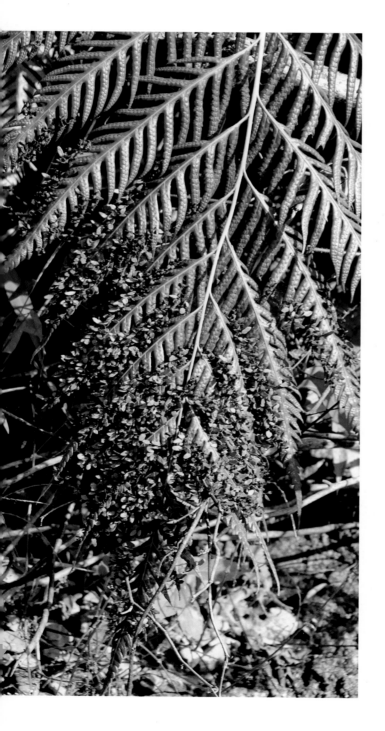

珠芽狗脊

Woodwardia prolifera Hook. et Arn.

| 植物别名 |

胎生狗脊蕨、胎生狗脊。

| 药 材 名 |

狗脊贯众（药用部位：根茎及叶柄基部。别名：狗脊）。

| 形态特征 |

多年生草本，植株高 70 ~ 200 cm。根茎横卧，黑褐色，根茎与叶柄下部密被红棕色的狭披针形或线状披针形膜质大鳞片；鳞片长 2 ~ 4 cm，先端纤维状。叶近生；柄粗壮，长 30 ~ 110 cm，褐色，向上为棕禾秆色且鳞片渐稀疏；叶片长卵形或椭圆形，长 35 ~ 120 cm，2 回深羽裂达羽轴两侧的狭翅；羽片 5 ~ 13 对，对生或上部的互生，有极短柄，通常第 2 对较长，披针形，长 16 ~ 35 cm，先端长渐尖或尾尖，基部极不对称，1 回深羽裂；裂片 10 ~ 24 对，披针形或线状披针形，基部以阔翅相连，边缘有细密锯齿。羽轴、叶轴同为棕禾秆色或棕色。叶革质，无毛，沿羽轴下面偶有少数纤维状的棕色小鳞片，羽片上面通常产生小珠芽。孢子囊群粗短，形似新月形，着生于主脉两侧的狭长网眼上；囊群盖同

形，薄纸质。

| 生境分布 | 生于海拔 100 ~ 1 100 m 的丘陵或坡地的疏林下阴湿地方或溪边。德兴各地均有分布。

| 资源情况 | 野生资源一般。药材来源于野生。

| 采收加工 | 春、秋季采挖，削去叶柄、须根，洗净，晒干。

| 药材性状 | 本品呈长圆形，长 11 ~ 36 cm，直径 4 ~ 9 cm，密被鳞片，以靠近先端较多。每一叶柄基部常丛生有 10 条以上弯曲的须根。叶柄基部横断面有大维管束 2 个，呈倒"八"字形排列。气微，味淡、微涩。

| 功能主治 | 苦，凉。归肝、胃、肾、大肠经。清热解毒，杀虫，止血，祛风湿。用于风热感冒，时行瘟疫，恶疮痈肿，虫积腹痛，疳积，痢疾，便血，崩漏，外伤出血，风湿痹痛。

| 用法用量 | 内服煎汤，9 ~ 15 g，大剂量可用至 30 g；或浸酒；或入丸、散剂；素体虚寒者及孕妇禁服。外用适量，捣敷；或研末调敷。

| 附　注 | 本种异名：*Woodwardia angustiloba* Hance、*Woodwardia exaltata* Nakai、*Woodwardia orientalis* Swartz var. *formosana* Rosenstock、*Woodwardia orientalis* Swartz. var. *prolifera* (Hooker & Arnott) Ching、*Woodwardia prolifera* Hook. et Arn. var. *formosana* (Rosenstock) Ching.。

药材狗脊贯众，为本种的干燥根茎及叶柄基部，《江西省中药材标准》（1996 年版、2014 年版）中有收载；同属植物狗脊蕨 *Woodwardia japonica* (L. f.) Sm. 与本种同等药用。

本种喜酸性土。

鳞毛蕨科 Dryopteridaceae 复叶耳蕨属 Arachniodes

刺头复叶耳蕨 *Arachniodes aristata* (Forst.) Tindle

| **药 材 名** | 复叶耳蕨（药用部位：根茎）。

| **形态特征** | 植株高 50 ~ 70 cm。叶柄长 28 ~ 36 cm，禾秆色，基部密被红棕色、披针形、顶部毛髯状鳞片，向上渐疏。叶片五角形或卵状五角形，长 22 ~ 34 cm，三回羽状，顶部有一片具柄的羽状羽片；侧生羽片 4 ~ 6 对，下部 1 ~ 2 对对生，向上的互生，有柄，基部 1 对特别大，长三角形，长 12 ~ 15 cm，基部二回羽状；小羽片 16 ~ 20 对，有柄，基部下侧一片伸长，披针形，长 8 ~ 10 cm，羽状；末回小羽片 10 ~ 14 对，基部 1 对对生，向上的互生，斜长方形，长达 1.5 cm，基部不对称，上侧圆截形并凸出呈耳状；下侧边缘浅裂或有粗锯齿，先端具芒刺。叶轴和羽轴下面被有相当多的褐棕色、线状钻形小鳞片。孢子囊群每小羽片 5 ~ 8 对，位于中脉与叶缘中间；膜质囊群

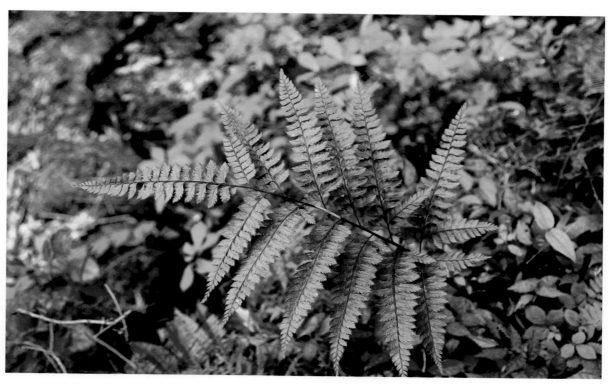

盖棕色，脱落。

| **生境分布** | 生于海拔 400 ~ 1 100 m 的山地林下或岩石上。分布于德兴三清山北麓、大茅山等。

| **资源情况** | 野生资源较丰富。药材来源于野生。

| **采收加工** | 全年均可采挖，除去叶，洗净，鲜用或晒干。

| **药材性状** | 本品呈不规则扁圆形，长 3 ~ 15 cm，直径 0.3 ~ 0.5 cm。表面黄棕色，密被整齐排列的鳞片，并有弯曲棕色须根。质硬而脆，断面不规则，棕色，有黄白色维管束 12 ~ 18，环列。气微，味涩。

| **功能主治** | 微苦、涩，凉。归肺、大肠经。清热解毒，消肿止痛。用于痢疾，烫火伤。

| **用法用量** | 内服煎汤，15 ~ 30 g；久服可致宫寒不孕。外用适量，研末调敷。

| **附　　注** | 本种异名：*Polypodium aristatum* G. Forster、*Arachniodes carvifolia* (Kunze) Ching、*Arachniodes exilis* (Hance) Ching。
药材复叶耳蕨，为本种的干燥根茎，《湖北省中药材质量标准》（2009 年版、2018 年版）中有收载。

鳞毛蕨科 Dryopteridaceae 复叶耳蕨属 *Arachniodes*

斜方复叶耳蕨 *Arachniodes amabilis* (Blume) Tindale

| 植物别名 | 裂羽斜方复叶耳蕨。

| 药 材 名 | 大叶鸭脚莲（药用部位：根茎）。

| 形态特征 | 陆生草本，植株高 40 ~ 80 cm。叶柄长 20 ~ 38 cm，禾秆色，基部密被棕色、阔披针形鳞片，向上渐光滑。叶片长卵形，长 25 ~ 45 cm，顶生羽状羽片长尾状，二回羽状；往往基部三回羽状；侧生羽片 4 ~ 6 对，互生，有柄，基部 1 对最大，三角状披针形，长 15 ~ 22 cm，羽状或二回羽状；小羽片 16 ~ 22 对，互生，有短柄；末回小羽片 7 ~ 12 对，菱状椭圆形，长约 1 cm，基部不对称，上侧边缘具有芒刺的尖锯齿；第 2 对羽片线状披针形，长 15 ~ 20 cm，羽状；小羽片 14 ~ 20 对，有短柄，斜方形或菱状

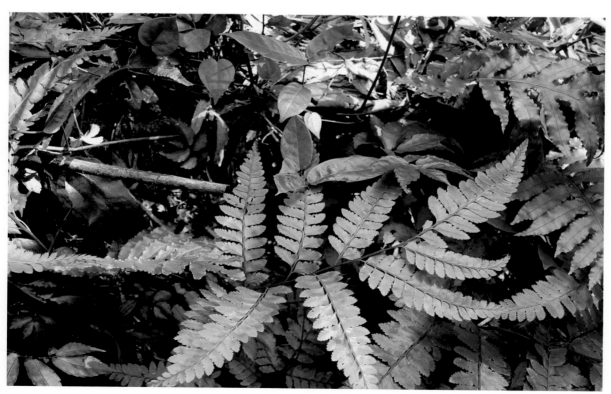

长圆形，长 1.2 ～ 2.2 cm，基部不对称，上侧截形并呈耳状凸起，边缘具有芒刺的尖锯齿；第 3 对羽片起，向上渐小，同形。叶光滑。孢子囊群生于小脉先端，近叶缘；膜质囊群盖棕色，边缘有睫毛，脱落。

| 生境分布 | 生于海拔 260 ～ 1 200 m 的山地岩缝或泥土上。分布于德兴三清山北麓、大茅山等。

| 资源情况 | 野生资源一般。药材来源于野生。

| 采收加工 | 全年均可采挖，除去叶，洗净，鲜用或晒干。

| 功能主治 | 微苦，温。祛风止痛，益肺止咳。用于关节痛，肺痨咳嗽。

| 用法用量 | 内服煎汤，10 ～ 15 g，鲜品 30 ～ 60 g。

| 附　　注 | 本种异名：*Aspidium amabile* Blume、*Aspidium rhomboidea* (Schott) Ching、*Aspidium yakusimensis* (H. Itô) Nakaike、*Aspidium controversum* Hance、*Aspidium rhomboideum* (Schott) Wallich ex Mettenius、*Byrsopteris amabilis* (Blume) C. V. Morton、*Dryopteris amabilis* (Blume) Kuntze。

鳞毛蕨科 Dryopteridaceae 复叶耳蕨属 *Arachniodes*

异羽复叶耳蕨

Arachniodes simplicior (Makino) Ohwi

| 药 材 名 | 长尾复叶耳蕨（药用部位：根茎）。

| 形态特征 | 陆生草本，植株高 75 cm。叶柄长 40 cm，禾秆色，基部被褐棕色、披针形鳞片。叶片卵状五角形，长 35 cm，宽约 20 cm，顶部有一具柄的顶生羽状羽片，与其下侧生羽片同形，三回羽状；侧生羽片 4 对，基部 1 对对生，向上的互生，有柄，基部 1 对最大，斜三角形，长 16 cm，具渐尖头，基部不对称，基部二回羽状；小羽片 20 余对，互生，有短柄，基部下侧 1 特别伸长，披针形，长 8 cm，具渐尖头；末回小羽片约 16 对，边缘具有芒刺的尖锯齿；第 2 ~ 4 对羽片披针形，羽状，基部上侧的小羽片较下侧的为大。叶光滑，叶轴和各回羽毛轴下面偶被褐棕色、钻形小鳞片。孢子囊群每小羽片 4 ~ 6 对，略近叶边生；囊群盖深棕色，膜质，脱落。

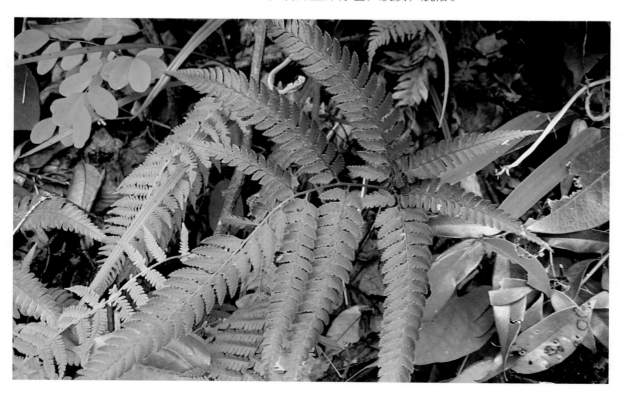

| **生境分布** | 生于海拔 400 m 以上的山坡林下或溪沟边。分布于德兴三清山北麓等。 |

| **资源情况** | 野生资源一般。药材来源于野生。 |

| **采收加工** | 全年均可采挖，除去须根，削去叶柄，鲜用或晒干。 |

| **药材性状** | 本品呈圆柱形，表面具棕色叶柄残基，并有棕褐色鳞片，鳞片披针形或条状钻形，长 3 ~ 13 mm。质较硬。气微，味淡。 |

| **功能主治** | 苦，寒。清热解毒。用于内热腹痛，关节酸痛。 |

| **用法用量** | 内服煎汤，10 ~ 15 g。 |

鳞毛蕨科 Dryopteridaceae 贯众属 Cyrtomium

镰羽贯众 *Cyrtomium balansae* (Christ) C. Chr.

| 植物别名 | 无齿镰羽贯众。

| 药 材 名 | 镰羽贯众（药用部位：根茎）。

| 形态特征 | 陆生，植株高 25 ~ 60 cm。根茎直立，密被披针形棕色鳞片。叶簇
生，叶柄长 12 ~ 35 cm，禾秆色，有狭卵形及披针形棕色鳞片，鳞
片边缘有小齿；叶片披针形或宽披针形，长 16 ~ 42 cm，一回羽状；
羽片 12 ~ 18 对，互生，柄极短，镰状披针形，下部的长 3.5 ~ 9 cm，
先端渐尖或近尾状，基部偏斜，上侧截形并有尖的耳状突起，边缘
有前倾的钝齿或罕为尖齿；具羽状脉，小脉联结成 2 行网眼，腹面
不明显，背面微凸起；叶为纸质，背面疏生披针形棕色小鳞片或秃
净；叶轴疏生披针形及线形卷曲的棕色鳞片，羽柄着生处常有鳞片。

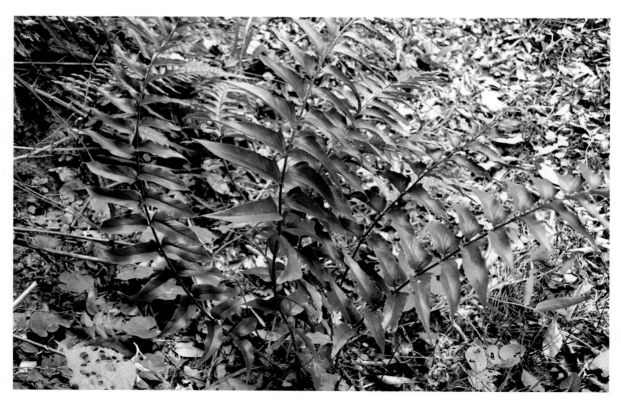

孢子囊位于中脉两侧各成 2 行；囊群盖圆形，盾状，全缘。

| 生境分布 | 生于海拔 1 600 m 以下的山谷溪沟边或林下阴湿处。德兴各地均有分布。

| 资源情况 | 野生资源丰富。药材来源于野生。

| 采收加工 | 全年均可采挖，除去泥沙及叶，鲜用或晒干。

| 功能主治 | 微苦，寒。归肺、大肠经。清热解毒，驱虫。用于时行感冒，肠道寄生虫。

| 用法用量 | 内服煎汤，15 ～ 30 g。

| 附　注 | 本种异名：*Cyrtomium balansae* (Christ) C. Christensen、*Cyrtomium balansae* (Christ) C. Chr. f. *edentatum* Ching ex K. H. Shing、*Cyrtomium kwantungense* Ching、*Polystichum anomophyllum* (Zenker) Nakai var. *miyajimense* (Kodama) Nakai、*Polystichum miyajimense* Kodama.。

鳞毛蕨科 Dryopteridaceae **贯众属** Cyrtomium

刺齿贯众
Cyrtomium caryotideum (Wall. ex HK. et Grev.) Presl

| **药 材 名** | 大昏头鸡（药用部位：根茎。别名：尖耳贯众、大叶兰芝、大叶鲁基）。

| **形态特征** | 陆生，植株高 30 ～ 60 cm。根茎直立，密被披针形黑棕色鳞片。叶簇生，叶柄长 16 ～ 32 cm，禾秆色，下部密生鳞片，鳞片边缘有睫毛状齿，向上部渐秃净；叶片矩圆形或矩圆状披针形，长 25 ～ 48 cm，奇数一回羽状；侧生羽片 3 ～ 7 对，互生，柄极短，卵状披针形，常向上弯成镰状，中部的长 9 ～ 14 cm，先端渐尖常呈尾状，基部宽楔形或圆楔形，上侧有长而尖的三角形耳状突起，边缘有开张的小尖齿；具羽状脉，小脉联结成多行网眼，腹面不明显，背面微凸；顶生羽片卵形或菱状卵形，二叉或三叉状，长 10 ～ 16 cm。叶为坚纸质，腹面光滑，背面疏生披针形棕色小鳞片。孢子囊群遍

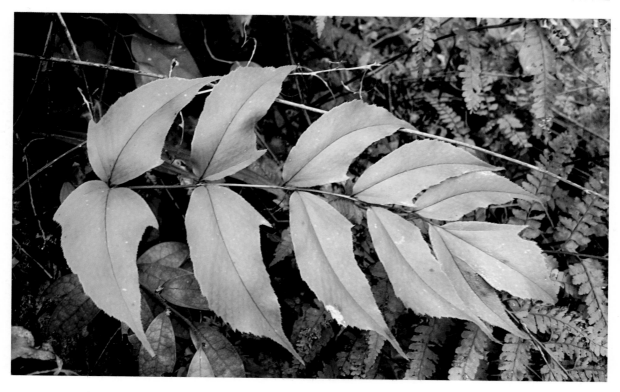

布羽片背面；囊群盖圆形，盾状，边缘有齿。

| **生境分布** | 生于海拔 600 m 以上的林下阴湿处。分布于德兴三清山北麓、大茅山等。

| **资源情况** | 野生资源丰富。药材来源于野生。

| **采收加工** | 全年均可采挖，除去泥沙和叶，鲜用或晒干。

| **功能主治** | 苦，微寒；有小毒。清热解毒，活血散瘀，利水消肿。用于疔疮痈肿，瘰疬，毒蛇咬伤，崩漏，带下，水肿，跌打损伤，蛔虫病。亦可用于预防流行性感冒，麻疹。

| **用法用量** | 内服煎汤，10 ~ 30 g；或浸酒。外用适量，煎汤洗。

| **附　　方** | （1）治预防流行性感冒：大昏头鸡根 9 g，煎汤服。
（2）治疮毒：大昏头鸡根适量，煎汤外洗。
（3）治蛇咬伤后局部溃烂：大昏头鸡根适量，煎汤外洗。
（4）治颈淋巴结结核：大昏头鸡根 15 g，田皂角 30 g，煎汤服，每日 1 剂。
（5）治饮水消毒：大昏头鸡根适量，放水缸中，作消毒剂。［方（1）~（5）出自《江西草药》］

| **附　　注** | 本种异名：*Aspidium caryotideum* Wallich ex Hooker & Greville、*Dryopteris caryotideum* (Wallich ex Hooker & Greville) Underwood ex A. Heller、*Polystichum caryotideum* (Wallich ex Hooker & Greville) Diels、*Polystichum falcatum* (Linnaeus f.) Diels var. *caryotideum* (Wallich ex Hooker & Greville) Matsumune.。

鳞毛蕨科 Dryopteridaceae 贯众属 Cyrtomium

贯众 *Cyrtomium fortunei* J. Sm.

| 药 材 名 | 小贯众（药用部位：带叶柄基部的根茎。别名：贯众）、公鸡头叶（药用部位：叶）。

| 形态特征 | 陆生，植株高 25 ~ 50 cm。根茎直立，密被棕色鳞片。叶簇生，叶柄长 12 ~ 26 cm，禾秆色，密生卵形及披针形棕色有时中间为深棕色鳞片，鳞片边缘有齿；叶片矩圆状披针形，长 20 ~ 42 cm，奇数一回羽状；侧生羽片 7 ~ 16 对，互生，柄极短，披针形，多少上弯成镰状，中部的长 5 ~ 8 cm，先端渐尖少数呈尾状，基部偏斜，全缘有时边缘有前倾的小齿；具羽状脉，小脉联结成 2 ~ 3 行网眼，腹面不明显，背面微凸起；顶生羽片狭卵形。叶为纸质，两面光滑；叶轴疏生披针形及线形棕色鳞片。孢子囊群遍布羽片背面；囊群盖圆形，盾状，全缘。

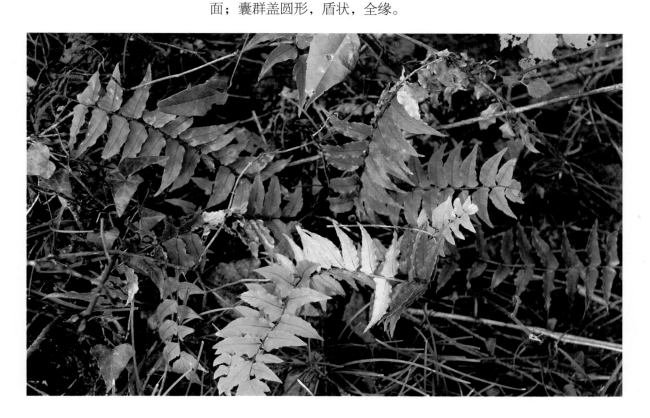

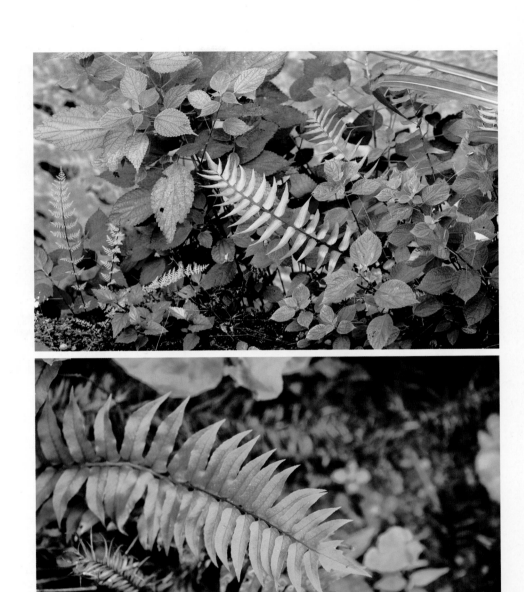

| 生境分布 | 生于海拔 100 m 以上的林下或沟谷。德兴各地均有分布。

| 资源情况 | 野生资源丰富。药材来源于野生。

| 采收加工 | **小贯众：**全年均可采收，全株掘起，清除地上部分及须根，洗净后充分晒干。
公鸡头叶：全年均可采收，摘取叶，洗净，鲜用或晒干。

| 药材性状 | **小贯众：**本品为带叶柄残基的根茎。呈块状圆柱形或一端略细，微弯曲，长
10 ～ 30 cm，直径 2 ～ 5 cm。表面棕褐色，密集多数叶柄残基，倾斜的作覆瓦

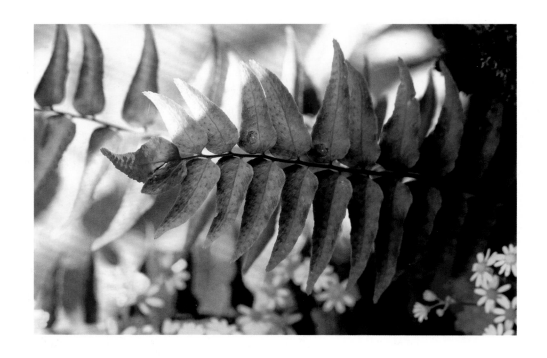

状围绕于根茎，并被有红棕色膜质半透明的鳞片；下部着生黑色较硬的须根。叶柄残基长 2 ～ 4 cm，直径 3 ～ 5 mm，棕黑色，有不规则的纵棱。根茎质较硬，折断面新鲜品绿棕色，干品红棕色，有 4 ～ 8 类白色小点（分体中柱）排列成环；叶柄残基断面略呈马蹄形，红棕色，有 3 ～ 4 类白色小点，呈三角形或四方形角隅排列。气微，味涩、微甘。易引起恶心。

公鸡头叶：本品呈披针形或狭卵形，叶柄极短，具羽状脉，小脉联结成 2 ～ 3 行网眼，腹面不明显，背面微凸起。叶片纸质，两面光滑；孢子囊群遍布背面，囊群盖圆形，盾状，大而全缘。气微，味微涩。

| **功能主治** | **小贯众**：苦、涩，寒；有小毒。归肝、肺、大肠经。清热平肝，解毒杀虫，止血。用于预防麻疹，感冒，流行性脑脊髓膜炎，头昏目眩，高血压，痢疾，尿血，便血，崩漏，带下，钩虫病。

公鸡头叶：苦，微寒。凉血止血，清热利湿。用于崩漏，带下，刀伤出血，烫火伤。

| **用法用量** | **小贯众**：内服煎汤，9 ～ 15 g；孕妇慎服。外用适量，捣敷；或研末调敷。

公鸡头叶：内服煎汤，9 ～ 15 g；或研末，3 ～ 6 g。外用适量，捣敷；或研末调敷。

| **附　　方** | （1）治蜂窝组织炎（早期）：小贯众、铁凉伞、野菊花根，各等量分别研末，浓茶调外敷。

（2）治预防麻疹：小贯众、南瓜藤各 20 g，煎汤服。每日 1 剂，连服 3 ~ 5 日。

（3）治蛇咬伤溃疡后生蛆：小贯众 60 g，苦参 30 g，威灵仙叶 30 g，煎汤冲。

［方（1）~（3）出自《草药手册》（江西）］

（4）治风寒感冒：小贯众、一枝黄花、大青木根各 15 g，紫苏 9 g，煎汤服。

（德兴民间方）

│ 附　注 │　本种异名：*Aspidium falcatum* (Linnaeus f.) Swartz var. *fortunei* (J. Smith) Makino、*Cyrtomium falcatum*(Linnaeus f.) C. Presl var. *polypterum* (Diels) C. Christensen、*Cyrtomium fortunei* J. Sm. f. *latipinna* Ching、*Cyrtomium fortunei* J. Sm. f. *polypterum* (Diels) Ching、*Cyrtomium recurvum* Ching & K. H. Shing ex K. H. Shing、*Cyrtomium shandongense* J. X. Li、*Phanerophlebia fortunei* (J. Smith) Copeland。

药材小贯众，为本种带叶柄基部的干燥根茎，《贵州省中药材、民族药材质量标准》（2003 年版）中有收载；《江苏省中药材标准》（1989 年版）、《湖南省中药材标准》（1993 年版、2009 年版）、《河南省中药材标准》（1993 年版）以"贯众"之名收载之。

鳞毛蕨科 Dryopteridaceae **鳞毛蕨属** *Dryopteris*

阔鳞鳞毛蕨

Dryopteris championii (Benth.) C. Chr.

| 药 材 名 | 毛贯众（药用部位：根茎）。

| 形态特征 | 中型陆生蕨类，植株高 50 ～ 80 cm。根茎横卧或斜升，先端及叶柄基部密被披针形棕色全缘的鳞片。叶簇生；叶柄长 30 ～ 40 cm，禾秆色，密被阔披针形鳞片；鳞片边缘有尖齿；叶片卵状披针形，长 40 ～ 60 cm，二回羽状，小羽片羽状浅裂或深裂；羽片 10 ～ 15 对，卵状披针形，小羽片 10 ～ 13 对，披针形，长 2 ～ 3 cm，具短柄，先端钝圆并具细尖齿，边缘羽状浅裂至羽状深裂，基部 1 对裂片明显最大而使小羽片基部最宽；裂片圆钝头，先端具尖齿。叶轴密被先端毛状渐尖，边缘有细齿的棕色鳞片，羽轴具有较密的泡状鳞片。叶草质，孢子囊群大，在小羽片中脉两侧或裂片两侧各 1 行；囊群盖圆肾形，全缘。

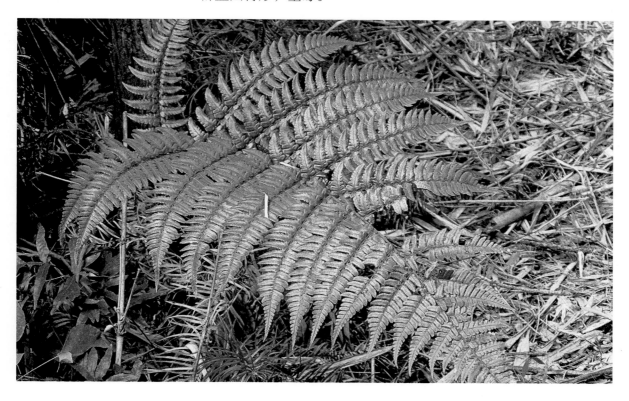

| **生境分布** | 生于海拔 300 ~ 1 500 m 的山坡疏林下或灌丛中。德兴各地均有分布。 |

| **资源情况** | 野生资源丰富。药材来源于野生。 |

| **采收加工** | 夏、秋季采收，挖出全株，洗净，除去地上部分、须根和叶柄，晒干。 |

| **功能主治** | 苦，寒。归肺、大肠经。清热解毒，止咳平喘，止血敛疮，驱虫。用于感冒，目赤肿痛，气喘，便血，痛经，疮毒溃烂，钩虫病，烫火伤。 |

| **用法用量** | 内服煎汤，15 ~ 30 g。外用适量，捣敷。 |

| **附　　注** | 本种异名：*Aspidium championii* Bentham、*Dryopteris bullatipaleacea* Ching。 |

鳞毛蕨科 Dryopteridaceae 鳞毛蕨属 *Dryopteris*

桫椤鳞毛蕨 *Dryopteris cycadina* (Fr. et Sav.) C. Chr.

| 药 材 名 | 暗鳞鳞毛蕨（药用部位：根茎）。

| 形态特征 | 中型陆生蕨类，植株高 50 ~ 60 cm。根茎短而直立，密被棕色、披针形大鳞片。叶簇生；叶柄长 20 ~ 30 cm，禾秆色，基部密被黑褐色、披针形鳞片，向上直达叶轴密被黑褐色、边缘有疏缘毛的线形或钻状鳞片；叶片披针形或阔披针形，长达 30 cm，先端狭缩成尾状渐尖并为羽裂，一回羽状；羽片约 20 对，互生，披针形，中部的长 8 ~ 10 cm，先端长渐尖，近无柄，边缘有粗锯齿或浅羽裂；侧脉单一；叶纸质，叶片下面沿羽轴和叶脉疏生黑褐色小鳞片。孢子囊群圆形，着生于小脉中部，满布于中脉两侧；囊群盖小，圆肾形。

| 生境分布 | 生于海拔 500 m 以上的山坡林下或溪沟边。分布于德兴三清山北麓、

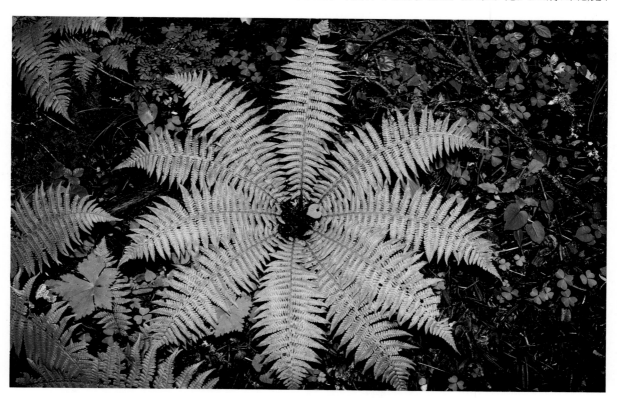

大茅山等。

| **资源情况** | 野生资源一般。药材来源于野生。

| **采收加工** | 全年均可采挖，除去叶及杂质，洗净，鲜用或晒干。

| **功能主治** | 苦，寒。归肝、肾、大肠经。凉血止血，驱虫。用于崩漏，蛔虫病。

| **用法用量** | 内服煎汤，9 ~ 15 g。

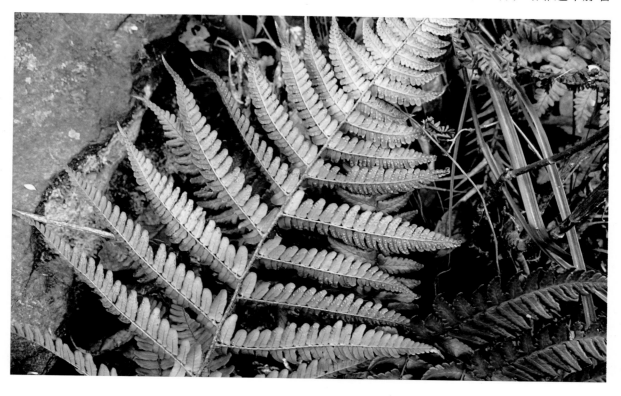

鳞毛蕨科 Dryopteridaceae **鳞毛蕨属** Dryopteris

黑足鳞毛蕨

Dryopteris fuscipes C. Chr.

| 药 材 名 | 黑色鳞毛蕨（药用部位：根茎）。

| 形态特征 | 中型陆生常绿蕨类，植株高 50 ~ 80 cm。根茎横卧或斜升，叶簇生；叶柄长 20 ~ 40 cm，大部分为深禾秆色，基部密被披针形、棕色、有光泽的鳞片，鳞片长 1.5 ~ 2 cm，先端渐尖或毛状，全缘，叶柄上部至叶轴的鳞片较短小且稀疏；叶片卵状披针形或三角状卵形，二回羽状，长 30 ~ 40 cm；羽片 10 ~ 15 对，披针形，中部的羽片长 10 ~ 15 cm，基部的略宽，上部的则更短狭；小羽片 10 ~ 12 对，三角状卵形，基部最宽，边缘有浅齿，通常长 1.5 ~ 2 cm。叶轴、羽轴和小羽片中脉上面具浅沟。叶纸质，叶轴具有较密的披针形、线状披针形鳞片和少量泡状鳞片，羽轴具有较密的泡状鳞片和稀疏的小鳞片。孢子囊群大，在小羽片中脉两侧各 1 行，略靠近中脉着

生；囊群盖圆肾形，全缘。

| **生境分布** | 生于海拔 130 ~ 1 100 m 的疏林下或灌丛中。德兴各地均有分布。

| **资源情况** | 野生资源丰富。药材来源于野生。

| **采收加工** | 全年均可采挖，除去叶及杂质，洗净，鲜用或晒干。

| **功能主治** | 清热解毒，生肌敛疮。用于目赤肿痛，疮疡溃烂、久不收口。

| **用法用量** | 内服煎汤，3 ~ 9 g。外用适量，捣敷。

| **附　　注** | 本种异名：*Dryopteris bipinnata* C. Christensen、*Dryopteris confertipinna* Ching & K. H. Shing、*Dryopteris fuscipes* C. Chr. f. *major* Ching ex K. H. Shing & J. F. Cheng、*Dryopteris medialisora* Ching & P. S. Chiu、*Dryopteris multijugata* Ching & K. H. Shing、*Dryopteris parafuscipes* Ching & Z. Y. Liu。

鳞毛蕨科 Dryopteridaceae 鳞毛蕨属 Dryopteris

黄山鳞毛蕨
Dryopteris whangshangensis Ching

| 药 材 名 | 黄山鳞毛蕨（药用部位：根茎。别名：小叶凤凰尾巴草）。

| 形态特征 | 中型陆生蕨类，植株高 60 ~ 80 cm。根茎直立，密被深棕色披针形鳞片；鳞片长约 2.5 cm，全缘。叶簇生，叶柄长 20 cm，被鳞片；叶片长 30 ~ 40 cm，披针形，先端渐尖，向基部渐变狭，1 回羽状深裂，羽片 20 ~ 22 对，披针形，长 5 ~ 6 cm，向基部 3 ~ 4 对羽片逐渐缩短，羽状深裂；裂片约 16 对，长方形，长 5 ~ 6 mm，先端有 3 ~ 4 粗锯齿，边缘有浅缺刻，常反折。叶两面沿羽轴和中肋被卵圆形、基部流苏状的鳞片，上面的色较淡，叶轴上面密被棕色、线形或线状披针形、边缘流苏状鳞片，羽轴下面的鳞片深棕色；叶脉羽状，不分叉。孢子囊群生于叶片上部的裂片先端，边生，每裂片 5 ~ 6 对；囊群盖小，圆肾形，淡褐色。

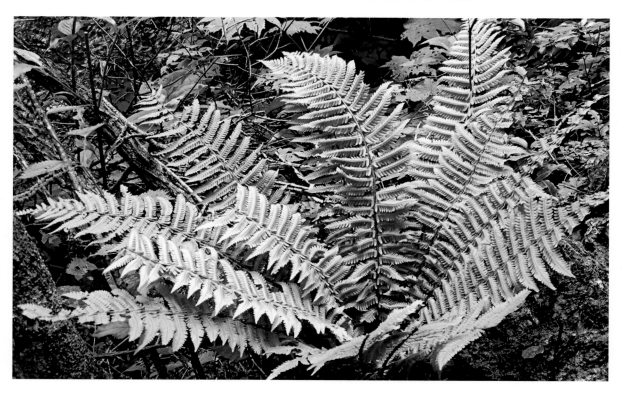

| **生境分布** | 生于海拔 800 ~ 1 600 m 的山地林下或阴湿沟边岩石上。分布于德兴三清山北麓、大茅山等。

| **资源情况** | 野生资源一般。药材来源于野生。

| **采收加工** | 全年均可采挖，除去叶，洗净，鲜用或晒干。

| **功能主治** | 微苦，凉。清热明目。用于疮疡溃烂，目赤肿痛。

| **用法用量** | 内服煎汤，10 ~ 15 g。

鳞毛蕨科 Dryopteridaceae 鳞毛蕨属 *Dryopteris*

齿头鳞毛蕨 *Dryopteris labordei* (Christ) C. Chr.

| 药 材 名 | 青溪鳞毛蕨（药用部位：根茎）。

| 形态特征 | 中型陆生蕨类，植株高 50 ~ 60 cm。根茎横卧或斜升，先端及叶柄基部密被黑色或黑棕色披针形鳞片。叶簇生；叶柄长 25 ~ 35 cm，深禾秆色或淡紫色；叶片卵圆形或卵状披针形，长约 30 cm，基部 1 ~ 2 对羽片最大并弯向叶尖而使叶片基部近圆形，二回羽状，基部的小羽片羽状深裂或全裂；羽片约 10 对，近对生，基部 1 对最大，长 17 ~ 20 cm；小羽片约 10 对，披针形，基部羽片的下侧 1 ~ 2 对小羽片最大，长 6 ~ 7 cm，边缘羽状深裂或偶为全裂；裂片先端圆，在前方具 1 ~ 2 齿。叶纸质，除羽轴和小羽片中脉的下面具稀疏的棕色泡状鳞片外，两面近光滑。孢子囊群大，

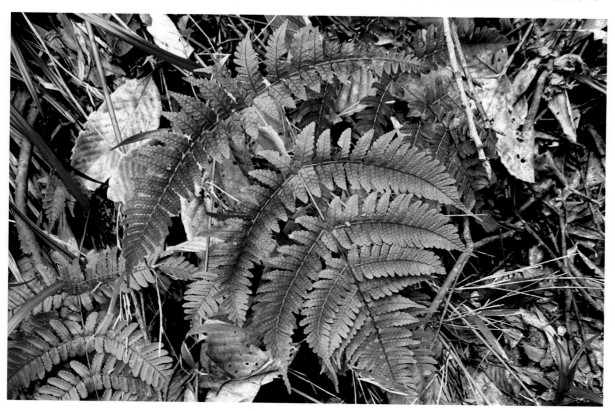

位于小羽片中脉与边缘之间或裂片的中脉两侧；囊群盖圆肾形，深棕色。

| **生境分布** | 生于海拔 600 m 以上的山地林下。分布于德兴三清山北麓、大茅山等。

| **资源情况** | 野生资源较丰富。药材来源于野生。

| **采收加工** | 全年均可采挖，除去叶，洗净，鲜用或晒干。

| **功能主治** | 微辛，凉。归肝、大肠经。清热利湿，活血调经。用于肠炎，痢疾，痛经，月经不调。

| **用法用量** | 内服煎汤，10 ~ 15 g。

| **附　　注** | 本种异名：*Aspidium labordei* Christ。

▓鳞毛蕨科▓ Dryopteridaceae ▓鳞毛蕨属▓ *Dryopteris*

狭顶鳞毛蕨 *Dryopteris lacera* (Thunb.) O. Ktze.

| 药 材 名 | 熊蕨根（药用部位：根茎、叶）。

| 形态特征 | 中型陆生蕨类，植株高 60 ~ 80 cm。根茎短粗，直立或斜升。叶簇生；叶柄通常显著短于叶片，禾秆色，连同叶轴密被褐色至赤褐色膜质鳞片，鳞片全缘或略有尖齿，基部的卵状长圆形，先端长渐尖，长达 2 cm，向上鳞片变小；叶片椭圆形至长圆形，长 40 ~ 70 cm，2 回羽状分裂；羽片约 10 对，对生或互生，具短柄，广披针形至长圆状披针形，先端长渐尖，上面羽片能育，常骤然狭缩，孢子散发后即枯萎；小羽片长卵状披针形至披针形，长达 2 cm，基部与羽轴广合生，钝尖至具锐尖头，边缘有齿；叶厚草质至革质，叶轴上的鳞片披针形至线状披针形，羽轴背面残存有小鳞片；叶脉羽状，侧脉在小羽片上面略下凹。孢子囊群圆形，生于上部羽片；囊群盖圆肾形。

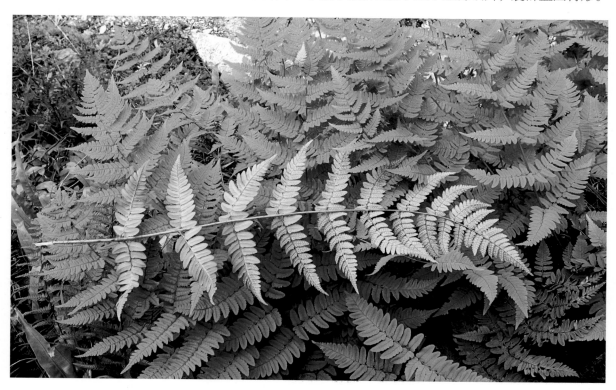

| 生境分布 | 生于海拔 400 ~ 800 m 的山地疏林下阴湿处。德兴各地均有分布。

| 资源情况 | 野生资源丰富。药材来源于野生。

| 采收加工 | 根茎全年均可采挖，洗净，除去叶柄与须根；叶幼嫩时采收，鲜用或晒干。

| 功能主治 | 微苦，凉。归脾经。清热，活血，杀虫。用于跌打损伤，痢疾，绦虫病。

| 用法用量 | 内服煎汤，5 ~ 10 g；或研末。

| 附　注 | 本种异名：*Polypodium lacerum* Thunberg、*Aspidium filix-mas* (Linnaeus) Swartz var. *lacerum* (Thunberg) Christ、*Aspidium lacerum* (Thunberg) Swartz、*Nephrodium lacerum* (Thunberg) Baker.。

鳞毛蕨科 Dryopteridaceae 鳞毛蕨属 *Dryopteris*

半岛鳞毛蕨 *Dryopteris peninsulae* Kitag.

| 药 材 名 | 辽东鳞毛蕨（药用部位：根茎）。

| 形态特征 | 陆生蕨类，植株高达 50 cm。根茎粗短，近直立。叶簇生；叶柄长达 24 cm，淡棕褐色，基部密被棕褐色、膜质、线状披针形至卵状长圆形且具长尖头的鳞片，向上连同叶轴散生鳞片；叶片厚纸质，长圆形或狭卵状长圆形，长 13 ~ 38 cm，二回羽状；羽片 12 ~ 20 对，对生或互生，具短柄，卵状披针形至披针形，基部不对称，先端长渐尖且微镰状上弯，下部羽片较大，长达 11 cm，向上渐次变小，羽轴禾秆色；小羽片或裂片达 15 对，长圆形，先端钝圆且具短尖齿，基部几对小羽片的基部多少耳形，边缘具浅波状齿，上部裂片先端具浅尖齿；裂片或小羽片上的叶脉羽状。孢子囊群圆形，通常仅叶片上半部生有孢子囊群，沿裂片中肋排成 2 行；囊群盖圆

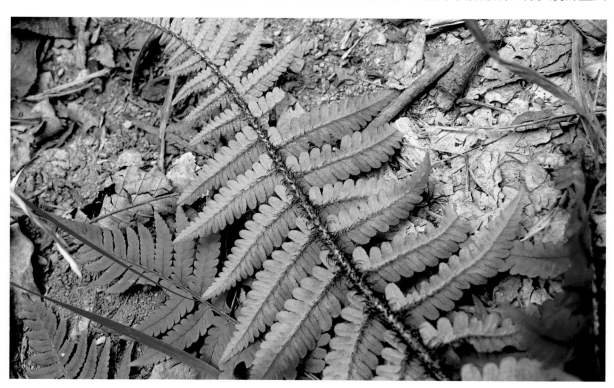

肾形至马蹄形。

| **生境分布** | 生于阴湿地杂草丛中。分布于德兴三清山北麓等。

| **资源情况** | 野生资源较少。药材来源于野生。

| **采收加工** | 全年均可采挖，除去叶柄及须根，洗净，鲜用或晒干。

| **功能主治** | 苦，凉。清热解毒，凉血止血，驱虫。用于吐血，衄血，崩漏，产后便血，肠道寄生虫病。

| **用法用量** | 内服煎汤，10 ~ 15 g。

| **附　　注** | 本种异名：*Dryopteris apicisora* Ching & Y. T. Hsieh、*Dryopteris cathayana* Ching et Z. Y. Li、*Dryopteris lacera* (Thunberg) Kuntze subsp. *peninsulae* Kitagawa、*Dryopteris lacera* (Thunberg) Kuntze var. *peninsulae* Tagawa、*Dryopteris neolacera* Ching、*Dryopteris shensicola* Ching & Y. T. Hsieh.。

鳞毛蕨科 Dryopteridaceae 鳞毛蕨属 *Dryopteris*

同形鳞毛蕨 *Dryopteris uniformis* (Makino) Makino

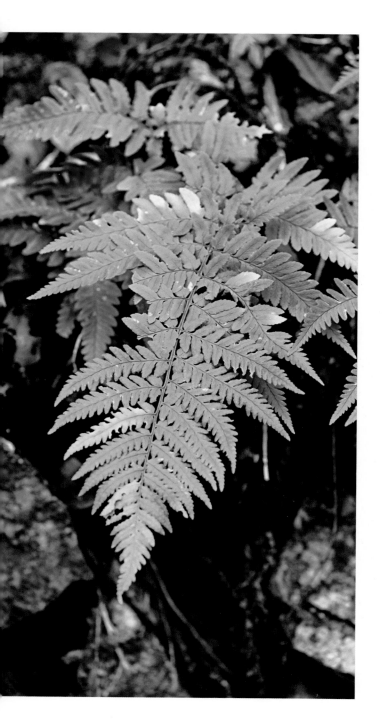

| 药材名 |

同型鳞毛蕨（药用部位：根茎）。

| 形态特征 |

陆生蕨类，植株高 30 ~ 60 cm。根茎直立，先端密被棕色鳞片。叶簇生，叶柄长 15 ~ 25 cm，禾秆色，密被近黑色或深褐色、宽披针形或线状披针形、全缘或疏具锯齿鳞片；叶片卵圆状披针形，长约 40 cm，2 回羽状深裂或全裂；羽片约 17 对，披针形，长 9 ~ 11 cm，无柄，1 回深羽裂几达羽轴；小羽片或裂片约 15 对，近卵形或卵圆状披针形，长为宽的 1 ~ 1.5 倍，具浅锯齿，基部 1 对稍大，紧靠叶轴。叶两面光滑仅羽轴下面有少数褐色线形鳞片，叶轴密被黑色、线状披针形、边缘具疏齿的鳞片；叶脉在下面明显可见，羽状，大多二叉。孢子囊群生于叶片中部以上，每裂片 3 ~ 6 对；囊群盖大，膜质，红棕色，早落。

| 生境分布 |

生于海拔 500 ~ 900 m 的林下石缝中。分布于德兴三清山北麓、大茅山等。

| **资源情况** | 野生资源丰富。药材来源于野生。

| **采收加工** | 夏、秋季采挖，除去叶柄及须根，洗净，鲜用或晒干。

| **功能主治** | 微苦，寒。凉血止血，驱虫。用于吐血，崩漏，蛔虫病，绦虫病。

| **用法用量** | 内服煎汤，10 ~ 15 g。

| **附　　注** | 本种异名：*Nephrodium lacerum* (Thunberg) Baker var. *uniforme* Makino、*Dryopteris decurrentiloba* Ching & C. F. Zhang、*Dryopteris jiangshanensis* Ching & P. S. Chiu、*Dryopteris pseudouniformis* Ching、*Dryopteris uniformis* (Makino) Makino var. *rufomarginata* K. H. Shing.。

鳞毛蕨科 Dryopteridaceae 鳞毛蕨属 Dryopteris

变异鳞毛蕨 *Dryopteris varia* (L.) O. Ktze.

| 药 材 名 | 变异鳞毛蕨（药用部位：根茎）。

| 形态特征 | 陆生蕨类，植株高 50 ～ 70 cm。根茎横卧或斜升，上部密被长约 2 cm 的棕褐色、狭披针形、先端毛状卷曲的鳞片。叶簇生；叶柄长 20 ～ 40 cm，禾秆色，基部密被鳞片，向上渐脱落；叶片五角状卵形，长 30 ～ 40 cm，三回羽状或二回羽状，基部小羽片羽状深裂，基部下侧小羽片向后伸长成燕尾状；羽片 10 ～ 12 对，披针形，基部 1 对最大，长 15 ～ 20 cm；小羽片 6 ～ 10 对，披针形，基部下侧羽片较大，长达 15 cm，羽状全裂，叶片中上部的小羽片为羽状半裂或边缘具锯齿；基部小羽片的末回裂片或末回小羽片披针形，边缘羽状浅裂或有齿。叶近革质，叶轴和羽轴疏被黑色毛状小鳞片，小羽轴和裂片中脉背面疏被棕色泡状鳞片。孢子囊群较大，靠近小

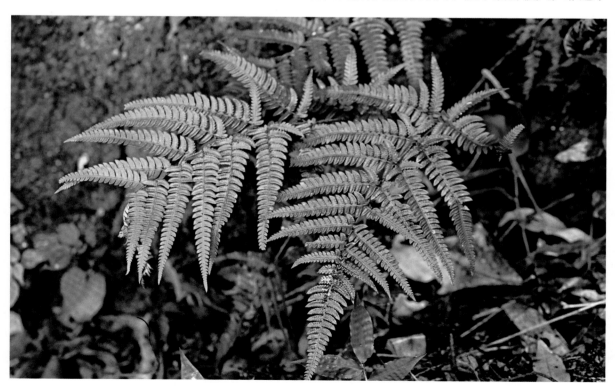

羽片或裂片边缘着生；囊群盖圆肾形，棕色。

生境分布	生于海拔 300 ~ 680 m 的林下湿地或山谷岩缝中。分布于德兴大茅山及绕二、畈大等。
资源情况	野生资源丰富。药材来源于野生。
采收加工	全年均可采挖，除去叶柄及须根，洗净，鲜用或晒干。
功能主治	微涩，凉。归肺、胃、大肠经。清热，止痛。用于内热腹痛，肺结核。
用法用量	内服煎汤，10 ~ 15 g。
附　注	本种异名：*Polypodium varium* Linnaeus、*Aspidium opacum* (Hooker) Bentham、*Aspidium varium* (Linnaeus) Sweet、*Dryopteris caudifolia* Ching & P. S. Chiu。

鳞毛蕨科 Dryopteridaceae 耳蕨属 Polystichum

尖齿耳蕨 Polystichum acutidens Christ

| **药 材 名** | 尖齿耳蕨（药用部位：全草或根茎）。

| **形态特征** | 陆生蕨类，植株高 45 ～ 60 cm。根茎短而直立，顶部及叶柄基部被棕褐色、卵状披针形鳞片。叶簇生；叶柄长 18 ～ 28 cm，叶片革质，线状披针形，长 30 ～ 35 cm，先端羽状浅裂，渐尖而呈长尾状，基部不缩短，1 回羽状深裂；羽片栉状展开，25 ～ 40 对，互生，长 2.5 ～ 3 cm，宽 7 ～ 10 mm，近无柄，镰状披针形，基部不对称，上面耳形，下面截形，急尖，边缘牙齿状而小，先端微呈芒状；叶脉羽状细弱，斜分叉。孢子囊群棕色，小型，背生于羽片侧脉分叉上，在中脉两侧各排成 1 行，上方有 10 个以上，在下方有 3 ～ 6。

| **生境分布** | 生于海拔 1 000 m 以上的山谷林下湿地。分布于德兴三清山北麓等。

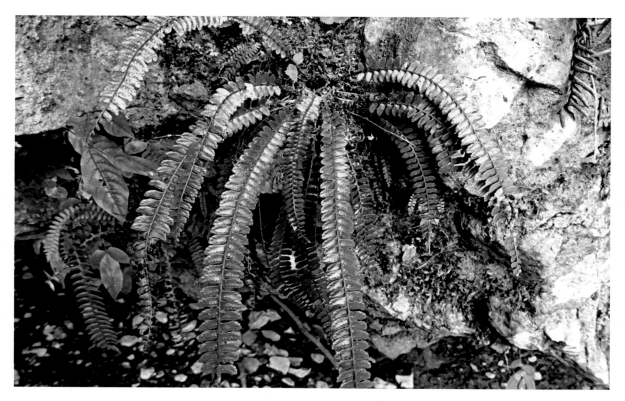

| 资源情况 | 野生资源一般。药材来源于野生。 |

| 采收加工 | 全年均可采收，挖出后洗净，鲜用或晒干，或除去叶，将根茎晒干。 |

| 药材性状 | 本品全草长 45 ~ 60 cm。根茎密生披针形鳞片。叶柄长 18 ~ 28 cm，深禾秆色，基部密生披针形鳞片，上部近光滑，叶片披针形，长 30 ~ 34 cm，中部宽 4.5 ~ 5 cm，基部不变狭，一回羽状，羽片长 2.5 ~ 3 cm，宽 6 ~ 8 mm，镰状披针形，基部上侧凸起成尖三角形，下侧平切，边缘有前伸具芒刺的尖齿，叶脉羽状分叉。孢子囊群生于分叉的上侧小脉先端，囊群盖圆盾形，近全缘。气微，味淡。 |

| 功能主治 | 甘，温。归胃经。平肝，和胃，止痛。用于头晕，胃痛，胃和十二指肠溃疡。 |

| 用法用量 | 内服煎汤，5 ~ 10 g。 |

| 附　注 | 本种异名：*Polystichum deltodon* (Baker) Diels var. *acutidens* (Christ) C. Christensen、*Polystichum subauriculatum* Tagawa.。 |

鳞毛蕨科 Dryopteridaceae 耳蕨属 *Polystichum*

黑鳞耳蕨

Polystichum makinoi (Tagawa) Tagawa

| **药材名** | 黑鳞大耳蕨（药用部位：嫩叶、根茎）。

| **形态特征** | 陆生蕨类，植株高 40 ～ 60 cm。根茎短而直立或斜升，密生线形棕色鳞片。叶簇生；叶柄长 15 ～ 23 cm，黄棕色，密生线形、披针形和较大的卵形或卵状披针形鳞片，大者中间黑棕色，长达 13 mm，先端尾状；叶片三角状卵形或三角状披针形，长 28 ～ 52 cm，下部 1 ～ 2 对羽片常不育，二回羽状；羽片 13 ～ 20 对，披针形，下部羽片长 3.5 ～ 8 cm，一回羽状；小羽片 14 ～ 22 对，互生，具短柄，镰状三角形至狭矩圆形，长 0.8 ～ 1.3 cm，上侧具弧形耳状突起，全缘或近全缘，常具短芒，羽片基部上侧一片最大，具深缺刻或羽状浅裂。叶草质，上面近光滑，下面疏生短纤毛状小鳞片；叶轴两面生鳞片。孢子囊群每小羽片 5 ～ 6 对，主脉两侧各 1 行；囊群盖圆形，

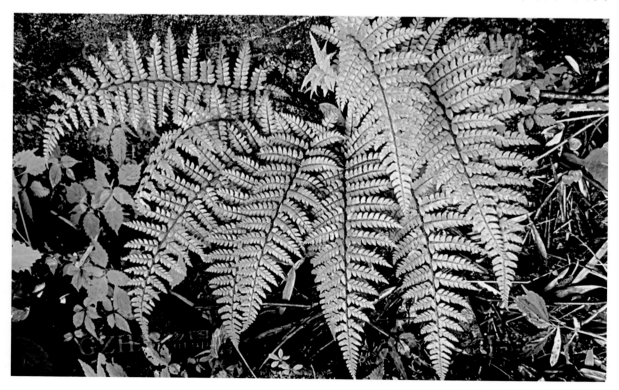

盾状，边缘浅齿裂。

| **生境分布** | 生于海拔 600 m 以下的林下湿地、岩石上。分布于德兴三清山北麓、大茅山等。

| **资源情况** | 野生资源丰富。药材来源于野生。

| **采收加工** | 春季采收嫩叶，全年均可采挖根茎，鲜用或晒干。

| **功能主治** | 苦，凉。归肺经。清热解毒，消炎，止痢。用于痈肿疮疖，泄泻，痢疾。

| **用法用量** | 内服煎汤，10 ～ 15 g。外用适量，捣敷。

| **附　　注** | 本种异名：*Polystichum aculeatum* (Linnaeus) Roth ex Mertens var. *makinoi* Tagawa、*Polystichum aculeatum* (Linnaeus) Roth ex Mertens var. *pinfaense* Rosenstock.。

鳞毛蕨科 Dryopteridaceae 耳蕨属 Polystichum

革叶耳蕨 *Polystichum neolobatum* Nakai

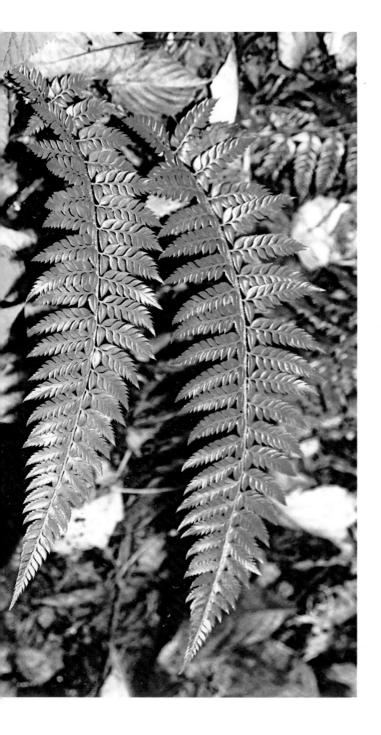

药材名

新裂耳蕨（药用部位：根茎）。

形态特征

陆生蕨类，植株高 30 ~ 60 cm。根茎直立，密生披针形棕色鳞片。叶簇生，叶柄长 12 ~ 30 cm，禾秆色，密生卵形及披针形、棕色至棕褐色、先端扭曲的鳞片；叶片狭卵形或宽披针形，长 32 ~ 55 cm，二回羽状；羽片 26 ~ 32 对，互生，线状披针形，有时呈镰状，中部的长 3.5 ~ 10 cm，基部偏斜的宽楔形或浅心形，柄极短，羽状；小羽片 5 ~ 10 对，互生，斜卵形或宽披针形，先端渐尖成刺状，基部斜楔形，全缘或边缘有少数前倾的小尖齿，基部上侧第 1 片最大，长 1 ~ 2 cm；小羽片具羽状脉。叶革质或硬革质，背面有纤维状分枝的鳞片；叶轴背面密生披针形和狭披针形、棕色至黑棕色、强烈扭曲鳞片。孢子囊群位于主脉两侧；囊群盖圆形，盾状。

生境分布

生于海拔 1 260 m 以上的阔叶林下。分布于德兴三清山北麓等。

| **资源情况** | 野生资源一般。药材来源于野生。

| **采收加工** | 夏、秋季采挖，洗净，晒干，备用。

| **功能主治** | 苦，凉。归脾、胃经。泄热通腑。用于湿热壅滞所致腹痛。

| **用法用量** | 内服煎汤，15 ~ 30 g。

| **附　注** | 本种异名：*Aspidium lobatum* (Hudson) Swartz var. *chinense* Christ、*Polystichum assurgens* Ching & S. K. Wu、*Polystichum lobatum* (Hudson) C. Presl var. *chinense* Christ、*Polystichum neolobatum* Nakai var. *brevipinnum* Tagawa、*Polystichum squarrosum* (D. Don) Fée var. *chinense* (Christ) C. Christensen.。

鳞毛蕨科 Dryopteridaceae 耳蕨属 Polystichum

戟叶耳蕨 Polystichum tripteron (Kunze) Presl

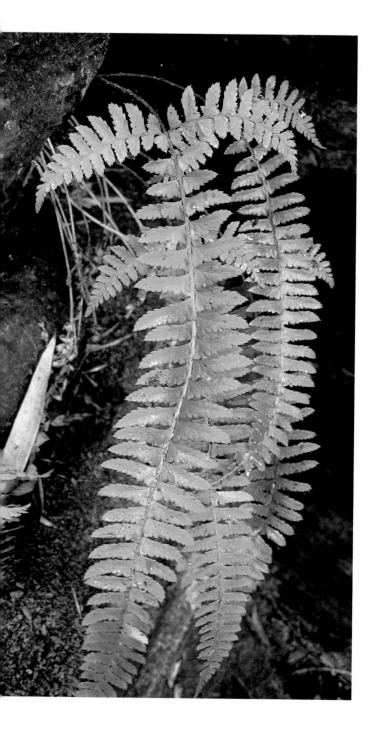

| 药 材 名 |

戟叶耳蕨（药用部位：根茎）。

| 形态特征 |

陆生蕨类，植株高 30 ～ 65 cm。根茎短
而直立，先端连同叶柄基部密被深棕色、
有缘毛的披针形鳞片。叶簇生；叶柄长
12 ～ 30 cm，直径约 2 mm，基部以上禾秆
色，连同叶轴和羽轴疏生披针形小鳞片；叶
片戟状披针形，长 30 ～ 45 cm，具 3 椭圆
状披针形的羽片；侧生 1 对羽片较短小，长
5 ～ 8 cm，具短柄，有小羽片 5 ～ 12 对；
中央羽片远较大，长 30 ～ 40 cm，有长柄，
一回羽状，有小羽片 25 ～ 30 对；小羽片均
互生，下部的有短柄，向上近无柄，中部的
长 3 ～ 4 cm，镰状，具三角形耳状突起，
边缘有粗锯齿或浅羽裂，锯齿及裂片先端
有芒状小刺尖；叶脉在裂片上羽状，小脉单
一。叶草质，沿叶脉疏生卵状披针形或披针
形的浅棕色小鳞片。孢子囊群圆形，生于
小脉先端；囊群盖圆盾形，边缘略呈啮蚀
状，早落。

| 生境分布 |

生于海拔 400 m 以上的林下石隙或岩石上。

分布于德兴三清山北麓等。

| 资源情况 | 野生资源一般。药材来源于野生。

| 采收加工 | 全年均可采收，以秋季采集较好，挖出后除去叶，洗净，鲜用或晒干。

| 功能主治 | 清热解毒，利尿通淋。用于内热腹痛，痢疾，淋浊。

| 用法用量 | 内服煎汤，10 ~ 15 g。

| 附　注 | 本种异名：*Aspidium tripteron* Kunze、*Dryopteris triptera* (Kunze) Kuntze、*Polystichum tripteron* (Kunze) Presl f. *subbipinnatum* H. Itô、*Ptilopteris triptera* (Kunze) Hayata.。

| 鳞毛蕨科 | Dryopteridaceae | 耳蕨属 | Polystichum

对马耳蕨 *Polystichum tsus-simense* (Hook.) J. Sm.

| 药 材 名 | 对马耳蕨（药用部位：根茎、嫩叶）。

| 形态特征 | 陆生蕨类，植株高 30 ~ 60 cm。根茎直立，密被狭卵形深棕色鳞片。叶簇生，叶柄长 16 ~ 30 cm，禾秆色，下部密生披针形及线形黑棕色鳞片，向上部渐变为线形鳞片，鳞片边缘睫毛状；叶片宽披针形或狭卵形，长 20 ~ 42 cm，先端长渐尖或成尾状，二回羽状；羽片 20 ~ 26 对，互生，柄极短，线状披针形，中部的长 4 ~ 9 cm，先端渐尖至尾状、羽状；小羽片 7 ~ 13 对，互生，柄极短，斜矩圆形、斜卵形或三角状卵形，下部的长 5 ~ 10 mm，先端有小刺头，基部斜，上侧有三角形耳状突起，边缘有或长或短的小尖齿。叶薄革质，背面疏生纤毛状基部扩大的黄棕色鳞片；叶轴背面密生线形鳞片，黑棕色间或为棕色。孢子囊群位于小羽片主脉两侧，每个小

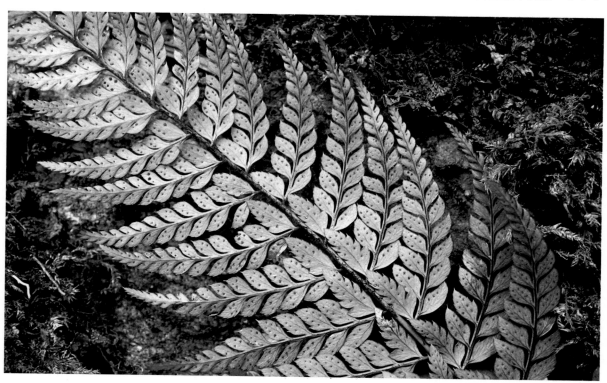

羽片 3 ~ 9；囊群盖圆形，盾状，全缘。

| **生境分布** | 生于海拔 250 m 以上的常绿阔叶林下或灌丛中。分布于德兴三清山北麓、大茅山等。

| **资源情况** | 野生资源丰富。药材来源于野生。

| **采收加工** | 全年均可采收根茎，以秋季采集较好，挖出后除去叶，洗净，鲜用或晒干；春季采集嫩叶，鲜用。

| **功能主治** | 苦，凉。归心、脾经。清热解毒，凉血散瘀。用于痢疾，目赤肿痛，乳痈，疮疖肿毒，痔疮出血，烫火伤。

| **用法用量** | 内服煎汤，10 ~ 15 g。外用适量，捣敷。

| **附　　注** | 本种异名：*Aspidium tsus-simense* Hooker、*Aspidium aculeatum* (Linnaeus) Swartz var. *pallescens* Franchet、*Polystichum falcilobum* Ching、*Polystichum tsus-simense* (Hook.) J. Sm. var. *pallescens* Franchet、*Polystichum tsus-simense* (Hook.) J. Sm. var. *parvipinnulum* W. M. Chu.。

肾蕨

Nephrolepis auriculata (L.) Trimen

| 药 材 名 | 肾蕨（药用部位：全草或块茎、叶）。

| 形态特征 | 附生或土生。根茎直立，被蓬松的淡棕色长钻形鳞片，下部有粗铁丝状的棕褐色匍匐茎向四方横展，匍匐茎直径约 1 mm，疏被鳞片，有纤细的棕褐色须根，可见直径 1 ~ 1.5 cm、近圆形、被鳞片的块茎。叶簇生，柄长 6 ~ 11 cm，暗褐色，密被淡棕色线形鳞片；叶片一回羽状，长 30 ~ 70 cm，叶轴两侧被纤维状鳞片，披针形羽片45 ~ 120 对，互生，常密集而呈覆瓦状，中部的一般长约 2 cm，叶缘有疏浅的钝锯齿，向基部的羽片渐短。叶脉明显，侧脉纤细，小脉先端具纺锤形水囊。孢子囊群成 1 行，位于主脉两侧，肾形，少有为圆肾形或近圆形，长 1.5 mm，宽不及 1 mm；囊群盖肾形，棕褐色。

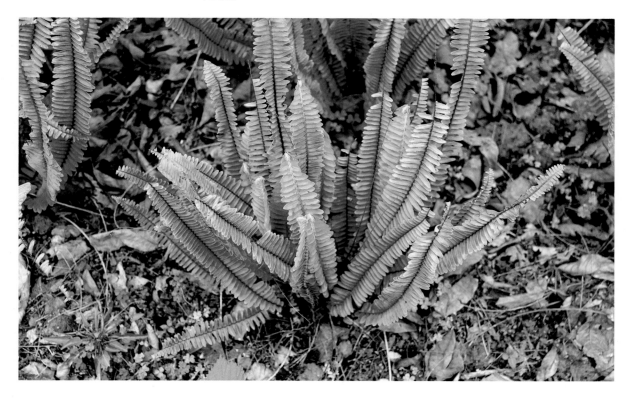

| 生境分布 | 土生或附生于海拔约 300 m 的溪边林下或岩石积土上，种植于岩石、树道。分布于德兴三清山北麓，德兴各地均有零星栽培。

| 资源情况 | 野生资源较少，栽培资源丰富。药材主要来源于栽培。

| 采收加工 | 夏、秋季采收全草或叶，洗净，鲜用或晒干；全年均可挖取根茎，刮去鳞片，洗净，鲜用或晒干。

| 药材性状 | 本品呈球形或扁圆形，直径约 2 cm；表面密生黄棕色绒毛状鳞片，可见自根茎脱落后的圆形疤痕，除去鳞片后表面显亮黄色，有明显的不规则皱纹；质坚硬。叶簇生；叶柄略扭曲，长 6 ~ 9 cm，下部有亮棕色鳞片；叶轴棕黄色，叶片常皱缩，展平后呈线状披针形，长 30 ~ 60 cm，宽 3 ~ 5 cm，1 回羽状分裂；羽片无柄，披针形，长约 2 cm，宽约 6 mm，边缘有疏浅钝齿；两边的侧脉先端各有 1 行孢子囊群。气微，味苦。

| 功能主治 | 甘、淡、微涩，凉。归肝、肾、胃、小肠经。清热利湿，通淋止咳，消肿解毒。用于感冒发热，肺热咳嗽，黄疸，淋浊，小便涩痛，泄泻，痢疾，带下，疝气，乳痈，瘰疬，烫伤，刀伤，淋巴结炎，体癣，睾丸炎。

| 用法用量 | 内服煎汤，6 ~ 15 g，鲜品 30 ~ 60 g；忌酸、辣，忌食萝卜等。外用适量，鲜全草或根茎捣敷。

| 附　注 | 本种异名：*Polypodium cordifolium* Linnaeus、*Aspidium cordifolium* (Linnaeus) Swartz、*Aspidium tuberosum* Bory ex Willdenow、*Dryopteris auriculata* (Linnaeus) Kuntze、*Nephrodium tuberosum* (Bory ex Willdenow) Desvaux、*Nephrolepis auriculata* (Linnaeus) Trimen。
药材肾蕨，为本种的干燥或新鲜地下块茎，《广西壮族自治区壮药质量标准·第二卷》（2011 年版）、《广西壮族自治区瑶药材质量标准·第二卷》（2021 年版）中有收载。

水龙骨科 Polypodiaceae 线蕨属 Colysis

线蕨 *Colysis elliptica* (Thunb.) Ching

| 药 材 名 | 羊七莲（药用部位：全草）。

| 形态特征 | 中型土生或附生蕨类，植株高 20 ~ 60 cm。根茎长而横走，密生
鳞片和根；鳞片卵状披针形，棕褐色，长 1 ~ 7 mm，边缘有疏锯
齿。叶远生，不育叶的叶柄长 6 ~ 45 cm，禾秆色，基部密生鳞片，
向上光滑；叶片长圆状卵形或卵状披针形，长 20 ~ 70 cm，一回羽
裂深达叶轴；羽片或裂片 3 ~ 11 对，对生或近对生，下部的分离，
狭长披针形或线形，长 4.5 ~ 15 cm，基部狭楔形而下延，在叶轴两
侧形成狭翅，翅宽 1 ~ 6 mm；能育叶和不育叶近同形，但叶柄较长，
羽片远较狭或有时近等大；中脉明显，侧脉及小脉均不明显。孢子
囊群线形，斜展，在每对侧脉间各排列成 1 行，伸达叶缘；无囊
群盖。

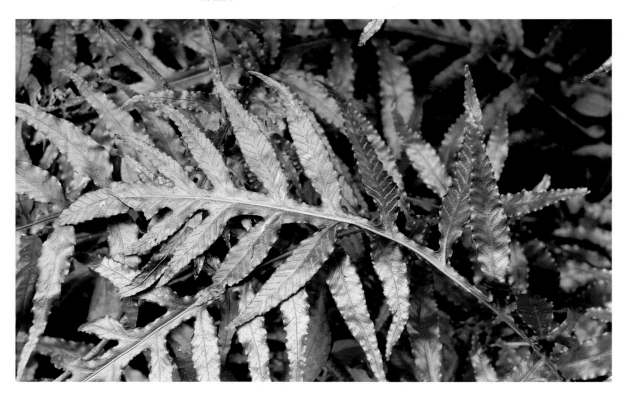

| 生境分布 | 生于海拔 100 ~ 950 m 的山坡林下或溪边。德兴各地均有分布。

| 资源情况 | 野生资源较丰富。药材来源于野生。

| 采收加工 | 全年均可采收，洗净，鲜用或晒干。

| 功能主治 | 微苦，凉。归肺、肝、膀胱经。活血散瘀，清热利尿。用于跌打损伤，尿路感染，肺结核。

| 用法用量 | 内服煎汤，9 ~ 15 g。外用适量，捣敷。

| 附　注 | 本种异名：*Colysis elliptica* (Thunberg) Ching f. *furcans* (Tutcher) Ching (Bull.) Fan Mem.、*Gymnogramma elliptica* (Thunberg) Baker var. *furcans* Tutcher、*Polypodium ellipticum* Thunberg var. *furcans* (Tutcher) Ching、*Polypodium pothifolium* Mettenius var. *furcans* (Tutcher) Ching。

水龙骨科 Polypodiaceae 线蕨属 Colysis

宽羽线蕨

Colysis elliptica (Thunb.) Ching var. *pothifolia* Ching

| 药 材 名 | 宽羽线蕨（药用部位：全草或根茎）。

| 形态特征 | 中型土生或附生蕨类，植株高 60 ～ 100 cm。根茎粗壮，长而横生，密被黑褐色、披针形鳞片。叶远生，近二型；营养叶的叶柄长 20 ～ 40 cm，禾秆色，干后有狭沟数条，疏被鳞片；叶片纸质，长圆状卵形，长 20 ～ 50 cm，1 回深羽裂达叶轴；羽片或裂片 4 ～ 10 对，对生，下部的全部分离，线状披针形或披针状长圆形，长 5 ～ 20 cm，先端渐尖，基部稍狭而下延成狭翅，全缘或有时呈浅波状，有软骨质的边；孢子叶的叶柄较长，叶片与营养叶同形；叶脉两面明显，侧脉及小脉稍隆起，小脉网状，内藏小脉通常分叉或有时单一，先端有棒状的水囊。孢子囊群线形，在每对侧脉之间排成 1 行，连续或有时间断；无囊群盖。

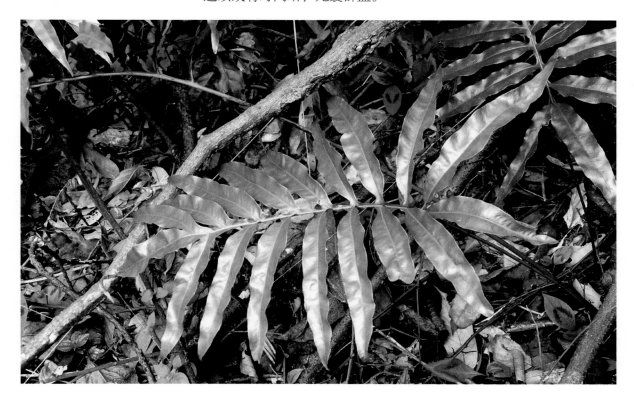

| 生境分布 | 生于海拔 400 ～ 800 m 的沟谷林下湿地或岩石上。分布于德兴三清山北麓、大茅山等。

| 资源情况 | 野生资源一般。药材来源于野生。

| 采收加工 | 全年均可采收，洗净，鲜用或晒干。

| 功能主治 | 淡、微涩，温。归脾、肝经。祛风通络，散瘀止痛。用于风湿腰痛，跌打损伤。

| 用法用量 | 内服煎汤，6 ～ 15 g。外用适量，捣敷。

| 附　注 | 本种异名：*Hemionitis pothifolia* Buchanan-Hamilton ex D. Don、*Colysis elegans* Sa. Kurata、*Leptochilus pothifolius* (Buchanan-Hamilton ex D. Don) Fraser-Jenkins、*Polypodium ellipticum* Thunb. var. *pothifolium* (Buchanan-Hamilton ex D. Don) Makino、*Polypodium flavescens* Ching。

水龙骨科 Polypodiaceae 丝带蕨属 Drymotaenium

丝带蕨

Drymotaenium miyoshianum (Makino) Makino

| 药 材 名 | 丝带蕨（药用部位：全草）。

| 形态特征 | 小型附生蕨类。根茎短而横卧，被披针形有齿的黑色鳞片。叶近生；叶柄基部与关节和根茎相连；叶片长线形，似书带蕨状，坚挺，革质，光滑无毛。叶脉不显，在主脉两侧联结成 1 ~ 2 行网眼，有少数内藏小脉。孢子囊群线形，连续，位于主脉两侧的 1 纵沟内，靠近主脉，幼时被盾状隔丝覆盖。

| 生境分布 | 附生于海拔 700 m 以上的林中树干上或岩石上。分布于德兴三清山北麓等。

| 资源情况 | 野生资源较少。药材来源于野生。

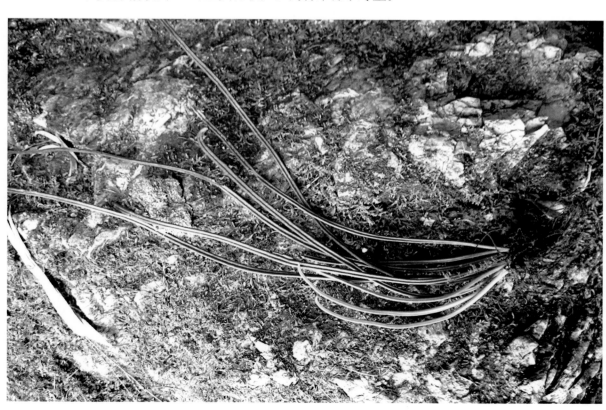

| **采收加工** | 全年均可采收，洗净，晒干。

| **功能主治** | 甘，凉。归肝经。清热息风，活血。用于小儿惊风，劳伤。

| **用法用量** | 内服煎汤，9 ~ 18 g；或浸酒。

| **附　　注** | 本种异名：*Taenitis miyoshiana* Makino、*Drymotaenium miyoshianum* (Makino) Makino、*Drymotaenium nakaii* Hayata、*Monogramma robusta* (Christ) C. Christensen、*Pleurogramme robusta* Christ.。

水龙骨科 Polypodiaceae 骨牌蕨属 Lepidogrammitis

披针骨牌蕨 Lepidogrammitis diversa (Rosenst.) Ching

| 药 材 名 | 披针骨牌蕨（药用部位：全草）。

| 形态特征 | 小型附生蕨类，植株高 10 cm。根茎细长横走，密被棕色、钻状披针形、边缘有锯齿的鳞片。叶远生，一型或近二型；叶柄变化大，长 0.5 ~ 3 cm，禾秆色，光滑；不育叶有时与能育叶无大区别，叶片通常为阔卵状披针形，具短尖头，长约 3.5 cm，具短柄；能育叶外形变化大，通常呈狭披针形至阔披针形，具较长的叶柄，叶片长约 9 cm，中部宽 1 ~ 2.8 cm，具短钝尖头，干后近革质，棕色，光滑。主脉两面明显隆起，小脉不显。孢子囊群圆形，在主脉两侧各成 1 行，略靠近主脉。

| 生境分布 | 附生于海拔 700 ~ 1 700 m 的林缘树干或岩石上。分布于德兴三清

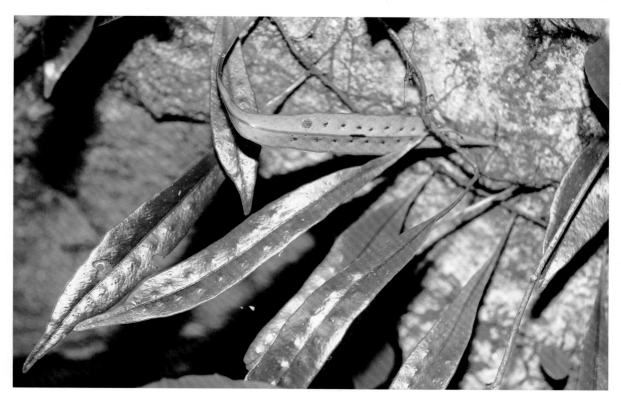

山北麓、大茅山等。

| 资源情况 | 野生资源丰富。药材来源于野生。

| 采收加工 | 全年均可采收，洗净，鲜用或晒干。

| 功能主治 | 微苦、涩，平。归肺、肝经。清热止咳，祛风除湿，止血。用于小儿高热，肺热咳嗽，风湿性关节炎，外伤出血。

| 用法用量 | 内服煎汤，6 ~ 15 g。外用适量，捣敷。

| 附　　注 | 本种异名：*Polypodium diversum* Rosenstock、*Lemmaphyllum adnascens* Ching、*Lemmaphyllum christensenii* Ching、*Lemmaphyllum intermedium* (Ching) Li Wang、*Lepidogrammitis adnascens* (Ching) Ching。

水龙骨科 Polypodiaceae 骨牌蕨属 Lepidogrammitis

抱石莲

Lepidogrammitis drymoglossoides (Baker) Ching

药 材 名	鱼鳖金星（药用部位：全草。别名：抱石莲、瓜子金、石瓜子）。
形态特征	小型附生蕨类，根茎细长横走，被钻状有齿的棕色披针形鳞片。叶远生，相距 1.5 ~ 5 cm，二型；不育叶长圆形至卵形，长 1 ~ 2 cm 或稍长，具圆头或钝圆头，基部楔形，几无柄，全缘；能育叶舌状或倒披针形，长 3 ~ 6 cm，宽不及 1 cm，基部狭缩，几无柄或具短柄，有时与不育叶同形，肉质，上面光滑，下面疏被鳞片。孢子囊群圆形，沿主脉两侧各成 1 行，位于主脉与叶缘之间。
生境分布	附生于海拔 200 ~ 800 m 的林下阴湿树干或岩石上。德兴各地均有分布。
资源情况	野生资源丰富。药材来源于野生。

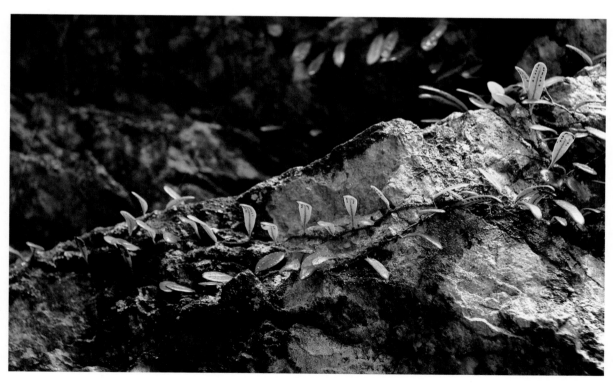

| 采收加工 | 全年均可采收，洗净，晒干，亦可鲜用。

| 药材性状 | 本品根茎细长，横走，疏被鳞片，鳞片淡棕色而薄，粗筛孔状，基部宽而有不整齐的分枝，先端钻形。叶二型，单叶，肉质，深绿色至棕褐色，叶脉不明显；营养叶卵圆形至长圆状卵圆形，长 1 ~ 2 cm，宽约 2 cm。孢子叶细长，舌形或匙形，长 3 ~ 6 cm，宽不及 1 cm，或与营养叶同形。孢子囊群中等大小，分离，排列于孢子叶背面，主脉两侧各 1 行。气微香，味苦。

| 功能主治 | 微苦，平。归肝、胃、膀胱经。清热解毒，利水通淋，消瘀，止血。用于小儿高热，疰腮，风火牙痛，痞块，臌胀，淋浊，咯血，吐血，衄血，便血，尿血，崩漏，外伤出血，疔疮痈肿，瘰疬，跌打损伤，高血压，鼻炎，气管炎。

| 用法用量 | 内服煎汤，15 ~ 30 g。外用适量，捣敷。

| 附　　方 | （1）治小儿高热：鲜鱼鳖金星 100 g，煎汤服。
（2）治风火牙痛：鲜鱼鳖金星适量，捣敷颊车穴。
（3）治跌打损伤：鱼鳖金星 50 g，菝葜根 25 g，煎汤服。
（4）治石淋（尿路结石）：鱼鳖金星 25 g，车前 15 g，天胡荽 25 g，煎汤服。
［方（1）~（4）出自《江西草药》］
（5）治肺结核咳嗽：鱼鳖金星 30 g，煎汤服。（德兴民间方）

| 附　　注 | 本种异名：*Polypodium drymoglossoides* Baker、*Goniophlebium moupinense* (Franchet) Beddome、*Polypodium cyclophyllum* Baker、*Polypodium moupinense* Franchet.。
药材鱼鳖金星，为本种的干燥全草，《上海市中药材标准·附录》（1994 年版）、《湖北省中药材质量标准》（2009 年版、2018 年版）以"抱石莲"之名收载之。

水龙骨科 Polypodiaceae 瓦韦属 Lepisorus

黄瓦韦
Lepisorus asterolepis (Baker) Ching

| 药 材 名 | 黄瓦韦（药用部位：全草或根）。

| 形态特征 | 附生蕨类，植株高 12 ~ 28 cm。根茎褐色，长而横走，密被披针形鳞片；鳞片棕色，基部卵状，网眼细密，透明，老时易从根茎脱落。叶远生或近生；叶柄长 3 ~ 7 cm，禾秆色；叶片阔披针形，长 10 ~ 25 cm，下部 1/3 处为最宽，1.2 ~ 3 cm，向基部突然狭缩成楔形并下延，叶面光滑，或下面偶有稀疏贴生鳞片，边缘通常平直，或略呈波状。主脉上下均隆起，小脉隐约可见。孢子囊群圆形或椭圆形，聚生在叶片的上半部，位于主脉与叶缘之间，在叶片下面隆起，在叶片背面呈穴状凹陷，相距较近，孢子囊群成熟后扩展而彼此密接或接触，幼时被圆形棕色透明的隔丝覆盖。

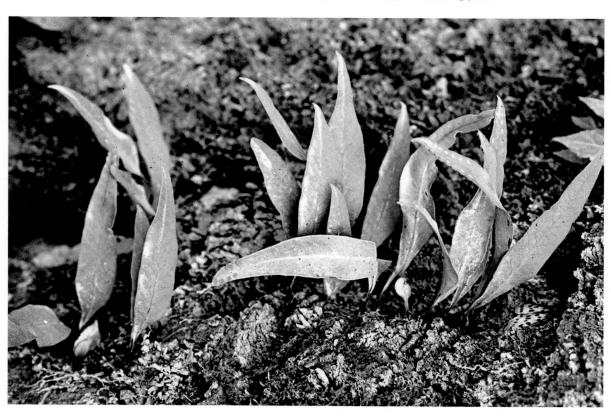

| 生境分布 | 附生于海拔 700 ~ 1 200 m 的林下树干或岩石上。分布于德兴三清山北麓、大茅山等。

| 资源情况 | 野生资源较少。药材来源于野生。

| 采收加工 | 全年均可采收，洗净，鲜用或晒干。

| 功能主治 | 苦，微寒。清热解毒，利尿，止血。用于发热咳嗽，咽喉肿痛，小便淋痛，便秘，疮痈肿毒，外伤出血。

| 用法用量 | 内服煎汤，9 ~ 15 g；或捣汁；禁服性燥、辛辣食物。外用适量，研末撒敷。

| 附　注 | 本种异名：*Polypodium asterolepis* Baker、*Lepisorus longipes* Ching & Z. Y. Liu、*Lepisorus macrosphaerus* (Baker) Ching var. *asterolepis* (Baker) Ching、*Polypodium excavatum* Bory ex Willdenow var. *asterolepis* (Baker) C. Christensen、*Polypodium macrosphaerum* Baker var. *asterolepis* (Baker) C. Christensen.。

水龙骨科 Polypodiaceae 瓦韦属 Lepisorus

扭瓦韦
Lepisorus contortus (Christ) Ching

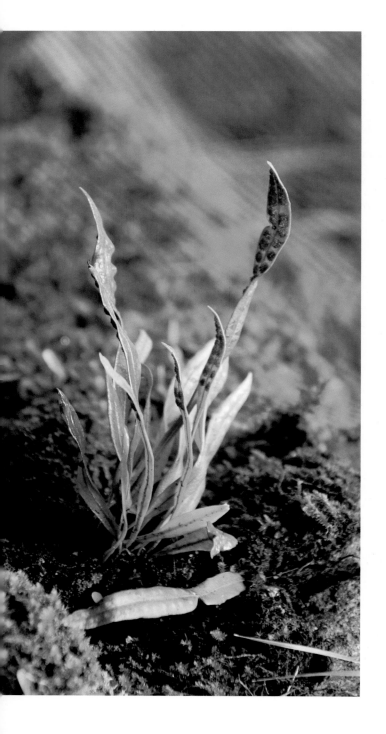

| 药 材 名 |

一皮草（药用部位：全草）。

| 形态特征 |

附生蕨类，植株高 10 ~ 25 cm。根茎长而横走，密生卵状披针形鳞片；鳞片中间有不透明深褐色的狭带，边缘具锯齿。叶略近生；叶柄长 1 ~ 5 cm，通常为禾秆色，少为褐色；叶片线状披针形至披针形，长 9 ~ 23 cm，中部最宽处 4 ~ 13 mm，基部渐变狭并下延，自然干后常反卷扭曲，上面淡绿色，下面淡灰黄绿色，近软革质；主脉上下均隆起，小脉不见。孢子囊群圆形或卵圆形，聚生于叶片中上部，位于主脉与叶缘之间，幼时被中部褐色的圆形隔丝覆盖。

| 生境分布 |

附生于海拔 1 000 ~ 1 600 m 的林下树干或岩石上。分布于德兴三清山北麓等。

| 资源情况 |

野生资源较少。药材来源于野生。

| 采收加工 |

春、夏季采收，连根茎拔起，洗净，晒干。

| **功能主治** | 微苦，微寒。归心、肝经。清热解毒，活血止痛。用于烫火伤，化脓感染，热淋涩痛，咽喉肿痛，跌打损伤，外伤出血。

| **用法用量** | 内服煎汤，9 ~ 15 g。外用适量，捣敷。

| **附　注** | 本种异名：*Polypodium lineare* N. L. Burman var. *contortum* Christ、*Lepisorus crassirhizoma* Ching & Z. Y. Liu、*Lepisorus jinfoshanensis* Ching & Z. Y. Liu、*Pleopeltis contorta* (Christ) Alston & Bonner、*Polypodium contortum* (Christ) Christ、*Polypodium lineare* N. L. Burman f. *contortum* (Christ) Takeda.。

庐山瓦韦 *Lepisorus lewissi* (Baker) Ching

| **药 材 名** | 庐山瓦韦（药用部位：全草）。

| **形态特征** | 附生蕨类，植株高 9 ~ 15 cm。根茎细长横走，密被披针形鳞片；鳞片为深棕色，仅边缘 1 ~ 2 行透明网眼为淡棕色，具细齿。叶近生；叶柄长 0.5 ~ 2 cm 或近无柄，禾秆色；叶片线形，长 6 ~ 15 cm，宽 2 ~ 4 mm，基部略变狭并下延，干后边缘强烈反卷包裹孢子囊群而呈念珠状，革质，淡黄色。主脉上下均隆起，小脉不见。孢子囊群椭圆形，聚生于叶片上半部，位于主脉和叶缘之间，深陷于叶肉中，幼时被隔丝覆盖。

| **生境分布** | 附生于海拔 300 ~ 1 000 m 的林下或溪边岩石缝中。分布于德兴三清山北麓、大茅山等。

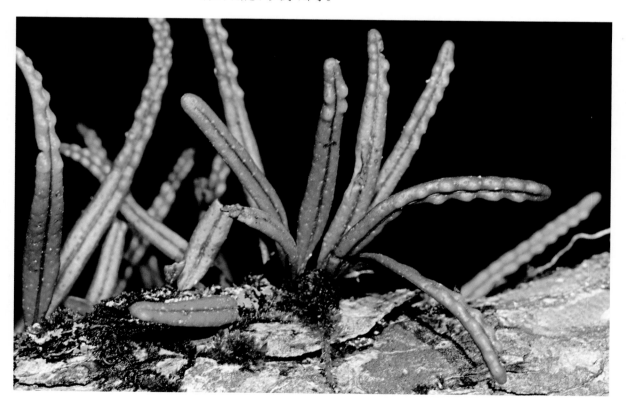

| 资源情况 | 野生资源一般。药材来源于野生。

| 采收加工 | 全年均可采收，洗净，晒干。

| 功能主治 | 苦，平。清热利湿，消肿止痛。用于感冒咳嗽，腹泻，小便淋痛，跌打损伤。

| 用法用量 | 内服煎汤，9～15 g。外用适量，捣敷。

| 附　　注 | 本种异名：*Polypodium lewisii* Baker。

水龙骨科 Polypodiaceae 瓦韦属 Lepisorus

大瓦韦

Lepisorus macrosphaerus (Baker) Ching

| 药 材 名 | 大瓦韦（药用部位：全草）。

| 形态特征 | 附生蕨类，植株高 20 ~ 40 cm。根茎横走，密生卵圆形鳞片；鳞片棕色，中部网眼近长方形，色较深，边缘的网眼近多边形，色淡，老时易脱落。叶近生；叶柄长 4 ~ 15 cm，多为禾秆色；叶片披针形或狭长披针形，长 15 ~ 35 cm，中部最宽处可达 4 cm，基部渐变狭并下延，全缘或略呈波状，干后上面黄绿色或褐色，下面灰绿色或淡棕色，厚革质，下面常覆盖少量鳞片。主脉上下均隆起，小脉通常不显。孢子囊群圆形或椭圆形，在叶片下面高高隆起，而在叶片背面呈穴状凹陷，紧靠叶缘着生，彼此间距变化很大，幼时被圆形棕色全缘的隔丝覆盖。

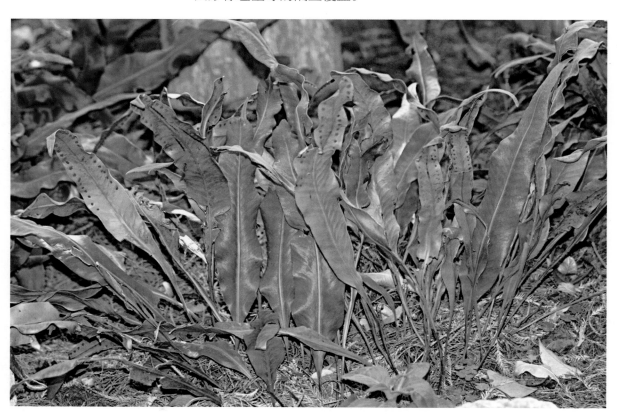

| 生境分布 | 附生于海拔 1 200 ～ 1 300 m 的林下树干或岩石上。分布于德兴三清山北麓、大茅山等。

| 资源情况 | 野生资源较少。药材来源于野生。

| 采收加工 | 全年均可采收，洗净，晒干。

| 功能主治 | 苦，凉。清热解毒，利尿祛湿，止血。用于暴赤火眼，翳膜遮睛，热淋，水肿，血崩，月经不调，疔疮痈毒，外伤出血。

| 用法用量 | 内服煎汤，9 ～ 15 g。外用适量，捣敷；或煎汤洗。

| 附　注 | 本种异名：*Polypodium macrosphaerum* Baker、*Lepisorus macrosphaerus* (Baker) Ching f. *maximus* (Ching) Y. X. Lin、*Lepisorus macrosphaerus* (Baker) Ching var. *maximus* Ching、*Lepisorus macrosphaerus* (Baker) Ching f. *minimus* (Ching) Y. X. Lin、*Lepisorus macrosphaerus* (Baker) Ching var. *minimus* Ching。

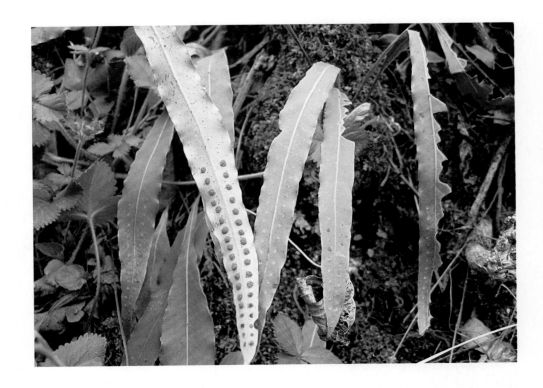

水龙骨科 Polypodiaceae 瓦韦属 Lepisorus

粤瓦韦
Lepisorus obscure-venulosus (Hayata) Ching

| 药 材 名 | 粤瓦韦（药用部位：全草）。

| 形态特征 | 附生蕨类，植株高 10 ~ 30 cm。根茎横走，密被阔披针形鳞片；鳞片网眼大部分透明，只有中部一褐色不透明的狭带，全缘。叶通常远生；叶柄长 1 ~ 7 cm，通常褐栗色或禾秆色；叶片披针形或阔披针形，通常在下部 1/3 处最宽，宽可达 3.5 cm，先端长尾状，向基部渐变狭并下延，长 12 ~ 30 cm，干后淡绿色或淡黄绿色，近革质，下面沿主脉有稀疏的鳞片贴生。主脉上下均隆起，小脉不见。孢子囊群圆形，体大，直径达 5 mm，成熟后扩展，彼此近密接，幼时被中央褐色的圆形隔丝覆盖。

| 生境分布 | 附生于海拔 700 ~ 1 500 m 的林下树干或溪边岩石上。分布于德兴

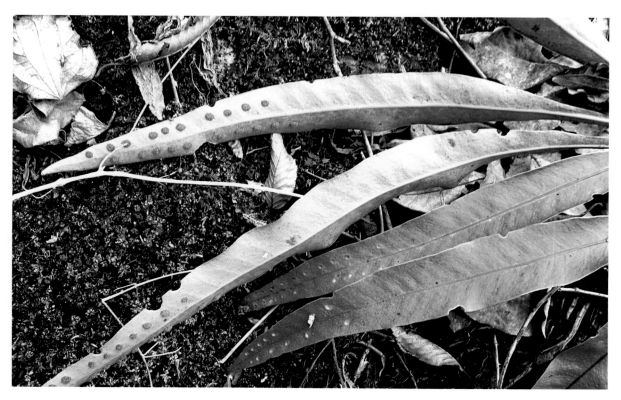

三清山北麓等。

| 资源情况 | 野生资源较少。药材来源于野生。

| 采收加工 | 夏、秋季采收，洗净，晒干。

| 功能主治 | 苦，凉。归肝、脾、膀胱经。清热解毒，利水通淋，止血。用于咽喉肿痛，痈肿疮疡，烫火伤，蛇咬伤，小儿惊风，呕吐腹泻，热淋，吐血。

| 用法用量 | 内服煎汤，10 ~ 60 g。外用适量，捣敷。

| 附　　方 | （1）治小儿惊风：粤瓦韦 30 g，一枝黄花根、半边莲、高粱泡根各 25 ~ 30 g，金饰 1 具，煎汤服，每日 1 剂。
（2）治热淋：粤瓦韦 30 ~ 60 g，煎汤代茶饮。
（3）治吐血：粤瓦韦 30 g，煎汤服，白糖为引。
（4）治蛇咬伤：粤瓦韦叶、半边莲、犁头草（均鲜）各适量，捣敷。［方（1）~（4）出自《江西草药》］

| 附　　注 | 本种异名：*Polypodiuyn obscure-zvenulosus* Hayata。

水龙骨科 Polypodiaceae 瓦韦属 Lepisorus

瓦韦
Lepisorus thunbergianus (Kaulf.) Ching

| 药 材 名 | 瓦韦（药用部位：全草。别名：七星草、七星蕨）。

| 形态特征 | 附生蕨类，植株高 8 ~ 20 cm。根茎横走，密被披针形鳞片；鳞片棕褐色，大部分不透明，仅叶缘 1 ~ 2 行网眼透明，具锯齿。叶柄长 1 ~ 3 cm，禾秆色；叶片线状披针形或狭披针形，中部最宽处可达 1.3 cm，具渐尖头，基部渐变狭并下延，干后淡黄绿色至褐色，纸质。主脉上下均隆起，小脉不见。孢子囊群圆形或椭圆形，彼此相距较近，成熟后扩展几密接，幼时被圆形棕褐色的隔丝覆盖。

| 生境分布 | 生于海拔 250 ~ 1 200 m 的林下树干、岩石上，山区瓦屋上亦有生长。德兴各地均有分布。

| 资源情况 | 野生资源一般。药材来源于野生。

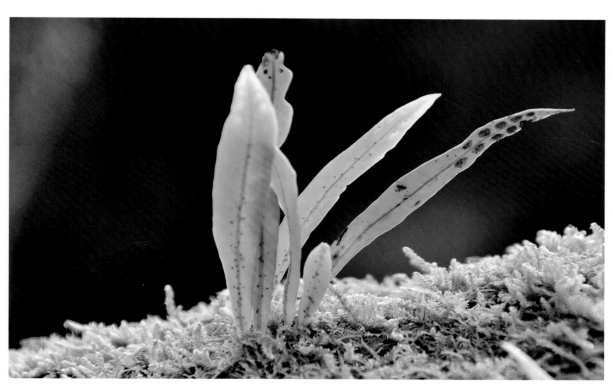

| 采收加工 | 夏、秋季采收，洗净，鲜用或晒干。

| 药材性状 | 本品常多株卷成团。根茎横生，柱状，被多数须根与鳞片。叶线状披针形，土黄色至绿色，卷曲皱缩，沿两边向背面反卷。孢子囊群 10 ～ 20 或更多，于叶背面排列成 2 行。气淡，味苦。

| 功能主治 | 苦，寒。归肺、肾、胃、膀胱经。清热解毒，利尿消肿，止血，止咳。用于小儿高热，惊风，尿路感染，肾炎，小便淋沥涩痛，尿血，痢疾，肝炎，结膜炎，口腔炎，肺热咳嗽，百日咳，咯血，发背痈疮，毒蛇咬伤。

| 用法用量 | 内服煎汤，9 ～ 15 g；中寒泄泻者忌服。外用适量，捣敷；或煅存性研末敷。

| 附　　方 | （1）治小儿惊风：①鲜瓦韦 30 ～ 90 g，煎汤冲红糖，每日早晚饭前各服 1 次。②瓦韦 6 g、马蹄金 6 g、钩藤 3 g，煎汤服。

（2）治眼目星翳：鸡蛋 1 个，破一头，将瓦韦粗末塞入，用纸封口，煮熟，去草食蛋。［方（1）～（2）出自《草药手册》（江西）］

| 附　　注 | 本种异名：*Pleopeltis thunbergianus* Kaulfus、*Drynaria subspathulata* Hooker、*Lepisorus calcifer* Ching & Z. Y. Liu、*Lepisorus linearifolius* Ching & Z. Y. Liu、*Lepisorus myriosorus* Ching。

药材瓦韦，为本种的干燥全草，《上海市中药材标准》（1994 年版）以"七星草"之名收载之。

水龙骨科 Polypodiaceae 鳞果星蕨属 Lepidomicrosorium

鳞果星蕨

Lepidomicrosorium buergerianum (Miquel) Ching & K. H. Shing ex S. X. Xu

| 植物别名 | 攀缘星蕨。

| 药 材 名 | 一枝旗（药用部位：全草）。

| 形态特征 | 附生蕨类，植株高达 20 cm。根茎细长攀缘，密被深棕色披针形鳞片。叶疏生，近二型，相距 1.5 ～ 3 cm；叶柄长 6 ～ 9 cm，粗壮；能育叶长 8 ～ 12 cm，披针形或三角状披针形，中部宽约 2 cm，向下渐变宽，两侧通常扩大成戟形，基部圆截形，略下延形成狭翅，全缘；不育叶远较短，卵状三角形，长约 4 cm，沿主脉下面两侧有 1 ～ 2 小鳞片，全缘。主脉两面隆起，小脉不显。孢子囊群小，星散分布于主脉下面两侧，幼时被盾状隔丝覆盖。

| 生境分布 | 生于海拔 500 m 以上的山地林缘，攀缘于树干或岩石上。分布于

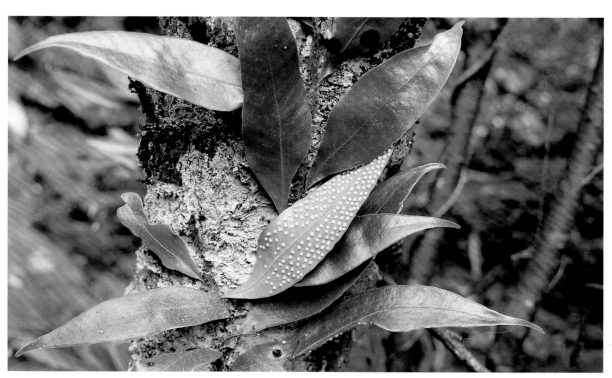

德兴三清山北麓、大茅山等。

| 资源情况 | 野生资源一般。药材来源于野生。

| 采收加工 | 全年均可采收，洗净，鲜用或晒干。

| 药材性状 | 本品略皱缩。叶片展平后呈条状披针形。先端渐尖，基部渐狭而下延成狭翅，边缘呈波状，浅棕色。两面均无毛，中脉在两面均凸起，侧脉细而曲折，明显，小脉分叉。孢子囊群圆形而小，棕色，散生于叶片下面，在中脉和叶缘之间排列成不整齐的 2～3 行。纸质。气微，味淡。

| 功能主治 | 微苦、涩，凉。归肝、胆、膀胱经。清热利湿。用于尿路感染，小便不利，黄疸，筋骨痛。

| 用法用量 | 内服煎汤，10～15 g。

| 附　　注 | 本种异名：*Polypodium buergerianum* Miquel、*Lepidomicrosorium asarifolium* Ching et K. H. Shing、*Lepidomicrosorium brevipes* Ching & K. H. Shing、*Lepidomicrosorium emeicola* Ching & K. H. Shing、*Leptochilus buergerianus* (Miquel) Bosman、*Microsorum buergerianum* (Miquel) Ching。

水龙骨科 Polypodiaceae 星蕨属 Microsorum

江南星蕨

Microsorum fortunei (T. Moore) Ching

| 药 材 名 | 大叶骨牌草（药用部位：全草。别名：七星剑）。

| 形态特征 | 附生蕨类，植株高 30 ~ 100 cm。根茎长而横走，顶部被卵状三角形鳞片；鳞片棕褐色，有疏齿，筛孔较密，盾状着生，易脱落。叶远生，相距约 1.5 cm；叶柄长 5 ~ 20 cm，禾秆色，上面有浅沟，基部疏被鳞片，向上近光滑；叶片线状披针形至披针形，长 25 ~ 60 cm，基部渐狭下延于叶柄并形成狭翅，全缘，有软骨质的边；中脉两面明显隆起，侧脉不明显，小脉网状；叶厚纸质，下面淡绿色或灰绿色，两面无毛，幼时下面沿中脉两侧偶有极少数鳞片。孢子囊群大，圆形，沿中脉两侧排列成较整齐的 1 行或有时为不规则的 2 行，靠近中脉。

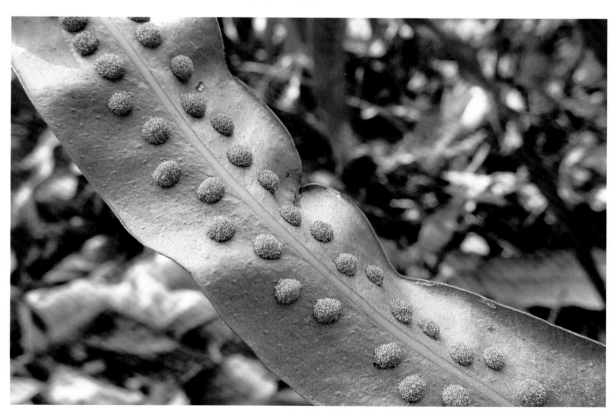

| 生境分布 | 生于海拔 200 ～ 1 800 m 的林下溪边岩石上或树干上。德兴各地山区均有分布。

| 资源情况 | 野生资源丰富。药材来源于野生。

| 采收加工 | 全年均可采收，洗净，鲜用或晒干。

| 功能主治 | 苦，寒。归肝、脾、心、肺经。清热解毒，祛风利湿，活血，止血。用于风湿关节痛，热淋，带下，吐血，衄血，痔疮出血，肺痈，瘰疬，跌打损伤，疔毒痈肿，蛇咬伤。

| 用法用量 | 内服煎汤，15 ～ 30 g；或捣汁；虚寒者慎服。外用适量，鲜品捣敷。

| 附　　方 | （1）治流行性感冒：①大叶骨牌草（鲜、去须根）30 g，捣烂取汁，红糖少许，温开水冲服。②江南星蕨 30 g，白英 30 g，板蓝根 30 g，煎汤服。
（2）治赤白淋：大叶骨牌草 30 g，煎汤，白糖调敷。
（3）治痈肿：大叶骨牌草 9 g，鹅掌金星 9 g，鸡蛋 1 个，水酒煎服，每日 1 剂。
　［方（1）～（3）出自《江西草药》］

| 附　　注 | 本种异名：*Drynaria fortunei* T. Moore、*Lepisorus fortunei* (T. Moore) C. M. Kuo、*Lepisorus undulatus* Ching & Z. Y. Liu、*Microsorum chinense* (Mettenius ex Kuhn) Fraser-Jenkins。

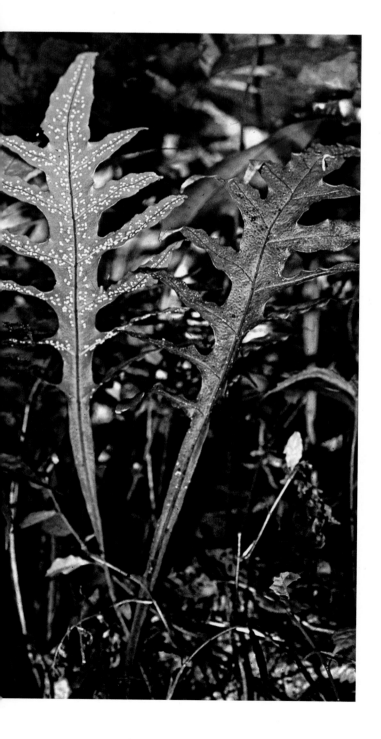

羽裂星蕨 Microsorum insigne (Blume) Copel.

| 药 材 名 |

羽裂星蕨（药用部位：全草）。

| 形态特征 |

附生蕨类，植株高 40 ~ 100 cm。根茎肉质，横走，粗短，密生须根，疏被卵形至披针形鳞片；鳞片淡棕色，筛孔较密。叶疏生或近生；一回羽状或分叉，有时为单叶，叶柄长 20 ~ 50 cm，禾秆色，干后上面有沟槽，两侧有翅，下延近达基部，基部疏被鳞片，向上光滑；叶片卵形或长卵形，长20 ~ 50 cm，宽 15 ~ 30 cm，羽状深裂，叶轴两侧有宽约 1 cm 的阔翅；裂片 1 ~ 12对，对生，斜展，线状披针形，基部 1 对较大，长 15 ~ 30 cm，宽 4 ~ 6 cm，全缘或略呈波状，其余各对向上逐渐缩短，顶裂片与侧裂片同形；单一的叶片长椭圆形，全缘；主脉两面隆起，侧脉明显，小脉网状；叶纸质，两面无毛，近无鳞片。孢子囊群近圆形或长圆形，小而散生，着生于叶片网脉联结处，有时沿网脉延伸而多少会合。

| 生境分布 |

生于海拔 600 ~ 800 m 的林下沟边岩石上或山坡阔叶林下。分布于德兴三清山北麓、大茅山等。

| **资源情况** | 野生资源一般。药材来源于野生。

| **采收加工** | 全年均可采收，洗净，鲜用或晒干。

| **功能主治** | 苦、涩，平。归肝经。活血，祛湿，解毒。用于关节痛，跌打损伤，疝气，无名肿毒。

| **用法用量** | 内服煎汤，3 ~ 9 g。外用适量，捣敷；或研末调敷。

| **附 注** | 本种异名：*Polypodium insigne* Blume、*Colysis dilatata* (Wallich ex Beddome) J. Smith、*Colysis insigne* (Blume) J. Smith、*Kaulinia dilatata* (Wallich ex Beddome) B. K. Nayar & Kaur.。

水龙骨科 Polypodiaceae 盾蕨属 Neolepisorus

卵叶盾蕨 Neolepisorus ovatus (Bedd.) Ching

| 药 材 名 | 大金刀（药用部位：全草）。

| 形态特征 | 附生蕨类，植株高 20 ~ 40 cm。根茎横走，密生卵状披针形鳞片；鳞片具长渐尖头，边缘有疏锯齿。叶远生；叶柄长 10 ~ 20 cm，密被鳞片；叶片卵状，基部圆形，宽 7 ~ 12 cm，全缘或下部多少分裂，干后厚纸质，上面光滑，下面多少有小鳞片。主脉隆起，侧脉明显，开展直达叶缘，小脉网状。孢子囊群圆形，沿主脉两侧排成不整齐的多行，或在侧脉间排成不整齐的 1 行，幼时被盾状隔丝覆盖。

| 生境分布 | 生于海拔 400 ~ 1 100 m 的山谷溪边和林下阴湿处。德兴各地均有分布。

| 资源情况 | 野生资源丰富。药材来源于野生。

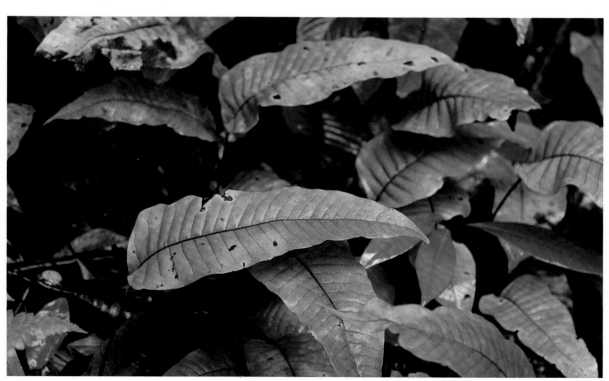

| 采收加工 | 全年均可采收，洗净，鲜用或晒干。

| 功能主治 | 苦，凉。归心、肺、膀胱经。清热利湿，散瘀活血，止血。用于劳伤吐血，血淋，跌打损伤，烫火伤，疗毒痈肿。

| 用法用量 | 内服煎汤，15 ～ 30 g；或浸酒。外用适量，鲜品捣敷；或干品研末调敷。

| 附　　注 | 本种异名：*Pleopeltis ovata* Wallich ex Beddome。

水龙骨科 Polypodiaceae 假瘤蕨属 Phymatopteris

金鸡脚假瘤蕨

Phymatopteris hastata (Thunb.) Pic. Serm.

| 药 材 名 | 金鸡脚（药用部位：全草。别名：鸭脚草、鹅掌金星）。

| 形态特征 | 土生植物。根茎长而横走，直径约 3 mm，密被披针形鳞片；鳞片长约 5 mm，棕色，全缘或边缘偶有疏齿。叶远生；叶柄长 2 ~ 20 cm，直径 0.5 ~ 2 mm，禾秆色，光滑无毛。单叶不分裂，或戟状 2 ~ 3 裂；单叶不裂，形态从卵圆形至长条形，长 2 ~ 20 cm，宽 1 ~ 2 cm；分裂的叶片通常中间裂片较长和较宽。叶片的边缘具缺刻和加厚的软骨质边，通直或呈波状。中脉和侧脉两面明显；小脉不明显。叶纸质或草质，背面通常灰白色，两面光滑无毛。孢子囊群大，圆形，在叶片中脉或裂片中脉两侧各 1 行。

| 生境分布 | 生于海拔 200 m 以上的丘陵山地、山坡灌丛边或岩石积土上。德兴

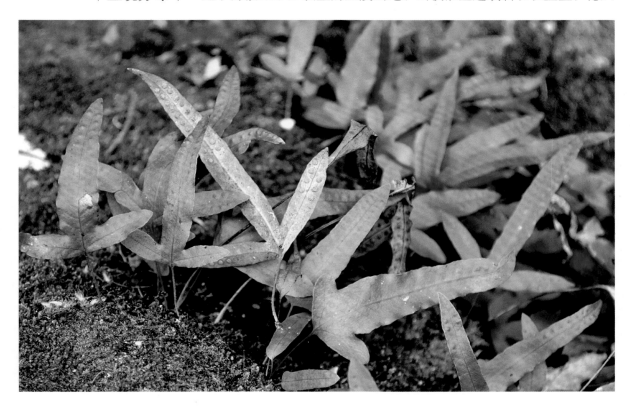

各地均有分布。

| **资源情况** | 野生资源丰富。药材来源于野生。

| **采收加工** | 全年均可采收，洗净，鲜用或晒干。

| **药材性状** | 本品根茎呈圆柱形，细长，多折断，长短不一，直径 2 ～ 3 mm，密生鳞片，棕红色或棕褐色。叶片多皱缩，润湿展平后，多呈掌状 3 裂，也有 1 ～ 5 裂的，裂片或叶片披针形，长 5 ～ 10 cm。上表面棕绿色，下表面灰绿色，叶缘内卷，叶片厚纸质，易破碎；叶柄长 2 ～ 18 cm。孢子囊群圆形，红棕色，稍近主脉，或有的已脱落。气微，味淡。

| **功能主治** | 甘、微苦、微辛，凉。归肺、肝、膀胱经。清热解毒，祛风镇惊，利水通淋。用于外感热病，肺热咳嗽，咽喉肿痛，小儿惊风，痈肿疮毒，蛇虫咬伤，烫火伤，痢疾，泄泻，小便淋浊。

| **用法用量** | 内服煎汤，15 ～ 30 g，大剂量可用至 60 g，鲜品加倍。外用适量，研末撒敷；或鲜品捣敷。

| **附　　方** | （1）治毒蛇咬伤：鹅掌金星、乌桕叶、犁头草（均鲜）各适量，捣敷伤口周围，药干再换。
（2）治咽喉肿痛：鲜鹅掌金星叶 3 ～ 6 片，用冷开水擂烂吞服，每日 1 次。
（3）治中暑：鲜鹅掌金星 50 g，捣烂取汁，泉水或冷开水冲服。［方（1）～（3）出自《江西草药》］
（4）治坐骨神经痛：鹅掌金星 50 g，丹参 25 g，当归 25 g，牛膝 30 g，煎汤，每日 1 剂，连服 5 剂。［《中国中药资源——江西分册（1）》］

| **附　　注** | 本种异名：*Polypodium hastatum* Thunberg、*Crypsinus hastata* (Thunberg) Copeland、*Drynaria hastata* (Thunberg) Fée、*Phymatodes hastata* (Thunberg) Ching、*Phymatopsis chenkouensis* Ching。
药材金鸡脚，为本种的干燥全草，《湖北省中药材质量标准》（2018 年版）中有收载；《上海市中药材标准》（1994 年版）以"鸭脚草"之名收载之，拉丁学名被记载为 *Phymatopteris hastata* (Th.) Kitag.。

水龙骨科 Polypodiaceae 水龙骨属 Polypodiodes

友水龙骨 *Polypodiodes amoena* (Wall. ex Mett.) Ching

| **药 材 名** | 土碎补（药用部位：根茎）。

| **形态特征** | 附生植物。根茎横走，直径 5 ~ 7 mm，密被披针形鳞片；鳞片暗棕色，盾状着生，边缘有细齿。叶远生；叶柄长 30 ~ 40 cm，禾秆色，直径 3 ~ 4 mm，光滑无毛；叶片卵状披针形，长 40 ~ 50 cm，羽状深裂；裂片 20 ~ 25 对，披针形，长 10 ~ 13 cm，宽 1.5 ~ 2 cm，边缘有锯齿。叶脉极明显，网状，在叶轴两侧各具 1 行狭长网眼，在裂片中脉两侧各具 1 ~ 2 行网眼，内行网眼具内藏小脉。叶厚纸质，两面无毛，背面叶轴及裂片中脉具有较多的披针形、褐色鳞片。孢子囊群圆形，在裂片中脉两侧各 1 行，无盖。

| **生境分布** | 附生于海拔 1 000 m 以上的石上或大树干基部。分布于德兴三清山

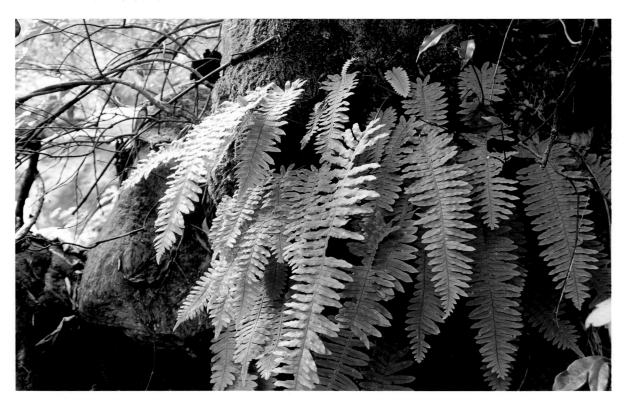

北麓、大茅山等。

| **资源情况** | 野生资源一般。药材来源于野生。

| **采收加工** | 全年均可采挖，洗净，鲜用或晒干。

| **功能主治** | 微苦，凉。舒筋活络，消热解毒，消肿止痛。用于风湿痹痛，跌打损伤，痈肿疮毒。

| **用法用量** | 内服煎汤，6 ~ 15 g。外用适量，研末撒；或鲜品捣敷。

水龙骨科 Polypodiaceae 水龙骨属 Polypodiodes

日本水龙骨

Polypodiodes niponica (Mett.) Ching

| 药 材 名 | 水龙骨（药用部位：根茎。别名：石豇豆）。

| 形态特征 | 附生植物。根茎长而横走，直径约 5 mm，肉质，灰绿色，疏被狭披针形鳞片；鳞片暗棕色，盾状着生，边缘有浅细齿。叶远生；叶柄长 5 ~ 15 cm，禾秆色，疏被柔毛或毛脱落后近光滑；叶片卵状披针形至长椭圆状披针形，长可达 40 cm，宽可达 12 cm，羽状深裂，基部心形，先端羽裂渐尖；裂片 15 ~ 25 对，长 3 ~ 5 cm，宽 5 ~ 10 mm，全缘，基部 1 ~ 3 对裂片向后反折。叶脉网状，裂片的侧脉和小脉不明显。叶草质，干后灰绿色，两面密被白色短柔毛或背面的毛被更密。孢子囊群圆形，在裂片中脉两侧各 1 行。

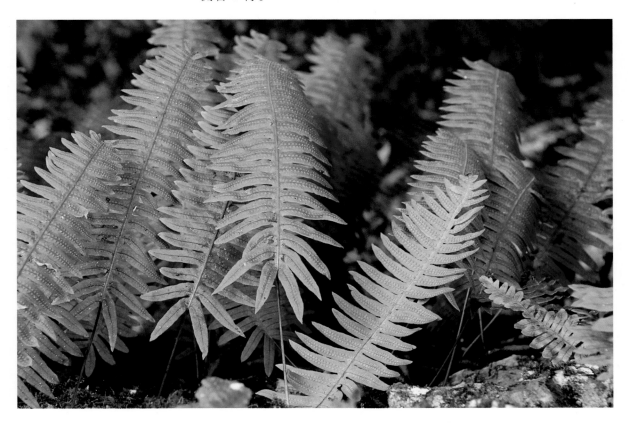

| 生境分布 | 附生于海拔 150 ~ 1 100 m 的常绿阔叶林内的树干或岩石上。德兴各地均有分布。

| 资源情况 | 野生资源丰富。药材来源于野生。

| 采收加工 | 全年均可采挖，洗净，鲜用或晒干。

| 药材性状 | 本品呈细棒状，稍弯曲，有分歧，肉质，长 6 ~ 10 cm，直径 0.3 ~ 0.4 cm，表面黑褐色，光滑，有纵皱纹，并被白粉，一侧有须根痕或残留的须根。质硬而脆，易折断，断面较光滑。气微，味微苦。

| 功能主治 | 苦，凉。归心、肝、肺经。解毒退热，祛风利湿，止咳止痛。用于小儿高热，咳嗽气喘，急性结膜炎，尿路感染，风湿关节痛，牙痛；外用于荨麻疹，疮疖肿毒，跌打损伤。

| 用法用量 | 内服煎汤，15 ~ 30 g。外用适量，煎汤洗；或鲜品捣敷。

| 附　　方 | （1）治急性关节炎：水龙骨根 200 g，冰糖少许，煎汤服。
（2）治背痛、无名肿毒：鲜水龙骨适量，白糖少许，捣敷。
（3）治小儿高热：水龙骨根 100 g，煎汤服。［方（1）~（3）出自《江西草药》］
（4）治小儿惊风：水龙骨 10 g，一枝黄花根 10 g，寒泡刺根 6 g，马蹄金 6 g，煎汤服。
（5）治关节肿痛：水龙骨 30 g，煎汤服，红糖为引。［方（4）~（5）为德兴民间方］

| 附　　注 | 本种异名：*Polypodium niponicum* Mettenius、*Goniophlebium niponicum* (Mettenius) Beddome、*Marginaria niponica* (Mettenius) Nakai ex H. Itô、*Marginaria transpianensis* (Yamamoto) H. Itô、*Polypodiodes transpianensis* (Yamamoto) Saiki、*Polypodium bodinieri* Christ。

水龙骨科 Polypodiaceae 石韦属 Pyrrosia

石韦 Pyrrosia lingua (Thunb.) Farwell

| 植物别名 | 尾头石韦、尾叶石韦。

| 药 材 名 | 石韦（药用部位：叶）。

| 形态特征 | 附生蕨类，植株通常高 10 ~ 30 cm。根茎长而横走，密被淡棕色、披针形、边缘有睫毛的鳞片。叶远生，近二型；能育叶通常远比不育叶长得高而较狭窄，两者的叶片多数略比叶柄长。不育叶片近长圆形或长圆状披针形，下部 1/3 处为最宽，向上渐狭，宽一般为 1.5 ~ 5 cm，长 10 ~ 20 cm，全缘，上面灰绿色，近光滑无毛，下面淡棕色或砖红色，被星状毛；能育叶孢子囊群近椭圆形，在侧脉间整齐，呈多行排列，布满整个叶片下面，或聚生于叶片的大上半部，初时为星状毛覆盖而呈淡棕色，成熟后孢子囊开裂外露而呈砖红色。

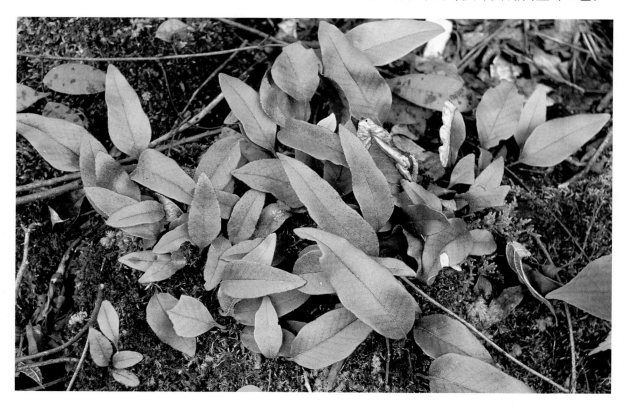

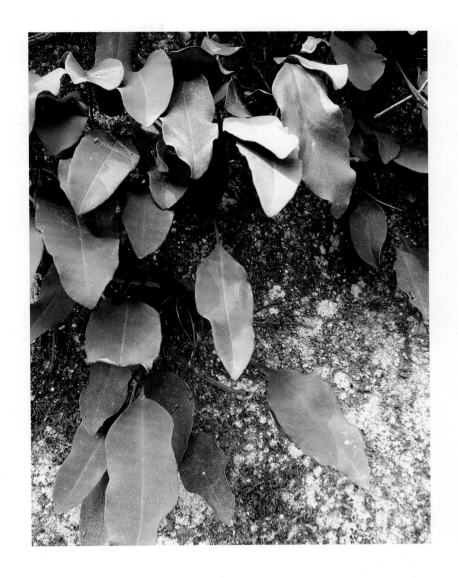

| 生境分布 | 附生于海拔 300 ~ 1 500 m 的山坡林下岩石或树干上。分布于德兴大茅山、三清山北麓等。

| 资源情况 | 野生资源丰富。药材来源于野生。

| 采收加工 | 全年均可采收，除去根茎和根，晒干或阴干。

| 药材性状 | 本品叶片呈披针形或长圆状披针形，长 8 ~ 12 cm，宽 1 ~ 3 cm。基部楔形，对称。孢子囊群在侧脉间，排列紧密而整齐。叶柄长 5 ~ 10 cm，直径约 1.5 mm。气微，味微涩、苦。

| 功能主治 | 甘、苦，微寒。归肺、膀胱经。利尿通淋，清肺止咳，凉血止血。用于热淋，血淋，石淋，小便不通，淋沥涩痛，肺热喘咳，吐血，衄血，尿血，崩漏。

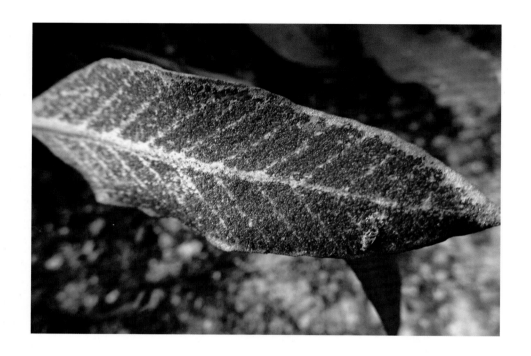

| **用法用量** | 内服煎汤，6 ~ 12 g；或研末；阴虚及无湿热者禁服。外用适量，研末涂敷。

| **附　　方** | （1）治小便不利：石韦 30 g，车前 30 g，煎汤服。

（2）治血淋：石韦 30 g，当归 15 g，蒲黄 9 g，赤芍 9 g，煎汤服。

（3）治支气管哮喘：石韦 15 ~ 50 g，加水 1 000 ml，煎成 300 ml，趁热加入冰糖 50 g，分 3 次服，每 4 小时一次，3 天为一疗程。

（4）治肺气肿、吐血：石韦 120 g，煎汤服。［方（1）~（4）出自《江西草药》］

| **附　　注** | 本种异名：*Acrostichum lingua* Thunberg、*Cyclophorus bodinieri* H. Léveillé、*Cyclophorus lingua* (Thunberg) Desvaux、*Cyclophorus lingua* (Thunberg) Desvaux var. *angustifrons* Hayata、*Cyclophorus lingua* (Thunberg) Desvaux var. *attenuate* Rosenstock、*Cyclophorus martinii* (Christ) C. Christensen、*Cyclophorus taiwanensis* (Christ) C. Christensen。

药材石韦，为本种的干燥叶，《中华人民共和国药典》（1977 年版至 2020 年版）、《内蒙古蒙药材标准》（1986 年版）、《新疆维吾尔自治区药品标准·第二册》（1980 年版）、《藏药标准》（1979 年版）等中有收载，同属植物有柄石韦 *Pyrrosia petiolosa* (Christ) Ching、庐山石韦 *Pyrrosia sheareri* (Baker) Ching 与本种同等药用；《贵州省中药材标准规格·上集》（1965 年版）以 “石韦” 之名收载之，药用部位为干燥全草，所用拉丁学名为 *Pyrrosia lingua* (Thunb.) Farw.，同属植物有柄石韦 *Pyrrosia petiolosa* (Christ) Ching、庐山石韦 *Pyrrosia sheareri* (Baker) Ching 也为基原植物，与本种同等药用。

《中华人民共和国药典》规定，石韦药材按干燥品计算，含绿原酸（$C_{16}H_{18}O_9$）不得少于 0.20%。

中药"石韦"各标准收载的基原不一，《中华人民共和国药典》（1963 年版）收载其基原为有柄石韦 *Pyrrosia petiolosa* (Christ) Ching、庐山石韦 *Pyrrosia sheareri* (Baker) Ching，药用部位为干燥地上部分；《贵州省中药材标准规格·上集》（1965 年版）收载其基原为石韦 *Pyrrosia lingua* (Thunb.) Farw.、有柄石韦 *Pyrrosia petiolosa* (Christ) Ching、庐山石韦 *Pyrrosia sheareri* (Baker) Ching，药用部位均为干燥全草；《中华人民共和国药典》（1977 年版至 2020 年版）、《新疆维吾尔自治区药品标准·第二册》（1980 年版）、《藏药标准》（1979 年版）等收载其基原为石韦 *Pyrrosia lingua* (Thunb.) Farw.、有柄石韦 *Pyrrosia petiolosa* (Christ) Ching、庐山石韦 *Pyrrosia sheareri* (Baker) Ching，药用部位均为干燥叶；《内蒙古蒙药材标准》（1986 年版）收载其基原为华北石韦 *Pyrrosia davidii* (Baker) Ching、石韦 *Pyrrosia lingua* (Thunb.) Farw.、有柄石韦 *Pyrrosia petiolosa* (Christ) Ching、庐山石韦 *Pyrrosia sheareri* (Baker) Ching，药用部位均为干燥叶。

德兴民间常将石韦、有柄石韦、庐山石韦、相近石韦混淆使用。

水龙骨科 Polypodiaceae 石韦属 Pyrrosia

有柄石韦 *Pyrrosia petiolosa* (Christ) Ching

| 药 材 名 | 石韦（药用部位：叶）。

| 形态特征 | 附生蕨类，植株高 5 ～ 15 cm。根茎细长横走，幼时密被披针形棕色鳞片；鳞片长尾状，具渐尖头，边缘具睫毛。叶远生，一型；叶柄长度通常为叶片长度的 0.5 ～ 2 倍，基部被鳞片，向上被星状毛，棕色或灰棕色；叶片椭圆形，具急尖短钝头，基部楔形，下延，全缘，上面灰淡棕色，有洼点，疏被星状毛，下面被厚层星状毛，初为淡棕色，后为砖红色。主脉下面稍隆起，上面凹陷，侧脉和小脉均不显。孢子囊群布满叶片下面，成熟时扩散并会合。

| 生境分布 | 多附生于海拔 200 m 以上的干旱裸露岩石上。德兴各地山区均有分布。

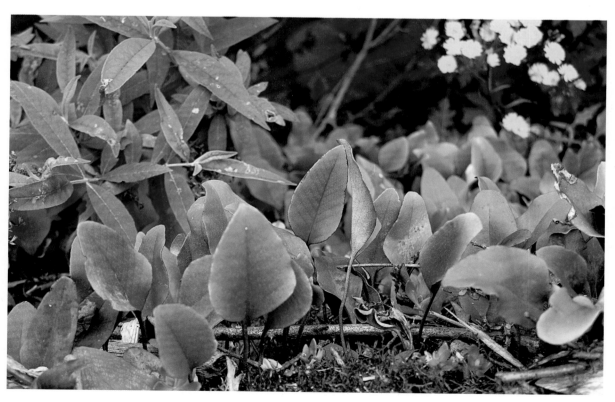

| **资源情况** | 野生资源一般。药材来源于野生。 |

| **采收加工** | 全年均可采收，除去根茎和根，晒干或阴干。 |

| **药材性状** | 本品叶片多卷曲成筒状，展平后呈长圆形或卵状长圆形，长 3 ~ 8 cm，宽 1 ~ 2.5 cm。基部楔形，对称；下表面侧脉不明显，布满孢子囊群。叶柄长 3 ~ 12 cm，直径约 1 mm。气微，味微涩、苦。 |

| **功能主治** | 甘、苦，微寒。归肺、膀胱经。利尿通淋，清肺止咳，凉血止血。用于热淋，血淋，石淋，小便不通，淋沥涩痛，肺热喘咳，吐血，衄血，尿血，崩漏。 |

| **用法用量** | 内服煎汤，6 ~ 12 g；或研末；阴虚及无湿热者禁服。外用适量，研末涂敷。 |

| **附　注** | 本种异名：*Polypodium petiolosum* Christ、*Cyclophorus petiolosus* (Christ) C. Christensen、*Niphobolus petiolosa* (Christ) Diels.。 |

药材石韦，为本种的干燥叶，《中华人民共和国药典》（1977 年版至 2020 年版）、《内蒙古蒙药材标准》（1986 年版）、《新疆维吾尔自治区药品标准·第二册》（1980 年版）、《藏药标准》（1979 年版）等中有收载；《贵州省中药材标准规格·上集》（1965 年版）以"石韦"之名收载之，药用部位为干燥全草；《中华人民共和国药典》（1963 年版）以"石韦"之名收载之，药用部位为干燥地上部分，习称小叶石韦。

《中华人民共和国药典》规定，石韦药材按干燥品计算，含绿原酸（$C_{16}H_{18}O_9$）不得少于 0.20%。

德兴民间常将石韦、有柄石韦、庐山石韦、相近石韦混淆使用。

水龙骨科 Polypodiaceae 石韦属 Pyrrosia

庐山石韦 *Pyrrosia sheareri* (Baker) Ching

| **药 材 名** | 石韦（药用部位：叶）。

| **形态特征** | 附生蕨类，植株高 20 ～ 50 cm。根茎粗壮，横卧，密被线状棕色且边缘具睫毛鳞片。叶近生，一型；叶柄粗壮，直径 2 ～ 4 mm，长 3.5 ～ 5 cm，基部密被鳞片，向上疏被星状毛，禾秆色至灰禾秆色；叶片椭圆状披针形，长 10 ～ 30 cm 或更长，全缘，基部近圆截形或心形，常偏斜，叶革质，上面淡灰绿色或淡棕色，布满洼点，下面棕色，被厚层星状毛。主脉粗壮，两面均隆起，侧脉可见。孢子囊群呈不规则点状排列于侧脉间，布满基部以上的叶片下面，无盖，幼时被星状毛覆盖，成熟时孢子囊开裂而呈砖红色。

| **生境分布** | 附生于海拔 300 ～ 1 500 m 的山坡林下岩石或树干上。分布于德兴

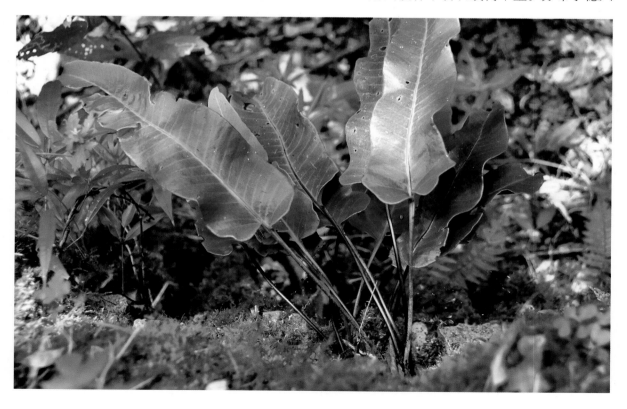

大茅山、三清山北麓等。

| **资源情况** | 野生资源丰富。药材来源于野生。

| **采收加工** | 全年均可采收，洗净，晒干或阴干。

| **药材性状** | 本品叶片略皱缩，展平后呈披针形，长 10 ～ 25 cm，宽 3 ～ 5 cm。先端渐尖，基部耳状偏斜，全缘，边缘常向内卷曲；上表面黄绿色或灰绿色，散布有黑色圆形小凹点；下表面密生红棕色星状毛，有的侧脉间布满棕色圆点状的孢子囊群。叶柄具 4 棱，长 10 ～ 20 cm，直径 1.5 ～ 3 mm，略扭曲，有纵槽。叶片革质。气微，味微涩、苦。

| **功能主治** | 甘、苦，微寒。归肺、膀胱经。利尿通淋，清肺止咳，凉血止血。用于热淋，血淋，石淋，小便不通，淋沥涩痛，肺热喘咳，吐血，衄血，尿血，崩漏。

| **用法用量** | 内服煎汤，6 ～ 12 g；或研末；阴虚及无湿热者禁服。外用适量，研末涂敷。

| **附　　注** | 本种异名：*Polypodium sheareri* Baker、*Cyclophorus drakeanus* (Franchet) C. Christensen f. *maximus* Y. C. Wu、*Cyclophorus grandissimus* Hayata、*Cyclophorus inaequalis* (Christ) C. Christensen、*Cyclophorus sheareri* (Baker) C. Christensen、*Cyclophorus sheareri* (Baker) C. Christensen f. *maxima* (Y. C. Wu) C. Christensen。

药材石韦，为本种的干燥叶，《中华人民共和国药典》（1977 年版至 2020 年版）、《内蒙古蒙药材标准》（1986 年版）、《新疆维吾尔自治区药品标准·第二册》（1980 年版）、《藏药标准》（1979 年版）等中有收载；《贵州省中药材标准规格·上集》（1965 年版）以"石韦"之名收载之，药用部位为干燥全草；《中华人民共和国药典》（1963 年版）以"石韦"之名收载之，药用部位为干燥地上部分，习称大叶石韦。

《中华人民共和国药典》规定，石韦药材按干燥品计算，含绿原酸（$C_{16}H_{18}O_9$）不得少于 0.20%。

德兴民间常将石韦、有柄石韦、庐山石韦、相近石韦混淆使用。

水龙骨科 Polypodiaceae 石韦属 Pyrrosia

相近石韦 *Pyrrosia assimilis* (Baker) Ching

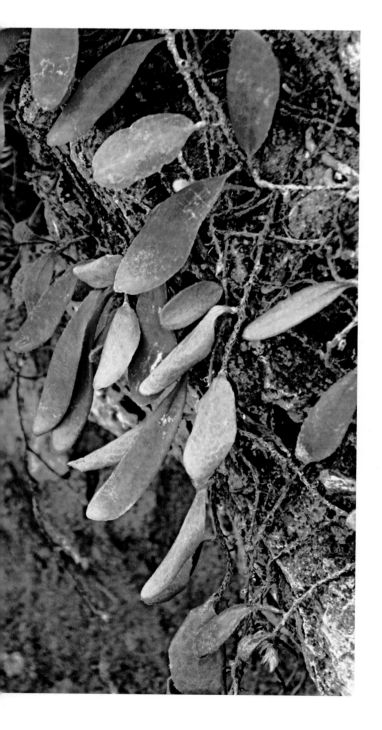

| **药 材 名** |

相似石韦（药用部位：叶）。

| **形态特征** |

附生蕨类，植株高 5 ～ 20 cm。根茎长而横走，密被线状披针形鳞片；鳞片边缘睫毛状，中部近黑褐色。叶近生，一型；无柄；叶片线形，长度变化很大，通常为 6 ～ 20 cm，具钝圆头，向下直到与根茎连接处几不变狭而呈带状，干后淡棕色，纸质，上面疏被星状毛，下面密被绒毛状长臂星状毛。主脉粗壮，在下面明显隆起，在上面稍凹陷，侧脉与小脉均不显。孢子囊群聚生于叶片上半部，无盖，幼时被星状毛覆盖，成熟时扩散并会合而布满叶片下面。

| **生境分布** |

附生于海拔 300 ～ 1 000 m 的山坡林下阴湿岩石上。分布于德兴三清山北麓等。

| **资源情况** |

野生资源一般。药材来源于野生。

| **采收加工** |

全年均可采收，洗净，晒干或阴干。

| 药材性状 | 本品叶片略皱缩，淡棕色，展平后呈线形，长 6～20 cm，先端具钝圆头，向下直到与根茎连接处几不变狭而呈带状，上面疏被星状毛，下面密被绒毛状长臂星状毛，主脉粗壮，在下面明显隆起，在上面稍凹陷，侧脉与小脉均不显。叶片上半部布满孢子囊群。叶柄无。叶片纸质。气微，味微涩、苦。

| 功能主治 | 苦、涩，凉。归经。清热，镇惊，利尿，止血。用于癫痫，小儿惊风，淋证，外伤出血，肺热咳嗽。

| 用法用量 | 内服煎汤，6～12 g。

| 附　　注 | 本种异名：*Polypodium assimile* Baker、*Niphobolus assimilis* (Baker) Diets var. *mollifrons* Hand.-Mazz.、*Cyclophorus assimilis* (Baker) C. Chr. f. *lobata* Wu et al.、*Pyrrosia assimilis* (Baker) Ching var. *longissima* Ching。

德兴民间常将有柄石韦、庐山石韦、相近石韦与石韦混淆使用。

| 水龙骨科 | Polypodiaceae | 石蕨属 | Saxiglossum |

石蕨

Saxiglossum angustissimum (Gies.) Ching

| 植物别名 | 卷叶蕨、拟石韦。

| 药 材 名 | 鸭舌鱼鳖（药用部位：全草）。

| 形态特征 | 石附生小型蕨类，高 10 ~ 12 cm。根茎细长横走，密被卵状披针形鳞片；鳞片盾状着生，边缘具细齿，红棕色至淡棕色。叶远生，相距 1 ~ 2 cm，几无柄，基部以关节着生；叶片线形，长 3 ~ 9 cm，宽 2 ~ 3.5 cm，边缘向下强烈反卷，幼时上面疏生星状毛，下面密被黄色星状毛，宿存。主脉明显，上面凹陷，下面隆起，小脉网状，沿主脉两侧各构成 1 行长网眼，近叶缘的细脉分离，先端有一膨大的水囊。孢子囊群线形，沿主脉两侧各成 1 行，位于主脉与叶缘之间，幼时全被反卷的叶缘覆盖，成熟时张开，孢子囊外露。

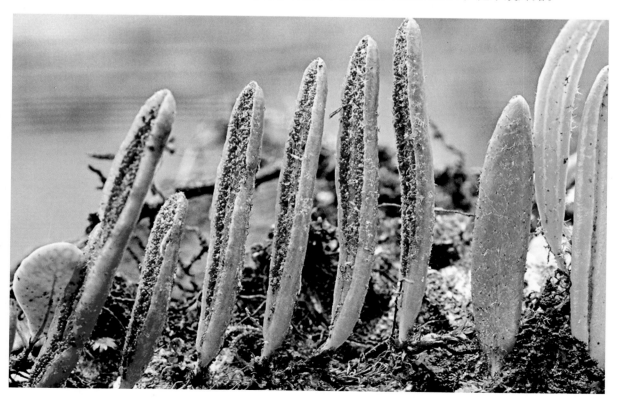

| **生境分布** | 生于海拔 400～1 000 m 的山地石壁上。分布于德兴三清山北麓、大茅山等。

| **资源情况** | 野生资源较丰富。药材来源于野生。

| **采收加工** | 全年均可采收，洗净，鲜用或晒干。

| **功能主治** | 微苦，凉。归心、肝、脾经。清热利湿，凉血止血。用于感冒，咳嗽，目赤，咽喉肿痛，小便不利，风湿腰腿痛，疟疾，疳积，吐血，咯血，衄血，崩漏，带下。

| **用法用量** | 内服煎汤，15～30 g。

| **附　　注** | 本种异名：*Niphobolus angustissimus* Giesenhagen ex Diels、*Cyclophorus cavalerianus* (Christ) C. Christensen、*Cyclophorus sasakii* Hayata、*Cyclophorus taeniodes* C. Christensen、*Niphobolus cavalerianus* Christ、*Saxiglossum angustissimum* (Giesenhagen ex Diels) Ching。

槲蕨
Drynaria roosii Nakaike

| 药 材 名 | 骨碎补（药用部位：根茎。别名：猴姜、毛姜）。

| 形态特征 | 通常附生岩石或树干上。根茎直径 1 ~ 2 cm，密被盾状着生的鳞片，鳞片长 7 ~ 12 mm，边缘有齿。叶二型，基生不育叶圆形，长 5 ~ 9 cm，浅裂至叶片宽度的 1/3，黄绿色或枯棕色，厚干膜质。正常能育叶叶柄长 4 ~ 10 cm，具明显的狭翅；叶片长 20 ~ 45 cm，宽 10 ~ 20 cm，深羽裂到距叶轴 2 ~ 5 mm 处，裂片 7 ~ 13 对，互生，稍斜向上，披针形，长 6 ~ 10 cm；叶脉两面均明显。孢子囊群圆形或椭圆形，叶片下面沿裂片中肋两侧各排列成 2 ~ 4 行，混生有大量腺毛。

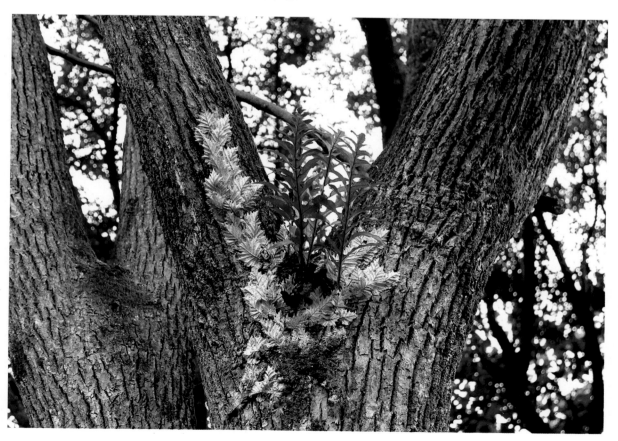

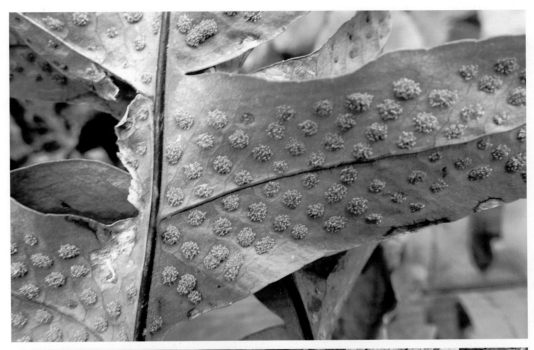

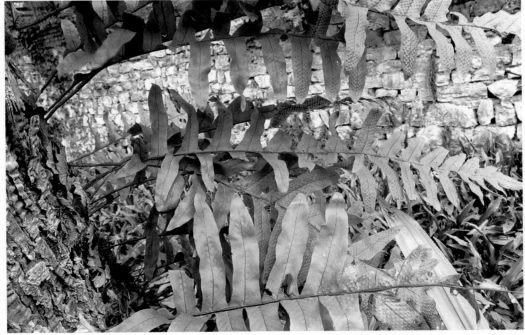

| 生境分布 | 附生于海拔 200 m 以上的树干或岩石上，偶生于墙缝。德兴各地均有分布。

| 资源情况 | 野生资源丰富。药材来源于野生。

| 采收加工 | 全年均可采挖，除去泥沙，干燥，或再燎去茸毛（鳞片）。

| 药材性状 | 本品呈扁平长条状，多弯曲，有分枝，长 5 ~ 15 cm，宽 1 ~ 1.5 cm，厚 0.2 ~ 0.5 cm。表面密被深棕色至暗棕色的小鳞片，柔软如毛，经火燎者呈棕褐色或暗褐色，两侧及上表面均具凸起或凹下的圆形叶痕，少数有叶柄残基和须根残留。体轻，质脆，易折断，断面红棕色，维管束呈黄色点状，排列成环。气微，味淡、微涩。

| 功能主治 | 苦，温。归肝、肾经。疗伤止痛，补肾强骨，消风祛斑。用于跌扑闪挫，筋骨折伤，肾虚腰痛，筋骨痿软，耳鸣耳聋，牙齿松动；外用于斑秃，白癜风。

| 用法用量 | 内服煎汤，3 ~ 9 g；或入丸、散剂；阴虚内热及无瘀血者慎服。外用适量，捣敷；或晒干研末敷；或浸酒搽。

| 附　　方 | （1）治腰肌劳损：骨碎补 25 g，用盐水炒干，煎汤服。
（2）治挫伤、扭伤：骨碎补、酢浆草、石胡荽（均鲜）各适量，米酒、白糖各少许，捣敷。
（3）治肾虚牙痛：①骨碎补 15 ~ 25 g，生地 15 g，煎汤服，每日 1 剂。②骨碎补 10 g，煎汤服。
（4）治斑脱：骨碎补、生姜各 10 g，浸入白酒 100 ml，浸泡 10 天后过滤，滤液外擦患处，每日 3 次。［方（1）~（4）出自《江西草药》］

| 附　　注 | 本种异名：*Polypodium fortunei* Kunze ex Mettenius、*Drynaria fortunei* (Kunze ex Mettenius) J. Smith。
药材骨碎补，为本种的干燥根茎，《中华人民共和国药典》（1977 年版至 2020 年版）、《内蒙古蒙药材标准》（1986 年版）、《新疆维吾尔自治区药品标准·第二册》（1980 年版）中有收载；《贵州省中药材标准规格·上集》（1965 年版）、《藏药标准》（1979 年版）、《中华人民共和国药典》（1963 年版）等以"骨碎补"之名收载之；同属植物中华槲蕨 *Drynaria baronii* (Christ.) Diels（中国植物志为秦岭槲蕨 *Drynaria sinica* Diels）与本种同等药用。上述标准中记载本种中文学名为槲蕨，拉丁学名为 *Drynaria fortunei* (Kze.) J. Sm. 或 *Drynaria fortunei*

(Kunze) J. Smith.。

《中华人民共和国药典》规定，骨碎补药材按干燥品计算，含柚皮苷（$C_{27}H_{32}O_{14}$）不得少于 0.50%，饮片含柚皮苷（$C_{27}H_{32}O_{14}$）不得少于 0.40%。

剑蕨科 Loxogrammaceae　剑蕨属 Loxogramme

柳叶剑蕨

Loxogramme salicifolia (Makino) Makino

| 药 材 名 | 柳叶剑蕨（药用部位：全草）。

| 形态特征 | 附生蕨类，植株高 15 ～ 35 cm。根茎横走，直径约 2 mm，被棕褐色、卵状披针形鳞片。叶远生，相距 1 ～ 2 cm；叶柄长 2 ～ 5 cm 或近无柄，与叶片同色，基部有卵状披针形鳞片，向上光滑；叶片披针形，长 12 ～ 32 cm，先端长渐尖，基部渐缩狭并下延至叶柄下部或基部，全缘；中肋上面明显，平坦，下面隆起，小脉网状，网眼斜向上；叶稍肉质，干后革质，表面皱缩。孢子囊群线形，通常在 10 对以上，与中肋斜交，稍密接，多少下陷于叶肉中，分布于叶片中部以上。

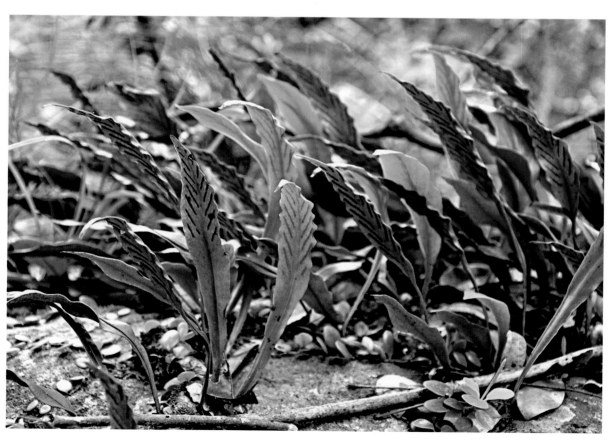

| 生境分布 | 附生于海拔 200 ～ 1 200 m 的树干或岩石上。分布于德兴三清山北麓等。 |

| 资源情况 | 野生资源较少。药材来源于野生。 |

| 采收加工 | 夏、秋季采收，洗净，去除须根及叶柄，晒干。 |

| 功能主治 | 微苦，凉。归肺经。清热解毒，利尿。用于尿路感染，咽喉肿痛，胃肠炎，狂犬咬伤。 |

| 用法用量 | 内服煎汤，15 ～ 30 g。 |

| 附　　注 | 本种异名：*Gymnogramma salicifolia* Makino、*Loxogramme biformis* Tagawa、*Loxogramme fauriei* Copeland.。 |

苹科 Marsileaceae 苹属 Marsilea

苹

Marsilea quadrifolia L.

| 药 材 名 | 苹（药用部位：全草。别名：苹、四字草、四叶苹）。

| 形态特征 | 浅水生蕨类，植株高 5 ~ 20 cm。根茎细长横走，分枝，先端被有淡棕色毛，茎节远离，向上发出 1 至数枚叶子。叶柄长 5 ~ 20 cm；叶片由 4 片倒三角形的小叶组成，呈"十"字形，长、宽均为 1 ~ 2.5 cm，外缘半圆形，基部楔形，全缘，幼时被毛，草质。叶脉从小叶基部向上呈放射状分叉，组成狭长网眼，伸向叶缘。孢子果双生或单生于短柄上，而柄着生于叶柄基部，长椭圆形，幼时被毛，褐色，木质，坚硬。每个孢子果内含多数孢子囊，大小孢子囊同生于孢子囊托上。

| 生境分布 | 生于水田或沟塘中。德兴各地均有分布。

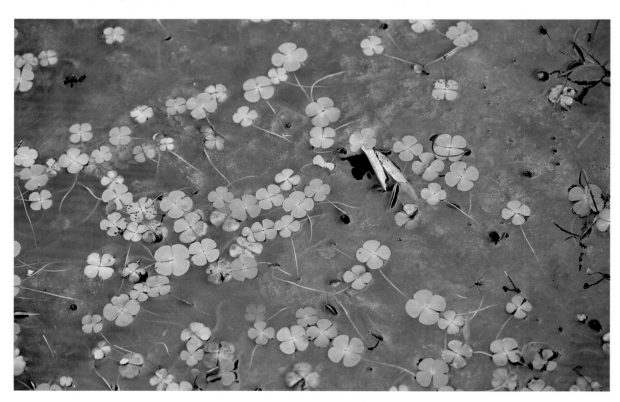

| 资源情况 | 野生资源丰富。药材来源于野生。

| 采收加工 | 春、夏、秋季均可采收，洗净，鲜用或晒干。

| 药材性状 | 本品根茎细长，多分枝。叶柄纤细，长 3 ~ 18 cm，光滑，棕绿色；小叶 4，卷缩，展开后呈"田"字形，小叶片倒三角形，长约 1.6 cm，宽约 1.7 cm，上面绿色，下面黄绿色。气微，味淡。

| 功能主治 | 甘，寒。归肺、肝、胃经。利水消肿，清热解毒，止血，除烦安神。用于水肿，热淋，小便不利，黄疸，吐血，衄血，尿血，崩漏带下，月经量多，心烦不眠，消渴，感冒，小儿夏季热，痈肿疮毒，瘰疬，乳腺炎，咽喉肿痛，急性结膜炎，毒蛇咬伤。

| 用法用量 | 内服煎汤，15 ~ 30 g，鲜品 60 ~ 90 g；或捣汁；服甘草者忌之。外用适量，鲜品捣敷。

| 附　　方 | （1）治肝硬化腹水：萍（鲜）60 g（油炒），豆腐一块（油煎），和匀，加盐和冬酒少许，炆干，顿服，每日 1 剂。

（2）治黄疸：萍、天胡荽、酢浆草、积雪草各 15 g，煎汤服，每日 1 剂。

（3）治热淋：萍 30 g，用第二次米泔煎汤服。

（4）治夜盲：萍 6 g，晒干研末，鸡肝 1 具或猪肝 90 g，蒸熟顿服。

（5）治痈肿疔毒：萍 60 g，煎汤服；另用萍（鲜）适量，砂糖少许，捣敷。

（6）治毒蛇咬伤：萍（鲜）60 ~ 120 g，捣汁，冷开水冲服；另用萍（鲜）适量，捣敷。

（7）治牙痛：萍（适量），捣烂，含于患处。［方（1）~（7）出自《江西草药》］

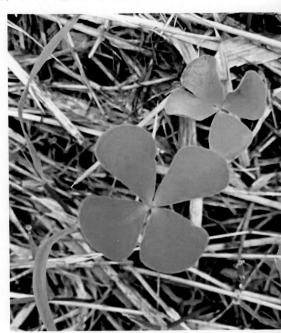

| 附　　注 | 药材萍，为本种的干燥全草，《中华人民共和国卫生部药品标准·中药成方制剂·第八册·附录》（1993 年版）中有收载；在《上海市中药材标准》（1994 年版）以"田字草"之名收载之，《湖北省中药材质量标准》（2009 年版）以"苹"之名收载之。

槐叶苹科 Salviniacae 槐叶苹属 Salvinia

槐叶苹 Salvinia natans (L.) All.

| 药 材 名 | 蜈蚣萍（药用部位：全草。别名：水蜈蚣）。

| 形态特征 | 小型漂浮植物。茎细长而横走，被褐色节状毛。3叶轮生，上面2叶漂浮水面，形如槐叶，长圆形或椭圆形，长 0.8 ~ 1.4 cm，宽5 ~ 8 mm，先端钝圆，基部圆形或稍呈心形，全缘；叶柄长 1 mm 或近无柄。叶脉斜出，在主脉两侧有小脉 15 ~ 20 对，每条小脉上面有 5 ~ 8 束白色刚毛；叶草质，上面深绿色，下面密被棕色茸毛。下面 1 叶悬垂水中，细裂成线状，被细毛，形如须根，起根的作用。孢子果 4 ~ 8 簇生于沉水叶的基部，表面疏生成束的短毛，小孢子果表面淡黄色，大孢子果表面淡棕色。

| 生境分布 | 生于水田、沟塘中。德兴各地均有分布。

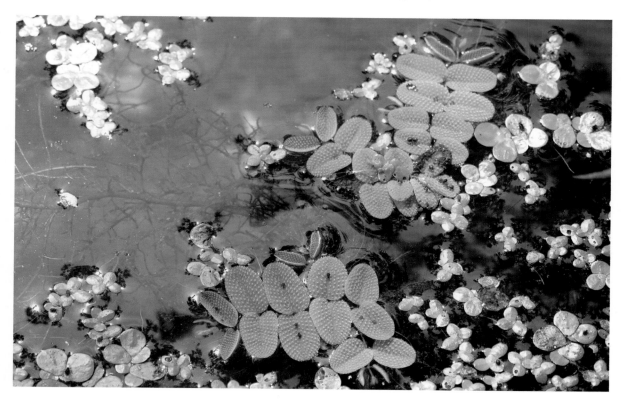

| **资源情况** | 野生资源丰富。药材来源于野生。

| **采收加工** | 夏、秋季采收，洗净，鲜用或晒干。

| **药材性状** | 本品茎细长，有毛。叶二型，一种细长如根；一种羽状排列于茎的两侧，叶片矩圆形，长 8 ~ 12 mm，宽 5 ~ 6 mm，具圆钝头，基部圆形或稍心形，全缘，上面淡绿色，在侧脉间有 5 ~ 9 突起，其上生一簇粗短毛，下面灰褐色，生有节的粗短毛。根状叶基部生出短小枝，枝上集生有大孢子果和小孢子果 4 ~ 8。气微，味辛。

| **功能主治** | 辛、苦，寒。归心、肝、脾经。清热解表，利水消肿，解毒。用于风热感冒，麻疹不透，浮肿，热淋，小便不利，热痢，痔疮，痈肿疔疮，丹毒，腮腺炎，湿疹，烫火伤。

| **用法用量** | 内服煎汤，15 ~ 30 g。外用适量，捣敷；或煎汤洗。

满江红科 Azollaceae **满江红属** Azolla

满江红 *Azolla imbricata* (Roxb.) Nakai

| **药 材 名** | 满江红（药用部位：叶）、满江红根（药用部位：根）、绿萍（药用部位：全草）。

| **形态特征** | 小型漂浮植物。植物体呈卵形或三角状，根茎细长横走，侧枝腋生，假二歧分枝，向下生须根。叶小如芝麻，互生，无柄，覆瓦状排列成2行，叶片深裂分为背裂片和腹裂片两部分，背裂片长圆形或卵形，肉质，绿色，但在秋后常变为紫红色，边缘无色透明，上表面密被乳状瘤突；腹裂片贝壳状，无色透明，多稍带有淡紫红色，斜沉水中。孢子果双生于分枝处，大孢子果体积小，长卵形，顶部喙状；小孢子果体积远较大，球形或桃形，先端有短喙。

| **生境分布** | 生于水田或池塘中。德兴各地均有分布。

| 资源情况 | 野生资源丰富。药材来源于野生。

| 采收加工 | **满江红**：夏、秋季捞取全草后，除去须根，晒干。
满江红根：夏、秋季捞取全草后，除去叶，晒干。
绿萍：夏季捞取，除去杂质，及时干燥。

| 药材性状 | **满江红**：本品叶小，三角形，密生于细枝上，皱缩成粒片状，直径约 4 mm，上面黄绿色，下面紫褐色或红褐色；须根多数，泥灰色。质轻。气微，味淡。
满江红根：本品根茎细长，具分枝，须根丛生，泥灰色。气微，味淡。
绿萍：本品须根丛生，长约 2 cm，褐色。根茎纤细，曲折。叶近斜方形或卵形，长约 0.1 cm，宽约 0.05 cm，覆瓦状排列，上表面黄绿色，下表面紫褐色或红褐色。体轻，质软。气微，味淡。

| 功能主治 | **满江红**：辛，凉。归肺、膀胱经。祛风除湿，发汗透疹。用于风湿疼痛，麻疹不透，胸腹痞块，带下，烫火伤。
满江红根：润肺止咳。用于肺痨咳嗽。
绿萍：辛，寒。发汗，祛风，透疹。用于风湿疼痛，风瘙瘾疹，麻疹不透，癣疮，火伤等。

| 用法用量 | **满江红**：内服煎汤，3 ~ 15 g，大剂量可用至 30 g；表虚自汗者禁服。外用适量，煎汤洗或热熨；或炒存性，研末调油敷。
满江红根：内服煎汤，9 ~ 15 g。
绿萍：内服煎汤，10 ~ 20 g。外用适量，煎汤洗或热熨。

| 附　　注 | 药材绿萍，为本种的干燥全草，《福建省中药材标准》（2006 年版）中有收载。

裸子植物

银杏科 Ginkgoaceae　银杏属 Ginkgo

银杏 *Ginkgo biloba* L.

| 植物别名 | 鸭掌树、鸭脚子、公孙树。

| 药 材 名 | 白果（药用部位：成熟种子）、银杏叶（药用部位：叶。别名：白果叶）、白果根（药用部位：根或根皮）、银杏叶提取物（药材来源：叶经加工制成的提取物）。

| 形态特征 | 乔木。树皮纵裂，灰褐色；一年生长枝淡褐黄色；短枝密被叶痕；冬芽黄褐色，常为卵圆形。叶扇形，有多数叉状并列细脉，先端宽 5 ~ 8 cm，在短枝上常具波状缺刻，在长枝上常 2 裂，柄长 3 ~ 10 cm，叶在一年生长枝上螺旋状散生，在短枝上 3 ~ 8 叶呈簇生状，秋季落叶前变为黄色。球花雌雄异株，单性，生于短枝先端的鳞片状叶的叶腋内，呈簇生状；雄球花柔荑花序状，下垂；雌球

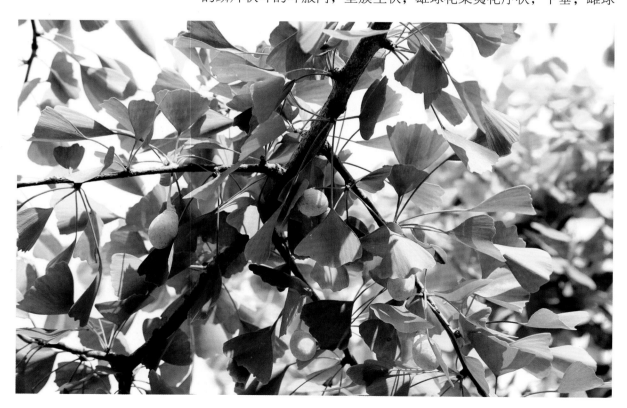

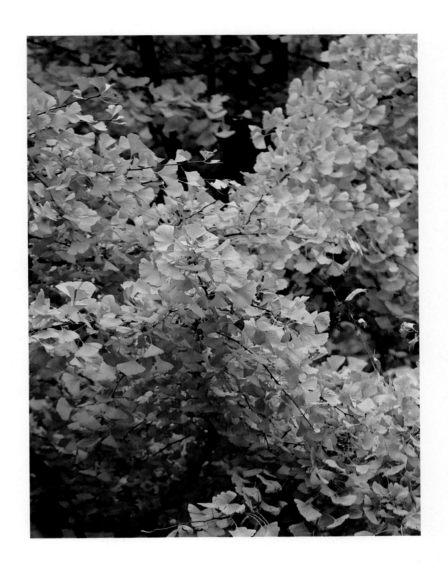

花具长梗，梗端常分两叉。种子具长梗，常为椭圆形、长倒卵形、卵圆形或近圆球形，长 2.5 ~ 3.5 cm，外种皮肉质，成熟时黄色或橙黄色，外被白粉；中种皮白色，骨质，具 2 ~ 3 纵脊。花期 3 ~ 4 月，种子 9 ~ 10 月成熟。

| **生境分布** | 生于海拔 500 ~ 1 000 m、酸性（pH5 ~ 5.5）黄壤、排水良好地带的天然林中，常与柳杉、榧树、蓝果树等针阔叶树种混生。德兴各地均有栽培。

| **资源情况** | 栽培资源丰富。药材来源于栽培。

| **采收加工** | **白果：**秋季种子成熟后采收，除去肉质种皮，洗净，稍蒸或略煮后，烘干。
银杏叶：秋季叶尚绿时采收，及时干燥。
白果根：9 ~ 10 月采挖，洗净，干燥。
银杏叶提取物：取银杏叶，粉碎，用稀乙醇加热回流提取，合并提取液，回收乙醇并浓缩至适量，加在已处理好的大孔吸附树脂柱上，依次用水及不同浓度的乙醇洗脱，收集相应的洗脱液，回收乙醇，喷雾干燥；或回收乙醇，浓缩成稠膏，真空干燥，粉碎，即得。

| 药材性状 | **白果：**本品略呈椭圆形，一端稍尖，另一端钝，长 1.5 ~ 2.5 cm，宽 1 ~ 2 cm，厚约 1 cm。表面黄白色或淡棕黄色，平滑，具 2 ~ 3 棱线。中种皮（壳）骨质，坚硬。内种皮膜质，种仁宽卵球形或椭圆形，一端淡棕色，另一端金黄色，横断面外层黄色，胶质样，内层淡黄色或淡绿色，粉性，中间有空隙。气微，味甘、微苦。

银杏叶：本品多折皱或破碎，完整者呈扇形，长 3 ~ 12 cm，宽 5 ~ 15 cm。黄绿色或浅棕黄色，上缘呈不规则的波状弯曲，有的中间凹入，深者可达叶长的 4/5。具二叉状平行叶脉，细而密，光滑无毛，易纵向撕裂。叶基楔形，叶柄长 2 ~ 8 cm。体轻。气微，味微苦。

白果根：本品呈圆柱形，稍弯曲，有分枝，长可达 1 m，直径 0.5 ~ 3 cm，表面灰黄色，有纵皱纹、横向皮孔及侧根痕。质硬，断面黄白色，有菊花心，呈放射状环。皮部带纤维性。气微，味淡。

银杏叶提取物：本品为浅棕黄色至棕褐色的粉末。味微苦。

| 功能主治 | **白果：**甘、苦、涩，平；有毒。归肺、肾经。敛肺定喘，止带缩尿。用于痰多喘咳，带下白浊，遗尿尿频。

银杏叶：甘、苦、涩，平。归心、肺经。活血化瘀，通络止痛，敛肺平喘，化浊降脂。用于瘀血阻络，胸痹心痛，中风偏瘫，肺虚咳喘，高脂血症。

白果根：甘，温。益气补虚。用于遗精，遗尿，夜尿频多，带下，石淋。

银杏叶提取物：仅作为银杏叶制剂的投料，功能主治以制剂为主。

| 用法用量 | **白果：**内服煎汤，5 ~ 10 g；或捣汁；有实邪者禁服；生食或炒食过量可致中毒。外用适量，捣敷；或切片涂。

银杏叶：内服煎汤，9 ~ 12 g；或用提取物作片剂；或入丸、散剂；有实邪者忌用。外用适量，捣敷或搽；或煎汤洗。

白果根：内服煎汤，15 ~ 60 g；有实邪者禁服。

银杏叶提取物：仅作为银杏叶制剂的投料，用法用量以制剂为主。

| 附　　方 | 治喘息性慢性支气管炎：银杏叶、鱼腥草、蒲公英各 10 g，甘草 3 g，煎汤服，每日 1 剂，10 日为一疗程。（德兴民间方）

| 附　注 | 本种异名：*Salisburia adiantifolia* Smith、*Salisburya biloba* (Linnaeus) Hoffmagg.。

药材白果，为本种的（除去果肉外皮）（干燥成熟）种子，《新疆维吾尔自治区药品标准·第二册》（1980 年版）、《中华人民共和国药典》（1990 年版至 2020 年版）、《贵州省中药材标准规格·上集》（1965 年版）等中有收载；《中华人民共和国药典》（1963 年版至 1985 年版）以"白果（银杏）"之名收载之。

药材银杏叶，为本种的干燥叶，《中华人民共和国药典》（1977 年版、2000 年版至 2020 年版）、《北京市中药材标准》（1998 年版）、《贵州省中药材质量标准》（1988 年版）、《贵州省地方标准》（1994 年版）、《河南省中药材标准》（1993 年版）、《湖南省中药材标准》（1993 年版）、《内蒙古中药材标准》（1988 年版）、《山东省中药材标准》（1995 年版）、《山西省中药材标准》（1987 年版）、《上海市中药材标准》（1994 年版）中有收载；《中华人民共和国药典》（2000 年版增补本、2005 年版至 2015 年版）以"银杏叶提取物"之名收载之，药用部位为干燥叶经加工制成的提取物。

《中华人民共和国药典》规定，银杏叶按干燥品计算，含总黄酮醇苷不得少于 0.40%；含萜类内酯以银杏内酯 A（$C_{20}H_{24}O_9$）、银杏内酯 B（$C_{20}H_{24}O_{10}$）、银杏内酯 C（$C_{20}H_{24}O_{11}$）和白果内酯（$C_{15}H_{18}O_8$）的总量计，不得少于 0.25%。

野生银杏为国家一级保护植物，IUCN 评估等级为 CR 级，被《中国生物多样性红色名录——高等植物卷》列为极危种，被《中国植物红皮书》列为极危级，为中国特有植物。

银杏为中生代孑遗的稀有树种，系我国特产，仅浙江天目山有野生状态的树木，也具有悠久的栽培历史，已选育出多个优良品种。除种子供药用和食用外，研究者从银杏叶中发现了具有良好心脑血管活性的银杏内酯等成分，已开发出诸多制剂上市。但白果多食易中毒。

苏铁 *Cycas revoluta* Thunb.

| 植物别名 | 避火蕉、凤尾草、凤尾松。

| 药 材 名 | 苏铁根（药用部位：根）、苏铁果（药用部位：种子）、苏铁花（药用部位：大孢子叶）、苏铁叶（药用部位：叶）。

| 形态特征 | 树干圆柱形。羽状叶从茎的顶部生出，长 75 ~ 200 cm，叶轴两侧有长 2 ~ 3 mm 的齿状刺；羽状裂片达 100 对以上，条形，厚革质，坚硬，长 9 ~ 18 cm，向上斜展稍呈 "V" 形，边缘显著地向下反卷，先端有刺状尖头。雄球花圆柱形，长 30 ~ 70 cm，小孢子叶窄楔形，长 3.5 ~ 6 cm，下面中肋及先端密生黄褐色或灰黄色长绒毛；大孢子叶长 14 ~ 22 cm，密生淡黄色或淡灰黄色绒毛，上部的顶片卵形至长卵形，边缘羽状分裂，裂片 12 ~ 18 对，长 2.5 ~ 6 cm，先端

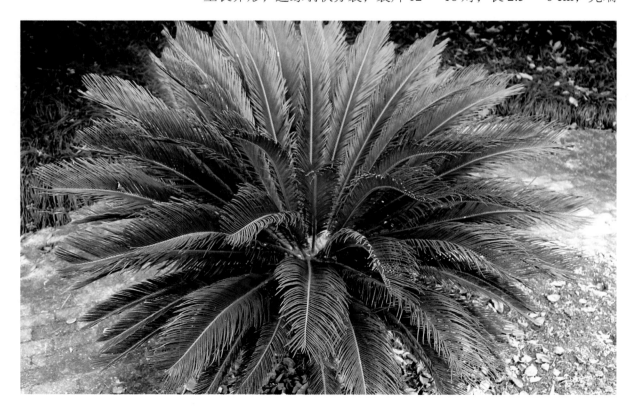

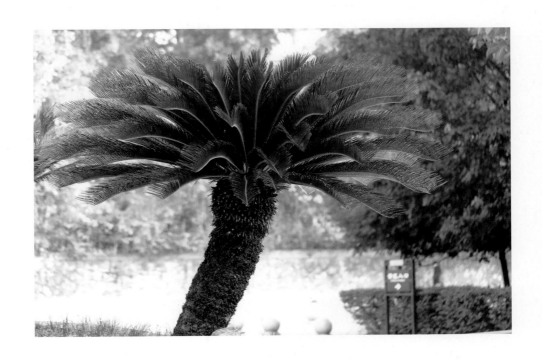

有刺状尖头。种子红褐色或橘红色，倒卵圆形或卵圆形，稍扁，长 2 ~ 4 cm，密生灰黄色短绒毛，后渐脱落。花期 6 ~ 7 月，种子 10 月成熟。

| **生境分布** | 德兴各地常栽培于路旁、公园等。

| **资源情况** | 栽培资源较丰富。药材来源于栽培。

| **采收加工** | **苏铁根：**全年均可采挖，晒干。
苏铁果：秋、冬季采收，晒干。
苏铁花：夏季采摘，鲜用或阴干。
苏铁叶：全年均可采收，鲜用或晒干。

| **药材性状** | **苏铁根：**本品呈细长圆柱形，略弯曲，长 10 ~ 35 cm，直径约 2 mm。表面灰黄色至灰棕色，具瘤状突起；外皮易横断成环状裂纹。质略韧，不易折断，断面皮部灰褐色，木部黄白色。气微，味淡。
苏铁花：本品略呈匙状，上部扁宽，下部圆柱形，长 10 ~ 20 cm，宽 5 ~ 8 cm。全体密被褐黄色绒毛，扁宽部分两侧羽状深裂为细条形，下部圆柱部分两侧各生 1 ~ 5 近球形的胚珠。气微，味淡。
苏铁叶：本品叶大型，一回羽状，叶轴扁圆柱形，叶柄基部两侧具刺，黄褐色。质硬断面纤维性。羽片线状披针形，长 9 ~ 18 cm，宽 4 ~ 6 mm，

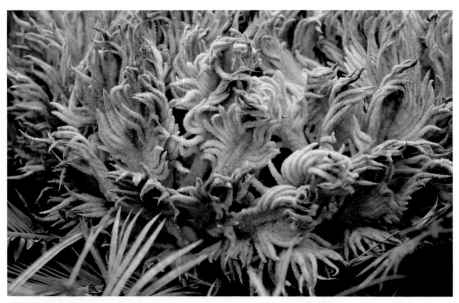

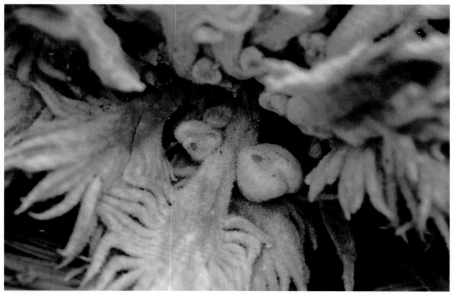

黄色或黄褐色，边缘向背面反卷，背面疏生褐色柔毛。质脆，易折断，正面平坦。气微，味淡。

| **功能主治** | 苏铁根：甘、淡，平；有小毒。祛风活络，补肾止血。用于肺病咯血，肾虚，牙痛，腰痛，带下，风湿关节痛，跌打损伤。

苏铁果：苦、涩，平；有毒。归肺、肝、大肠经。平肝降压，镇咳祛痰，收敛固涩。用于高血压，慢性肝炎，咳嗽痰多，痢疾，遗精，带下，跌打，刀伤。

苏铁花：甘，平。理气祛湿，活血止血，益肾固精。用于胃痛，慢性肝炎，风湿疼痛，跌打损伤，咳血，吐血，痛经，遗精，带下。

苏铁叶：甘、淡，平；有小毒。归肝、胃经。理气止痛，散瘀止血，消肿解毒。用于肝胃气滞疼痛，经闭，吐血，便血，痢疾，肿毒，外伤出血，跌打损伤。

| **用法用量** | 苏铁根：内服煎汤，10 ~ 15 g；或研末。外用适量，煎汤含漱。

苏铁果：内服煎汤，9 ~ 15 g；或研末。外用适量，研末敷。

苏铁花：内服煎汤，15 ~ 60 g。

苏铁叶：内服煎汤，9 ~ 15 g；或烧存性，研末。外用适量，烧灰或煅存性研末敷。

| **附　　方** | （1）治跌打损伤：①铁树根晒干研末，每服 6 g，水酒兑服。②铁树根（去毛）适量，烘干研末。白糖适量，调匀做成饼，每次服 30 g，每日 1 次。

（2）治劳伤吐血：铁树根 30 g，瘦猪肉 120 g，水炖，服汤食肉。［方（1）~（2）出自《江西草药》］

| **附　　注** | 药材苏铁叶，为本种的干燥叶，《上海市中药材标准》（1994 年版）中有收载。本种为国家一级保护植物，被 CITES 附录 Ⅱ 收录，IUCN 评估等级为 CR 级，被《中国生物多样性红色名录——高等植物卷》列为极危种。

松科 Pinaceae 落叶松属 Larix

日本落叶松 *Larix kaempferi* (Lamb.) Carr.

| **药 材 名** | 松香（药材来源：树干中渗出的油树脂，经蒸馏或提取除去挥发油后所余固体树脂）。

| **形态特征** | 乔木。树皮暗褐色，纵裂粗糙，呈鳞片状脱落；幼枝有淡褐色柔毛，后渐脱落，一年生长枝淡黄色或淡红褐色，有白粉；冬芽紫褐色，顶芽近球形。叶倒披针状条形，长 1.5 ~ 3.5 cm，宽 1 ~ 2 mm，两面均有气孔线。雄球花淡褐黄色，卵圆形，长 6 ~ 8 mm；雌球花紫红色，苞鳞反曲，有白粉，先端 3 裂。球果卵圆形或圆柱状卵形，成熟时黄褐色，长 2 ~ 3.5 cm，种鳞 46 ~ 65，上部边缘波状，显著地向外反曲，背面具褐色瘤状突起和短粗毛；中部种鳞卵状矩圆形或卵方形，长 1.2 ~ 1.5 cm，宽约 1 cm；种子倒卵圆形，长 3 ~ 4 mm，种翅上部三角状，连翅长 1.1 ~ 1.4 cm。花期 4 ~ 5 月，球

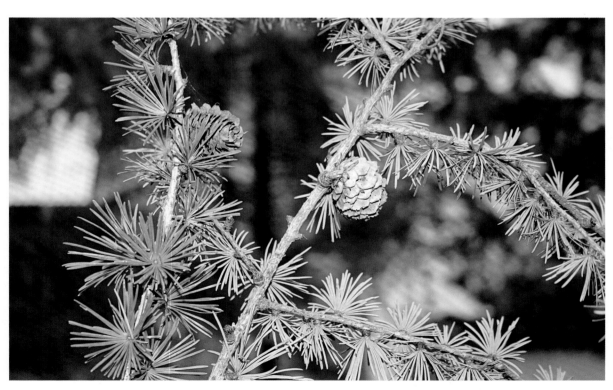

果 10 月成熟。

| 生境分布 | 德兴有栽培。

| 资源情况 | 栽培资源一般。药材来源于栽培。

| 采收加工 | 夏季采收，在松树的树干上用刀挖成"V"形或螺旋形纹槽，使边材部的油树脂自伤口流出，收集后，加水蒸馏，使松节油流出，取残渣冷却后，凝固，干燥。

| 药材性状 | 本品呈透明或半透明不规则块状物，大小不等，颜色由浅黄色到深棕色。常温时质地较脆，破碎面平滑，有玻璃样光泽，气微弱。遇热先变软，而后熔化，经燃烧产生黄棕色浓烟。本品不溶于水，部分溶于石油醚，易溶于乙醇、乙醚、苯、氯仿及乙酸乙酯等溶剂中。

| 功能主治 | 苦、甘，温。归肝、脾经。祛风燥湿，排脓拔毒，生肌止痛。用于痈疽恶疮，瘰疬，瘘症，疥癣，白秃，疬风，痹证，金疮，扭伤，带下，血栓闭塞性脉管炎。

| 用法用量 | 内服煎汤，3～5 g；或入丸、散剂；或浸酒服；血虚者、内热实火者禁服；不可久服；未经严格炮制不可服。外用适量，研末干掺；或调敷。

| 附　　注 | 本种异名：*Pinus kaempferi* Lambert、*Larix leptolepis* (Siebold & Zuccarini) Gordon、*Larix leptolepis* (Siebold & Zuccarini) Gordon var. *louchanensis* Ferre & Augere.。

松科 Pinaceae 金钱松属 *Pseudolarix*

金钱松
Pseudolarix amabilis (Nelson) Rehd.

| **植物别名** | 金松、水树。

| **药 材 名** | 土荆皮（药用部位：根皮及近根树皮。别名：土槿皮）、金钱松叶（药用部位：枝叶）。

| **形态特征** | 乔木。树皮粗糙，灰褐色，裂成不规则的鳞片状块片；一年生长枝淡红褐色或淡红黄色。叶条形，柔软，镰状或直，上部稍宽，长2～5.5 cm，上面绿色，下面蓝绿色，中脉明显，每边有5～14气孔线，气孔带较中脉带为宽或近于等宽；长枝之叶辐射伸展，短枝之叶簇状密生，平展成圆盘形，秋后叶呈金黄色。雄球花黄色，圆柱状，下垂，长5～8 mm，梗长4～7 mm；雌球花紫红色，直立，椭圆形，长约1.3 cm，有短梗。球果卵圆形或倒卵圆形，长6～7.5 cm，成熟前绿色或淡黄绿色，成熟时淡红褐色；中部的种鳞卵状披针形，长2.8～3.5 cm，先端钝，有凹缺；种子卵圆形，白色，

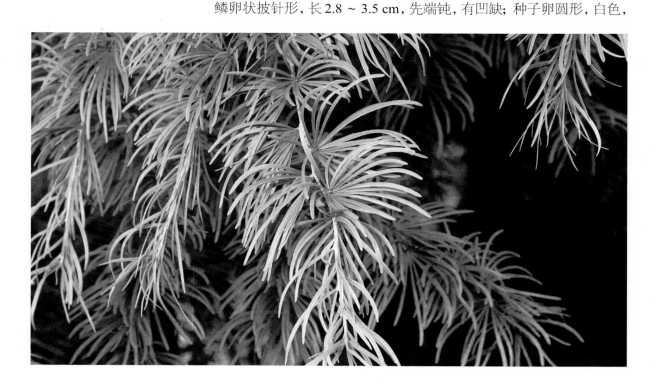

长约 6 mm，种翅三角状披针形，淡黄色或淡褐黄色，连同种子几乎与种鳞等长。花期 4 月，球果 10 月成熟。

| 生境分布 | 德兴梧风洞景区作为行道绿化树大量栽培。

| 资源情况 | 栽培资源丰富。药材来源于栽培。

| 采收加工 | 土荆皮：立夏前后剥取，晒干。

金钱松叶：全年均可采收，随采随用。

| 药材性状 | 土荆皮：本品根皮呈不规则的长条状，扭曲而稍卷，大小不一，厚 2 ~ 5 mm。外表面灰黄色，粗糙，有皱纹和灰白色横向皮孔样突起，粗皮常呈鳞片状剥落，剥落处红棕色；内表面黄棕色至红棕色，平坦，有细致的纵向纹理。质韧，折断面呈裂片状，可层层剥离。气微，味苦而涩。树皮呈板片状，厚约 8 mm，粗皮较厚。外表面龟裂状，内表面较粗糙。

金钱松叶：本品呈条形、镰状或直，长 2 ~ 5.5 cm，宽 0.15 ~ 0.4 cm，先端锐尖或尖，上面绿色，中脉微明显，下面蓝绿色，中脉明显，每边有 5 ~ 14 气孔线。质柔软。气微，味微苦。

| 功能主治 | 土荆皮：辛，温；有毒。归肺、脾经。杀虫，疗癣，止痒。用于疥癣瘙痒，湿疹，神经性皮炎。

金钱松叶：苦，微温。祛风，利湿，止痒。用于风湿痹痛，湿疹瘙痒。

| 用法用量 | 土荆皮：外用适量，醋或酒浸涂擦；或研末调涂。

金钱松叶：外用适量，捣敷；或煎汤洗。

| 附　注 | 本种异名：*Larix amabilis* J. Nelson、*Abies kaempferi* Lindley、*Chrysolarix amabilis* (J. Nelson) H. E. Moore、*Laricopsis kaempferi* (Lindley) Kent、*Pseudolarix fortunei* Mayr、*Pseudolarix kaempferi* Gordon、*Pseudolarix pourtetii* Ferre.。

药材土荆皮，为本种的根皮及近根树皮，《中华人民共和国药典》（1977 年版至 2020 年版）和《山东省中药材标准》（1995 年版）中有收载；但《中华人民共和国药典》（1977 年版至 2005 年版）和《山东省中药材标准》（1995 年版）所收载金钱松的拉丁学名为 *Pseudolarix kaempferi* Gord。

《中华人民共和国药典》规定，土荆皮按干燥品计算，含土荆皮乙酸（$C_{23}H_{28}O_8$）不得少于 0.25%。

本种为国家二级保护植物，IUCN 评估等级为 VU 级，被《中国生物多样性红色名录——高等植物卷》列为易危种，被《中国植物红皮书》列为易危级，为中国特有植物。

松科 Pinaceae 松属 Pinus

马尾松
Pinus massoniana Lamb.

| 植物别名 | 松树、枞树、枞松。

| 药 材 名 | 松叶（药用部位：针叶。别名：松针）、松木皮（药用部位：树皮）、松花（药用部位：花粉。别名：松花粉）、松根（药用部位：根或幼根）、松油（药用部位：木材中的油树脂）、松香（药材来源：渗出的油树脂，经蒸馏或提取除去挥发油后所余固体树脂）、松节油（药材来源：渗出的油树脂，经蒸馏或提取得到的挥发油）、松球（药用部位：球果）、松节（药用部位：枝干的结节）、松笔头（药用部位：嫩枝尖端）、松子仁（药用部位：种仁）。

| 形态特征 | 乔木。树皮红褐色至灰褐色，裂成不规则的鳞状块片；冬芽卵状圆柱形或圆柱形，褐色。针叶 2 针一束，稀 3 针一束，长 12 ～

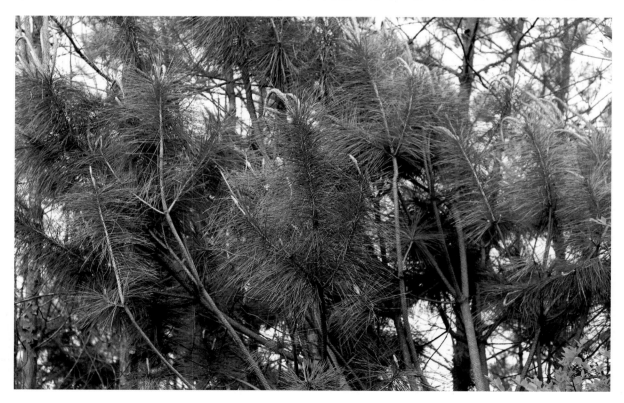

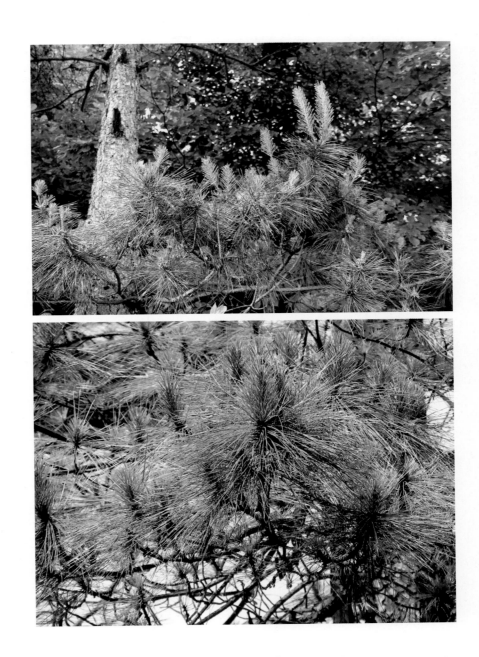

20 cm，细柔，微扭曲，两面有气孔线，边缘有细锯齿；叶鞘初呈褐色，后渐变成灰黑色，宿存。雄球花淡红褐色，圆柱形，弯垂，长 1 ~ 1.5 cm，聚生于新枝下部苞腋，穗状，长 6 ~ 15 cm；雌球花单生或 2 ~ 4 聚生于新枝近先端，淡紫红色。球果卵圆形或圆锥状卵圆形，长 4 ~ 7 cm，直径 2.5 ~ 4 cm，有短梗，下垂，成熟前绿色，成熟时栗褐色，陆续脱落；中部种鳞近矩圆状倒卵形，或近长方形，长约 3 cm；种子长卵圆形，长 4 ~ 6 mm，连翅长 2 ~ 2.7 cm。花期 4 ~ 5 月，球果翌年 10 ~ 12 月成熟。

| **生境分布** | 生于丘陵及海拔 1 400 m 以下的酸性壤地。德兴各地丘陵山区均有分布。

| 资源情况 | 野生资源丰富。药材来源于野生。

| 采收加工 | **松叶**：全年均可采收，以12月采者最好，鲜用或晒干。

松木皮：全年均可采剥，洗净，切段，晒干。

松花：春季开花期间采收雄花穗，晾干，搓下花粉，过筛，收取细粉，再晒。

松根：全年均可采挖，洗净，切段或片，晒干。

松油：全年均可采集。

松香：提取松节油后所余物质，放冷凝固，即是松香。

松节油：将收集的松油脂与水共热，滤去杂质，通水蒸气蒸馏，所得的馏出物分离除去水分，即为松节油。

松球：春末夏初采集，鲜用或干燥。

松节：全年均可采收，多于采伐时或木器厂加工时锯取之，经过选择修整，晒干或阴干。

松笔头：夏季松树嫩梢长出时采集，鲜用或晒干。

松子仁：秋季松子仁成熟后，摘取松球，敲打出种仁。

| 药材性状 | **松叶**：本品呈针状，长6～18 cm，直径约0.1 cm。2针一束，基部有长约0.5 cm的鞘，叶片深绿色或枯绿色，表面光滑，中央有一细沟，质脆。气微香，味微苦涩。

松花：本品为淡黄色的细粉，质轻易飞扬，手捻有滑润感，不沉于水。气微香，味有油腻感。

松根：本品鲜者呈圆柱形或圆锥形，直径0.5～4 cm。干品呈短圆柱形、圆锥形或不规则块状。表面棕红色、灰红色或棕褐色，呈不规则的块裂，有须根或须根痕。质坚硬，难折断，断面皮层窄，棕红色，木部宽大，黄白色或黄色。气微，味微涩。

松香：本品呈透明或半透明不规则块状，大小不等，颜色由浅黄色至深棕色。常温时质地较脆，破碎面平滑，有玻璃样光泽，气微弱。遇热先变软，而后熔化，经燃烧产生黄棕色浓烟。本品不溶于水，部分溶于石油醚，易溶于乙醇、乙醚、苯、氯仿及乙酸乙酯等溶剂中。

松节油：本品为无色至黄色澄清液体；臭特异；久贮或暴露空气中，臭渐增强，色渐变黄。本品易燃，燃烧时产生浓烟。本品在乙醇中易溶，与氯仿、乙醚或冰醋酸能任意混合，在水中不溶。

松球：本品为类球形或卵圆形，由木质化螺旋状排列的种鳞组成，直径4～

6 cm，多已破碎。表面棕色或棕褐色。种鳞背面先端宽厚隆起，鳞脐钝尖。基部有残存的果树或果柄痕，质硬，有松脂特异香气，味微苦、涩。

松节：本品呈扁圆节段状或呈不规则的片状或块状，长短粗细不一。表面黄棕色、浅黄棕色或红棕色，稍粗糙，有时带有棕色至黑棕色油脂斑，或有残存的栓皮。质坚硬而重。横断面木部淡棕色，心材色稍深，可见有同心环纹，有时可见散在棕色小孔状树脂道，显油性；髓部小，淡黄棕色，纵断面纹理直或斜，较均匀。有松节油香气，味微苦、辛。

松笔头：本品小枝常轮生，黄棕色。表面有纵皱纹，具宿存鳞片状叶枕，常翘起，较粗糙，针形，2针一束，细长而柔韧，长13～20 cm，叶缘具细锯齿，鞘膜质，灰白色。小枝条质脆，折断面不完整。具松针香气，味苦、涩。

松子仁：本品呈三角状长卵形或卵形，长0.4～1.3 cm，直径0.3～0.7 cm。黄白色，先端略尖，中央有1小孔，基部钝圆，断面中心可见1细芯。质松，富油性。具特异香气，味微甜。

| **功能主治** | **松叶：**苦，温。归心、脾经。祛风燥湿，杀虫止痒，活血安神。用于风湿痹痛，脚气，湿疮，癣，风疹瘙痒，跌打损伤，神经衰弱，慢性肾炎，高血压，预防流行性乙型脑炎、流行性感冒。

松木皮：苦，温。归肺、大肠经。祛风除湿，活血止血，敛疮生肌。用于风湿骨痛，跌打扭伤，金刃伤，肠风下血，久痢，湿疹，烫火伤，痈疽久不收口。

松花：甘，温。归肝、脾经。收敛止血，燥湿敛疮。用于外伤出血，湿疹，黄水疮，皮肤糜烂，脓水淋漓。

松根：苦，温。归肺、胃经。祛风除湿，活血止血。用于风湿痹痛，风疹瘙痒，带下，咳嗽，跌打吐血，风虫牙痛。

松油：苦，温。祛风，杀虫。用于疥疮，皮癣。

松香：苦、甘，温。归肝、脾经。祛风燥湿，排脓拔毒，生肌止痛。用于痈疽恶疮，瘰疬，瘘症，疥癣，白秃，疠风，痹证，金疮，扭伤，带下，血栓闭塞性脉管炎。

松节油：活血通络，消肿止痛。用于关节肿痛，肌肉痛，跌打损伤。

松球：甘、苦，温。归肺、大肠经。祛风除痹，化痰止咳平喘，利尿，通便。用于风寒湿痹，白癜风，慢性支气管炎，淋浊，便秘，痔疮。

松节：苦、辛，温。归肝、肾经。祛风除湿，通络止痛。用于风寒湿痹，历节风痛，转筋挛急，跌打伤痛。

松笔头：苦、涩，凉。归肾经。祛风利湿，活血消肿，清热解毒。用于风湿痹痛，淋证，尿浊，跌打损伤，乳痈，动物咬伤，夜盲症。

松子仁：甘，温。归肝、肺、大肠经。强阳补骨，补气充饥，和血美肤，润肺止咳，润肠通便。用于病后体虚，羸瘦少气，燥咳止痰，皮肤干燥，头晕眼花，口渴便秘，盗汗心悸。

| 用法用量 | 松叶：内服煎汤，6～15 g，鲜品30～60 g；或浸酒；血虚、阴虚及内燥者慎服。外用适量，鲜品捣敷；或煎汤洗。

松木皮：内服煎汤，9～15 g；或研末。外用适量，研末调敷；或煎汤洗。

松花：内服煎汤，3～9 g；或冲服；血虚、内热者慎服。外用适量，干撒或调敷。

松根：内服煎汤，30～60 g。外用适量，鲜品捣敷；或煎汤洗。

松油：外用适量，涂擦。

松香：内服煎汤，3～5 g；或入丸、散剂；或浸酒服；血虚者、内热实火者禁服；不可久服；未经严格炮制不可服。外用适量，研末干掺；或调敷。

松节油：外用适量，涂擦。

松球：内服煎汤，9～15 g；或入丸、散剂。外用适量，鲜果捣汁搽；或煎汤洗。

松节：内服煎汤，10～15 g；或浸酒、醋等；阴虚血燥者慎服。外用适量，浸酒涂擦；或炒研末调敷。

松笔头：内服煎汤，10～30 g。外用适量，捣敷。

松子仁：内服煎汤，9～15 g。

| 附　方 | （1）治咳嗽：松针30 g，扁柏叶30 g，蜂糖10 ml，煎汤服。

（2）治慢性支气管炎：松果60 g，煎汤服。

（3）治关节肿痛：松节15 g，骨碎补15 g，煎汤服。

（4）治湿疹：松花粉30 g，炉甘石30 g，用鸡蛋黄油调匀外敷，每日3次。［方（1）～（4）为德兴民间方］

| 附　注 | 药材松根，为本种的根、新鲜或干燥幼根，《湖南省中药材标准》（1993年版、2009年版）中有收载；《中华人民共和国卫生部药品标准·中药成方制剂·第一册·附录》（1990年版）以"马尾松树根"之名收载之。

药材松子仁，为本种的种仁或同属数种植物的干燥种仁，《新疆维吾尔自治区药品标准·第二册》（1980年版）、《中华人民共和国卫生部药品标准·中药成方制剂·第二册·附录》（1990年版）中有收载；《上海市中药材标准·附录》（1994年版）以"松子"之名收载之，药用部位为干燥成熟种子。

药材松节,为本种的干燥瘤状节或分枝节,《四川省中草药标准》(1979 年版)、《四川省中药材标准》(1987 年版)、《贵州省中药材质量标准》(1988 年版)、《贵州省中药材、民族药材质量标准》(2003 年版)中有收载;《广东省中药材标准》(2004 年版)、《中华人民共和国药典》(2020 年版)以"松节(油松节)"之名收载之。

药材松节油,为本种的挥发油,《中华人民共和国药典》(1963 年版至 2010 年版)中有收载;《中华人民共和国卫生部药品标准·中药成方制剂·第二册·附录》(1990 年版)以"鲜松枝"之名收载之,药用部位为枝条。

药材松叶,为本种的鲜叶或干燥叶,《中华人民共和国卫生部药品标准·中药成方制剂·第五册·附录》(1992 年版)、《北京市中药材标准》(1998 年版)、《湖南省中药材标准》(1993 年版、2009 年版)、《广西中药材标准·第二册》(1996 年版)、《广西壮族自治区壮药质量标准·第一卷》(2008 年版)中有收载;《上海市中药材标准》(1994 年版)以"青松毛"之名收载之,《福建省中药材标准》(2006 年版)以"松毛(松叶)"之名收载之,《中华人民共和国药典》(2005 年版附录、2010 年版附录)以"鲜松叶"之名收载之。

药材松花,为本种的干燥花粉,《中华人民共和国药典》(1963 年版至 2020 年版)、《贵州省中药材质量标准》(1988 年版)以"松花粉"之名收载之。

药材松木皮,为本种的干燥树干皮,《琼卫药函〔1997〕57 号》以"松树皮"之名收载之,《中华人民共和国药典》(1963 年版)、《新疆维吾尔自治区药品标准·第二册》(1980 年版)、《内蒙古中药材标准》(1988 年版)、《贵州省中药材、民族药材质量标准》(2003 年版)、《中华人民共和国卫生部药品标准·中药材·第一册》(1992 年版)以"松香"之名收载之,各标准所收载的药用部位不同。

药材松笔头,为本种及同属植物的嫩枝尖端,《贵州省中药材、民族药材质量标准》(2003 年版)中有收载。

药材松球,为本种的干燥成熟球果,《广西中药材标准》(1990 年版)以"松塔"之名收载之。

松科 Pinaceae 松属 Pinus

黄山松
Pinus taiwanensis Hayata

| 植物别名 | 台湾二针松、长穗松、台湾松。

| 药 材 名 | 松叶（药用部位：针叶）。

| 形态特征 | 乔木。树皮深灰褐色，裂成不规则鳞状厚块片或薄片；冬芽深
褐色，卵圆形或长卵圆形。针叶 2 针一束，稍硬直，长 5 ~ 13 cm，
边缘有细锯齿，两面有气孔线；叶鞘淡褐色至暗褐色，宿存。雄球
花圆柱形，淡红褐色，长 1 ~ 1.5 cm，聚生于新枝下部呈短穗状。
球果卵圆形，长 3 ~ 5 cm，直径 3 ~ 4 cm，几无梗，向下弯垂，
成熟前绿色，成熟时褐色或暗褐色，常宿存树上 6 ~ 7 年；中部种
鳞近矩圆形，长约 2 cm，宽 1 ~ 1.2 cm；种子倒卵状椭圆形，具
不规则的红褐色斑纹，长 4 ~ 6 mm，连翅长 1.4 ~ 1.8 cm。花期

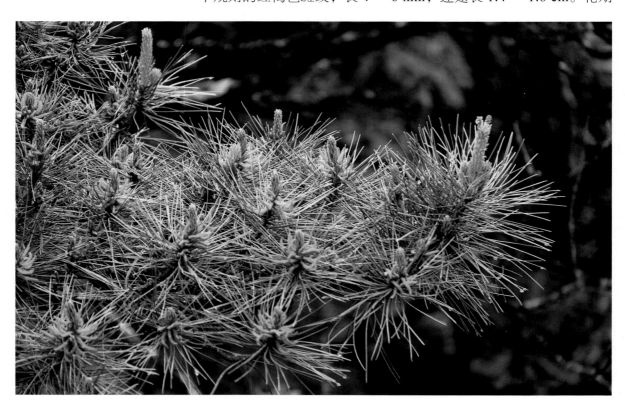

4 ～ 5 月，球果翌年 10 月成熟。

| **生境分布** | 生于海拔 1 000 m 以上的山区。分布于德兴大茅山、三清山北麓等。

| **资源情况** | 野生资源一般。药材来源于野生。

| **采收加工** | 全年均可采收，以 12 月采者最佳，鲜用或晒干。

| **药材性状** | 本品呈针状，长 5 ～ 13 cm，直径约 0.1 cm。2 针一束，基部有长约 0.5 cm 的鞘，叶片深绿色或枯绿色，表面光滑，中央有一细沟，质脆。气微香，味微苦、涩。

| **功能主治** | 苦，温。归心、脾经。祛风燥湿，杀虫止痒，活血安神。用于风湿痹痛，脚气，湿疮，癣，风疹瘙痒，跌打损伤，神经衰弱，慢性肾炎，高血压，预防流行性乙型脑膜炎、流行性感冒。

| **用法用量** | 内服煎汤，6 ～ 15 g，鲜品 30 ～ 60 g；或浸酒；血虚、阴虚及内燥者慎服。外用适量，鲜品捣敷；或煎汤洗。

| **附　　注** | 本种异名：*Pinus brevispica* Hayata、*Pinus hwangshanensis* W. Y. Hsia、*Pinus luchuensis* Mayr subsp. *hwangshanensis* (W. Y. Hsia) D. Z. Li、*Pinus luchuensis* Mayr var. *hwangshanensis* (W. Y. Hsia) C. L. Wu、*Pinus luchuensis* Mayr subsp. *taiwanensis* (Hayata) D. Z. Li、*Pinus taiwanensis* Hayata var. *damingshanensis* W. C. Cheng & L. K. Fu.。
本种为中国特有植物，IUCN 评估等级为 LC 级。本种为广西壮族自治区保护植物。

松科 Pinaceae 松属 Pinus

湿地松
Pinus elliottii Engelm.

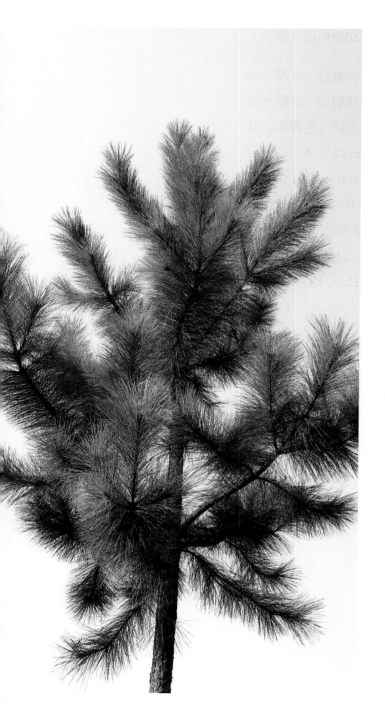

| 药 材 名 |

松油（药用部位：木材中的油树脂）、松香（药材来源：渗出的油树脂，经蒸馏或提取除去挥发油后所余固体树脂）、松节油（药材来源：渗出的油树脂，经蒸馏或提取得到的挥发油）。

| 形态特征 |

乔木。树皮灰褐色或暗红褐色，纵裂成鳞状块片剥落；小枝粗壮，橙褐色，后变为褐色至灰褐色，鳞叶上部披针形，淡褐色，边缘有睫毛，干枯后宿存数年不落；冬芽圆柱形，芽鳞淡灰色。针叶 2 ~ 3 针一束并存，长 18 ~ 25 cm，刚硬，深绿色，有气孔线，边缘有锯齿；叶鞘长约 1.2 cm。球果圆锥形或窄卵圆形，长 6.5 ~ 13 cm，直径 3 ~ 5 cm，有梗，种鳞张开后直径 5 ~ 7 cm，成熟后至第二年夏季脱落；种鳞的鳞盾近斜方形，肥厚，有锐横脊；种子卵圆形，微具 3 棱，长 6 mm，黑色，有灰色斑点，种翅长 0.8 ~ 3.3 cm，易脱落。

| 生境分布 |

德兴各地均有栽培。

| 资源情况 | 栽培资源丰富。药材来源于栽培。

| 采收加工 | **松油**：全年均可采集。

松香：提取松节油后所余物质，放冷凝固，即为松香。

松节油：将收集的松油脂与水共热，滤去杂质，通水蒸气蒸馏，所得的馏出物分离除去水分，即为松节油。

| 药材性状 | **松香**：本品呈透明或半透明不规则块状，大小不等，颜色由浅黄色至深棕色。常温时质地较脆，破碎面平滑，有玻璃样光泽，气微弱。遇热先变软，而后熔化，经燃烧产生黄棕色浓烟。本品不溶于水，部分溶于石油醚，易溶于乙醇、乙醚、苯、氯仿及乙酸乙酯等溶剂中。

松节油：本品为无色至黄色澄清液体；臭特异；久贮或暴露空气中，臭渐增强，色渐变黄。本品易燃，燃烧时产生浓烟。本品在乙醇中易溶，与氯仿、乙醚或冰醋酸能任意混合，在水中不溶。

| 功能主治 | **松油**：苦，温。祛风，杀虫。用于疥疮，皮癣。

松香：苦、甘，温。归肝、脾经。祛风燥湿，排脓拔毒，生肌止痛。用于痈疽恶疮，瘰疬，瘘症，疥癣，白秃，疬风，痹证，金疮，扭伤，带下，血栓闭塞性脉管炎。

松节油：活血通络，消肿止痛。用于关节肿痛，肌肉痛，跌打损伤。

| 用法用量 | **松油**：外用适量，涂擦。

松香：内服煎汤，3～5 g；或入丸、散剂；或浸酒服；血虚、内热实火者禁服；不可久服；未经严格炮制不可服。外用适量，研末干掺；或调敷。

松节油：外用适量，涂擦。

松科 Pinaceae 松属 Pinus

华山松
Pinus armandii Franch.

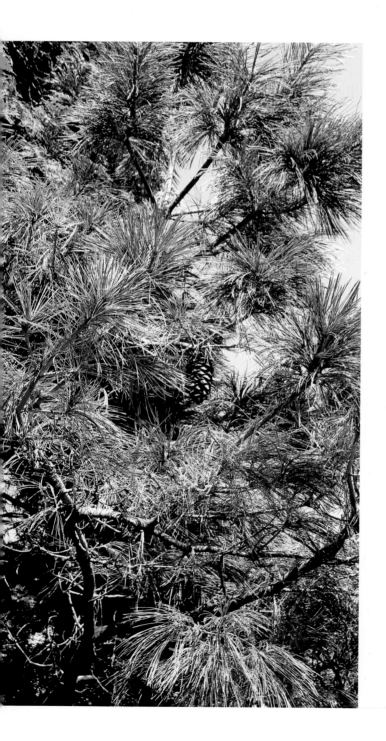

植物别名

五叶松、青松、果松。

药材名

松叶（药用部位：针叶。别名：松针）、松香（药材来源：树干中的油树脂经蒸馏除去挥发油后的遗留物）、松子仁（药用部位：种仁）。

形态特征

乔木。树皮灰色，裂成方形厚块片固着于树干上，或脱落；一年生枝微被白粉。针叶多为 5 针一束，长 8 ~ 15 cm，边缘具细锯齿，仅腹面两侧各具 4 ~ 8 白色气孔线；叶鞘早落。雄球花黄色，卵状圆柱形，长约 1.4 cm，基部围有近 10 卵状匙形的鳞片，多数集生于新枝下部呈穗状，排列较疏松。球果圆锥状长卵圆形，长 10 ~ 20 cm，直径 5 ~ 8 cm，幼时绿色，成熟时黄色或褐黄色，种鳞张开，种子脱落，果柄长 2 ~ 3 cm；中部种鳞近斜方状倒卵形，长 3 ~ 4 cm；种子黄褐色、暗褐色或黑色，倒卵圆形，长 1 ~ 1.5 cm，直径 6 ~ 10 mm，无翅或两侧及先端具棱脊。花期 4 ~ 5 月，球果翌年 9 ~ 10 月成熟。

| **生境分布** | 生于气候温凉而湿润的酸性黄壤、黄褐壤土或钙质土上。德兴三清山北麓有栽培。 |

| **资源情况** | 栽培资源一般。药材来源于栽培。 |

| **采收加工** | 松叶：全年均可采收，以 12 月采者最佳，鲜用或晒干。
松香：夏季采收，在树干上用刀挖成"V"形或螺旋形纹槽，使边材部的油树脂自伤口流出，收集后，加水蒸馏，使松节油流出，取残渣冷却后，凝固，干燥。
松子仁：冬季采摘果实，除去果鳞，收集种子，除去木质硬壳，收集种仁。 |

| **药材性状** | 松叶：本品呈针状，长 6 ~ 18 cm，直径约 0.1 cm。5 针一束，基部有长约 0.5 cm 的鞘，叶片深绿色或枯绿色，表面光滑，中央有一细沟，质脆。气微香，味微苦、涩。
松香：本品呈不规则半透明的块状，大小不一。表面黄色，常有一层霜粉。质较轻脆，易碎。断面光亮，似玻璃状。具松节油香气，味苦。加热则软化，燃烧时发浓烟。
松子仁：本品呈倒卵状三角形，长 0.8 ~ 1.2 cm，直径 0.4 ~ 0.7 cm。表面类白色或淡黄色，外包红棕色至棕褐色的膜质内种皮，先端略尖，有深褐色的小点，基部钝圆。质软，富油性。气微香，味甘、淡。 |

| **功能主治** | 松叶：苦，温。归心、脾经。祛风燥湿，杀虫止痒，活血安神。用于风湿痹痛，脚气，湿疮，癣，风疹瘙痒，跌打损伤，神经衰弱，慢性肾炎，高血压，预防流行性乙型脑炎、流行性感冒。
松香：苦、甘，温。燥湿祛风，生肌止痛。用于风湿痹痛；外用于痈疽疥癣，湿疮，金疮出血。
松子仁：甘，温。归肝、肺、大肠经。润肺，滑肠。用于肺燥咳嗽，便秘，诸风头眩，骨节风。 |

| **用法用量** | 松叶：内服煎汤，6 ~ 15 g，鲜品 30 ~ 60 g；或浸酒；血虚、阴虚及内燥者慎服。外用适量，鲜品捣敷；或煎汤洗。
松香：内服煎汤，4.5 ~ 9 g。外用适量，入膏药或研末掺敷。
松子仁：内服煎汤，6 ~ 10 g；或入丸、散剂。 |

| **附 注** | 药材松子仁，为本种的干燥种仁，《新疆维吾尔自治区药品标准·第二册》（1980 年版）中有收载。
药材松香，为本种的树干中油树脂经蒸馏除去挥发油后的遗留物，《山西省中药材标准》（1987 年版）中有收载。
本种为中国特有植物。
德兴民间常将本种与马尾松混淆使用。 |

杉科 Taxodiaceae 柳杉属 Cryptomeria

柳杉

Cryptomeria japonica (Linn. f.) D. Don var. *sinensis* Miquel

| 植物别名 | 长叶孔雀松。

| 药 材 名 | 柳杉（药用部位：根皮、树皮）、柳杉叶（药用部位：枝叶）。

| 形态特征 | 大乔木。树皮红棕色，纤维状，裂成长条片脱落；大枝近轮生，平展或斜展；小枝细长，常下垂，枝条中部的叶较长，常向两端逐渐变短。叶钻形，略向内弯曲，先端内曲，四边有气孔线，长 1 ~ 1.5 cm，果枝的叶通常较短，有时长不及 1 cm，幼树及萌芽枝的叶长达 2.4 cm。雄球花单生于叶腋，长椭圆形，长约 7 mm，集生于小枝上部，呈短穗花序状；雌球花顶生于短枝上。球果圆球形或扁球形，直径多为 1.5 ~ 1.8 cm；种鳞约 20，上部有 4 ~ 5 短三角形裂齿，齿长 2 ~ 4 mm，基部宽 1 ~ 2 mm，鳞背中部或中下部有

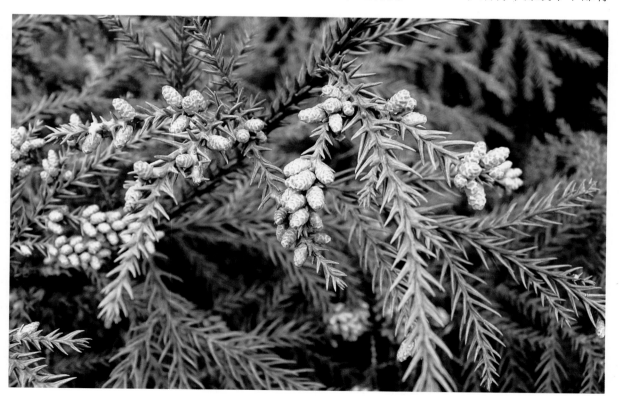

一三角状分离的苞鳞尖头，尖头长 3 ~ 5 mm，基部宽 3 ~ 14 mm，能育的种鳞
有种子 2；种子扁平，褐色，近椭圆形，长 4 ~ 6.5 mm，边缘有窄翅。花期 4 月，
球果 10 月成熟。

| 生境分布 | 德兴各地均有栽培。

| 资源情况 | 栽培资源丰富。药材来源于栽培。

| 采收加工 | **柳杉**：全年均可采挖根皮，除去栓皮，春、秋季采剥树皮，切片，鲜用或晒干。
柳杉叶：春、秋季采摘，鲜用或晒干。

| 功能主治 | **柳杉**：苦、辛，寒。解毒，杀虫，止痒。用于癣疮，鹅掌风，烫火伤。
柳杉叶：苦、辛，寒。归心、胃经。清热解毒。用于痈疽疮毒。

| 用法用量 | **柳杉、柳杉叶**：外用适量，捣敷；或煎汤洗。

| 附　　注 | 本种异名：*Cryptomeria kawaii* Hayata、*Cryptomeria mairei* (H. Léveillé) Nakai、
Cupressus mairei H. Léveillé。
本种为江西省 **Ⅲ** 级保护植物。

杉木 *Cunninghamia lanceolata* (Lamb.) Hook.

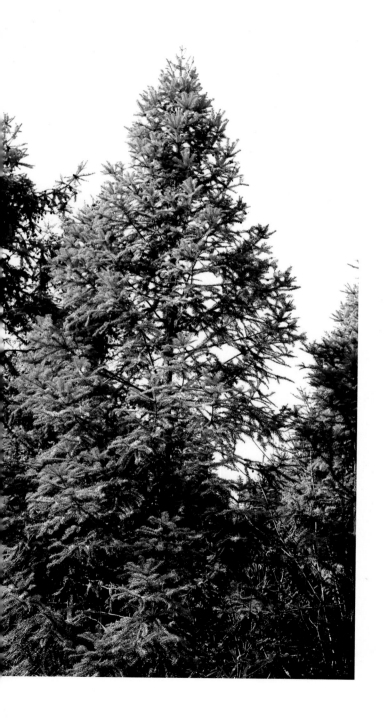

| 植物别名 |

杉、刺杉、木头树。

| 药材名 |

杉材（药用部位：心材或茎枝。别名：杉木）、杉木根（药用部位：根或根皮）、杉木节（药用部位：枝干上的结节）、杉皮（药用部位：树皮）、杉叶（药用部位：叶或带叶嫩枝。别名：杉木叶）、杉塔（药用部位：球果或带叶未开裂的球果。别名：杉木果）、杉子（药用部位：种子）、杉木油（药材来源：木材沥出的油脂）。

| 形态特征 |

乔木。树皮灰褐色，裂成长条片脱落；大枝平展，小枝近对生或轮生。叶在主枝上辐射伸展，侧枝之叶基部扭转成二列状，披针形或条状披针形，通常微弯成镰状，坚硬革质，长 2 ~ 6 cm，宽 3 ~ 5 mm，边缘有细缺齿，上面深绿色，下面淡绿色，中脉两侧各有 1 条白粉气孔带。雄球花圆锥状，长 0.5 ~ 1.5 cm，有短梗，通常 40 余个簇生枝顶；雌球花单生或 2 ~ 4 集生，绿色。球果卵圆形，长 2.5 ~ 5 cm；成熟时苞鳞革质，棕黄色，三角状卵形，长约 1.7 cm，先端有

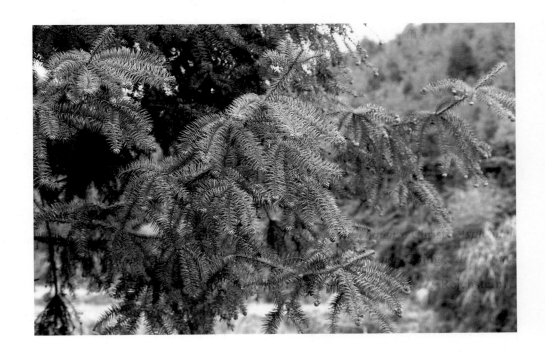

坚硬的刺状尖头，边缘有不规则的锯齿，背面的中肋两侧有 2 稀疏气孔带；种子暗褐色，扁平，长卵形或矩圆形，边缘有窄翅，长 7 ~ 8 mm。花期 4 月，球果 10 月成熟。

| **生境分布** | 生于丘陵山地。德兴各地均有分布，多为栽培。

| **资源情况** | 栽培资源丰富。药材来源于栽培。

| **采收加工** | **杉材**：全年均可采收，鲜用或晒干。
杉木根：全年均可采收，鲜用或晒干。
杉木节：全年均可采收，鲜用或晒干。
杉皮：全年均可采剥，鲜用或晒干。
杉叶：全年均可采收，鲜用或晒干。
杉塔：7 ~ 8 月采摘，晒干。
杉子：7 ~ 8 月采摘球果，晒干后收集种子。
杉木油：全年均可采制，取碗，先用绳把碗口扎成"十"字形，后于碗口处盖以卫生纸，上放杉木锯末堆成塔状，从尖端点火燃烧杉木，待烧至接近卫生纸时，除去灰烬和残余锯末，碗中液体即为杉木油。

| **药材性状** | **杉材**：本品呈圆柱形，直径 0.5 ~ 8 cm。外皮黄棕色至棕褐色，粗糙；茎外皮呈条块状脱落，内皮红棕色；小枝上可见叶残基，外皮呈薄片状。质坚实，不

易折断，切面黄白色，皮部明显，木部较宽，较粗茎枝可见年轮。气微清香，味淡。

杉木节：本品呈类圆形的片或不规则的块状，大小不一。外表面黄棕色、灰棕色或红棕色，有时带有棕色至黑棕色油斑，或有残存的栓皮。质坚硬。切面木部淡棕色，髓部小，淡黄棕色。有杉树的香气，味微苦、辛。

杉皮：本品呈板片状或扭曲的卷状，大小不一，外表面灰褐色或淡褐色，具粗糙的裂纹，内表面棕红色，稍光滑。干皮较厚，枝皮较薄。气微，味涩。

杉叶：本品枝梢呈圆柱形，直径 0.3 ~ 1.2 cm。表面黄绿色，质坚，断面纤维性，木部白色，髓部黄色至黄棕色。叶条状披针形，长 2.5 ~ 6 cm，先端锐渐尖，基部下延而扭转，边缘有细齿，表面墨绿色或黄绿色，主脉 1，上表面主脉两侧的气孔线较下表面为少。下表面可见白色粉带 2。质坚硬。气微香，味涩。

杉塔：本品为卵圆形球果，长 2.5 ~ 5 cm，整个球果表面有覆瓦状鳞片数枚。苞鳞革质，扁平，三角状宽卵形，先端尖，边缘有细齿，宿存，淡褐色。种子扁平或卵状长圆形，深褐色，具窄翅。叶在侧枝上排成 2 列，条状披针形，质坚硬，长 3 ~ 6 cm，边缘有细齿，中脉两侧有 1 白粉色气孔带。

杉子：本品种子扁平，长 6 ~ 8 mm，表面褐色，两侧有狭翅。种皮较硬，种仁含脂肪油丰富。气香，味微涩。

| **功能主治** | **杉材**：辛，微温。归肺、脾、胃经。辟恶除秽，除湿散毒，降逆气，活血止痛。用于脚气肿满，奔豚，霍乱，心腹胀痛，风湿毒疮，跌打肿痛，创伤出血，烫火伤。

杉木根：辛，微温。归肺、肝、肾、三焦经。祛风利湿，行气止痛，理伤接骨。用于风湿痹痛，胃痛，疝气痛，淋病，带下，血瘀崩漏，痔疮，骨折，脱臼，刀伤。

杉木节：辛，微温。祛风止痛，散湿毒。用于风湿骨节疼痛，胃痛，脚气肿痛，带下，跌打损伤，臁疮。

杉皮：辛，微温。归肺、胃经。利湿，消肿解毒。用于水肿，脚气，漆疮，流火，烫伤，金疮出血，毒虫咬伤。

杉叶：辛，微温。归肺经。祛风，化痰，活血，解毒。用于半身不遂初起，风疹，咳嗽，牙痛，天疱疮，脓疱疮，鹅掌风，跌打损伤，毒虫咬伤。

杉塔：辛，微温。归肺、肾、胃经。温肾壮阳，杀虫解毒，宁心，止咳。用于遗精，阳痿，白癜风，乳痛，心悸，咳嗽。

杉子：辛，微温。归肝经。理气散寒，止痛。用于疝气疼痛。

杉木油：苦、辛，微温。归肾、胃、膀胱经。利尿排石，消肿杀虫。用于淋证，尿路结石，遗精，带下，顽癣，疔疮。

| 用法用量 | 杉材：内服煎汤，15 ~ 30 g；不可久服和过量；体虚者禁服。外用适量，煎汤熏洗；或烧存性，研末调敷。

杉木根：内服煎汤，30 ~ 60 g。外用适量，捣敷；或烧存性，研末调敷。

杉木节：内服煎汤，10 ~ 30 g；或入散剂；或酒浸。外用适量，煎汤浸泡；或烧存性，研末调敷。

杉皮：内服煎汤，10 ~ 30 g。外用适量，煎汤熏洗；或烧存性，研末调敷。

杉叶：内服煎汤，15 ~ 30 g。外用适量，煎汤含漱；或捣汁搽；或研末调敷。

杉塔：内服煎汤，10 ~ 90 g。外用适量，研末调敷。

杉子：内服煎汤，5 ~ 10 g。

杉木油：内服煎汤，3 ~ 20 g；或冲服。外用适量，搽患处。

| 附　方 | （1）治烫火伤：杉树皮煅成炭研细粉，与鸭蛋清调成稀糊状，涂敷于创面，每日换药 1 次。

（2）治风湿性关节炎：杉木根 15 g，煎汤服。［方（1）~（2）为德兴民间方］

| 附　注 | 药材杉材，为本种的心材或茎枝，《广西壮族自治区瑶药材质量标准·第二卷》（2021 年版）中有收载。

药材杉木节，为本种的枝干上的结节，《宁夏中药材标准》（2018 年版）中有收载。

药材杉叶，为本种的干燥叶或带叶嫩枝，《广西中药材标准·第二册》（1996 年版）、《广西壮族自治区瑶药材质量标准·第二卷》（2021 年版）以"杉木叶"之名收载之。

药材杉塔，为本种的干燥带叶未开裂的球果，《广东省中药材标准》（2004 年版）以"杉木果"之名收载之。

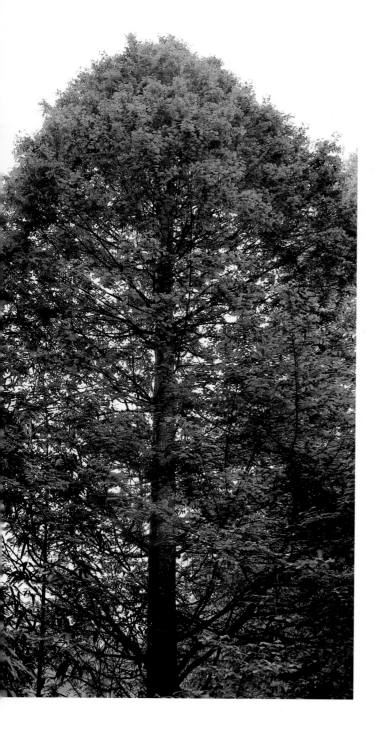

杉科 Taxodiaceae　水杉属 Metasequoia

水杉
Metasequoia glyptostroboides Hu et Cheng

| 药 材 名 |

水杉（药用部位：叶、果实）。

| 形态特征 |

乔木。树干基部常膨大；树皮灰色、灰褐色或暗灰色，常裂成长条状脱落；侧生小枝排成羽状，长 4 ~ 15 cm，冬季凋落。叶条形，长 0.8 ~ 3.5 cm，上面淡绿色，下面色较淡，沿中脉有 2 条较边带稍宽的淡黄色气孔带，叶在侧生小枝上排成 2 列，羽状，冬季与枝一同脱落。球果下垂，近四棱状球形或矩圆状球形，成熟时深褐色，长 1.8 ~ 2.5 cm，梗长 2 ~ 4 cm，其上有交互对生的条形叶；种鳞木质，盾形，通常 11 ~ 12 对，交叉对生，鳞顶扁菱形，中央有一条横槽，高 7 ~ 9 mm，能育种鳞有种子 5 ~ 9；种子扁平，大多呈倒卵形，周围有翅，先端有凹缺，长约 5 mm。花期 2 月下旬，球果 11 月成熟。

| 生境分布 |

德兴各地均有栽培。德兴梧风洞大量栽培作为景观树。

| 资源情况 |

栽培资源丰富。药材来源于栽培。

| 采收加工 | 夏季采集叶，11 月采集果实。

| 药材性状 | 本品叶在侧生小枝上排成 2 列，羽状。球果近四棱状球形或矩圆状球形，深褐色，长 1.8 ~ 2.5 cm，直径 1.6 ~ 2.5 cm，梗长 2 ~ 4 cm，种鳞木质，盾形，通常 11 ~ 12 对，交叉对生，鳞顶扁菱形，中央有 1 条横槽，高 7 ~ 9 mm，能育种鳞有 5 ~ 9 种子；种子扁平，大多倒卵形，周围有翅，先端有凹缺，长约 5 mm。

| 功能主治 | 清热解毒，消炎止痛。用于痈疮肿毒，癣疮。

| 用法用量 | 外用适量，捣敷。

| 附　　注 | 本种异名：*Metasequoia glyptostroboides* Hu et Cheng var. *caespitosa* Y. H. Long et Y. Wu、*Sequoia glyptostroboides* (Hu & W. C. Cheng) Weide.。
本种为中国特有的孑遗植物，国家一级保护植物，IUCN 评估等级为 CR 级，为极小种群物种，被《中国生物多样性红色名录——高等植物卷》列为濒危种，被《中国植物红皮书》列为濒危级。

柏科 Cupressaceae 柏木属 Cupressus

柏木
Cupressus funebris Endl.

| **植物别名** | 密密柏、柏树、柏香树。

| **药 材 名** | 柏树果（药用部位：球果）、柏树叶（药用部位：枝叶）、柏树油（药用部位：树干渗出的油脂）、柏树根（药用部位：根）。

| **形态特征** | 乔木。树皮淡褐灰色，裂成窄长条片；小枝细长下垂，生鳞叶的小枝扁，排成一平面。鳞叶二型，长 1 ~ 1.5 mm，先端锐尖，中央叶的背部有条状腺点，两侧的叶对折，背部有棱脊。雄球花椭圆形或卵圆形，长 2.5 ~ 3 mm，雄蕊通常 6 对；雌球花长 3 ~ 6 mm，近球形，直径约 3.5 mm。球果圆球形，直径 8 ~ 12 mm，成熟时暗褐色；种鳞 4 对，先端为不规则五角形或方形，宽 5 ~ 7 mm，中央有尖头或无，能育种鳞有种子 5 ~ 6；种子扁宽倒卵状菱形或近圆形，

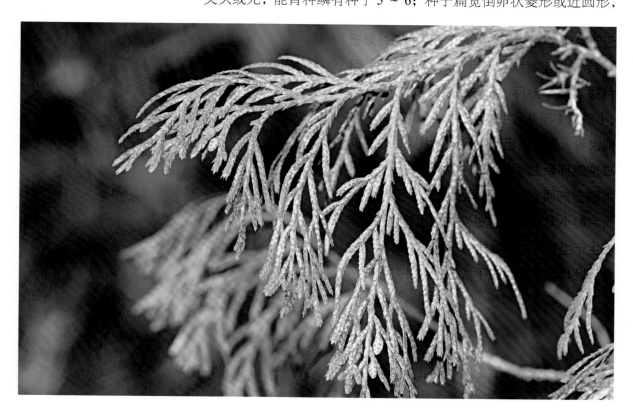

成熟时淡褐色，长约 2.5 mm，边缘具窄翅。花期 3 ~ 5 月，种子翌年 5 ~ 6 月成熟。

| **生境分布** | 生于海拔 1 100 m 以下温暖湿润的各种土壤地带，尤以石灰岩山地钙质土生长良好。德兴各地均有分布。

| **资源情况** | 野生资源较少，栽培资源丰富。药材主要来源于栽培。

| **采收加工** | **柏树果：** 8 ~ 10 月球果长大而未开裂时采收，晒干。

柏树叶： 全年均可采收，鲜用或阴干。

柏树油： 7 ~ 8 月砍伤树干，待树脂渗出凝结后收集。

柏树根： 全年均可采挖，洗净，切片，晒干。

| **药材性状** | **柏树果：** 本品成熟干燥球果呈圆球形，直径 8 ~ 12 mm，暗褐色；种鳞 4 对，先端为不规则五角形或方形，能育鳞有种子 5 ~ 6。种子宽倒卵状菱形或近圆形，略扁，淡褐色，有光泽，长约 2.5 mm，边缘具窄翅。气微，味涩。

柏树叶： 本品小枝扁平，棕褐色。叶细小，鳞片形，交互对生在小枝上，叶片先端锐尖，不紧贴于枝上，而呈刺状凸起，手触时有刺感，叶面黄绿色或灰绿色。质脆，易断。气淡，味涩。

| **功能主治** | **柏树果：** 苦、甘，平。祛风，和中，安神，止血。用于感冒发热，胃痛呕吐，烦躁，失眠，劳伤吐血。

柏树叶： 苦、涩，平。凉血止血，敛疮生肌。用于吐血，血痢，痔疮，癞疮，烫伤，刀伤，毒蛇咬伤。

柏树油： 甘、微涩，平。祛风，除湿，解毒，生肌。用于风热头痛，带下，淋浊，痈疽疮疡，赘疣，刀伤出血。

柏树根： 苦、辛，凉。清热解毒。用于麻疹身热不退。

| **用法用量** | **柏树果：** 内服煎汤，10 ~ 15 g；或研末。

柏树叶： 内服煎汤，9 ~ 15 g；或研末。外用适量，捣敷；或研末调敷。

柏树油： 内服煎汤，3 ~ 9 g。外用适量，研末撒。

柏树根： 内服煎汤，6 ~ 15 g。

| **附 注** | 本种异名：*Chamaecyparis funebris* (Endlicher) Franco、*Cupressus funebris* Endl. var. *gracilis* Carriere.。

柏科 Cupressaceae 福建柏属 Fokienia

福建柏 *Fokienia hodginsii* (Dunn) Henry et Thomas

| 植物别名 | 滇福建柏、广柏、滇柏。

| 药 材 名 | 福建柏（药用部位：心材）。

| 形态特征 | 乔木。树皮紫褐色，平滑；生鳞叶的小枝扁平，排成一平面。鳞叶
2 对交叉对生，呈节状，幼树或萌芽枝上的中央的叶呈楔状倒披针
形，通常长 4 ~ 7 mm，上面的叶蓝绿色，下面的叶中脉隆起，两侧
具凹陷的白色气孔带，侧面叶对折，近长椭圆形，较中央叶为长，
通常长 5 ~ 10 mm，背侧面具一凹陷的白色气孔带；成龄树上的叶
较小，两侧的叶长 2 ~ 7 mm，常较中央叶稍长或近等长。雄球花
近球形，长约 4 mm。球果近球形，成熟时褐色，直径 2 ~ 2.5 cm；
种鳞顶部多角形，中间有小尖头；种子先端尖，具 3 ~ 4 棱，长约

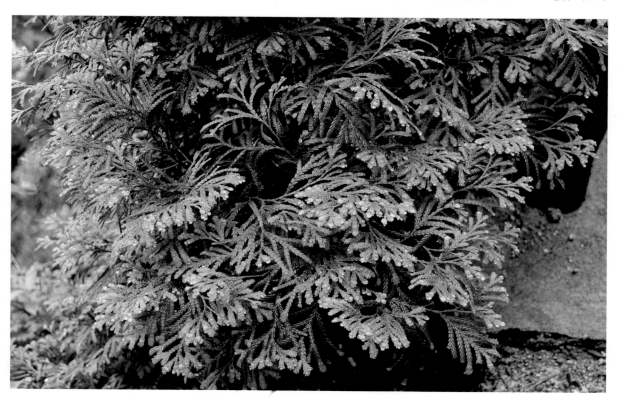

4 mm，上部有 2 翅，大翅近卵形，长约 5 mm，小翅窄小。花期 3 ~ 4 月，种子翌年 10 ~ 11 月成熟。

| 生境分布 | 生于海拔 650 m 以上的混交林内。分布于德兴大茅山、三清山北麓、龙头山等。

| 资源情况 | 野生资源一般，栽培资源一般。药材主要来源于栽培。

| 采收加工 | 全年均可采收，切段或切片，晒干。

| 功能主治 | 苦、辛，温。行气止痛，降逆止呕。用于脘腹疼痛，噎膈，反胃，呃逆，恶心呕吐。

| 用法用量 | 内服煎汤，6 ~ 15 g。

| 附　注 | 本种异名：*Cupressus hodginsii* Dunn、*Fokienia kawaii* Hayata、*Fokienia maclurei* Merrill.。
本种为国家二级保护植物，IUCN 评估等级为 VU 级，CITES 评估等级为 Ⅱ 级，被《中国生物多样性红色名录——高等植物卷》列为易危种。

柏科 Cupressaceae 刺柏属 Juniperus

刺柏 *Juniperus formosana* Hayata

| 植物别名 | 台湾柏、刺松、矮柏木。

| 药 材 名 | 山刺柏（药用部位：根或根皮）、刺柏叶（药用部位：带叶嫩枝）。

| 形态特征 | 乔木。树皮褐色，纵裂成长条薄片脱落；枝条斜展或直展，树冠塔形或圆柱形；小枝下垂，三棱形。叶 3 叶轮生，条状披针形或条状刺形，长 1.2 ~ 2.5 cm，先端渐尖具锐尖头，两侧各有一白色、很少紫色或淡绿色的气孔带，气孔带较绿色边带稍宽，在叶的先端会合为 1 条，下面绿色，有光泽。雄球花圆球形或椭圆形，长 4 ~ 6 mm。球果近球形或宽卵圆形，长 6 ~ 10 mm，成熟时淡红褐色，被白粉或白粉脱落；种子半月形，具 3 ~ 4 棱脊。

| 生境分布 | 生于海拔 600 m 以下的丘陵地区。德兴各地均有野生或栽培。

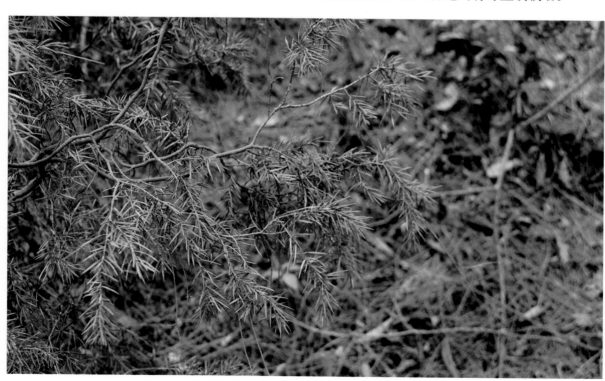

| 资源情况 | 野生资源一般，栽培资源丰富。药材主要来源于栽培。

| 采收加工 | 山刺柏：秋、冬季采挖根，或剥取根皮。

刺柏叶：夏季采集，晾干。

| 药材性状 | 刺柏叶：本品为带叶的嫩枝。叶针形或线形，长 0.2 ~ 2 cm。表面黄绿色至深绿色，腹面有 1 深槽，背面有一明显的纵脊，叶基有关节，先端锐尖，刺手，质韧。细枝直径 0.1 ~ 0.3 cm，叶基残迹明显可见，外表粗糙，皱缩，浅棕色或褐色。偶见果实，卵圆形，直径 0.6 ~ 0.8 cm，棕色或褐色，质坚硬。气芳香，味淡。

| 功能主治 | 山刺柏：苦，寒。清热解毒，退热透疹，杀虫。用于低热不退，麻疹高热，皮肤癣症，湿疹。

刺柏叶：苦、涩，凉。清热，补肾。用于肾热证，遗尿，积水，疗毒，炭疽等。

| 用法用量 | 山刺柏：内服煎汤，6 ~ 15 g。外用适量，煎汤洗。

刺柏叶：内服研末，2 g；或入丸、散剂；或熬膏。

| 附　注 | 本种异名：*Juniperus chekiangensis* Nakai、*Juniperus formosana* Hayata var. *concolor* Hayata、*Juniperus formosana* Hayata f. *tenella* Handel-Mazzetti、*Juniperus mairei* Lemee & H. Léveillé。

药材刺柏，为本种的带叶嫩枝，《中华人民共和国卫生部药品标准·藏药·第一分册》（1995 年版附录）、《青海省藏药标准·附录》（1992 年版）中有收载；《青海省藏药标准·附录》（1992 年版）以"刺柏叶膏"之名收载之。

柏科 Cupressaceae 侧柏属 Platycladus

侧柏 *Platycladus orientalis* (L.) Franco

| 植物别名 | 香柯树、香树、扁桧。

| 药 材 名 | 侧柏叶（药用部位：枝梢及叶）、柏子仁（药用部位：种仁）、柏根白皮（药用部位：去掉栓皮的根皮）、柏枝节（药用部位：枝条）、柏脂（药用部位：树脂。别名：侧柏脂）。

| 形态特征 | 乔木。树皮浅灰褐色，纵裂成条片；枝条向上伸展或斜展；生鳞叶的小枝细，扁平而成一平面。叶鳞形，长 1 ~ 3 mm，小枝中央叶的露出部分呈倒卵状菱形或斜方形，两侧的叶呈船形。雄球花黄色，卵圆形，长约 2 mm；雌球花近球形，直径约 2 mm，蓝绿色，被白粉。球果近卵圆形，长 1.5 ~ 2.5 cm，成熟前近肉质，蓝绿色，被白粉，成熟后木质，开裂，红褐色；中间 2 对种鳞倒卵形或椭圆

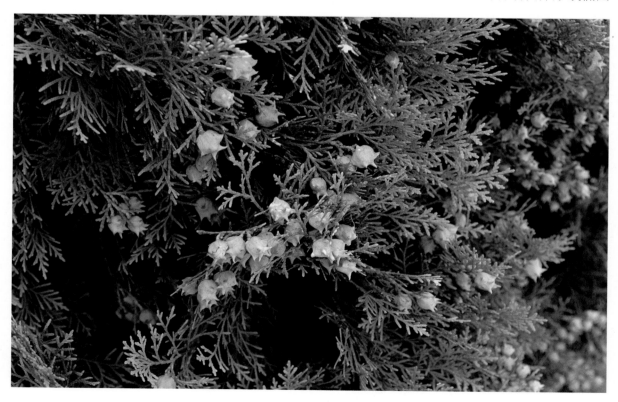

形，鳞背先端的下方有一向外弯曲的尖头；种子卵圆形或近椭圆形，先端微尖，灰褐色或紫褐色，长 6 ~ 8 mm，稍有棱脊，无翅或有极窄翅。花期 3 ~ 4 月，球果 10 月成熟。

| **生境分布** | 德兴各地均有栽培。

| **资源情况** | 栽培资源丰富。药材来源于栽培。

| **采收加工** | **侧柏叶：** 全年均可采收，以夏、秋季采收者为佳。剪下大枝，取其小枝叶，扎成小把，置通风处风干。不宜暴晒。

柏子仁： 秋、冬季采收成熟球果，晒干，收集种子，碾去种皮。

柏根白皮： 冬季采挖，洗净，趁新鲜时刮去栓皮，纵向剖开，以木槌轻击，使皮部与木心分离，剥取白皮，晒干。

柏枝节： 全年均可采收，以夏、秋季采收者为佳。剪取树枝，置通风处风干。

柏脂： 割裂树干或待其树脂流出后，从枝干上刮取，阴干。

| **药材性状** | **侧柏叶：** 本品多分枝，小枝扁平。叶细小，鳞片状，交互对生，贴伏于枝上，深绿色或黄绿色。质脆，易折断。气清香，味苦、涩、微辛。

柏子仁： 本品呈长卵形或长椭圆形，长 4 ~ 7 mm，直径 1.5 ~ 3 mm。表面黄白色或淡黄棕色，外包膜质内种皮，先端略尖，有深褐色的小点，基部钝圆。质软，富油性。气微香，味淡。

柏脂： 本品呈不规则块状或颗粒状，多黏结成大小不等的团块。表面淡黄绿色、淡黄色至棕黄色或棕红色，被有黄白色粉末。质脆，破碎面不规则，透明或半透明，具光泽，嚼之易碎。味清凉、微苦，烧后味略臭。摩擦后略带静电，可吸附纸屑、毛等轻小物体。

| **功能主治** | **侧柏叶：** 苦、涩，寒。归肺、肝、脾经。凉血止血，化痰止咳，生发乌发。用于吐血，衄血，咯血，便血，崩漏下血，肺热咳嗽，血热脱发，须发早白。

柏子仁： 甘，平。归心、肾、大肠经。养心安神，润肠通便，止汗。用于阴血不足，虚烦失眠，心悸怔忡，肠燥便秘，阴虚盗汗。

柏根白皮： 苦，平。凉血，解毒，敛疮，生发。用于烫伤，灸疮，疮疡溃烂，毛发脱落。

柏枝节： 苦、辛，温。祛风除湿，解毒疗疮。用于风寒湿痹，历节风，霍乱转筋，牙齿肿痛，恶疮，疥癞。

柏脂：甘，平。除湿清热，解毒杀虫。用于疥癞，癫疮，秃疮，黄水疮，丹毒，赘疣。

| **用法用量** |

侧柏叶：内服煎汤，6 ~ 12 g，或入丸、散剂；久服、多服易致胃脘不适及食欲减退。外用适量，煎汤洗；或捣敷；或研末调敷。

柏子仁：内服煎汤，3 ~ 10 g，便溏者制霜用；或入丸、散剂；便溏及痰多者慎服。外用适量，研末调敷；或鲜品捣敷。

柏根白皮：内服煎汤，6 ~ 12 g；或入丸、散剂。外用适量，入猪油或犬油煎枯去渣，涂搽。

柏枝节：内服研末，3 ~ 6 g。外用适量，捣敷；或研末调敷；或煎汤洗。

柏脂：外用适量，涂敷或熬膏搽。

| **附　　方** |

（1）治漆疮、皮炎：鲜侧柏叶、鲜松树枝各适量，煎汤洗。［《中国中药资源——江西分册（1）》］

（2）治咯血、吐血、便血、鼻衄：侧柏叶 30 g，随证加减，如咯血、吐血加小蓟、白茅根、黄连，便血加地榆、槐花等，煎汤服。

（3）治流行性腮腺炎：鲜侧柏叶洗净捣烂，过滤液加鸡蛋清调匀敷在肿胀处，每 4 小时换药 1 次。

（4）治慢性支气管炎：侧柏叶 30 g，煎汤服。［方（2）~（4）为德兴民间方］

| **附　　注** |

本种异名：*Thuja orientalis* Linnaeus、*Biota orientalis* (Linnaeus) Endlicher、*Platycladus stricta* Spach、*Thuja chengii* Borderes & Gaussen、*Thuja orientalis* Linnaeus var. *argyi* Lemee & H. Léveillé。

药材侧柏叶，为本种的干燥枝梢及叶，《中华人民共和国药典》（1963 年版至 2020 年版）、《内蒙古蒙药材标准》（1986 年版）、《新疆维吾尔自治区药品标准·第二册》（1980 年版）等中有收载；《中华人民共和国药典》（1963 年版至 1985 年版）、《内蒙古蒙药材标准》（1986 年版）、《新疆维吾尔自治区药品标准·第二册》（1980 年版）用拉丁学名 *Biota orientalis* (L.) Endl. 记载本种。

《中华人民共和国药典》规定，侧柏叶按干燥品计算，含槲皮苷（$C_{21}H_{20}O_{11}$）不得少于 0.10%。

药材柏子仁，为本种干燥成熟种仁，《中华人民共和国药典》（1963 年版至 2020 年版）、《云南省药品标准》（1974 年版、1996 年版）、《新疆维吾尔自治区药品标准·第二册》（1980 年版）等中有收载；《中华人民共和国药典》

（1963 年版至 1985 年版）、《云南省药品标准》（1974 年版、1996 年版）、《新疆维吾尔自治区药品标准·第二册》（1980 年版）用拉丁学名 *Biota orientalis* (L.) Endl. 记载本种。

柏科 Cupressaceae 圆柏属 Sabina

圆柏 *Sabina chinensis* (Linn.) Ant.

| 植物别名 | 珍珠柏、红心柏、刺柏。

| 药 材 名 | 桧叶（药用部位：叶或带叶和果实的短枝。别名：圆柏）。

| 形态特征 | 乔木。树皮灰褐色，纵裂，裂成不规则的薄片脱落；小枝通常直或稍呈弧状弯曲。叶二型，即刺叶及鳞叶，刺叶生于幼树之上，老龄树则全为鳞叶，壮龄树兼有刺叶与鳞叶；鳞叶生于一年生小枝的一回分枝之上，3叶轮生，直伸而紧密，近披针形，长2.5～5 mm；刺叶3叶交互轮生，斜展而疏松，披针形，长6～12 mm，有2白粉带。雌雄异株，稀同株，雄球花黄色，椭圆形，长2.5～3.5 mm。球果近圆球形，直径6～8 mm，两年成熟，成熟时暗褐色，被白粉或白粉脱落，有1～4种子；种子扁卵圆形。

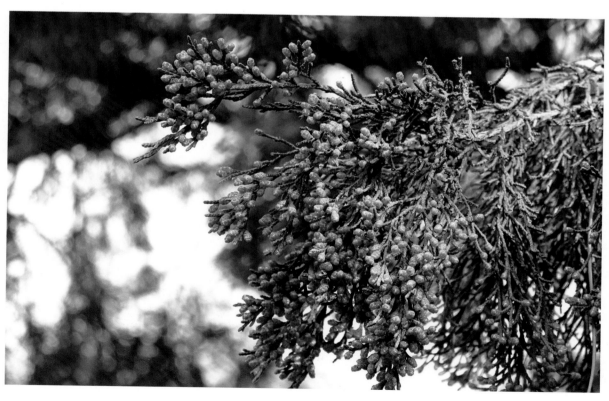

| 生境分布 | 德兴各地均有栽培。

| 资源情况 | 栽培资源丰富。药材来源于栽培。

| 采收加工 | 全年均可采收，洗净，鲜用或晒干。

| 药材性状 | 本品着生鳞叶的小枝近圆柱形或近四棱形，多分枝。表面淡棕色或灰褐色，有小疙瘩状叶痕。叶二型，即刺叶及鳞叶，生于不同枝上，鳞叶 3 叶轮生，直伸而紧密，近披针形，先端渐尖，长 0.25 ~ 0.5 cm；刺叶 3 叶交互轮生，斜展，疏松，披针形，长 0.6 ~ 1.2 cm，表面凹，有白粉带。球果卵圆形，纱色或蓝褐色，有时具白粉。气微香，味微涩。

| 功能主治 | 辛、苦，温；有小毒。祛风散寒，活血消肿，解毒，利尿。用于风寒感冒，风湿关节痛，小便淋痛，瘾疹。

| 用法用量 | 内服煎汤，鲜品 15 ~ 30 g。外用适量，捣敷；或煎汤熏洗；或烧烟熏。

| 附　　注 | 药材桧叶，为本种的叶或带叶和果实的短枝，《中华人民共和国卫生部药品标准·藏药·第一册》（1995 年版附录）以"圆柏"之名收载之；同属植物祁连圆柏 Sabina przewalskii Kom. 与本种同等药用。

本种 IUCN 评估等级为 LC 级，被 CITES 附录 Ⅱ 收录。本种为浙江省保护植物。

罗汉松科 Podocarpaceae 罗汉松属 Podocarpus

罗汉松

Podocarpus macrophyllus (Thunb.) D. Don

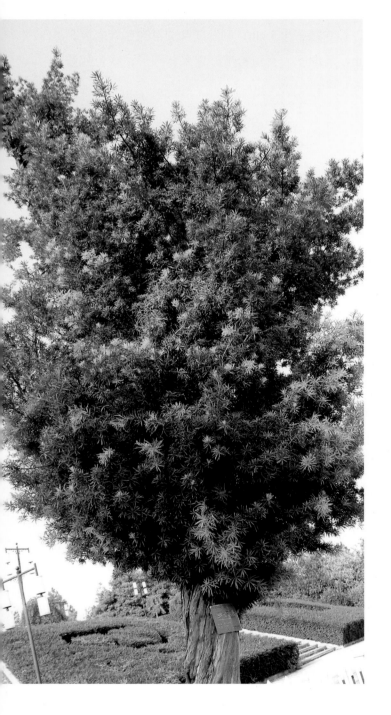

| 植物别名 |

土杉、罗汉杉。

| 药 材 名 |

罗汉松实（药用部位：种子及花托）、罗汉松根皮（药用部位：根皮）、罗汉松叶（药用部位：枝叶）。

| 形态特征 |

乔木，栽培多呈灌木状。树皮灰色或灰褐色，浅纵裂，呈薄片状脱落。叶螺旋状着生，条状披针形，微弯，长 7 ~ 12 cm，宽 7 ~ 10 mm，上面深绿色，有光泽，中脉显著隆起，下面带白色、灰绿色或淡绿色，中脉微隆起。雄球花穗状、腋生，常 3 ~ 5 簇生于极短的总梗上，长 3 ~ 5 cm，基部有数枚三角状苞片；雌球花单生于叶腋，有梗，基部有少数苞片。种子卵圆形，直径约 1 cm，先端圆，成熟时肉质假种皮紫黑色，有白粉，种托肉质圆柱形，红色或紫红色，柄长 1 ~ 1.5 cm。花期 4 ~ 5 月，种子 8 ~ 9 月成熟。

| 生境分布 |

分布于德兴三清山北麓等，梧风洞有成片栽培。

| 资源情况 | 栽培资源丰富。药材来源于栽培。

| 采收加工 | **罗汉松实：**秋季种子成熟时连同花托一起摘下，晒干。
罗汉松根皮：全年均可采挖，洗净，鲜用或晒干。
罗汉松叶：全年均可采收，洗净，鲜用或晒干。

| 药材性状 | **罗汉松实：**本品种子呈椭圆形、类圆形或斜卵圆形，长 8 ~ 11 mm，直径 7 ~ 9 mm。外表灰白色或棕褐色，多数被白霜，具凸起的网纹，基部着生于倒钟形的肉质花托上。质硬，不易破碎，折断面种皮厚，中心粉白色。气微，味淡。
罗汉松叶：本品除叶外常具带叶小枝。枝条直径 2 ~ 5 mm，表面淡黄褐色，粗糙，具似三角形的叶基脱落痕。叶条状披针形，长 7 ~ 12 cm，宽 7 ~ 10 mm。先端短尖或钝，上面灰绿色至暗褐色，下面黄绿色至淡棕色。质脆，易折断。气微，味淡。

| 功能主治 | **罗汉松实：**甘，微温。归胃、肝经。行气止痛，温中补血。用于胃脘疼痛，血虚面色萎黄。
罗汉松根皮：甘、微苦，微温。归肺、胃、肝经。活血祛瘀，祛风除湿，杀虫止痒。用于跌打损伤，风湿痹痛，癣疾。
罗汉松叶：淡，平。归肺、肝经。止血。用于吐血，咯血。

| 用法用量 | **罗汉松实：**内服煎汤，10 ~ 20 g。
罗汉松根皮：内服煎汤，9 ~ 15 g。外用适量，捣敷；或煎汤熏洗。
罗汉松叶：内服煎汤，10 ~ 30 g。

| 附   注 | 本种 IUCN 评估等级为 VU 级，被《中国生物多样性红色名录——高等植物卷》列为易危种。本种为江西省 II 级保护植物。

罗汉松科 Podocarpaceae 罗汉松属 Podocarpus

短叶罗汉松 *Podocarpus macrophyllus* (Thunb.) D. Don var. *maki* Endl.

| **植物别名** | 短叶土杉、小叶罗汉松、小罗汉松。

| **药材名** | 罗汉松实（药用部位：种子及花托）、罗汉松根皮（药用部位：根皮）、罗汉松叶（药用部位：枝叶）。

| **形态特征** | 本变种与罗汉松的区别在于本变种为小乔木或呈灌木状，枝条向上斜展。叶短而密生，长 2.5 ~ 7 cm，宽 3 ~ 7 mm，先端钝或圆。

| **生境分布** | 德兴有栽培。

| **资源情况** | 栽培资源丰富。药材来源于栽培。

| **采收加工** | 罗汉松实、罗汉松根皮、罗汉松叶：同"罗汉松"。

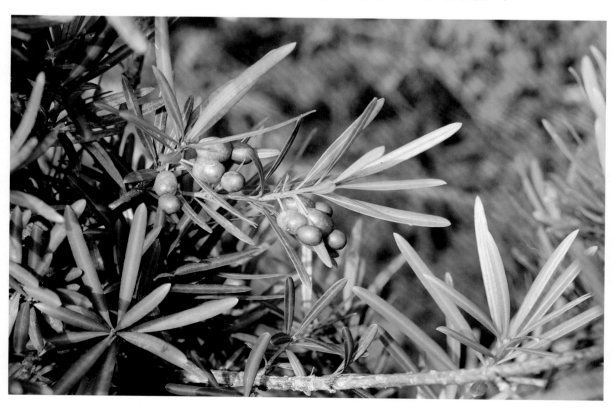

| 药材性状 | **罗汉松实：**同"罗汉松"。

罗汉松叶：本品除叶外常具带叶小枝。枝条直径 0.2 ~ 0.5 cm。表面淡黄褐色，粗糙，具似三角形的叶基脱落痕。叶条状披针形，长 2.5 ~ 7 cm，宽 0.3 ~ 0.7 cm。先端钝或圆，上面灰绿色至暗褐色，下面黄绿色至淡棕色。质脆，易折断。气微，味淡。

| 功能主治 | **罗汉松实、罗汉松根皮、罗汉松叶：**同"罗汉松"。

| 用法用量 | **罗汉松实、罗汉松根皮、罗汉松叶：**同"罗汉松"。

| 附 注 | 本种异名：*Margbensonia maki* (Siebold & Zuccarini) A. V. Bobrov & Melikyan、*Myrica esquirolii* H. Léveillé。

罗汉松科 Podocarpaceae 竹柏属 Nageia

竹柏
Nageia nagi (Thunberg) Kuntze

| 植物别名 | 大果竹柏、铁甲树、山杉。

| 药 材 名 | 竹柏（药用部位：叶）、竹柏根（药用部位：根、树皮）。

| 形态特征 | 乔木。树皮近平滑，红褐色或暗紫红色，呈小块薄片脱落；枝条开展或伸展。叶对生，革质，长卵形、卵状披针形或披针状椭圆形，有多数并列的细脉，长 3.5 ～ 9 cm，宽 1.5 ～ 2.5 cm。雄球花穗状圆柱形，单生于叶腋，常呈分枝状，长 1.8 ～ 2.5 cm，总梗粗短，基部有少数三角状苞片；雌球花多单生于叶腋，基部有数枚苞片，花后苞片不肥大成肉质种托。种子圆球形，直径 1.2 ～ 1.5 cm，成熟时假种皮暗紫色，有白粉，梗长 7 ～ 13 mm。花期 3 ～ 4 月，种子 10 月成熟。

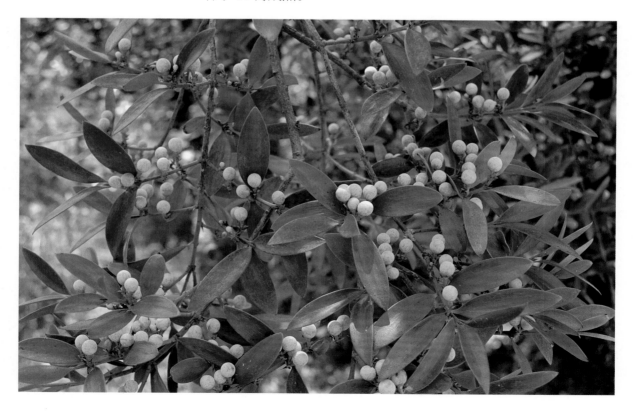

| **生境分布** | 生于低海拔的常绿阔叶林中。分布于德兴三清山北麓、大茅山及新岗山等。

| **资源情况** | 野生资源一般，栽培资源丰富。药材主要来源于栽培。

| **采收加工** | **竹柏**：全年均可采收，洗净，鲜用或晒干。
竹柏根：全年均可采收，除净泥土、杂质，切段，晒干。

| **功能主治** | **竹柏**：淡，平。止血，接骨，消肿。用于骨折，外伤出血，风湿痹痛。
竹柏根：淡、涩，平。祛风除湿。用于风湿痹痛。

| **用法用量** | **竹柏**：外用适量，鲜品捣敷；或干品研末调敷。
竹柏根：外用适量，捣敷。

| **附　　注** | 本种异名：*Myrica nagi* Thunberg in Murray、*Decussocarpus nagi* (Thunberg) de Laubenfels、*Decussocarpus nagi* (Thunberg) de Laubenfels var. *formosensis* (Dummer) Silba、*Nageia formosensis* (Dummer) C. N. Page、*Nageia nagi* (Thunberg) Kuntze var. *formosensis* (Dummer) Silba、*Nageia nankoensis* (Hayata) R. R. Mill、*Podocarpus formosensis* Dummer。
本种为江西省Ⅲ级保护植物，浙江省保护植物。

三尖杉科 Cephalotaxaceae 三尖杉属 Cephalotaxus

三尖杉

Cephalotaxus fortunei Hook. f.

| 植物别名 | 小叶三尖杉、山榧树、三尖松。

| 药 材 名 | 三尖杉（药用部位：枝叶）、血榧（药用部位：种子。别名：粗榧子、榧子、山榧子）、三尖杉根（药用部位：根）。

| 形态特征 | 乔木。树皮褐色或红褐色，裂成片状脱落；枝条较细长，稍下垂。叶排成 2 列，披针状条形，通常微弯，长 4 ~ 13 cm，宽 3.5 ~ 4.5 mm，上面深绿色，中脉隆起，下面气孔带白色，较绿色边带宽 3 ~ 5 倍。雄球花 8 ~ 10 聚生成头状，直径约 1 cm，总花梗粗，通常长 6 ~ 8 mm，基部及总花梗上部有苞片 18 ~ 24；雌球花的胚珠 3 ~ 8 发育成种子，总梗长 1.5 ~ 2 cm。种子椭圆状卵形或近圆球形，长约 2.5 cm，假种皮成熟时紫色或红紫色，先端有小尖头。花期 4 月，

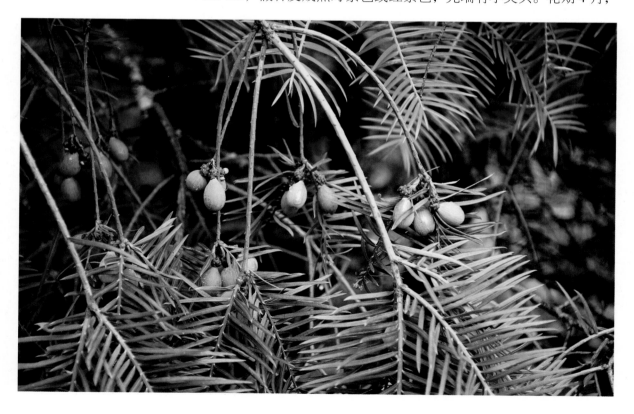

种子 8 ~ 10 月成熟。

| 生境分布 | 生于山坡疏林及溪边湿地。分布于德兴大茅山、三清山北麓等。

| 资源情况 | 野生资源丰富，栽培资源一般。药材主要来源于栽培。

| 采收加工 | **三尖杉**：全年均可采收，晒干。

血榧：秋季种子成熟时采收，晒干。

三尖杉根：全年均可采挖，去净泥土，晒干。

| 药材性状 | **三尖杉**：本品小枝对生，基部有宿存芽鳞。叶螺旋状排成 2 列，常水平展开，披针状条形，长 4 ~ 13 cm，宽 3 ~ 4 mm。先端尖，基部楔形成短柄，上面深绿色，中脉隆起，下面中脉两侧有白色气孔带。气微，味微涩。

血榧：本品呈椭圆状卵形或近圆球形，长约 2.5 cm，直径约 1.5 cm。表面灰黄色或灰棕色，一端钝圆，具种脐，另一端略尖。假种皮紫色或红紫色，破开后可见种仁 1，肥大而坚实，富油性。气微，味微甘、涩。

| 功能主治 | **三尖杉**：苦、涩，寒；有毒。抗肿瘤。用于恶性淋巴瘤，白血病，肺癌，胃癌，食道癌，直肠癌等。

血榧：甘、涩，平。归肺、大肠经。驱虫消积，润肺止咳。用于食积腹胀，疳积，虫积，肺燥咳嗽。

三尖杉根：苦、涩，平。抗肿瘤，活血，止痛。用于直肠癌，跌打损伤。

| 用法用量 | **三尖杉**：一般提取其中生物碱，制成注射剂使用。

血榧：内服煎汤，6 ~ 15 g；或炒熟食；便溏者慎服。

三尖杉根：内服煎汤，10 ~ 60 g。

| 附   方 | 治恶性肿瘤：从三尖杉枝叶中提取三尖杉酯碱，对于治疗淋巴肉瘤、肺癌、胃癌等有一定疗效。（德兴民间方）

| 附   注 | 本种 IUCN 评估等级为 LC 级，中国特有植物。本种为江西省Ⅲ级保护植物。

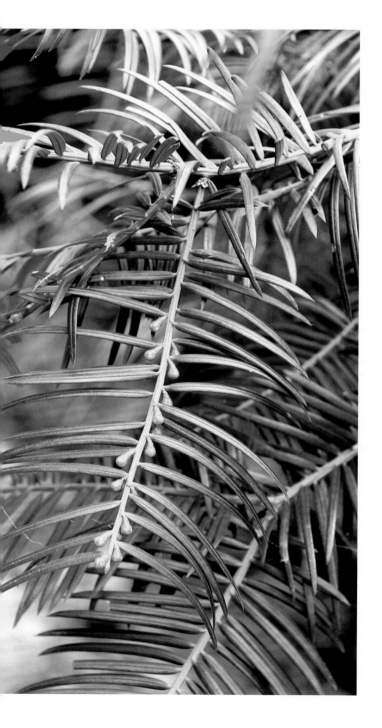

粗榧

Cephalotaxus sinensis (Rehd. et Wils.) Li

| 植物别名 |

中国粗榧、粗榧杉、中华粗榧杉。

| 药 材 名 |

粗榧枝叶（药用部位：枝叶）、粗榧根（药用部位：根、树皮）、土香榧（药用部位：种子。别名：粗榧子）。

| 形态特征 |

灌木或小乔木。树皮灰色或灰褐色，裂成薄片状脱落。叶条形，排成 2 列，长 2 ~ 5 cm，宽约 3 mm，上部渐窄，先端渐尖或微凸尖，基部近圆形，质地较厚，上面深绿色，中脉明显，下面有 2 白色气孔带，较绿色边带宽 2 ~ 4 倍。雄球花 6 ~ 7 聚生成头状，直径约 6 mm，总梗长约 3 mm；雄球花卵圆形，基部有 1 苞片，雄蕊 4 ~ 11；雌球花头状，通常 2 ~ 5 胚珠发育成种子。种子 2 ~ 5，生于总梗的上端，卵圆形、椭圆状卵圆形或近球形，长 1.8 ~ 2.5 cm，先端中央有尖头。花期 3 ~ 4 月，种子 10 ~ 11 月成熟。

| 生境分布 |

生于海拔 800 ~ 1 500 m 的山地。分布于德兴三清山北麓、大茅山等。

| 资源情况 | 野生资源一般。药材来源于野生。 |

采收加工	粗榧枝叶：全年均可采收，晒干。
	粗榧根：全年均可采挖，洗净，刮去粗皮，切片，晒干。
	土香榧：秋季采收，晒干。

| 药材性状 | 土香榧：本品呈卵圆形、圆形或椭圆状卵形，长 1.8 ~ 2.5 cm，直径约 1.5 cm，微扁。表面灰黄色或灰棕色，一端钝圆，具种脐，另一端略尖。种皮硬而脆，质薄，破开后可见种仁 1，外胚乳膜质，皱缩；内胚乳黄白色，肥大而坚实，富油性。气微，味微甘、涩。 |

功能主治	粗榧枝叶：苦、涩，寒。祛风湿，抗肿瘤。用于淋巴癌，白血病。
	粗榧根：淡、涩，平。祛风除湿。用于风湿痹痛。
	土香榧：甘，温。归脾、胃经。润肺止咳，驱虫，消积。用于食积，咳嗽，蛔虫病，钩虫病，咳嗽。

用法用量	粗榧枝叶：一般提取其中生物碱，制成注射剂使用。
	粗榧根：内服煎汤，15 ~ 30 g。
	土香榧：内服煎汤，15 ~ 18 g；或炒熟食。

| 附　方 | 治疳积、蛔虫病：土香榧 15 g，煎汤服或炒熟服。（德兴民间方） |

| 附　注 | 本种异名：*Cephalotaxus drupacea* Sieb. et Zucc. var. *sinensis* Rehd. et Wils.、*Cephalotaxus drupacea* Sieb. et Zucc. var. *sinensis* f. *globosa* Rehd. et Wils.、*Cephalotaxus harringtonia* (Forbes) Koch var. *sinensis* (Rehd. et Wils.) Rehd.、*Cephalotaxus sinensis* (Rehd. et Wils.) Li f. *globosa* (Rehd. et Wils.) Li、*Cephalotaxus drupacea* auct. non Sieb. et Zucc.。 |
| | 本种 IUCN 评估等级为 NT 级，被《中国生物多样性红色名录——高等植物卷》列为近危种，为中国特有植物。本种为江西省 Ⅲ 级保护植物。 |

红豆杉科 Taxaceae 红豆杉属 Taxus

南方红豆杉

Taxus chinensis (Pilger) Rehd. var. *mairei* (Lemée et Lévl.) Cheng et L. K. Fu

| **植物别名** | 血柏、红叶水杉、海罗松。

| **药材名** | 红豆杉果（药用部位：种子）、南方红豆杉（药用部位：带叶枝条）。

| **形态特征** | 乔木。树皮灰褐色、红褐色或暗褐色，裂成条片脱落。一年生枝绿色或淡黄绿色，秋季变成绿黄色或淡红褐色，二、三年生枝黄褐色、淡红褐色或灰褐色。叶排列成 2 列，条形，多呈弯镰状，长 2 ～ 4.5 cm，宽 3 ～ 5 mm，中脉带明晰可见，其色泽与气孔带相异，呈淡黄绿色或绿色。雄球花淡黄色。种子生于杯状红色肉质的假种皮中，间或生于近膜质盘状的种托之上，多呈倒卵圆形，长 7 ～ 8 mm，直径 5 mm，脐常呈椭圆形。

| **生境分布** | 生于海拔 250 ～ 1 200 m 的山谷或溪边。分布于德兴大茅山、三清

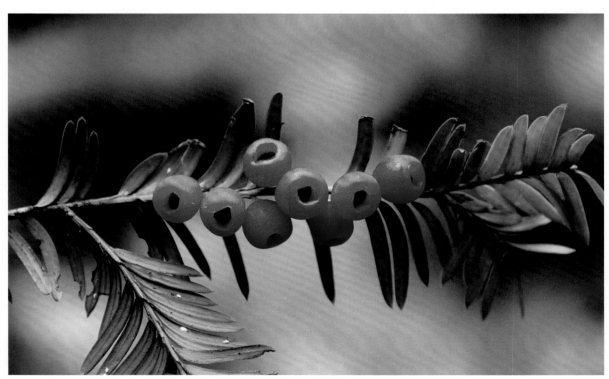

山北麓等。

| **资源情况** | 野生资源一般，栽培资源丰富。药材来源于栽培。

| **采收加工** | 红豆杉果：种子成熟时采摘，除去肉质外皮，取出种子，晒干。
南方红豆杉：夏、秋季采收，晒干。

| **药材性状** | 南方红豆杉：本品茎枝呈细长圆柱形，多分枝，小枝不规则互生，直径约
0.2 cm。表面黄绿色至黄褐色，可见纵皱纹。叶易脱落，长条形，略呈弯镰状，
黄绿色至黄褐色，长 1.5 ~ 3.5 cm，宽 0.2 ~ 0.4 cm，交互对生，排列成羽状，
上部渐窄，先端渐尖。上表面中脉隆起明显，下表面具 2 明显的黄绿色气孔带。
质脆，易折断。气微，味苦、涩。

| **功能主治** | 红豆杉果：苦、甘，寒。消食积，驱蛔虫，抗肿瘤。用于食积，蛔虫病。
南方红豆杉：用于咽喉痛。

| **用法用量** | 红豆杉果：内服煎汤，炒热，9 ~ 18 g。
南方红豆杉：内服煎汤，少量。

| **附　　注** | 本种异名：*Tsuga mairei* Lemee & H. Léveillé、*Taxus chinensis* (Pilger) Rehder var.
mairei (Lemee & H. Léveillé) W. C. Cheng & L. K. Fu、*Taxus mairei* (Lemee & H.
Léveillé) S. Y. Hu ex T. S. Liu、*Taxus speciosa* Florin.。
药材南方红豆杉，为本种栽培品的带叶枝条，《浙江省中药材标准·第一册》
（2017 年版）、《广东省中药材标准》（2019 年版）、《湖北省中药材质量标
准》（2018 年版）中有收载。
本种为国家一级保护植物，IUCN 评估等级为 VU 级，被《中国生物多样性红色
名录——高等植物卷》列为易危种，被 CITES 附录 II 收录，为中国特有植物。

红豆杉科 Taxaceae 榧树属 Torreya

榧树

Torreya grandis Fort. et Lindl.

| 植物别名 | 香榧、小果榧、榧。

| 药 材 名 | 榧子（药用部位：成熟种子）、榧根皮（药用部位：根皮）、榧花（药用部位：球花）、榧枝叶（药用部位：枝叶）。

| 形态特征 | 乔木，高达 25 m，胸径 55 cm。树皮浅黄灰色、深灰色或灰褐色，不规则纵裂；一年生枝绿色，无毛，二、三年生枝黄绿色、淡褐黄色或暗绿黄色。叶条形，排成 2 列，通常直，长 1.1 ~ 2.5 cm，先端凸尖，上面光绿色，无隆起的中脉，下面淡绿色，气孔带常与中脉带等宽，绿色边带与气孔带等宽或稍宽。雄球花圆柱状，长约 8 mm，基部的苞片有明显的背脊，雄蕊多数，各有花药 4，药隔先端宽圆，有缺齿。种子椭圆形、卵圆形、倒卵圆形或长椭圆形，长

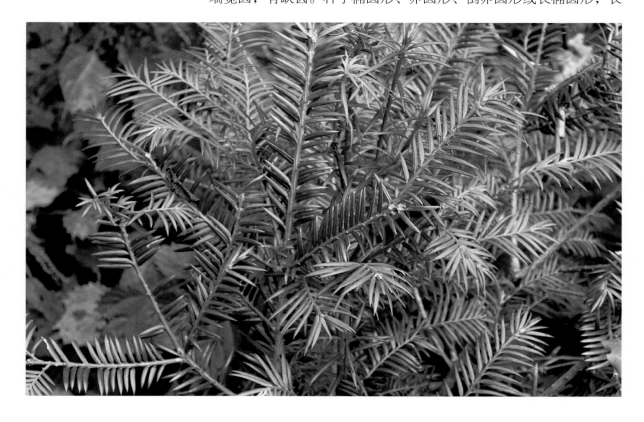

2 ～ 4.5 cm，成熟时假种皮淡紫褐色，有白粉，先端微凸，基部具宿存的苞片；初生叶三角状鳞形。花期 4 月，种子翌年 10 月成熟。

| **生境分布** | 生于海拔 500 ～ 1 400 m 的山地混交林中。分布于德兴三清山北麓、大茅山等。

| **资源情况** | 野生资源一般。药材来源于野生。

| **采收加工** | 榧子：10 ～ 11 月间种子成熟时采摘，除去肉质假种皮，取出种子，洗净，晒干。

榧根皮：秋、冬季采挖根部，剥取根皮，晒干。

榧花：春季球花将开放时采收，晒干。

榧枝叶：全年均可采收，鲜用。

| **药材性状** | 榧子：本品呈卵圆形或长卵圆形，长 2 ～ 3.5 cm，直径 1.3 ～ 2 cm。表面灰黄色或淡黄棕色，有纵皱纹，一端钝圆，可见椭圆形的种脐，另一端稍尖。种皮质硬，厚约 1 mm。种仁表面皱缩，外胚乳灰褐色，膜质；内胚乳黄白色，肥大，富油性。气微，味微甜而涩。

| **功能主治** | 榧子：甘，平。归肺、胃、大肠经。杀虫消积，润肺止咳，润燥通便。用于钩虫病，蛔虫病，绦虫病，虫积腹痛，疳积，肺燥咳嗽，大便秘结。

榧根皮：甘，温。归脾、大肠经。祛风除湿。用于风湿痹痛。

榧花：苦，平。归胃、大肠经。利水，杀虫。用于水气肿满，蛔虫病。

榧枝叶：祛风除湿。用于风湿疮毒。

| **用法用量** | 榧子：内服煎汤，9 ～ 15 g，连壳生用，打碎入煎；或炒熟去壳，取种仁嚼服，10 ～ 40 枚；或入丸、散剂；脾虚泄泻及肠滑大便不实者慎服；驱虫宜用较大剂量，顿服；治便秘、痔疮宜小量常服。

榧根皮：内服煎汤，9 ～ 15 g。

榧花：内服煎汤，6 ～ 9 g；不可久服。

榧枝叶：外用适量，煎汤浸洗。

| **附　　注** | 药材榧子，为本种的干燥成熟种子，《中华人民共和国药典》（1963 年版至 2020 年版）、《新疆维吾尔自治区药品标准·第二册》（1980 年版）、《内蒙古蒙药材标准》（1986 年版）中有收载。

本种为国家二级保护植物、中国特有植物。

杨梅科 Myricaceae 杨梅属 Myrica

杨梅

Myrica rubra Siebold et Zuccarini

| 药 材 名 | 杨梅树皮（药用部位：树皮、根皮或根）、杨梅叶（药用部位：叶）、杨梅（药用部位：果实）、杨梅核仁（药用部位：种仁）。

| 形态特征 | 常绿乔木。树皮灰色，小枝较粗壮，无毛，皮孔少且不显著。叶革质，楔状倒卵形至长楔状倒披针形，长 6 ~ 16 cm，宽 1 ~ 4 cm，无毛，下面有金黄色腺体；叶柄长 2 ~ 10 mm。雌雄异株；穗状雄花序单独或数条丛生于叶腋，长 1 ~ 3 cm，直径 3 ~ 5 mm，通常不分枝，有密接覆瓦状苞片，每苞片有 1 雄花；雄花有 2 ~ 4 不孕小苞片及 4 ~ 6 雄蕊；雌花序常单生于叶腋，长 5 ~ 15 mm，有密接覆瓦状苞片，每苞片有 1 雌花；雌花有 4 小苞片；子房卵形，有极短花柱及 2 细长花柱枝。核果球形，直径 10 ~ 15 mm，有乳头状突起，成熟时深红色、紫红色或白色。

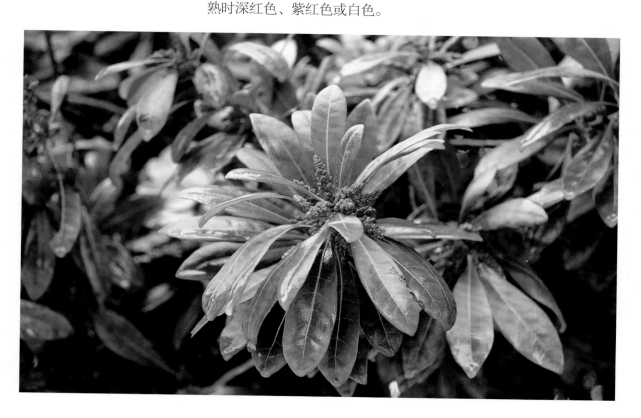

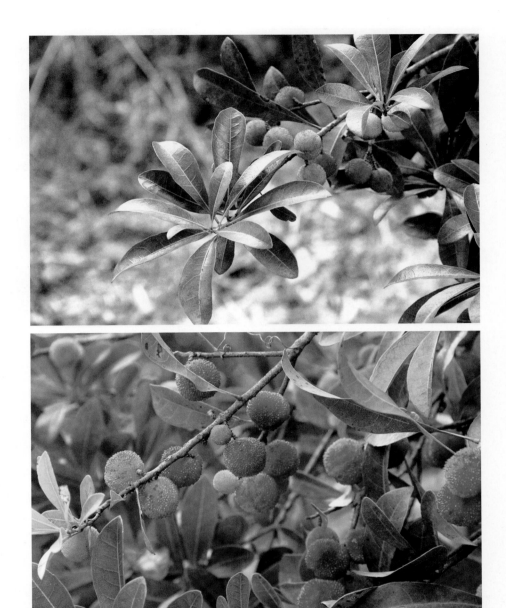

| **生境分布** | 生于海拔 125 ~ 1 500 m 的山坡或山谷林中。德兴各地均有分布，常栽培于山坡或房前屋后。

| **资源情况** | 野生资源丰富，栽培资源丰富。药材主要来源于栽培。

| **采收加工** | **杨梅树皮**：全年均可采收，剥取树皮、根皮或挖取全根，鲜用或晒干。
杨梅叶：全年均可采收，通常在整枝时采摘，鲜用或晒干。
杨梅：夏季果实成熟后，分批采摘，鲜用或烘干。
杨梅核仁：食用杨梅果实时，留下核仁，鲜用或晒干。

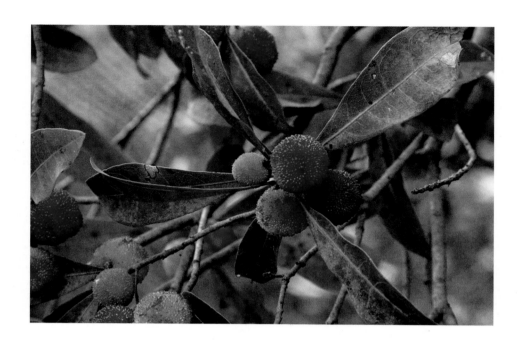

| **药材性状** | **杨梅树皮**：本品呈弯曲或卷筒状，厚 0.2 ~ 1 cm，外表面灰褐色或灰棕色，表面粗糙，皱缩，可见裂纹；栓皮多呈鳞片状脱落，去栓皮后表面红褐色，可见有许多横向沟纹及小孔，内表面较光滑，红褐色，具细密纹理，质坚硬，不易折断，断面纤维状。气微，味苦、涩。根粗壮扭曲，多有分枝，直径 0.5 ~ 8 cm。表面褐色，略粗糙，有纵皱纹及横形皮孔样痕迹。质硬而韧，难折断，断面不平坦，皮部狭窄，呈深棕色，木部较宽，占根横切面的 4/5 以上，呈浅棕色至棕色，有细密的放射状纹理。气微，味微涩。 |

功能主治	**杨梅树皮**：苦、辛、微涩，温。归心、肝、大肠经。行气活血，止痛，止血，解毒消肿。用于脘腹疼痛，胁痛，牙痛，疝气，跌打损伤，骨折，吐血，衄血，痔血，崩漏，外伤出血，疮疡肿痛，痄腮，牙疳，烫火伤，臁疮，湿疹，疥癣，感冒，泄泻，痢疾。
	杨梅叶：苦、微辛，温。归肺经。燥湿祛风，止痒。用于皮肤湿疹。
	杨梅：酸、甘，温。归脾、胃、肝经。生津除烦，和中消食，解酒，涩肠，止血。用于烦渴，呕吐，呃逆，胃痛，食欲不振，食积腹痛，饮酒过度，腹泻，痢疾，衄血，头痛，跌打损伤，骨折，烫火伤。
	杨梅核仁：辛、苦，微温。归肺、脾经。利水消肿，敛疮。用于脚气，牙疳。

| **用法用量** | **杨梅树皮**：内服煎汤，9 ~ 30 g；或浸酒；或入丸、散剂；孕妇忌服。外用适量，煎汤熏洗；或漱口；或研末调敷；或吹鼻。 |

杨梅叶：外用适量，煎汤洗。

杨梅：内服煎汤，15 ~ 30 g；或烧灰；或盐藏；久食令人发热，损齿及筋；忌生葱同食。外用适量，烧灰涂敷。

杨梅核仁：内服煎汤，6 ~ 9 g。外用适量，烧灰涂敷。

| 附　注 | 本种异名：*Morella rubra* Loureiro、*Myrica rubra* Siebold et Zuccarini var. *acuminata* Nakai.。

药材杨梅树皮，为本种的树皮，《福建省中药材标准》（2006 年版）中有收载。

胡桃科 Juglandaceae 山核桃属 Carya

美国山核桃

Carya illinoensis (Wangenheim) K. Koch

| **药 材 名** | 美国山核桃（药用部位：种仁）。

| **形态特征** | 大乔木。芽黄褐色，被柔毛，芽鳞 4 ~ 6，镊合状排列。奇数羽状复叶长 25 ~ 35 cm，具 9 ~ 17 小叶；小叶基部歪斜，卵状披针形或长椭圆状披针形，稀长椭圆形，长 7 ~ 18 cm，具单锯齿或重锯齿，初被腺鳞及柔毛。雄柔荑花序 3 序成束，长 8 ~ 14 cm。雌穗状花序具 3 ~ 10 雌花。果实长圆形或长椭圆形，长 3 ~ 5 cm，具 4 纵棱，果皮 4 瓣裂。

| **生境分布** | 德兴三清山北麓有栽培。

| **资源情况** | 栽培资源较少。药材来源于栽培。

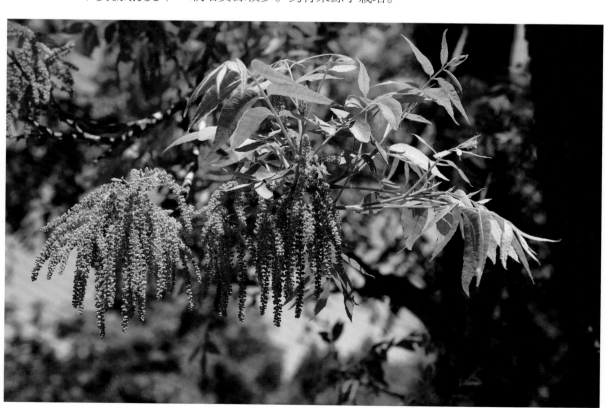

| 采收加工 | 果实成熟后，取出种仁，晒干。

| 功能主治 | 滋养强壮，润肺通便。用于腰膝酸软，虚喘久咳。

| 用法用量 | 内服煎汤，9 ～ 15 g；或研末，3 ～ 5 g。

| 附　注 | 本种异名：*Juglans illinoinensis* Wangenheim、*Juglans olivaeformis* Michaux、*Juglans pecan* Marshall.、*Hicoria olivaeformis* (Michaux) Nuttall、*Hicoria pecan* (Marshall) Britton。

本种的果仁（即种子）含油脂，可食，为常见干果。

青钱柳 *Cyclocarya paliurus* (Batal.) Iljinsk.

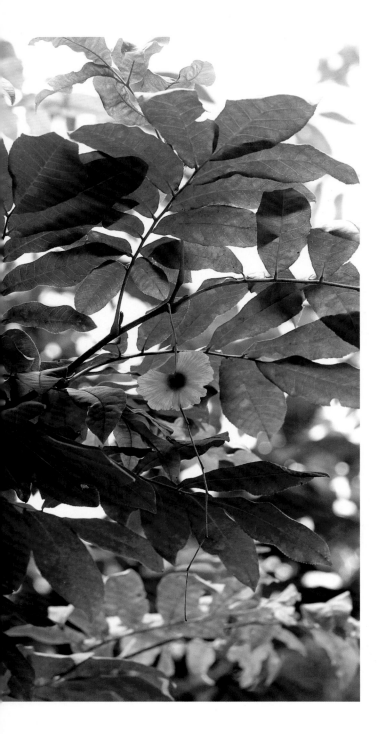

| 植物别名 |

摇钱树、甜叶树。

| 药 材 名 |

青钱柳叶（药用部位：叶）。

| 形态特征 |

乔木，髓部薄片状。奇数羽状复叶长约20 cm；小叶7 ~ 9，革质，长5 ~ 14 cm，宽2 ~ 6 cm，上面有盾状腺体，下面网脉明显，有灰色细小鳞片及盾状腺体，两面、中脉、侧脉皆有短柔毛。花单性，雌雄同株；雄柔荑花序长7 ~ 18 cm，2 ~ 4成一束集生在短总梗上；雄花苞片小且不显著，2小苞片与2 ~ 3花被片的形状无区别；雄蕊24 ~ 30；雌柔荑花序单独顶生；雌花苞片与2小苞片合生并贴生至子房中部；花被片4，生子房上端。果序轴长25 ~ 30 cm；果实有革质水平圆盘状翅，直径2.5 ~ 6 cm，先端有4宿存花被片及花柱。

| 生境分布 |

常生于海拔500 m以上的山地湿润的森林中。分布于德兴大茅山、三清山北麓等，大目源有栽培。

| **资源情况** | 野生资源较少，栽培资源一般。药材来源于栽培。

| **采收加工** | 春、夏季采收，洗净，鲜用或晒干。

| **药材性状** | 本品小叶片多破碎，叶片革质，长椭圆状卵形至阔披针形，长 5～14 cm，宽 2～6 cm，先端渐尖，基部偏斜，边缘有锯齿，上面灰绿色，有盾状腺体，下面黄绿色或褐色，网状脉明显，有灰色细小的鳞片及盾状腺体。气清香，味淡。

| **功能主治** | 辛、微苦，平。归肺、肝经。生津止渴，清热平肝，祛风止痒。用于消渴，眩晕，目赤肿痛，皮肤癣疾，便秘。

| **用法用量** | 内服代茶饮。外用适量，鲜品捣汁涂搽。

| **附　　注** | 本种异名：*Pterocarya paliurus* Batalin、*Cyclocarya paliurus* Batal. Iljinsk var. *micropaliurus* (Tsoong) P. S. Hsu, X. Z. Feng et L. G. Xu、*Pterocarya micropaliurus* Tsoong.。

药材青钱柳叶，为本种的干燥叶，《贵州省中药材、民族药材质量标准·第二册》（2019 年版）、《广西壮族自治区瑶药材质量标准·第二卷》（2021 年版）中有收载。

本种为我国特有植物，叶可代甜茶饮用，江西修水开发有"青钱柳茶"。

胡桃科 Juglandaceae 黄杞属 Engelhardia

黄杞

Engelhardia roxburghiana Wall.

| 植物别名 | 黄榉、少叶黄杞。

| 药 材 名 | 黄杞皮（药用部位：树皮）、黄杞叶（药用部位：叶）。

| 形态特征 | 小乔木，全体无毛。枝条灰白色，被有锈褐色或橙黄色的圆形腺体。偶数羽状复叶长 8 ~ 16 cm，叶柄长 1.5 ~ 4 cm；小叶 1 ~ 2 对，叶片椭圆形至长椭圆形，长 5 ~ 13 cm，全缘，基部歪斜。雌雄同株或稀异株。雌雄花序常生于枝先端而成圆锥状或伞形状花序束，或雌雄花序分开，均为柔荑状，花稀疏散生。雄花无梗。雌花有短梗，苞片 3 裂，花被片 4，柱头 4 裂。果序长 7 ~ 12 cm。果实球形，直径 3 ~ 4 mm，密被橙黄色腺体；膜质苞片托于果实，3 裂，中裂片长 2 ~ 3.5 cm，宽 6 ~ 8 mm，侧裂片较短。

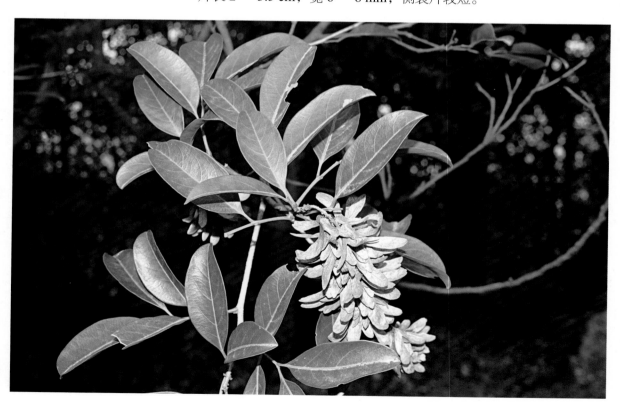

| 生境分布 | 生于海拔 400 ～ 1 000 m 的林中或山谷。分布于德兴三清山北麓等。

| 资源情况 | 野生资源较少。药材来源于野生。

| 采收加工 | 黄杞皮：夏、秋季剥取，鲜用或晒干。
黄杞叶：春、夏、秋季采收，洗净，鲜用或晒干。

| 药材性状 | 黄杞皮：本品呈单卷筒状或双卷筒状，长短不一，厚 3 ～ 4 mm。外表面灰棕色或灰褐色，粗糙，皮孔椭圆形；内表面紫褐色，平滑，有纵浅纹。质坚硬而脆，易折断，断面不平整，略呈层片状。气微，味微苦、涩。
黄杞叶：本品呈棕黄色。完整的叶片为偶数羽状复叶，具小叶 6 ～ 8，通常不完整，小叶片多卷曲，展平后呈长椭圆状披针形，或略呈镰状弯曲，长 6 ～ 13 cm，宽 2 ～ 5 cm，革质，全缘，上表面褐色或灰绿色，下表面浅灰绿色，主脉凸出，侧脉羽状；小叶柄长约 0.5 cm。质脆，易破碎。气微，味微苦、甘。

| 功能主治 | 黄杞皮：微苦、辛，平。行气，化湿，导滞。用于脾胃湿滞，脘腹胀闷，泄泻。
黄杞叶：微苦，凉。归肺、脾经。清热，止痛。用于感冒发热，疝气腹痛。

| 用法用量 | 黄杞皮：内服煎汤，6 ～ 15 g。
黄杞叶：内服煎汤，9 ～ 15 g。

| 附　　注 | 本种异名：*Engelhardtia fenzelii* Merr.、*Engelhardtia chrysolepis* Hance、*Engelhardtia formosana* (Hayata) Hayata。
药材黄杞叶，为本种的干燥叶，《广西壮族自治区壮药质量标准·第二卷》（2011 年版）、《广西中药材标准·第二册》（1996 年版）以"罗汉茶"之名收载之。

胡桃科 Juglandaceae 胡桃属 Juglans

野核桃

Juglans cathayensis Dode

| 药 材 名 | 野核桃仁（药用部位：种仁）、野核桃油（药材来源：种仁的脂肪油）。

| 形态特征 | 落叶乔木。髓部薄片状；顶芽裸露，有黄褐色毛。奇数羽状复叶，长 40 ~ 50 cm；小叶 9 ~ 17，无柄，卵形或卵状长椭圆形，长 8 ~ 15 cm，宽 3 ~ 7.5 cm，有明显细密锯齿，上面有星状毛，下面密生短柔毛及星状毛。花单性，雌雄同株；雄柔荑花序长 20 ~ 30 cm，下垂；雌花序穗状，长 20 ~ 25 cm，直立，通常有 5 ~ 10 雌花，密生腺毛。果序长，常生 6 ~ 10 果实，下垂；果实卵形，长 3 ~ 4.5 cm，有腺毛；果核球形，有 6 ~ 8 纵棱，各棱间有不规则折皱。

| 生境分布 | 生于海拔 800 m 以上的杂木林中。分布于德兴三清山北麓、大茅山等。

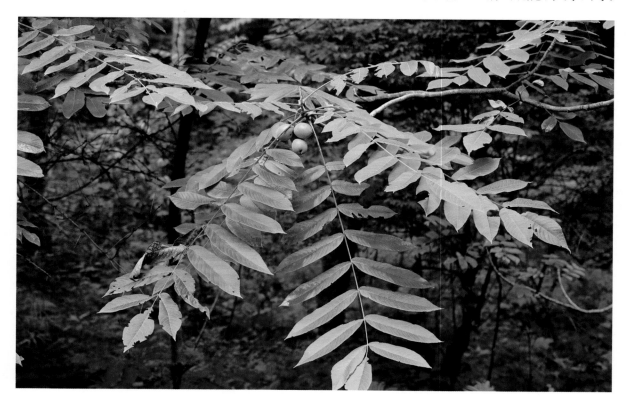

| 资源情况 | 野生资源较少。药材来源于野生。

| 采收加工 | **野核桃仁**：10 月果实成熟时采收，堆积 6 ~ 7 天，待果皮霉烂后，除去果皮，洗净，晒至半干，再击碎果核，拣取种仁，晒干。

野核桃油：除去果壳，取仁榨油。

| 功能主治 | **野核桃仁**：甘，温。归肺、肾、大肠经。润肺止咳，温肾助阳，润肤，通便。用于燥咳无痰，虚喘，腰膝酸软，肠燥便秘，皮肤干裂。

野核桃油：甘，平。归肺、肾、大肠经。润肠通便，杀虫，敛疮。用于肠燥便秘，虫积腹痛，疥癣，冻疮，狐臭。

| 用法用量 | **野核桃仁**：内服煎汤，30 ~ 50 g；或捣碎嚼，10 ~ 30 g；或捣烂冲酒。外用适量，捣烂涂搽。

野核桃油：内服，3 ~ 5 ml，温开水送服。外用适量，涂搽。

| 附　注 | 本种异名：*Juglans mandshurica* Maxim.、*Juglans draconis* Dode。

胡桃科 Juglandaceae 胡桃属 Juglans

华东野核桃 *Juglans cathayensis* Dode var. *formosana* (Hayata) A. M. Lu et R. H. Chang

药 材 名	华东野核桃（药用部位：种仁）。
形态特征	本变种与野核桃的区别在于本变种果核较平滑，仅有 2 纵向棱脊，皱纹不明显，无刺状突起及深凹窝。
生境分布	生于山谷或山坡林中。分布于德兴三清山北麓、大茅山等。
资源情况	野生资源丰富。药材来源于野生。
采收加工	10 月果实成熟时采收，堆积 6 ~ 7 天，待果皮霉烂后，除去果皮，洗净，晒至半干，再击碎果核，拣取种仁，晒干。
功能主治	甘、涩，微温。补养气血，润燥化痰，温肺润肠。用于燥咳无痰，

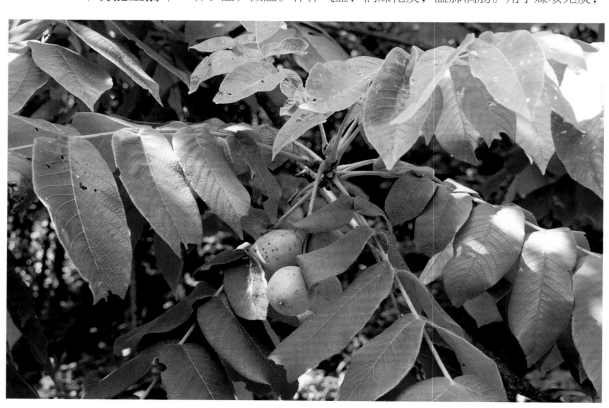

虚喘，腰膝酸软，肠燥便秘，皮肤干裂。

| **用法用量** | 内服煎汤，30 ~ 50 g；或捣碎嚼，10 ~ 30 g；或捣烂冲酒。外用适量，捣烂涂搽。

| **附　　注** | 本种异名：*Juglans formosana* Hayata。
本种在江西民间与野核桃同等药用，在德兴民间直接作为野核桃使用。

胡桃科 Juglandaceae 胡桃属 Juglans

胡桃 *Juglans regia* L.

| 药 材 名 | 胡桃根（药用部位：根或根皮）、胡桃树皮（药用部位：树皮）、胡桃枝（药用部位：嫩枝）、胡桃叶（药用部位：叶）、胡桃花（药用部位：花）、青胡桃果（药用部位：未成熟的果实。别名：青胡桃）、青龙皮（药用部位：未成熟果实的外果皮。别名：胡桃青皮）、胡桃壳（药用部位：成熟果实的内果皮）、分心木（药用部位：木质隔膜。别名：胡桃隔）、核桃（药用部位：成熟核果）、胡桃仁（药用部位：种仁或成熟种子。别名：核桃仁）、油胡桃（药用部位：种仁返油而变成黑色者）、胡桃油（药材来源：种仁的脂肪油）。

| 形态特征 | 乔木，高 20 ～ 25 m；髓部片状。奇数羽状复叶长 25 ～ 30 cm；小叶 5 ～ 11，椭圆状卵形至长椭圆形，长 6 ～ 15 cm，宽 3 ～ 6 cm，

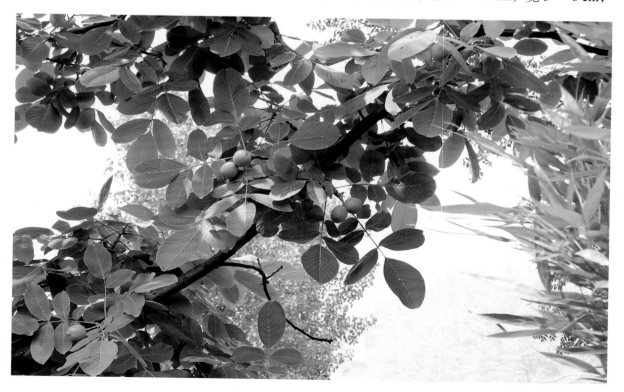

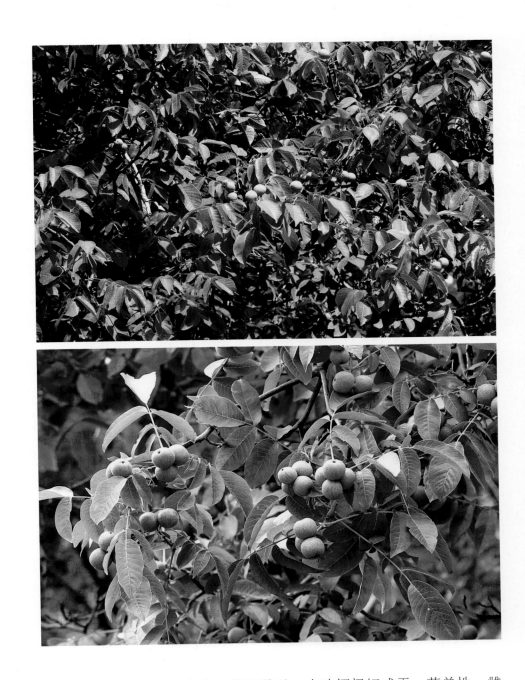

上面无毛，下面仅侧脉腋内有一簇短柔毛；小叶柄极短或无。花单性，雌
雄同株；雄柔荑花序下垂，通常长 5 ~ 10 cm，雄蕊 6 ~ 30；雌花序簇状，直立，
通常有雌花 1 ~ 3。果序短，俯垂，有果实 1 ~ 3；果实球形，外果皮肉质，
不规则开裂，内果皮骨质，表面凹凸或折皱，有 2 纵棱，先端有短尖头，隔膜
较薄，内里无空隙，内果皮壁内有不规则空隙或无空隙而仅有折皱。

| **生境分布** | 生于山地及丘陵地带，常有栽培。德兴三清山北麓有零星栽培。

| 资源情况 | 栽培资源较少。药材来源于栽培。

| 采收加工 | **胡桃根：** 全年均可采挖根，洗净，切片；或剥取根皮，切片，鲜用。

胡桃树皮： 全年均可采收，或结合栽培砍伐整枝采剥茎皮和枝皮，鲜用或晒干。

胡桃枝： 春、夏季采摘，洗净，鲜用。

胡桃叶： 春、夏、秋季采收，鲜用或晒干。

胡桃花： 5～6月花盛开时采收，除去杂质，鲜用或晒干。

青胡桃果： 夏季采收，洗净，鲜用或晒干。

青龙皮： 夏、秋季摘下未成熟果实，削取绿色的外果皮，鲜用或晒干。

胡桃壳： 采收胡桃仁时，收集核壳（木质内果皮），除去杂质，晒干。

分心木： 秋、冬季采收成熟核果，击开核壳，采取核仁时，收集果核内的木质隔膜，晒干。

核桃： 秋季果实成熟后采收，除去肉质果皮，干燥。

胡桃仁： 9～10月中旬，待外果皮变黄，大部分果实顶部已开裂或少数已脱落时，打落果实，烘干，取出核仁，晒干。

油胡桃： 选取种仁返油而变成黑色者。

胡桃油： 将净胡桃种仁压榨，收集榨出的脂肪油。

| 药材性状 | **胡桃枝：** 本品为圆柱形的段，被短腺毛，具明显的叶痕和皮孔。气微，味苦、涩。

青胡桃果： 本品呈类球形，黑绿色，具褐色斑点，直径2～3.5 cm。表面较光滑，在放大镜下可见茸毛，基部具圆形果柄痕。断面不平坦，外果皮、中果皮及内果皮之间均不易剥离，中心可见脑状子叶。气微，味苦、涩。

青龙皮： 本品为干燥肉质果皮，呈皱缩的半球形或块片状，纵面多向内卷曲，直径3～5 cm，厚6～10 mm。表面较光滑，黑绿色，有黑色斑点，一端有一果柄断痕，内表面黄白色，不平坦，气微，味苦、涩。

胡桃壳： 本品呈半球形或不规则碎块，直径约3 cm，厚1～2 mm，外表面灰褐色至棕褐色，光滑，具不规则网状纹理。内表面棕褐色，可见木质隔膜。质坚硬，不易折断。气微，味微苦。

分心木： 本品多呈破碎薄片状，稍不平坦，边缘不整齐，黄棕色至棕褐色，略有光泽。完整者由3互相垂直的膜质薄片组成，中间是"Y"形的肋，薄片即是由肋内外延伸而成，肋处较厚，约1.5 mm，有纵向细皱纹，向外渐薄。木质，质坚而脆，易折断。气微，味微苦、涩。

核桃：本品呈类圆球形，直径 3 ~ 5 cm。表面黄棕色或黄褐色，凹凸不平，并具明显的浅纵沟及 2 纵棱，先端急尖，基部略凹。果皮坚硬，破开后，内表面黄棕色，中间具 1 隔膜，将种仁分成两瓣；种仁类球形，直径 2 ~ 3 cm，凹凸不平，具不规则的沟槽；种皮淡棕色或深棕色，膜状，可见深色脉纹（维管束）；子叶类白色，质脆，富油性，无臭。子叶味甘、淡，种皮味涩。

胡桃仁：本品多破碎为不规则的块状，有屈曲的沟槽，大小不一，完整者类圆形，直径 2 ~ 3 cm。种皮黄色或黄褐色，膜状，可见深棕色脉纹（维管束）。子叶类白色。质脆，富油性。无臭，味甘。种皮味涩，微苦。

| 功能主治 |　　**胡桃根：**苦、涩，平；有毒。止泻，止痛，乌须发。用于腹泻，牙痛，须发早白。

胡桃树皮：苦、涩，凉。涩肠止泻，解毒，止痒。用于泄泻，痢疾，麻风结节，肾囊风，皮肤瘙痒。

胡桃枝：苦、涩，平。杀虫止痒，解毒散结。用于疔疮，瘰疬，肿块。

胡桃叶：苦、涩，平；有毒。收敛止泻，杀虫，消肿。用于带下，疥癣，象皮腿。

胡桃花：甘、微苦，温。软坚散结，除疣。用于赘疣。

青胡桃果：苦、涩，平。止痛，乌须发。用于胃脘疼痛，须发早白。

青龙皮：苦、涩，平。归肝、脾、胃经。止痛，止咳，止泻，解毒，杀虫。用于脘腹疼痛，痛经，久咳，泄泻久痢，痈肿疮毒，顽癣，秃疮，白癜风。

胡桃壳：苦、涩，平。止血，止痢，散结消痈，杀虫止痒。用于崩漏，痛经，久痢，疟母，乳痈，疥癣，鹅掌风。

分心木：苦、涩，平。归脾、肾经。涩精缩尿，止血止带，止泻痢。用于遗精滑泄，尿频遗尿，崩漏，带下，泄泻，痢疾。

核桃：甘，温。归肾、肺、大肠经。补肾，温肺，润肠。用于腰膝酸软，阳痿遗精，虚寒喘嗽，大便秘结。

胡桃仁：甘、涩，温。归肾、肝、肺经。补肾益精，温肺定喘，润肠通便。用于腰痛脚弱，尿频，遗尿，阳痿，遗精，久咳喘促，肠燥便秘，石淋，疮疡瘰疬。

油胡桃：辛，热；有毒。消痈肿，祛疬风，解毒，杀虫。用于痈肿，疬风，霉疮，疥癣，白秃疮，须发早白。

胡桃油：辛、甘，温。温补肾阳，润肠，驱虫，止痒，敛疮。用于肾虚腰酸，肠燥便秘，虫积腹痛，聤耳出脓，疥癣，冻疮，白秃。

| 用法用量 | 胡桃根：内服煎汤，9～15 g。外用适量，煎汤洗。

胡桃树皮：内服煎汤，3～9 g。外用适量，煎汤洗；或研末调敷。

胡桃枝：内服煎汤，15～30 g。外用适量，煎汤洗。

胡桃叶：内服煎汤，15～30 g。外用适量，煎汤洗；或捣敷。

胡桃花：外用适量，浸酒涂搽。

青胡桃果：内服煎汤，9～15 g；或浸酒。外用适量，搽须发。

青龙皮：内服煎汤，9～15 g；或入丸、散剂。外用适量，鲜品擦拭；或捣敷；或煎汤洗。

胡桃壳：内服煎汤，9～15 g；或煅存性，研末，3～6 g。外用适量，煎汤洗。

分心木：内服煎汤，3～15 g。

核桃：内服煎汤，6～10 g，打碎。

胡桃仁：内服煎汤，6～15 g；或单味嚼服，10～30 g；或入丸、散剂；痰火积热、阴虚火旺及大便溏泄者禁服；不可与浓茶同服。外用适量，研末调敷。

油胡桃：外用适量，研末调敷。本品有毒，禁内服。

胡桃油：内服炖温，9～15 g。外用适量，涂搽。坏核桃榨取者，有毒，味劣，不宜食。

| 附　注 | 本种异名：*Juglans sinensis* (C. DC.) Dode、*Juglans orientis* Dode、*Juglans kamaonia* (C. DC.) Dode、*Juglans fallax* Dode、*Juglans duclouxiana* Dode、*Juglans regia* L. var. *sinensis* C. DC.。

药材分心木，为本种果核中的木质隔膜，《中华人民共和国卫生部药品标准·中药材·第一册》（1992 年版）、《山东省中药材标准·附录》（1995 年版、2002 年版）、《山西省中药材标准》（1987 年版）中有收载；《上海市中药材标准》（1994 年版）以"胡桃隔"之名收载之。

药材青龙皮，为本种的干燥外果皮、干燥肉质果皮，《维吾尔药材标准·上册》（1993 年版）、《中华人民共和国卫生部药品标准·中药材·第一册》（1992 年版）以"青龙衣"之名收载之。

药材青胡桃果，为本种的新鲜或干燥幼果，《贵州省中药材、民族药材质量标准》（2003 年版）以"青胡桃"之名收载之。

药材胡桃仁，为本种的干燥种仁、干燥成熟种仁或干燥成熟种子，《维吾尔药材标准·上册》（1993 年版）中有收载；《中华人民共和国药典》（1963 年版）、《山西省中药材标准》（1987 年版）、《藏药标准》（1979 年版）、《贵州省中药材质量标准》（1988 年版）以"胡桃仁（核桃仁）"之名收载之，《中华人民共和国药典》（1977 年版至 2020 年版）、《内蒙古中药材标准》（1988年版）、《新疆维吾尔自治区药品标准·第二册》（1980 年版）以"核桃仁"之名收载之。

药材核桃，为本种的干燥核果，《广西壮族自治区壮药质量标准·第一卷》（2008 年版）中有收载。

药材胡桃壳，为本种的成熟果实的内果皮，《浙江省中药材标准·第一册》（2017 年版）中有收载，同时还以"核桃壳炭"之名收载本种，药用来源于干燥成熟果实的核壳经炭化、粉碎、过 16 ~ 60 目筛、蒸汽活化的制成品。

药材胡桃枝，为本种的干燥嫩枝，《山东省中药材标准·附录》（1995 年版、2002 年版）以"核桃枝"之名收载之。

药材胡桃油，为本种干燥成熟种仁榨出的油脂，《北京市中药材标准·附录》（1998 年版）以"核桃油"之名收载之。

本种为国家二级保护植物。

化香树

Platycarya strobilacea Sieb. et Zucc.

| 药 材 名 | 化香树叶（药用部位：叶）、化香树果（药用部位：果实）。

| 形态特征 | 落叶小乔木。二年生枝条暗褐色，具细小皮孔。叶长 15 ~ 30 cm，具 7 ~ 23 小叶；小叶纸质，侧生小叶无叶柄，卵状披针形至长椭圆状披针形，长 4 ~ 11 cm，边缘有锯齿，顶生小叶具小叶柄。两性花序和雄花序在小枝先端排列成伞房状花序束；两性花序通常 1 条，着生于中央先端，长 5 ~ 10 cm；雄花序通常 3 ~ 8，位于两性花序下方四周。雄花苞片阔卵形，长 2 ~ 3 mm；雄蕊 6 ~ 8。雌花苞片卵状披针形，长 2.5 ~ 3 mm；花被 2。果序球果状，卵状椭圆形至长椭圆状圆柱形，长 2.5 ~ 5 cm；宿存苞片木质，长 7 ~ 10 mm；果实小坚果状，两侧具狭翅，长 4 ~ 6 mm。

| 生境分布 | 生于海拔 600 ~ 1 300 m 的向阳山坡杂木林中。德兴各地山区均有分布。

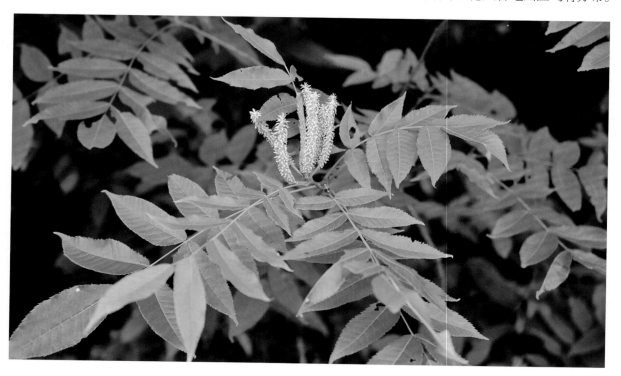

| 资源情况 | 野生资源一般。药材来源于野生。

| 采收加工 | 化香树叶：夏、秋季采收，鲜用或晒干。
化香树果：秋季果实近成熟时采收，晒干。

| 药材性状 | 化香树叶：本品为奇数羽状复叶，多不完整，叶柄及叶轴较粗，淡黄棕色。小叶片多皱缩破碎，完整者宽披针形，不等边，略呈镰状弯曲。长 4 ～ 11 cm，宽 2 ～ 4 cm。上表面灰绿色，下表面黄绿色，边缘有重锯齿，薄革质。气微清香，味淡。

化香树果：本品果穗直立，卵形至矩圆形，长 3.5 ～ 4 cm，直径约 2 cm，暗褐色。果苞卵状披针形，先端刺尖，坚硬，宿存。每果苞内含 1 坚果。坚果近圆形，扁平，两面中间稍隆起，边缘圆，长 2.6 ～ 4.5 mm，基部宽 1.4 ～ 2.9 mm，先端宽 3.1 ～ 6.1 mm，厚 1.4 ～ 1.6 mm，棕褐色有黑褐色斑块，两面各有 1 披针形肋纹，边缘较宽呈翼状，近坚果先端有 1 刀刻状横向裂纹。先端中央凹，凹口处为宿存花柱或花柱残基。基部有 1 凹孔，一侧开口低，呈 "U" 形。种皮黄褐色，三角形。子叶 1，折皱。种子 1。

| 功能主治 | 化香树叶：辛，温；有毒。归脾、肾经。解毒疗疮，杀虫止痒。用于疮痈肿毒，骨痛流脓，顽癣，阴囊湿疹，癞头疮。

化香树果：辛，温。归肺、脾、大肠经。活血行气，止痛，杀虫止痒。用于内伤胸腹胀痛，跌打损伤，筋骨疼痛，痈肿，湿疹，疥癣。

| 用法用量 | 化香树叶：外用适量，煎汤洗；或嫩叶搽患处；有毒，不可内服。
化香树果：内服煎汤，10 ～ 20 g。外用适量，煎汤洗；或研末调敷。

| 附　方 | （1）治内伤胸胀、腹痛及筋骨疼痛：化香树干果 15 ～ 18 g，加山楂根等量，煎汁冲烧酒，早、晚空腹服。
（2）治牙痛：化香树果数枚，煎汤含服。
（3）辟疫：果穗烧烟熏。又果穗及叶烧烟熏蚊。
（4）杀蛆：叶捣烂，每 50 kg 粪内加 7.5 kg。
（5）灭孑孓：叶 500 g，水 9.5 kg，浸 24 小时，倾入有孑孓的污水中。［方（1）～（5）出自《草药手册》（江西）］

| 附　注 | 本种异名：*Fortunaea chinensis* Lindley、*Platycarya kwangtungensis* Chun、*Platycarya longipes* Wu、*Platycarya simplicifolia* G. R. Long。

胡桃科 Juglandaceae 枫杨属 Pterocarya

枫杨

Pterocarya stenoptera C. DC.

| 植物别名 | 麻柳、蜈蚣柳、苍蝇翅。

| 药 材 名 | 枫柳皮（药用部位：树皮）、麻柳果（药用部位：果实）、麻柳树根（药用部位：根或根皮）、麻柳叶（药用部位：叶。别名：枫杨叶）。

| 形态特征 | 大乔木。小枝灰色至暗褐色，具灰黄色皮孔；芽密被锈褐色的腺体。羽状复叶长 9 ~ 20 cm，叶轴多少具翅，与叶柄皆被短毛；小叶 10 ~ 16，无小叶柄，长椭圆形至长椭圆状披针形，长 8 ~ 12 cm，边缘有向内弯的细锯齿。雄性柔荑花序长 6 ~ 10 cm。雄花常具 1 发育的花被片，雄蕊 5 ~ 12。雌性柔荑花序顶生，长 10 ~ 15 cm，花序轴密被毛，下端不生花的部分长达 3 cm，具 2 枚长达 5 mm 的不孕性苞片。雌花几乎无梗，苞片及小苞片基部常有毛和密集腺

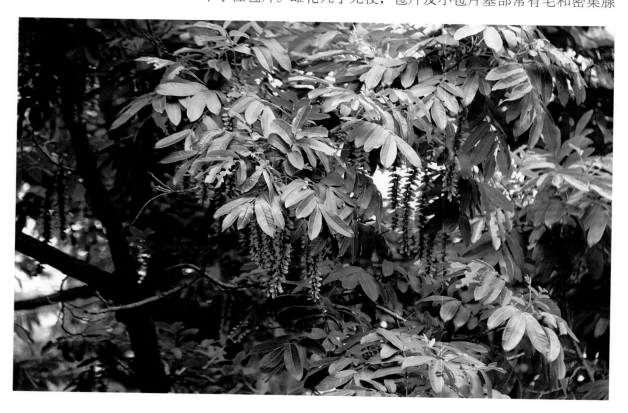

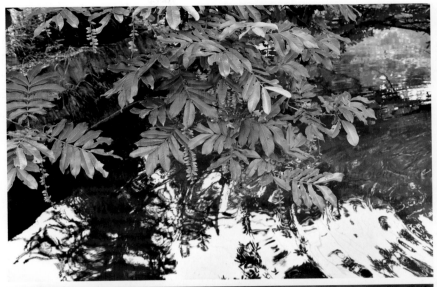

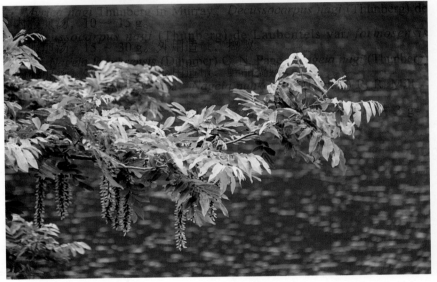

体。果序长 20 ～ 45 cm。果实长椭圆形，长 6 ～ 7 mm；果翅条形或阔条形，长 12 ～ 20 mm，具近平行的脉。

| 生境分布 | 生于平原溪涧河滩、阴湿山地杂木林中。德兴各地均有分布。

| 资源情况 | 野生资源丰富。药材来源于野生。

| 采收加工 | **枫柳皮：**夏、秋季剥取，鲜用或晒干。

麻柳果：夏、秋季果实近成熟时采收，鲜用或晒干。

麻柳树根：全年均可采挖或结合伐木采挖，洗净，晒干，或趁鲜时剥取根皮，晒干。

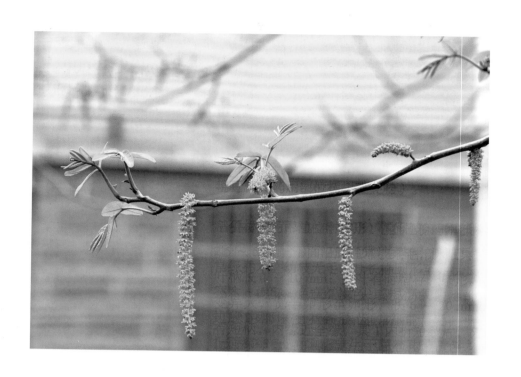

麻柳叶：春、夏、秋季均可采收，除去杂质，鲜用或晒干。

| 药材性状 | **麻柳果**：本品小坚果类卵形，鲜品黄绿色，干品棕褐色，长约 6 mm，先端宿存花柱二分叉。果翅 2，着生于果实先端背面，翅长圆形至长圆状披针形，平行或先端稍外展，具纵纹。质坚，不易破碎，断面白色。气微清香，味淡。

麻柳树根：本品主根呈圆柱形，粗细不一，直径通常为 2 ~ 5 cm，质坚硬，不易折断，断面木部淡棕白色。根皮呈向内弯曲的半筒状或不规则槽状，厚 2 ~ 3 mm。外表面灰褐色，有横长椭圆形皮孔及纵沟纹；内表面棕黄色至棕黑色，有较细密的纵向纹理。体轻质脆，易折断，断面不平整，强纤维性。气微，味苦、涩而微辣。

麻柳叶：本品小叶多皱缩，展平后，长椭圆形至长椭圆状披针形，长 5 ~ 12 cm，宽 2.5 ~ 3.5 cm，全体绿褐色，上面略粗糙，中脉、侧脉及下面有极稀疏毛。小叶柄极短或无。质脆。气微，味淡。

| 功能主治 | **枫柳皮**：辛、苦，温；有小毒。归肝、大肠经。祛风止痛，杀虫，敛疮。用于风湿麻木，寒湿骨痛，头颅伤痛，齿痛，疥癣，浮肿，痔疮，烫伤，溃疡口久不敛。

麻柳果：苦，温。归肺经。温肺止咳，解毒敛疮。用于风寒咳嗽，疮疡肿毒，天疱疮。

麻柳树根：辛、苦，热；有毒。归肺、肝经。祛风止痛，杀虫止痒，解毒敛疮。用于风湿痹痛，牙痛，疥癣，疮疡肿毒，溃疡口久不敛，烫火伤，咳嗽。

麻柳叶：辛、苦，温；有小毒。归肺、肝经。杀虫止痒，利尿消肿。用于龋齿痛，疥癣，烫火伤。

| 用法用量 | 枫柳皮：外用适量，煎汤含漱或熏洗；或乙醇浸搽；本品有毒，不宜内服。

麻柳果：内服煎汤，9 ~ 25 g。外用适量，煎汤洗。

麻柳树根：内服煎汤，3 ~ 6 g；或浸酒；体虚者内服量不宜过大。外用适量，研末调敷；或捣敷。

麻柳叶：内服煎汤，6 ~ 15 g；孕妇禁服。外用适量，煎汤洗；或乙醇浸搽；或捣敷。

| 附　　方 | （1）治脚趾缝湿痒：麻柳叶或树皮捣烂，外敷患处，每天换1次。

（2）治疥癣：枫柳皮煎汤洗；或麻柳树根与长叶冻绿根共研末，香油调搽治疥疮，醋调搽治癣。

（3）治膝关节痛：麻柳叶、虎耳草各适量，捣敷。

（4）治黄癣：枫柳皮200 g，皂荚子100 g捣碎，煮沸热洗，每日1 ~ 2次。

（5）治农业杀虫：枫柳皮切碎捣烂成浆，加水5 ~ 7倍取汁。［方（1）~（5）出自《草药手册》（江西）］

| 附　　注 | 本种异名：*Acer mairei* H. Léveillé、*Pterocarya chinensis* Lavallée、*Pterocarya esquirolii* H. Léveillé、*Pterocarya japonica* Lavallée、*Pterocarya laevigata* Lavallée。

药材麻柳叶，为本种的干燥叶，《上海市中药材标准·附录》（1994年版）以"枫杨叶"之名收载之。

杨柳科 Salicaceae 杨属 Populus

响叶杨
Populus adenopoda Maxim.

药 材 名	响叶杨（药用部位：根皮、树皮、叶）、白杨（药用部位：茎枝）。
形态特征	乔木。树皮灰白色，光滑，老时深灰色，纵裂；小枝暗赤褐色，被柔毛；老枝灰褐色，无毛；芽呈圆锥形，有黏质。叶卵状圆形或卵形，长 5 ~ 15 cm，先端长渐尖，边缘有内曲圆锯齿，齿端有腺点，上面无毛或沿脉有柔毛，下面幼时被密柔毛；叶柄侧扁，被绒毛或柔毛，长 2 ~ 10 cm，先端有 2 显著腺点。雄花序长 6 ~ 10 cm，苞片条裂，有长缘毛。果序长 12 ~ 25 cm；蒴果卵状长椭圆形，长 4 ~ 6 mm，2 瓣裂；种子倒卵状椭圆形，暗褐色。
生境分布	生于海拔 300 m 以上的阳坡灌丛、杂木林中。分布于德兴三清山北麓、大茅山等，银城有栽培。

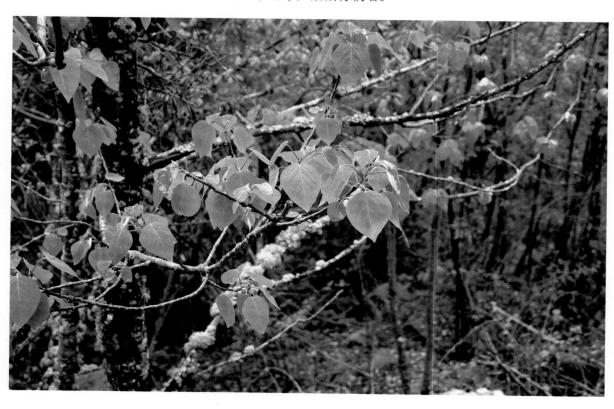

| 资源情况 | 野生资源较少，栽培资源一般。药材主要来源于栽培。

| 采收加工 | **响叶杨**：冬、春季趁鲜剥取根皮和树皮，鲜用或晒干；夏季采收叶，鲜用或晒干。

白杨：全年均可采收，除去叶，趁鲜切成节，晒干。

| 药材性状 | **白杨**：本品茎枝呈圆柱形，多有分枝，直径 0.5 ～ 4 cm。表面青灰色至暗灰色，嫩枝具纵纹；有明显不规则排列的点状皮孔或凸出且横向排列的长圆形或椭圆形皮孔；茎枝上有明显的轮生叶柄脱落后的扁圆形或窝点状疤痕。质硬而脆，断面纤维性，黄白色，可见同心环纹；髓部较小，淡黄色至棕色。气微，味苦。

| 功能主治 | **响叶杨**：苦，平。归肝、脾经。祛风止痛，活血通络。用于风湿痹痛，四肢不遂，龋齿疼痛，损伤瘀血肿痛。

白杨：苦，寒。祛风活血，清热解毒，祛痰。用于风痹，脚气，扑损瘀血，痢疾，肺热咳嗽，口疮，小便淋沥。

| 用法用量 | **响叶杨**：内服煎汤，9 ～ 15 g；或浸酒。外用适量，煎汤洗；或鲜品捣敷。

白杨：内服煎汤，9 ～ 30 g。

| 附　注 | 本种异名：*Populus silvestrii* Pamp.、*Populus adenopoda* Maxim. f. *cuneata* C. Wang et S. L. Tung、*Populus adenopoda* Maxim. f. *microcarpa* C. Wang et S. L. Tung、*Populus tremula* L. var. *adenopoda* (Maxim.) Burkill。

药材白杨，为本种的干燥茎枝，《贵州省中药材、民族药材质量标准》（2003 年版）中有收载；同属植物山杨 *Populus davidiana* Dode 也被上述标准所收载，且与本种同等药用。

杨柳科 Salicaceae 柳属 Salix

垂柳
Salix babylonica L.

| 药 材 名 | 柳枝（药用部位：带嫩叶的枝条。别名：柳条、清明柳）、柳白皮（药用部位：树皮、根皮）、柳根（药用部位：根）、柳屑（药材来源：茎枝蛀孔中的蛀屑）、柳絮（药用部位：带毛种子）、柳叶（药用部位：叶）、柳花（药用部位：花序）。 |

| 形态特征 | 乔木。树皮灰黑色，不规则开裂；枝下垂，淡褐黄色、淡褐色或带紫色，无毛。叶狭披针形或线状披针形，长 9 ~ 16 cm，叶缘锯齿状；叶柄长 5 ~ 10 mm，有短柔毛；托叶仅生在萌发枝上，斜披针形或卵圆形。花序先叶开放，或与叶同时开放；雄花序长 1.5 ~ 3 cm，花序轴有毛；雄蕊 2，花丝与苞片近等长或较长，花药红黄色；雌花序长达 2 ~ 4 cm，基部有 3 ~ 4 小叶，花序轴 |

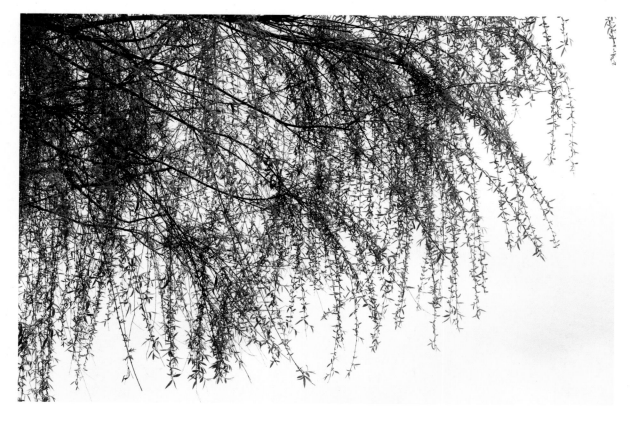

有毛；花柱短，柱头 2 ~ 4 深裂。蒴果长 3 ~ 4 mm，带绿黄褐色。

| **生境分布** | 常生于水沟边，也能生于干旱处。分布于德兴温口、银城等，德兴各地均有栽培。

| **资源情况** | 野生资源少，栽培资源丰富。药材来源于栽培。

| **采收加工** | 柳枝：春季摘取，鲜用或晒干。

柳白皮：多在冬、春季采剥，除去粗皮，鲜用或晒干。

柳根：春、夏、秋季采收，洗净，鲜用或晒干。

柳屑：夏、秋季采收，除去杂质，晒干。

柳絮：3 ~ 4 月收集。

柳叶：夏季采收，鲜用或晒干。

柳花：春季花初开时采收，鲜用或晒干。

| **药材性状** | 柳枝：本品呈圆柱形，直径 5 ~ 10 mm，表面微有纵皱纹，黄色。节间长 0.5 ~ 5 cm，上有交叉排列的芽或残留的三角形疤痕。质脆易断，断面不平坦，皮部薄而浅棕色，木部宽而黄白色，中央有黄白色髓部。气微，味微苦、涩。

柳白皮：本品树皮呈槽状或扭曲的卷筒状，或片状，厚 0.5 ~ 1.5 mm，外表面淡黄色、灰褐色，有残留的棕黄色木栓，粗糙，具纵向皱纹及长圆形结节状疤痕；内表面灰黄色，有纵皱纹，易纵向撕裂。体轻，不易折断，断面裂片状。气微，味微苦、涩。根皮表面深褐色，粗糙，有纵沟纹，栓皮剥落后露出浅棕色木部。质脆，易折断，断面纤维性。气微，味涩。

柳根：本品须根条众多、细长，呈不规则尾巴状，多弯曲，有分枝，表面紫棕色至深褐色，较粗糙，有纵沟及根毛，外皮剥落后露出浅棕色内皮和木部。质脆，易折断，断面纤维性。气微，味涩。

柳絮：本品种子细小，倒披针形，长 1 ~ 2 mm，黄褐色或淡灰黑色。表面有纵沟，先端簇生白色丝状绒毛，长 2 ~ 4 mm，呈团状包围在种子外部。

柳叶：本品狭披针形，长 9 ~ 16 cm，宽 0.5 ~ 1.5 cm，先端长渐尖，基部呈楔形，两面无毛，边缘有锯齿，全体灰绿色或淡绿棕色。有叶柄，长 0.5 ~ 1 cm。质地柔软。气微，味微苦、涩。

| **功能主治** | 柳枝：苦，寒。归胃、肝经。祛风利湿，解毒消肿。用于风湿痹痛，小便淋浊，黄疸，风疹瘙痒，疔疮，丹毒，龋齿，龈肿。

柳白皮：苦，寒。归肝经。祛风利湿，消肿止痛。用于风湿骨痛，风肿瘙痒，

黄疸，淋浊，带下，乳痈，疔疮，牙痛，烫火伤。

柳根： 苦，寒。归肺、肾、心经。利水通淋，祛风除湿，泻火解毒。用于淋证，白浊，水肿，黄疸，痢疾，带下，风湿疼痛，黄水疮，牙痛，烫伤，乳痈。

柳屑： 苦，寒。祛风，除湿，止痒。用于风疹，筋骨疼痛，湿气腿肿。

柳絮： 苦，凉。凉血止血，解毒消痈。用于吐血，创伤出血，痈疽，恶疮。

柳叶： 苦，寒。归肺、肾、心经。清热，解毒，利尿，平肝，止痛，透疹。用于慢性支气管炎，尿道炎，膀胱炎，膀胱结石，白浊，高血压，痈疽肿毒，皮肤瘙痒，烫火伤，关节肿痛，牙痛，痧疹。

柳花： 苦，寒。祛风利湿，止血散瘀。用于风水，黄疸，咯血，吐血，便血，血淋，闭经，疮疥，齿痛。

| **用法用量** | **柳枝：** 内服煎汤，15 ~ 30 g。外用适量，煎汤含漱；或熏洗。

柳白皮： 内服煎汤，15 ~ 30 g。外用适量，煎汤洗；酒煮或炒热温熨。

柳根： 内服煎汤，15 ~ 30 g。外用适量，煎汤熏洗；或酒煮温熨。

柳屑： 外用适量，煎汤洗；或炒热温熨。

柳絮： 内服研末；或浸汁。外用适量，贴敷；或研末调搽；或烧成灰撒。

柳叶： 内服煎汤，15 ~ 30 g，鲜品 30 ~ 60 g。外用适量，煎汤洗；或捣敷；或研末调敷；或熬膏涂。

柳花： 内服煎汤，6 ~ 12 g；或研末，3 ~ 6 g；或捣汁。外用适量，烧存性，研末撒。

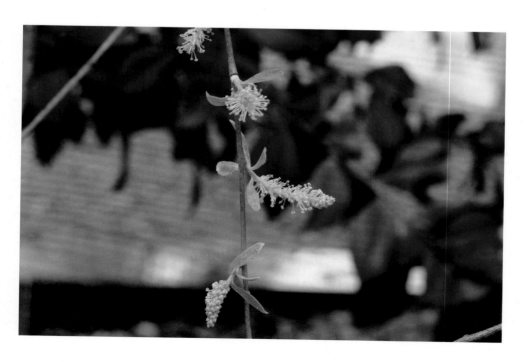

| 附　　注 | 本种异名：*Salix chinensis* Burm.、*Salix cantoniensis* Hance、*Salix babylonica* L. var. *szechuanica* Gorz。

药材柳枝，为本种的干燥带嫩叶枝条，《中华人民共和国卫生部药品标准·中药成方制剂·第一册·附录》（1990年版）、《北京市中药材标准·附录》（1998年版）、《广西中药材标准》（1990年版）、《山西省中药材标准·附录》（1987年版）、《贵州省中药材、民族药材质量标准》（2003年版）中有收载；《上海市中药材标准》（1994年版）以"清明柳"之名收载之，《中华人民共和国卫生部药品标准·中药成方制剂·第四册·附录》（1991年版）以"柳条"之名收载之。

药材柳根，为本种的干燥须根，《上海市中药材标准·附录》（1994年版）以"柳根须"之名收载之。

本种的嫩芽焯水再浸泡后可凉拌、炒蛋，也可代茶。

杨柳科 Salicaceae 柳属 Salix

旱柳
Salix matsudana Koidz.

| 药 材 名 | 旱柳（药用部位：枝条、树皮）、旱柳叶（药用部位：叶）。

| 形态特征 | 乔木。树皮暗灰黑色，有裂沟；枝细长，直立或斜展，浅褐黄色或带绿色，后变褐色。叶披针形，长 5 ~ 10 cm，边缘有细腺锯齿，幼叶有丝状柔毛；叶柄短，上面有长柔毛；托叶披针形或缺。花序与叶同时开放；雄花序圆柱形，长 1.5 ~ 3 cm，花序轴有长毛；雄蕊 2，花药黄色；雌花序较雄花序短，长达 2 cm，有 3 ~ 5 小叶生于短花序梗上，花序轴有长毛；花柱无或很短，柱头卵形，近圆裂。果序长可达 2.5 cm。

| 生境分布 | 生于河岸，为平原地区常见树种。德兴各地均有分布。

| 资源情况 | 野生资源丰富。药材来源于野生。

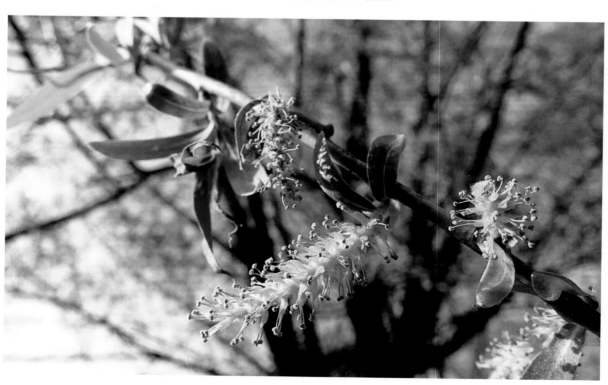

| 采收加工 | 旱柳：春季采收，鲜用或晒干。
旱柳叶：春、夏、秋季采收，除去杂质，晒干。

| 药材性状 | 旱柳：本品嫩枝呈圆柱形，浅褐黄色，表面略具纵棱，有光泽，节上有芽或芽脱落后的三角形疤痕。质轻，易折断，断面皮部极薄，木部黄白色，疏松，中央有白色髓部。气微，味微苦。
旱柳叶：本品嫩叶多纵向卷曲，完整叶展平呈披针形，上表面黄绿色，下表面灰绿色，幼叶有丝状柔毛，薄纸质；叶柄短，亦有柔毛。气微，味微苦、涩。

| 功能主治 | 旱柳：苦，寒。清热除湿，祛风止痛。用于黄疸，急性膀胱炎，小便不利，关节炎，黄水疮，疮毒，牙痛。
旱柳叶：微苦，寒。归肝、胆、脾经。祛风除湿，清利湿热。用于风湿痹痛，盘筋拘挛，湿热黄疸，身目发黄，小便短赤。

| 用法用量 | 旱柳：内服煎汤，9 ~ 15 g。外用适量，捣敷。
旱柳叶：内服煎汤，6 ~ 12 g；或入丸、散剂。

| 附　　注 | 本种异名：*Salix jeholensis* Nakai。
药材旱柳叶，为本种的叶，《江西省中药材标准》（1996 年版）、《中华人民共和国卫生部药品标准·中药成方制剂·第十五册·附录》（1998 年版）中有收载。
本种的嫩芽焯水再浸泡后可凉拌、炒蛋，也可代茶。

桦木科 Betulaceae 桤木属 Alnus

桤木

Alnus cremastogyne Burk.

| 药 材 名 | 桤木皮（药用部位：树皮）、桤木枝梢（药用部位：嫩枝叶）。

| 形态特征 | 乔木。小枝细，无毛，有条棱；芽卵形，无毛，有柄。叶倒卵形至倒卵状矩圆形或椭圆形，长 4 ~ 14 cm，宽 2.5 ~ 8 cm，边缘有规则疏锯齿，下面无毛，稀沿脉被短硬毛，侧脉 8 ~ 10 对；叶柄长 1 ~ 2 cm，几无毛。雌、雄花序单生于叶腋，长 3 ~ 4 cm。果序下垂，单生叶腋，卵状圆筒形，长 1 ~ 3.5 cm；果序柄细，柔软，长 2 ~ 8 cm，无毛；果苞长 4 ~ 5 mm；翅果卵形，长约 3 mm，膜质翅宽为果实宽度的 1/2。

| 生境分布 | 生于海拔 500 m 以上的山区沟边或岸边的林中，常栽培于退耕还林地。分布于德兴大茅山等。

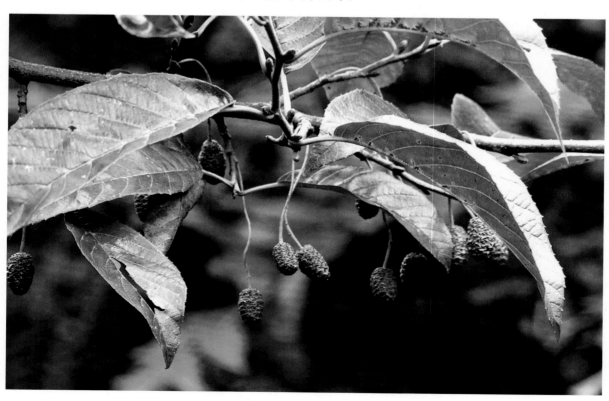

| 资源情况 | 野生资源较少，栽培资源丰富。药材来源于栽培。

| 采收加工 | **桤木皮**：全年均可采收，鲜用或晒干。
桤木枝梢：春、夏季采集，鲜用或晒干。

| 药材性状 | **桤木皮**：本品光滑，灰色。气微，味苦。
桤木枝梢：本品嫩枝有短柔毛，具芽。单叶互生；叶柄长 1 ~ 2 cm；完整叶片展平后呈倒卵形或椭圆形，长 4 ~ 14 cm，宽 2.5 ~ 8 cm，先端急尖，基部阔楔形，边缘有疏锯齿，鲜时两面可见腺点，下表面被疏长柔毛。气微，味苦。

| 功能主治 | **桤木皮**：苦、涩，凉。归肝、心、大肠经。凉血止血，清热解毒。用于吐血，衄血，崩漏，肠炎，痢疾，风火赤眼，黄水疮。
桤木枝梢：苦、涩，凉。清热凉血，解毒。用于腹泻，痢疾，吐血，衄血，黄水疮，毒蛇咬伤。

| 用法用量 | **桤木皮**：内服煎汤，10 ~ 15 g。外用适量，鲜品捣敷；或煎汤洗。
桤木枝梢：内服煎汤，9 ~ 15 g；忌冷凉、油荤食物。外用适量，鲜品捣敷。

| 附　　注 | 本种在《贵州省中药材、民族药材质量标准》（2003 年版）中以"桤木"之名被收载，药用部位为新鲜或干燥树皮或嫩枝叶。
本种为中国特有植物。

桦木科 Betulaceae 桤木属 Alnus

江南桤木

Alnus trabeculosa Hand.-Mazz.

| 药 材 名 | 江南桤木（药用部位：茎、叶）。

| 形态特征 | 乔木。小枝黄褐色或褐色，无毛或被黄褐色短柔毛。短枝和长枝上的叶大多为倒卵状矩圆形、倒披针状矩圆形或矩圆形，有时长枝上的叶为披针形或椭圆形，长 6 ~ 16 cm，边缘具不规则疏细齿，叶上面无毛，下面具腺点，脉腋间具簇生的髯毛；叶柄细瘦，长 2 ~ 3 cm。果序矩圆形，长 1 ~ 2.5 cm，2 ~ 4 呈总状排列；果序梗长 1 ~ 2 cm；果苞木质，长 5 ~ 7 mm，先端具 5 浅裂片；小坚果宽卵形，长 3 ~ 4 mm，宽 2 ~ 2.5 mm；果翅厚纸质，极狭，翅宽为果实宽度的 1/4。

| 生境分布 | 生于海拔 200 ~ 1 000 m 的山谷或河谷的林中、岸边或村落附近。

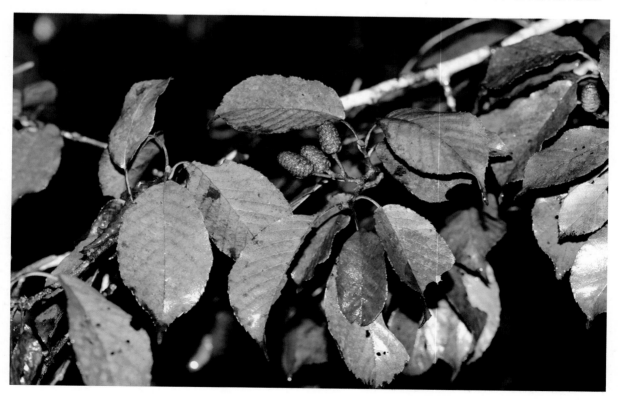

常栽培于公路两旁作为行道绿化树。分布于德兴大茅山、三清山北麓，花桥、龙头山等有栽培。

| **资源情况** | 野生资源少，栽培资源丰富。药材主要来源于栽培。

| **采收加工** | 全年均可采收，鲜用或阴干。

| **功能主治** | 苦，寒。清热解毒，利尿通淋。用于湿疹，荨麻疹，泄泻。

| **用法用量** | 外用适量，煎汤洗。

| **附　　注** | 本种异名：*Alnus nagurae* Inokuma、*Alnus jackii* Hu、*Alnus trabeculosa* Hand.-Mazz. var. *hunanensis* S. B. Wan。

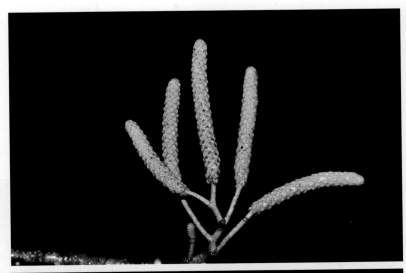

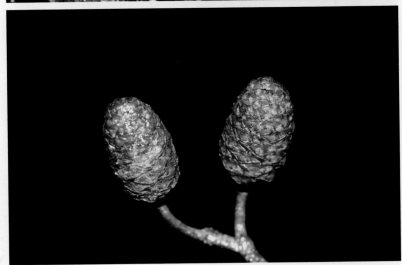

██ 桦木科 ██ Betulaceae ██ 桦木属 ██ *Betula*

亮叶桦

Betula luminifera H. Winkl.

| 植物别名 | 光皮桦。

| 药 材 名 | 亮叶桦根（药用部位：根）、亮叶桦皮（药用部位：树皮）、亮叶桦叶（药用部位：叶）。

| 形态特征 | 乔木。叶卵形至矩圆形，长 4.5 ~ 10 cm，上面几无毛，下面沿脉疏生毛，侧脉 12 ~ 14 对；叶柄长 1 ~ 2 cm，密生短柔毛和腺点。果序单生，长圆柱状，下垂；长 3 ~ 9 cm，直径 6 ~ 10 mm；果序柄长 1 ~ 2 cm；果苞长 2 ~ 3 mm，中裂片矩圆形至披针形，侧裂片卵形，有时不发育；翅果倒卵形，长 2 mm，膜质翅宽为果实宽度的 2 ~ 3 倍。

| 生境分布 | 生于海拔 500 ~ 2 500 m 的阳坡杂木林中。分布于德兴大茅山、三

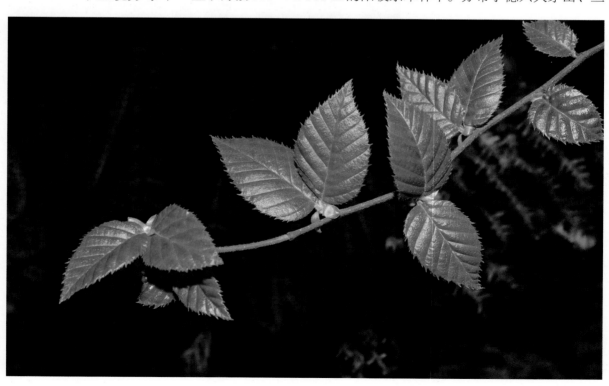

清山北麓等。

| **资源情况** | 野生资源稀少。药材来源于野生。

| **采收加工** | **亮叶桦根**：全年均可采挖，洗净，切片，晒干。
亮叶桦皮：夏、秋季剥取，鲜用或晒干。
亮叶桦叶：春、夏季采收，鲜用或晒干。

| **功能主治** | **亮叶桦根**：甘、微辛，凉。归肾、膀胱经。清热利尿。用于小便淋痛，水肿。
亮叶桦皮：甘、辛，微温。归心、胃经。祛湿散寒，消滞和中，解毒。用于感冒，风湿痹痛，食积饱胀，小便短赤，乳痈，疮毒，风疹。
亮叶桦叶：甘、辛，凉。归肾、胃经。清热利尿，解毒。用于水肿，疔毒。

| **用法用量** | **亮叶桦根**：内服煎汤，10～15 g。
亮叶桦皮：内服煎汤，15～30 g。外用适量，捣敷。
亮叶桦叶：内服煎汤，10～15 g。外用适量，鲜品捣敷。

| **附　　方** | 治拔毒生肌：鲜亮叶桦叶、鲜桉叶各 60 g，轻粉 3 g，红粉 3 g，冰片 3 g。共研细末，外敷。（德兴民间方）

中国中药资源大典 __ 498

桦木科 Betulaceae 鹅耳枥属 *Carpinus*

鹅耳枥 *Carpinus turczaninowii* Hance

| 药 材 名 | 鹅耳枥（药用部位：树皮、叶）。

| 形态特征 | 小乔木或乔木。叶卵形、宽卵形、卵状椭圆形或卵状菱形，长 2.5 ~ 5 cm，下面沿脉通常被柔毛，脉腋具须状毛，侧脉 8 ~ 12 对；叶柄长 4 ~ 10 mm；托叶有时宿存，条形。果序长 3 ~ 5 cm；果苞变异大，宽半卵形至卵形，长 6 ~ 20 mm，先端急尖或钝，基部有短柄，内缘近全缘，具 1 内折短裂片，外缘具不规则缺刻状粗锯齿或 2 ~ 3 深裂片；小坚果卵形，具树脂腺体。

| 生境分布 | 生于海拔 500 ~ 2 000 m 的山坡、山谷林中或山顶。分布于德兴三清山北麓、大茅山、大目源等。

| 资源情况 | 野生资源丰富。药材来源于野生。

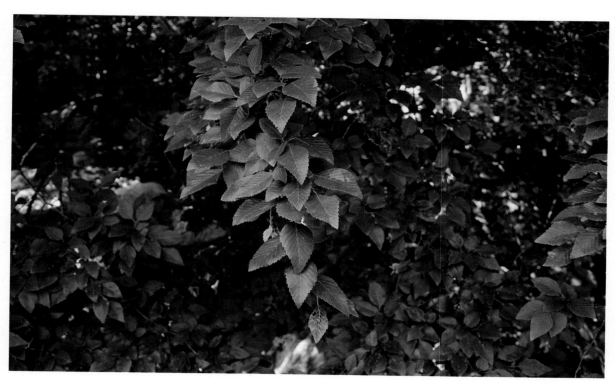

| **采收加工** | 全年均可采收树皮，夏、秋季采收叶，鲜用或晒干。

| **功能主治** | 活血通经。用于跌打损伤。

| **用法用量** | 外用适量，捣敷。

| **附　　注** | 本种异名：*Carpinus chowii* Hu、*Carpinus turczaninowii* Hance var. *chungnanensis* P. C. Kuo。

本种的种子榨油可供食用。

桦木科 Betulaceae 榛属 Corylus

榛 Corylus heterophylla Fisch. ex Trautv.

| 药 材 名 | 榛子（药用部位：种仁）、榛子花（药用部位：雄花序或雄花）。

| 形态特征 | 灌木或小乔木，高 1 ~ 7 m。叶圆卵形至宽倒卵形，长 4 ~ 13 cm，先端骤尖，基部心形，边缘有不规则重锯齿，并在中部以上，特别是先端常有小浅裂片，上面几无毛，下面沿脉有短柔毛，侧脉 3 ~ 5 对；叶柄长 1 ~ 2 cm。果实单生或 2 ~ 6 簇生；总苞具（1 ~）2 苞片，钟状，外面密生短柔毛和刺毛状腺体，上部浅裂，裂片三角形，几全缘；果序柄长约 1.5 cm；坚果近球形，直径 7 ~ 15 mm。

| 生境分布 | 生于海拔 200 ~ 1 000 m 的山地阴坡灌丛中。分布于德兴三清山北麓、大茅山等。

| 资源情况 | 野生资源一般。药材来源于野生。

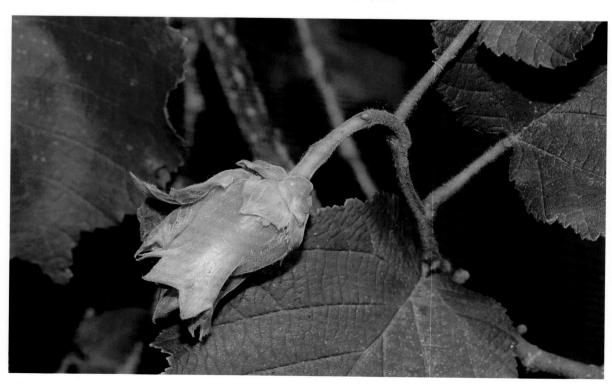

| 采收加工 | **榛子**：秋季果实成熟后及时采摘，晒干后除去总苞及果壳。
| | **榛子花**：清明前后五六日采收，晾干，或加工制成干粉。

| 药材性状 | **榛子花**：本品呈圆柱形，长 1 ~ 3.5 cm，直径 0.4 ~ 0.7 cm，基部具短梗。表面黄棕色至红棕色，柔毛不明显，苞鳞呈覆瓦状排列。质脆，易折断。断面柔毛较多，可见放射状排列的淡黄色或棕色的花药。气微，味微苦、涩。

| 功能主治 | **榛子**：甘，平。归脾、胃经。健脾和胃，润肺止咳。用于病后体弱，脾虚泄泻，食欲不振，咳嗽。
| | **榛子花**：苦、涩，凉。归肝、肺经。止血，消肿，敛疮。用于外伤出血，冻伤，疮疖。

| 用法用量 | **榛子**：内服煎汤，30 ~ 60 g；或研末。
| | **榛子花**：内服煎汤，5 ~ 15 g。外用适量，研末调敷。

| 附　注 | 本种异名：*Corylus avellana* Mill. var. *davurica* Ledeb.、*Corylus heterophylla* Fisch. ex Trautv. var. *thunbergii* Blume。
药材榛子花，为本种的干燥雄花序，《吉林省中药材标准·第一册》（2019 年版）中有收载；《吉林省药品标准》（1977 年版）以"榛子雄花"之名收载之。
本种的果实为著名的干果。

壳斗科 Fagaceae 栗属 Castanea

锥栗

Castanea henryi (Skan) Rehd. et Wils.

| 药 材 名 | 锥栗（药用部位：壳斗、叶）、锥栗仁（种子）。

| 形态特征 | 落叶乔木。幼枝无毛。叶呈 2 列，披针形至卵状披针形，长 12 ～ 20 cm，宽 2 ～ 5 cm，先端渐尖，基部圆形或楔形，边缘有锯齿，齿端芒尖，两面无毛，侧脉 13 ～ 16 对，直达齿端；叶柄长 1 ～ 1.5 cm。雄花序穗状，直立，生于枝条下部叶腋；雌花序穗状，生于枝条上部叶腋。壳斗球形，连刺直径 3 ～ 3.5 cm；苞片针刺形；坚果单生，卵形，具尖头，直径 1.5 ～ 2 cm。

| 生境分布 | 生于海拔 100 ～ 1 800 m 的丘陵与山地，常见于落叶或常绿的混交林中。分布于德兴三清山北麓、大茅山等。

| 资源情况 | 野生资源一般。药材来源于野生。

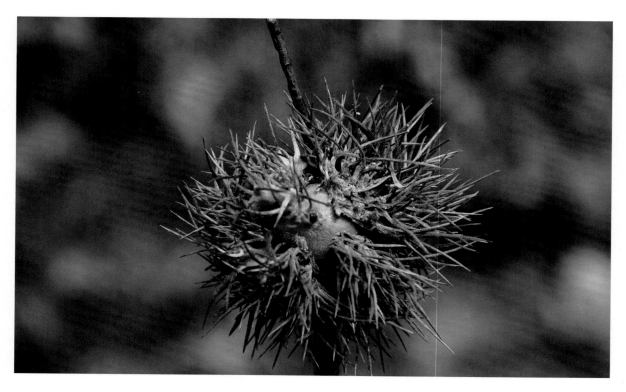

| 采收加工 | **锥栗**：夏、秋季剥取种子时收集壳斗，晒干；春、夏、秋季均可采集叶，鲜用或晒干。
锥栗仁：夏、秋季采集，剥去果壳，晒干。

| 功能主治 | **锥栗**：苦、涩，平。除湿热。用于湿热，泄泻。
锥栗仁：甘，平。归脾、胃、肾经。补肾，健脾。用于肾虚，痿弱，消瘦乏力。

| 用法用量 | **锥栗**：内服煎汤，15 ～ 30 g。
锥栗仁：内服适量，炒食；或与猪瘦肉同煮食。

| 附　　注 | 本种异名：*Castanopsis henryi* Skan、*Castanea vilmoriniana* Dode、*Castanea sativa* Mill. var. *acuminatissima* Seemen。
本种的种子可生食，也可煮食、炖汤或与鸡、鸭等配制红烧等。

壳斗科 Fagaceae 栗属 Castanea

栗 *Castanea mollissima* Bl.

| **植物别名** | 板栗树、栗子、毛栗。

| **药 材 名** | 栗子（药用部位：种仁）、栗花（药用部位：花或花序。别名：板栗花）、栗壳（药用部位：外果皮）、栗毛球（药用部位：总苞。别名：板栗壳）、栗树皮（药用部位：树皮）、栗树根（药用部位：根或根皮）、栗叶（药用部位：叶）、栗莛（药用部位：内果皮）。

| **形态特征** | 落叶乔木。幼枝被灰褐色绒毛。叶呈 2 列，长椭圆形至长椭圆状披针形，长 9 ~ 18 cm，宽 4 ~ 7 cm，先端渐尖，基部圆形或楔形，边缘有锯齿，齿端芒状，下面有灰白色短绒毛，侧脉 10 ~ 18 对；叶柄长 1 ~ 1.5 cm。雄花序穗状，直立；雌花生于枝条上部的雄花序基部，2 ~ 3 生于总苞内。壳斗球形，连刺直径 4 ~ 6.5 cm；苞

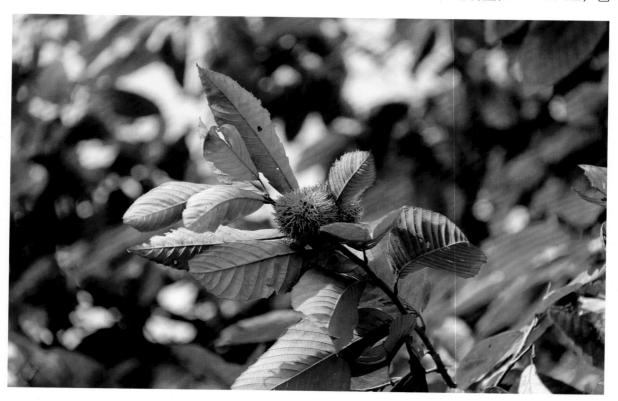

片针形，有紧贴星状柔毛；坚果当年成熟，2～3，侧生的2个半球形，直径2～2.5 cm，褐色。

| 生境分布 | 生于山坡，常有栽培。分布于德兴大茅山、三清山北麓等，德兴各地均有栽培。

| 资源情况 | 栽培资源丰富。药材来源于栽培。

| 采收加工 | **栗子：** 总苞由青色转黄色，微裂时采收，放冷凉处散热，搭棚遮阴，棚四周夹墙，地面铺河砂，堆放至高30 cm，覆盖湿砂，经常洒水保湿。10月下旬至11月入窖贮藏；或剥出种仁，晒干。

栗花： 春季采集，鲜用或阴干。

栗壳： 剥取种仁时收集，晒干。

栗毛球： 剥取果实时收集，晒干。

栗树皮： 全年均可剥取，鲜用或晒干。

栗树根： 全年均可采挖，鲜用或晒干。

栗叶： 夏、秋季采集，多鲜用。

栗荴： 剥取种仁时收集，阴干。

| 药材性状 | **栗子：** 本品呈半球形或扁圆形，先端短尖，直径2～3 cm。外表面黄白色，光滑，有时具浅纵沟纹。质实稍重，碎断后内部富含粉质。气微，味微甜。

栗花： 本品雄花序穗状，平直，长9～20 cm；花被片6，圆形或倒卵圆形，淡黄褐色；雄蕊8～10，花丝长约为花被的3倍。雌花无梗，生于雄花序下部，每2～3（～5）聚生于有刺的总苞内；花被6裂；子房下位，花柱5～9。气微，味微涩。

栗壳： 本品破碎成大小不等的不规则块片，厚约1 mm。外表面褐色，平滑无毛，内表面淡褐色，平坦。质坚韧，易折断，断面凹凸不平。气微，味微苦、涩。

栗毛球： 本品球形，直径3～5 cm，外面有尖锐被毛的刺。气微，味微苦、涩。

栗树皮： 外表面暗灰色，不规则深纵裂；内表面黄白色或类白色。气微，味微苦、涩。

栗叶： 本品薄革质，长圆状披针形或长圆形，长8～15 cm，宽5.5～7 cm，先端尖尾状，基部楔形或两侧不相等，边缘具疏锯齿，齿端为内弯的刺毛状，上面深绿色，有光泽，羽状侧脉10～17对，中脉有毛，下面淡绿色，有白色绒毛；叶柄短，有长毛和短绒毛。气微，味微涩。

栗荴：本品破碎成大小不等的块片，厚 1 ~ 1.5 mm。外表面棕色，粗糙，内表面常与膜质的种皮粘连，淡棕色，平滑。质脆，易碎。气微，味微涩。

| 功能主治 |　栗子：甘、微咸，平。归脾、肾经。益气健脾，补肾强筋，活血消肿，止血。用于脾虚泄泻，反胃呕吐，脚膝酸软，筋骨折伤肿痛，瘰疬，吐血，衄血，便血。

栗花：微苦、涩，平。归肺、大肠经。清热燥湿，止血，散结。用于泄泻，痢疾，带下，便血，瘰疬，瘿瘤。

栗壳：甘、涩，平。归肺、肝、胃经。降逆生津，化痰止咳，清热散结，止血。用于反胃，呕哕，消渴，咳嗽痰多，百日咳，腮腺炎，瘰疬，衄血，便血。

栗毛球：微甘、涩，平。归心、肺经。清热散结，化痰，止血。用于丹毒，瘰疬痰核，百日咳，中风不语，便血，鼻衄。

栗树皮：微苦、涩，平。归心、肝、胃经。解毒消肿，收敛止血。用于癞疮，丹毒，口疮，漆疮，便血，鼻衄，创伤出血，跌扑伤痛。

栗树根：微苦，平。归肝、胃经。行气止痛，活血调经。用于疝气偏坠，牙痛，风湿关节痛，月经不调。

栗叶：微甘，平。归肺经。清肺止咳，解毒消肿。用于百日咳，肺结核，咽喉肿痛，肿毒，漆疮。

栗荴：甘、涩，平。归肝、肾经。散结下气，养颜。用于骨鲠，瘰疬，反胃，面有皱纹。

| 用法用量 |　栗子：内服适量，生食或煮食；或炒存性，研末服，30 ~ 60 g；食积停滞、脘腹胀满痞闷者禁服。外用适量，捣敷。

栗花：内服煎汤，9 ~ 15 g；或研末。

栗壳：内服煎汤，30 ~ 60 g；或煅炭研末，3 ~ 6 g。外用适量，研末调敷。

栗毛球：内服煎汤，9 ~ 30 g。外用适量，煎汤洗；或研末调敷。

栗树皮：内服煎汤，5 ~ 10 g。外用适量，煎汤洗；或烧灰调敷。

栗树根：内服煎汤，15 ~ 30 g；或浸酒。

栗叶：内服煎汤，9 ~ 15 g。外用适量，煎汤洗；或烧存性，研末调敷。

栗荴：内服煎汤，3 ~ 5 g。外用适量，研末吹咽喉；或外敷。

| 附　　方 |　（1）治红肿牙痛：栗树根、棕树根，煎汤煮蛋食。

（2）治损伤筋骨肿痛：栗子，捣敷。

（3）治反胃：栗树果壳，烧灰吞服。

（4）治丹毒红肿：栗树壳斗，煎汤洗患处。

（5）治漆疮：栗树根皮 250 g 或根 500 g，煎汤，冲铁锈 50 ～ 100 g 洗患处，每日 2 ～ 3 次。

（6）治气管炎：栗子 250 g，煮瘦肉服。［方（1）～（6）出自《草药手册》（江西）］

| 附　注 | 本种异名：*Castanea bungeana* Blume、*Castanea duclouxii* Dode、*Castanea fargesii* Dode、*Castanea formosana* (Hayata) Hayata、*Castanea hupehensis* Dode、*Castanea mollissima* Bl. var. *pendula* X. Y. Zhou & Z. D. Zhou、*Castanea sativa* Miller var. *formosana* Hayata、*Castanea sativa* Miller var. *mollissima* (Blume) Pampanini。

药材栗毛球，为本种的干燥总苞，《中华人民共和国药典》（1977 年版、2010 年版附录）、《上海市中药材标准·附录》（1994 年版）、《广东省中药材标准》（2017 年版）以"板栗壳"之名收载之。

药材栗花，为本种的干燥穗状花序，《湖南省中药材标准》（1993 年版、2009 年版）以"板栗花"之名收载之。

本种的种子可生食，也可煮食、炖汤或与鸡、鸭等配制红烧等。

壳斗科 Fagaceae 栗属 Castanea

茅栗
Castanea seguinii Dode

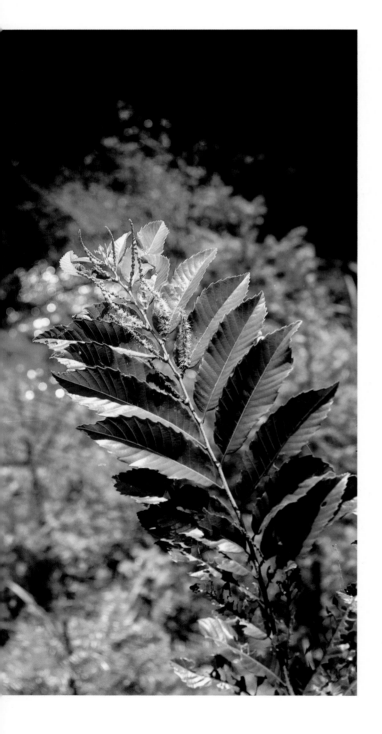

| 药 材 名 |

茅栗根（药用部位：根）、茅栗仁（药用部位：种仁）、茅栗叶（药用部位：叶）。

| 形态特征 |

落叶小乔木，常呈灌木状。幼枝有灰色绒毛。叶呈 2 列，长椭圆形或倒卵状长椭圆形，先端短渐尖或渐尖，基部圆形或略心形，边缘有锯齿，齿端尖锐或短芒状，上面无毛，下面有鳞片状腺毛，侧脉 12 ~ 17 对，直达齿端；叶柄长 6 ~ 10 mm。雄花序穗状，直立，腋生；雌花常生于雄花序基部。壳斗近球形，连刺直径 3 ~ 4 cm；苞片针刺形；坚果常为 3，有时可达 5 ~ 7，扁球形，褐色，直径 1 ~ 1.5 cm。

| 生境分布 |

生于海拔 2 000 m 以下的低山丘陵向阳灌丛中。德兴各地山区均有分布。

| 资源情况 |

野生资源丰富。药材来源于野生。

| 采收加工 |

茅栗根：全年均可采挖，晒干。

茅栗仁：秋季总苞由青色转黄色，微裂时采收，剥出种仁，晒干。

茅栗叶：夏、秋季采摘，鲜用或晒干。

| **药材性状** | 茅栗仁：本品呈扁球形，直径 0.8 ～ 1.3 cm，黄白色，粉质。气微，味微甜。

| **功能主治** | 茅栗根：苦，寒。清热解毒，消食。用于肺炎，肺结核，消化不良。

茅栗仁：甘，平。归心经。安神。用于失眠。

茅栗叶：消食健胃。用于消化不良。

| **用法用量** | 茅栗根：内服煎汤，15 ～ 30 g。外用适量，煎汤洗。

茅栗仁：内服炖服，15 ～ 30 g。

茅栗叶：内服煎汤，15 ～ 30 g。

| **附　　方** | （1）治肺炎：茅栗根、虎刺根、黄荆根、黄栀子根各 9 g。灯心为引，煎汤服。

（2）治肺结核：茅栗根 30 g，大青叶 30 g，虎刺、地苍、白及、百合、百部各 9 g，土大黄 6 g。猪肺为引，煎汤，服汤，食肺。［方（1）～（2）出自《草药手册》（江西）］

| **附　　注** | 本种异名：*Castanea davidii* Dode、*Castanea sativa* Mill. var. *japonica* Seemen、*Castanea sativa* Mill. var. *bungeana* (Blume) Pamp.、*Castanea vulgaris* Hance var. *japonica* Hance。

本种的种子可生食，也可煮食、炖汤或与鸡、鸭等配制红烧等。

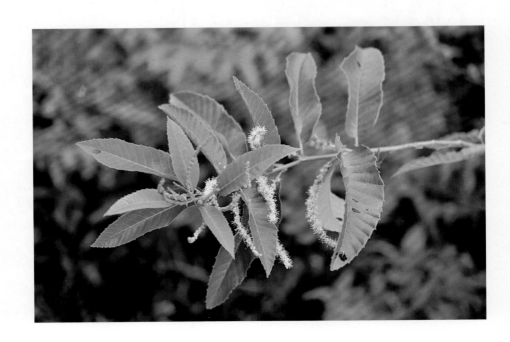

壳斗科 Fagaceae 锥属 Castanopsis

甜槠

Castanopsis eyrei (Champ.) Tutch.

| 植物别名 | 红背甜槠。

| 药 材 名 | 甜槠（药用部位：根皮、种仁）。

| 形态特征 | 常绿乔木。叶卵形、卵状长椭圆形至披针形，长 5 ~ 13 cm，宽
1.5 ~ 5.5 cm，先端渐尖或尾尖，基部圆形至楔形，歪斜，全缘或
上部有疏钝齿，无毛，侧脉 8 ~ 14 对；叶柄长 0.7 ~ 1.5 cm。雄
花序穗状；雌花单生于总苞内。壳斗卵形至近球形，先端狭，3 瓣
裂，连刺直径 1.5 ~ 2.5 cm；苞片刺形，长 5 ~ 7 mm，基部合生成
束，有时单生，排成间断的 4 ~ 6 环；坚果宽卵形至近球形，直径
1 ~ 1.4 cm，无毛；果脐和基部等大或略小。

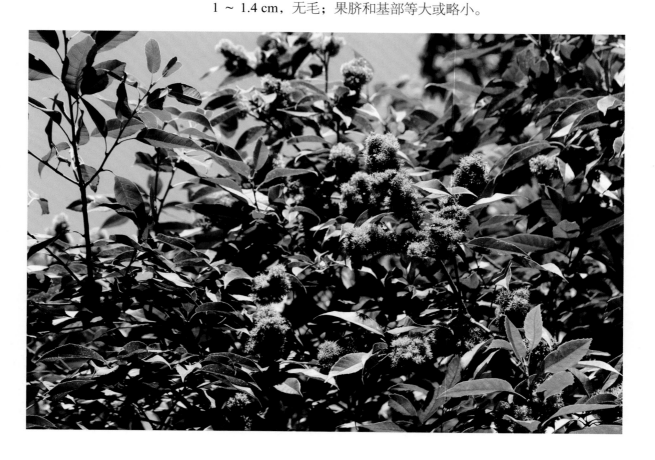

| 生境分布 | 生于海拔 300 ～ 1 700 m 的丘陵、山地疏林或密林中。分布于德兴三清山北麓、大茅山等。

| 资源情况 | 野生资源丰富。药材来源于野生。

| 采收加工 | 全年均可采挖根，剥取根皮，晒干；秋季总苞由青色转黄色，微裂时采收，剥出种仁，晒干。

| 功能主治 | 根皮，止泻。用于痢疾。种仁，健胃燥湿，催眠。用于痢疾，浙江民间用于失眠。

| 用法用量 | 根皮，内服煎汤，3 ～ 9 g。种仁，内服煎汤，10 ～ 15 g；肠燥便秘者禁服。

| 附　注 | 本种异名：*Quercus eyrei* Champion ex Bentham、*Castanopsis asymetrica* H. Léveillé、*Castanopsis brachyacantha* Hayata、*Castanopsis caudata* Franchet、*Castanopsis chingii* A. Camus。
本种的种仁可制作豆腐食用、炒食或与其他食材搭配烧制。

壳斗科 Fagaceae 锥属 Castanopsis

栲

Castanopsis fargesii Franch.

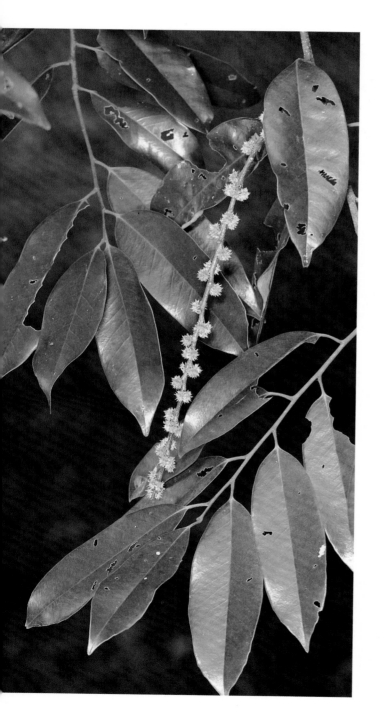

| 植物别名 |

红栲、红叶栲、红背槠。

| 药 材 名 |

栲（药用部位：总苞）。

| 形态特征 |

常绿乔木。叶披针形至长椭圆形，长 10 ～ 13 cm，宽 2.5 ～ 5.5 cm，先端渐尖，基部楔形或圆形，全缘或先端具 1 ～ 3 对浅钝齿，无毛，下面密生红棕色至黄棕色鳞秕，侧脉 10 ～ 15 对；叶柄长 1 ～ 1.3 cm。雄花序圆锥状，花序轴生红锈色粉状鳞秕，有时光滑；雌花单生于总苞内。壳斗近球形，先端破裂，连刺直径 1.5 ～ 2.5 cm；苞片刺形，长 0.6 ～ 1 cm，下部合生成束，排成间断的 4 ～ 6 环，壳斗壁明显可见；坚果球形，直径 0.6 ～ 1 cm，幼时略有毛，后无毛；果脐和基部等大。

| 生境分布 |

生于海拔 200 ～ 2 100 m 的坡地或山脊杂木林中。分布于德兴三清山北麓、大茅山等。

| **资源情况** | 野生资源丰富。药材来源于野生。

| **采收加工** | 剥取果实时收集，晒干。

| **功能主治** | 清热，消肿止痛。用于跌打损伤。

| **用法用量** | 外用适量，捣敷。

| **附　注** | 本种异名：*Castanopsis argyracantha* A. Camus、*Castanopsis cryptoneuron* (H. Léveillé) A. Camus ex Rehder、*Castanopsis taiwaniana* Hayata、*Pasania ischnostachya* Hu、*Quercus cryptoneuron* H. Léveillé、*Quercus pinfaensis* H. Léveillé & Vaniot。
本种的种仁可制作豆腐食用，或酿酒。

壳斗科 Fagaceae 锥属 Castanopsis

苦槠

Castanopsis sclerophylla (Lindl.) Schott.

| **植物别名** | 苦豆腐树。 |

| **药 材 名** | 槠子（药用部位：种仁）、槠子皮叶（药用部位：根皮、叶）。 |

| **形态特征** | 常绿乔木。幼枝无毛。叶长椭圆形至卵状长椭圆形，长 7 ~ 14 cm，宽 3 ~ 5.5 cm，先端渐尖或短渐尖，基部圆形至楔形，不等侧，边缘中部以上有锐锯齿，两面无毛，侧脉 10 ~ 14 对；叶柄长 1.5 ~ 2.5 cm。雌花单生于总苞内。壳斗杯形，幼时全包坚果，老时包围坚果的 3/5 ~ 4/5，直径 1.2 ~ 1.5 cm，高 0.9 ~ 1.3 cm；苞片三角形，先端针刺形，排列成 4 ~ 6 同心环；坚果近球形，直径 1.1 ~ 1.4 cm，有深褐色细绒毛；果脐宽 0.7 ~ 0.9 cm。 |

| **生境分布** | 生于海拔 1 000 m 以下的低山杂木林中，与马尾松、青冈栎、甜槠、 |

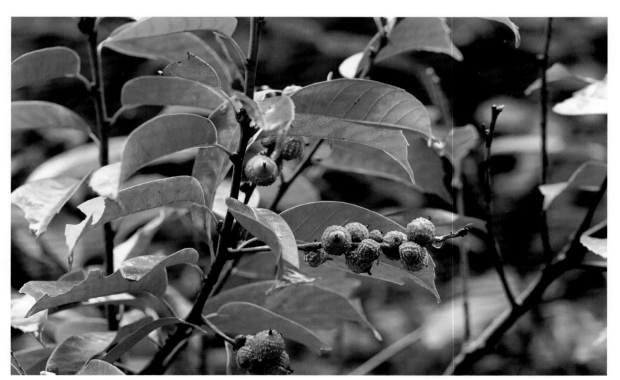

木荷等混生。德兴各地山区均有分布。

| 资源情况 | 野生资源丰富。药材来源于野生。

| 采收加工 | 槠子：秋季果实成熟时采收，晒干后剥取种仁。

槠子皮叶：全年均可采收，鲜用或晒干。

| 功能主治 | 槠子：甘、苦、涩，平。归胃、大肠经。涩肠止泻，生津止渴。用于泄泻，痢疾，津伤口渴，伤酒。

槠子皮叶：苦、涩。归脾经。止血，敛疮。用于产妇血崩，臁疮。

| 用法用量 | 槠子：内服煎汤，10 ~ 15 g；肠燥便秘者禁服。

槠子皮叶：内服煎汤，9 ~ 15 g。外用适量，嫩叶贴敷。

| 附　注 | 本种异名：*Quercus sclerophylla* Lindley & Paxton、*Lithocarpus chinensis* (Abel) A. Camus、*Quercus chinensis* Abel、*Quercus cuspidata* Thunberg var. *sinensis* A. de Candolle、*Synaedrys sclerophylla* (Lindley & Paxton) Koidzumi。

槠子的基原植物除本种外，还有小叶青冈 *Cyclobalanopsis myrsinifolia* (Blume) Oersted、青冈 *Cyclobalanopsis glauca* (Thunb.) Oerst.。

本种的种仁可制作豆腐食用、炒食或与其他食材搭配烧制。

売斗科 Fagaceae 锥属 *Castanopsis*

钩锥

Castanopsis tibetana Hance

| 药 材 名 | 钩栗（药用部位：果实）。

| 形态特征 | 常绿乔木。幼枝无毛。叶椭圆形至长椭圆形，长 15 ~ 30 cm，宽 5 ~ 10 cm，边缘中部以上或上部具疏齿，两面无毛，下面幼时有红锈色鳞秕，老时变为银灰色或带黄棕色，侧脉 15 ~ 18 对；叶柄长 1.5 ~ 3 cm。雄花序圆锥状或穗状；雌花单生于总苞内。壳斗球形，规则 4 瓣裂，连刺直径 6 ~ 8 cm；苞片针刺形，长 1.5 ~ 2.5 cm，基部合生成束，全部遮蔽壳斗；坚果为顶部压扁的圆锥形，直径 2 ~ 3 cm，长 1.5 ~ 2 cm，密生褐色绒毛。

| 生境分布 | 生于海拔 200 ~ 1 600 m 的山地杂木林中。分布于德兴三清山北麓、大茅山等。

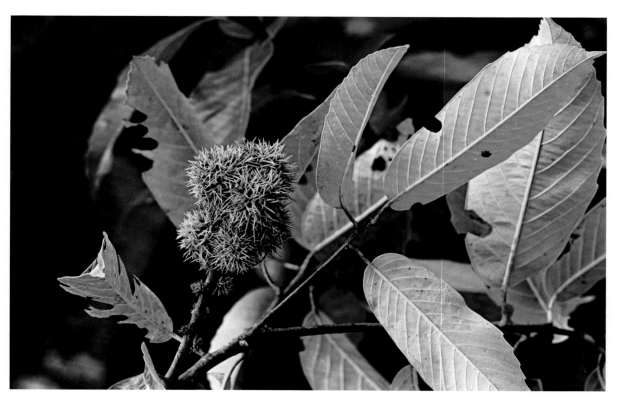

| **资源情况** | 野生资源较丰富。药材来源于野生。 |

| **采收加工** | 秋季果实成熟时采收，去壳，种子晒干，研末。 |

| **功能主治** | 甘，平。归肠经。厚肠，止痢。用于痢疾。 |

| **用法用量** | 内服研末，15～30 g，沸水冲。 |

| **附 方** | 治痢疾：果实成熟后去壳，用水磨制成淀粉，晒干备用，服用时先用温开水调成浆状，加糖（赤痢加白糖，白痢加红糖）适量，再用沸水冲熟，剂量不定。 [《草药手册》（江西）] |

| **附 注** | 本种异名：*Castanopsis chengfengensis* Hu、*Quercus franchetiana* H. Léveillé ex A. Camus。 本种的种仁可制作豆腐食用，或酿酒。 |

壳斗科 Fagaceae 青冈属 Cyclobalanopsis

青冈

Cyclobalanopsis glauca (Thunb.) Oerst.

| 植物别名 | 青冈栎。

| 药 材 名 | 槠子（药用部位：种仁）、槠子皮叶（药用部位：根皮、叶）。

| 形态特征 | 常绿乔木。小枝无毛。叶倒卵状椭圆形或长椭圆形，长 6 ~ 13 cm，先端短尾尖或渐尖，基部宽楔形或近圆形，中部以上具锯齿，上面无毛，下面被平伏单毛或近无毛，常被灰白色粉霜，侧脉 9 ~ 13 对；叶柄长 1 ~ 3 cm。壳斗碗状，高 6 ~ 8 mm，直径 0.9 ~ 1.4 cm，疏被毛，具 5 ~ 6 环带；果实长卵圆形或椭圆形，长 1 ~ 1.6 cm，直径 0.9 ~ 1.4 cm，近无毛。

| 生境分布 | 生于海拔 60 m 以上的山坡或沟谷。德兴各地山区均有分布。

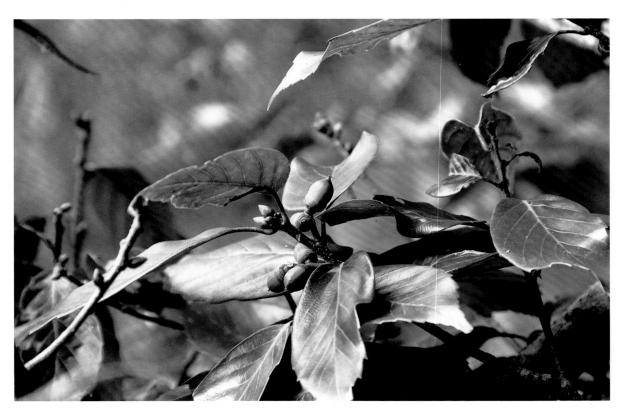

| 资源情况 | 野生资源丰富。药材来源于野生。 |

采收加工　槠子：秋季果实成熟时采收，晒干后剥取种仁。

槠子皮叶：全年均可采收，鲜用或晒干。

功能主治　槠子：甘、苦、涩，平。归胃、大肠经。涩肠止泻，生津止渴。用于泄泻，痢疾，津伤口渴，伤酒。

槠子皮叶：苦，涩。归脾经。止血，敛疮。用于产妇血崩，臁疮。

用法用量　槠子：内服煎汤，10 ~ 15 g；肠燥便秘者禁服。

槠子皮叶：内服煎汤，9 ~ 15 g。外用适量，嫩叶贴敷。

附　注　本种异名：*Quercus glauca* Thunberg、*Cyclobalanopsis glauca* (Thunb.) Oerst. var. *kuyuensis* (J. C. Liao) J. C. Liao、*Cyclobalanopsis repandifolia* (J. C. Liao) J. C. Liao、*Quercus glauca* Thunberg var. *kuyuensis* J. C. Liao、*Quercus longipes* Hu、*Quercus repandifolia* J. C. Liao、*Quercus sasakii* Kanehira、*Quercus vaniotii* H. Léveillé。

本种的种仁可制作豆腐食用，或酿酒。

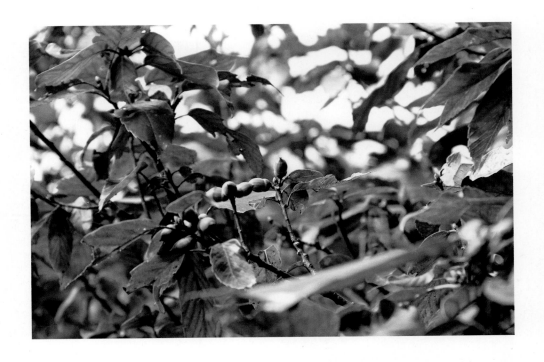

壳斗科 Fagaceae 青冈属 *Cyclobalanopsis*

小叶青冈

Cyclobalanopsis myrsinifolia (Blume) Oersted

| **药 材 名** | 槠子（药用部位：种仁）、槠子皮叶（药用部位：根皮、叶）。 |

| **形态特征** | 常绿乔木。小枝无毛，被凸起的淡褐色长圆形皮孔。叶卵状披针形或椭圆状披针形，长 6 ~ 11 cm，先端长渐尖或短尾状，叶缘中部以上有细锯齿，侧脉每边 9 ~ 14，叶面绿色，叶背粉白色，无毛；叶柄长 1 ~ 2.5 cm。雄花序长 4 ~ 6 cm；雌花序长 1.5 ~ 3 cm。壳斗杯形，包围坚果的 1/3 ~ 1/2，直径 1 ~ 1.8 cm，高 5 ~ 8 mm，壁薄而脆，外壁被灰白色细柔毛；小苞片合生成 6 ~ 9 同心环。坚果卵形或椭圆形，直径 1 ~ 1.5 cm，高 1.4 ~ 2.5 cm，无毛，有 5 ~ 6 环纹；果脐平坦，直径约 6 mm。 |

| **生境分布** | 生于海拔 200 m 以上的山谷、阴坡杂木林中。德兴各地山区均有分布。 |

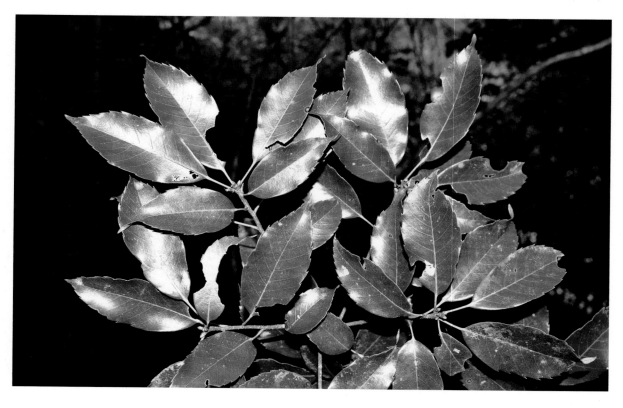

| **资源情况** | 野生资源丰富。药材来源于野生。

| **采收加工** | **槠子**：秋季果实成熟时采收，晒干后剥取种仁。

槠子皮叶：全年均可采收，鲜用或晒干。

| **功能主治** | **槠子**：甘、苦、涩，平。归胃、大肠经。涩肠止泻，生津止渴。用于泄泻，痢疾，津伤口渴，伤酒。

槠子皮叶：苦、涩。归脾经。止血，敛疮。用于产妇血崩，臁疮。

| **用法用量** | **槠子**：内服煎汤，10 ~ 15 g；肠燥便秘者禁服。

槠子皮叶：内服煎汤，9 ~ 15 g。外用适量，嫩叶贴敷。

| **附　　注** | 本种异名：*Quercus myrsinifolia* Blume、*Quercus bambusifolia* Hance。

本种的种仁可制作豆腐食用，或酿酒。

壳斗科 Fagaceae 水青冈属 Fagus

米心水青冈 *Fagus engleriana* Seem.

| 药 材 名 | 米心水青冈（药用部位：根皮及茎皮）。

| 形态特征 | 落叶乔木。叶椭圆形或倒卵形，长 5 ~ 9 cm，宽 2 ~ 4.5 cm，先端渐尖或短渐尖，边缘有波状圆齿，稀近全缘或疏有小锯齿，下面幼时有绢状长柔毛，沿叶脉最密，老时仅有粉状微柔毛或无毛，侧脉 10 ~ 13 对，近叶缘处上弯；叶柄长 4 ~ 12 mm。雄花序头状，下垂；雌花 2 生于总苞内。壳斗 4 瓣裂，裂片较薄，长 1 ~ 1.5 cm；苞片稀疏，条形，有时 2 ~ 3 分叉，基部的匙形，绿色，或无绿色苞片；总梗长 3 ~ 7 cm；坚果具 3 棱，被黄褐色微柔毛。

| 生境分布 | 生于海拔 1 500 m 以上的山地林中，常见于北坡的落叶阔叶与常绿阔叶混交林中。分布于德兴三清山北麓、大茅山、笔架山等。

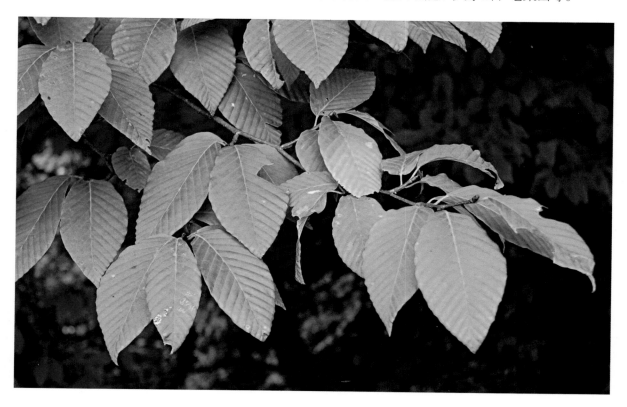

| **资源情况** | 野生资源一般。药材来源于野生。

| **采收加工** | 全年均可采收，鲜用或晒干。

| **功能主治** | 收敛止泻，解毒消炎。用于烫伤，跌打损伤。

| **用法用量** | 外用适量，捣敷。

| **附　　注** | 本种异名：*Fagus sylvatica* L. var. *chinensis* Franch.。

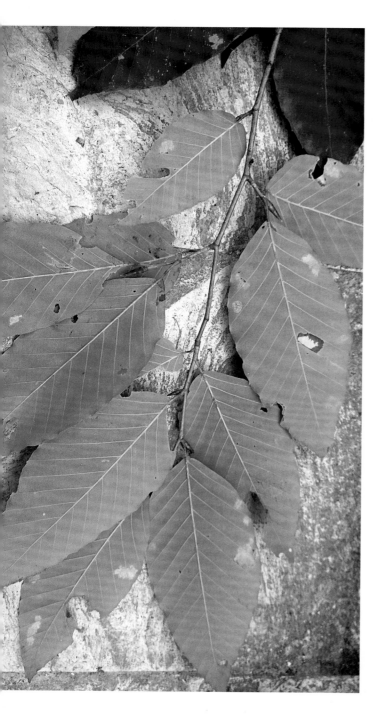

壳斗科 Fagaceae　水青冈属 Fagus

水青冈 *Fagus longipetiolata* Seem.

| 药 材 名 |

水青冈（药用部位：壳斗）。

| 形态特征 |

落叶乔木。叶卵形或卵状披针形，长 6 ～ 15 cm，宽 3 ～ 6.5 cm，先端渐尖或短渐尖，基部宽楔形或近圆形，略偏斜，边缘疏有锯齿，上面无毛，下面幼时有近伏贴的绒毛，老时几无毛，侧脉 9 ～ 14 对，直达齿端；叶柄长 1 ～ 2.5 cm。雄花序头状，下垂。壳斗 4 瓣裂，长 1.8 ～ 3 cm，密被褐色绒毛；苞片钻形，长 4 ～ 7 mm，下弯或呈 "S" 形；总梗细，长 1.5 ～ 7 cm，无毛；坚果具 3 棱，有黄褐色微柔毛。

| 生境分布 |

生于海拔 300 m 以上的山地杂木林中。分布于德兴三清山北麓、大茅山等。

| 资源情况 |

野生资源一般。药材来源于野生。

| 采收加工 |

果实成熟后，打下壳斗，鲜用或晒干。

| **功能主治** | 健胃，消食，理气。用于胃胀，消化不良。 |

| **用法用量** | 内服煎汤，15 ~ 30 g。 |

| **附　　注** | 本种异名：*Fagus bijiensis* C. F. Wei & Y. T. Chang、*Fagus brevipetiolata* Hu、
Fagus clavata Y. T. Chang、*Fagus longipes* (Oliver) H. Léveillé。
本种的种子可作坚果食用。 |

壳斗科 Fagaceae 柯属 Lithocarpus

柯

Lithocarpus glaber (Thunb.) Nakai

| 植物别名 | 石栎、青刚栎。

| 药 材 名 | 柯树皮（药用部位：树皮）。

| 形态特征 | 常绿乔木。小枝密生灰黄色绒毛。叶长椭圆状披针形或披针形，长
8 ~ 12 cm，宽 2.5 ~ 4 cm，两端渐狭，先端短尾尖，基部楔形，全
缘或近先端有时具几枚钝齿，下面老时无毛，略带灰白色，侧脉 6 ~
8 对；叶柄长 1 ~ 1.5 cm。雄花序轴有短绒毛。果序比叶短，果序
轴细，有短绒毛；壳斗杯形，近无柄，包围坚果基部，直径 0.8 ~
1 cm，高 0.5 ~ 0.6 cm；苞片小，有灰白色细柔毛；坚果卵形或倒
卵形，直径 1 ~ 1.5 cm，长 1.4 ~ 2.1 cm，略被白粉，基部和壳斗
愈合；果脐内陷，直径 3 ~ 5 mm。

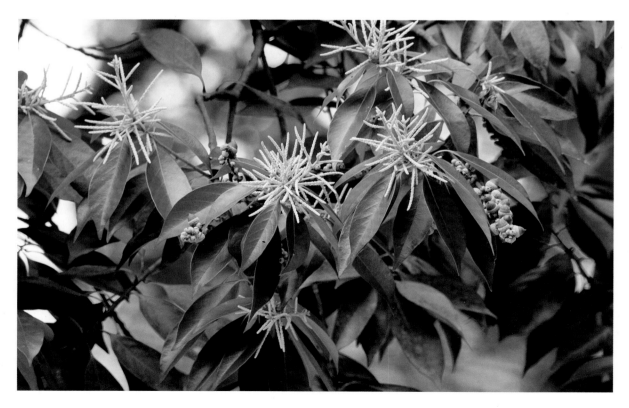

| 生境分布 | 生于海拔 1 500 m 以下的坡地杂木林中。德兴各地山区均有分布。

| 资源情况 | 野生资源丰富。药材来源于野生。

| 采收加工 | 全年均可采收,刮去栓皮,鲜用或晒干。

| 功能主治 | 辛,平;有小毒。行气,利水。用于腹水肿胀。

| 用法用量 | 内服煎汤,15 ～ 30 g。

| 附　注 | 本种异名:*Quercus glabra* Thunberg、*Kuromatea glabra* (Thunberg) Kudo、*Lithocarpus thalassicus* (Hance) Rehder、*Pasania glabra* (Thunberg) Oersted、*Pasania sieboldiana* (Blume) Nakai、*Pasania thalassica* (Hance) Oersted、*Quercus sieboldiana* Blume、*Quercus thalassica* Hance。

壳斗科 Fagaceae 柯属 Lithocarpus

木姜叶柯

Lithocarpus litseifolius (Hance) Chun

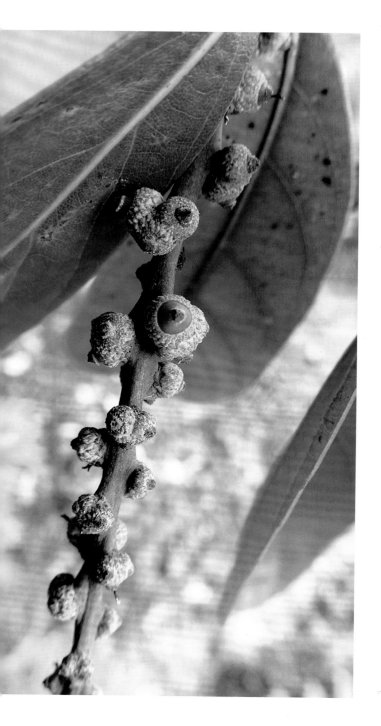

| 植物别名 |

多穗石柯、甜茶树。

| 药 材 名 |

多穗石柯根（药用部位：根）、多穗石柯叶
（药用部位：叶。别名：甜茶、多穗柯）、
多穗石柯果（药用部位：果实）、多穗石柯
茎（药用部位：茎枝）。

| 形态特征 |

乔木。枝、叶无毛，有时稍被白霜。叶纸
质至近革质，椭圆形或倒卵状椭圆形，长
8 ~ 18 cm，宽 3 ~ 8 cm，先端尾尖，基部
楔形，全缘，两面同色或下面稍苍灰色，侧
脉 8 ~ 11 对；叶柄长 1.5 ~ 2.5 cm。果序长
达 35 cm；壳斗 3 ~ 5 成簇，浅碟状或浅漏
斗状，直径 0.8 ~ 1.4 cm，三角形鳞片在基
部连成圆环，被细片状蜡鳞；果实球形或圆
锥状，长 0.8 ~ 1.5 cm，直径 1.2 ~ 2 cm，
栗褐色或红褐色，无毛，常被薄霜；果脐凹
下，直径 0.8 ~ 1.1 cm。

| 生境分布 |

生于向阳山坡林地中。分布于德兴大茅山等，
泗洲一带有栽培。

| 资源情况 | 野生资源较丰富，栽培资源一般。药材主要来源于野生。

| 采收加工 | **多穗石柯根：**全年均可采挖，洗净，晒干。

多穗石柯叶：春、夏、秋季采摘，鲜用或晒干。

多穗石柯果：夏、秋季果实成熟时采收，鲜用或晒干。

多穗石柯茎：全年均可采收，晒干。

| 药材性状 | **多穗石柯叶：**本品叶多扁平或破碎不全，完整叶长卵形至长椭圆形，长 8 ～ 18 cm，宽 3 ～ 8 cm，革质，先端急尖或渐尖。上表面浅绿色，下表面灰绿色，基部楔形，全缘。叶柄长 1.5 ～ 2.5 cm，暗褐色。质脆，易碎。气微，味甜。

| 功能主治 | **多穗石柯根：**甘、涩，平。归肝、肾经。补肝肾，祛风湿。用于肾虚腰痛，风湿痹痛。

多穗石柯叶：甘、微苦，平。归肝经。清热解毒，化痰，祛风，降血压。用于湿热泻痢，肺热咳嗽，痈疽疮疡，皮肤瘙痒，高血压。

多穗石柯果：甘、涩，平。归胃、肝经。和胃降逆。用于呃逆，噎膈。

多穗石柯茎：祛风湿，活血止痛。用于风湿痹痛，损伤骨折。

| 用法用量 | **多穗石柯根：**内服煎汤，15 ～ 30 g。

多穗石柯叶：内服煎汤，10 ～ 15 g。外用适量，捣敷；或煎汤洗。

多穗石柯果：内服煎汤，15 ～ 30 g。

多穗石柯茎：内服煎汤，10 ～ 15 g。

| 附 注 | 本种异名：*Synaedrys litseifolia* (Hance) Koidz.、*Quercus synbalanos* Hance、*Quercus litseifolia* Hance、*Pasania mucronata* Hickel et A. Camus、*Pasania litseifolia* (Hance) Schottky、*Pasania lysistachya* Hu、*Pasania synbalanos* (Hance) Schottky。

药材多穗石柯叶，为本种的干燥叶，《江西省中药材标准》（2016 年版）、《广西壮族自治区瑶药材质量标准·第二卷》（2021 年版）中有收载。

本种的嫩叶可作甜茶饮用。德兴民间常于 5 月采集本种的嫩叶加工成茶，习称"甜茶"。现已由当地公司开发出具有降血糖作用的养生产品。

麻栎

Quercus acutissima Carruth.

| **药 材 名** | 橡实（药用部位：果实）、橡实壳（药用部位：壳斗）、橡木皮（药用部位：根皮、树皮）。 |

| **形态特征** | 落叶乔木。幼枝有黄色绒毛，后变无毛。叶长椭圆状披针形，长9～16 cm，宽3～4.5 cm，先端渐尖，基部圆形或宽楔形，边缘具芒状锯齿，幼时有短绒毛，老后仅在下面脉腋有毛，叶脉在下面隆起，侧脉13～18对，直达齿端；叶柄长2～3 cm。壳斗杯形，约包围坚果的1/2，直径2～4 cm，高约1.5 cm；苞片披针形至狭披针形，反曲，有灰白色绒毛；坚果卵状球形至长卵形，直径1.5～2 cm，长约2 cm；果脐凸起。 |

| **生境分布** | 生于海拔60～2 200 m的山地阳坡，成小片纯林或混交林。德兴各 |

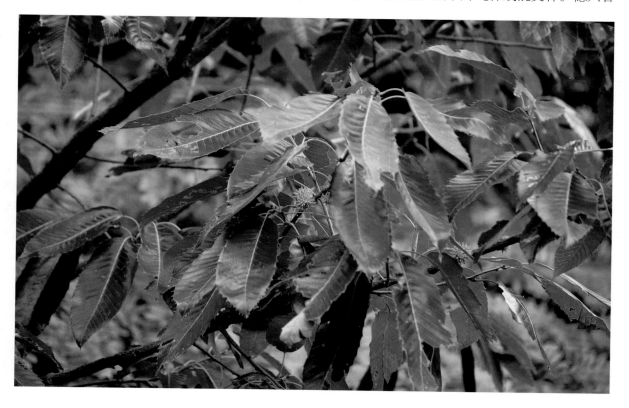

地山区均有分布。

| **资源情况** | 野生资源丰富。药材来源于野生。

| **采收加工** | **橡实**：冬季果实成熟后采收，连壳斗摘下，晒干后除去壳斗，再晒干，贮存于通风干燥处。

橡实壳：采收果实时收集，晒干。

橡木皮：全年均可采收，洗净，晒干，切片。

| **药材性状** | **橡实**：本品呈卵状球形至长卵形，长约 2 cm，直径 1.5 ~ 2 cm；表面淡褐色，果脐凸起。种仁白色。气微，味淡、微涩。

橡实壳：本品呈杯状，直径 2 ~ 4 cm，高约 1.5 cm。外面鳞片状苞片狭披针形，呈覆瓦状排列，反曲，被灰白色柔毛；内面棕色，平滑。气微，味苦、涩。

橡木皮：本品呈条状或块状，大小不一，两边向内卷曲。厚 0.3 ~ 1 cm。外表面暗灰褐色，幼者具光泽，疏生横向皮孔；老者外皮不规则深纵裂，黑褐色，表面粗糙。内表面黄褐色，具纵棱线。质脆，断面不规则，纤维性强。气微，味微苦、涩。

| **功能主治** | **橡实**：苦、涩，微温。归脾、大肠、肾经。收敛固涩，止血，解毒。用于泄泻痢疾，便血，痔血，脱肛，小儿疝气，疮痈久溃不敛，乳腺炎，睾丸炎。

橡实壳：涩，温。归肝、肾、大肠经。涩肠止泻，止带，止血，敛疮。用于赤白下痢，肠风下血，脱肛，带下，崩中，牙疳，疮疡。

橡木皮：苦、涩，平。归肝、脾、大肠经。解毒利湿，涩肠止泻。用于泄泻，痢疾，疮疡，瘰疬。

| **用法用量** | **橡实**：内服煎汤，3 ~ 10 g；或入丸、散剂，1.5 ~ 3 g；湿热初泻初痢者禁服。外用适量，炒焦研末调敷。

橡实壳：内服煎汤，3 ~ 10 g；或炒焦研末，3 ~ 6 g。外用适量，烧存性，研末调敷；或煎汤洗。

橡木皮：内服煎汤，3 ~ 10 g；孕妇慎服。外用适量，煎汤或加盐，浸洗。

| **附　　注** | 本种异名：*Quercus acutissima* Carruth. var. *depressinucata* H. W. Jen & R. Q. Gao、*Quercus acutissima* Carruth. var. *septentrionalis* Liou、*Quercus lunglingensis* Hu。本种的种仁可制作豆腐食用、炒食或与其他食材搭配烧制。

壳斗科 Fagaceae 栎属 *Quercus*

槲栎
Quercus aliena Bl.

| 药 材 名 | 槲栎（药用部位：根、树皮、壳斗、叶）。

| 形态特征 | 落叶乔木。小枝无毛。叶长椭圆状倒卵形至倒卵形，长 10 ~ 25 cm，宽 5 ~ 15 cm，先端微钝，基部楔形或圆形，边缘疏有波状钝齿，下面密生灰白色星状细绒毛，叶脉在下面隆起，侧脉 10 ~ 15 对；叶柄长 1 ~ 3 cm。壳斗杯形，约包围坚果的 1/2，直径 1.2 ~ 2 cm，高 1 ~ 1.5 cm；苞片小，卵状披针形，在口缘处伸直；坚果椭圆状卵形至卵形，直径 1.3 ~ 1.8 cm，长 1.7 ~ 2.5 cm；果脐略隆起。

| 生境分布 | 生于海拔 100 ~ 2 000 m 的向阳山坡，常与其他树种组成混交林或成小片纯林。分布于德兴三清山北麓、大茅山等。

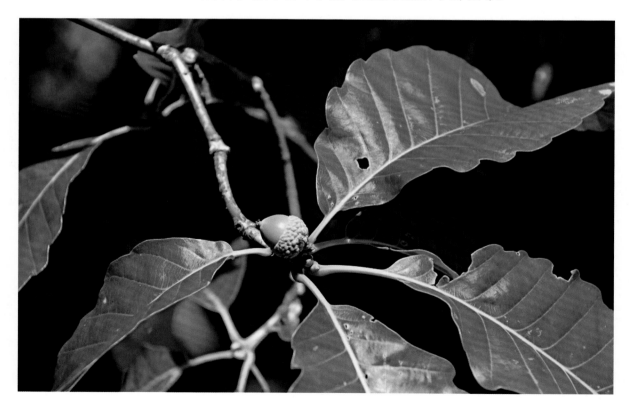

| 资源情况 | 野生资源一般。药材来源于野生。

| 采收加工 | 全年均可采收根、树皮；果实成熟后采收壳斗，除去种子后收集，晒干；夏、秋季采集叶，晒干。

| 功能主治 | 收敛，止痢。用于痢疾。

| 用法用量 | 内服煎汤，15 ~ 20 g。

| 附　　注 | 本种异名：*Quercus hirsutula* Bl.。
本种的种仁可制作豆腐食用、炒食或与其他食材搭配烧制。

壳斗科 Fagaceae 栎属 *Quercus*

白栎 *Quercus fabri* Hance

| **药 材 名** | 白栎蓓（药用部位：带有虫瘿的果实、总苞或根）。

| **形态特征** | 落叶乔木。小枝密生灰黄色至灰褐色绒毛。叶倒卵形至椭圆状倒卵形，长 7 ~ 15 cm，宽 3 ~ 8 cm，边缘有波状钝齿，幼时有灰黄色绒毛，老时上面疏生毛或无毛，下面被灰黄色星状绒毛，侧脉 8 ~ 12 对；叶柄短，长 3 ~ 5 mm。壳斗杯形，约包围坚果的 1/3，直径 0.8 ~ 1.1 cm，高 4 ~ 8 mm；苞片小，卵状披针形，在口缘处伸出；坚果长椭圆形或椭圆状卵形，直径 0.7 ~ 1.2 cm，长 1.7 ~ 2 cm，无毛；果脐略隆起。

| **生境分布** | 生于海拔 50 ~ 1 900 m 的丘陵、山地杂木林中。德兴各地山区均有分布。

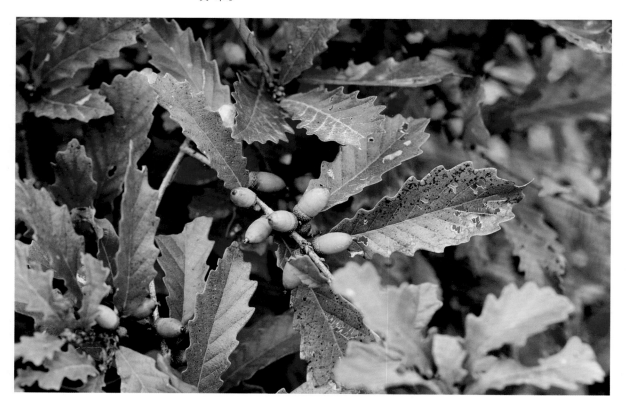

| 资源情况 | 野生资源丰富。药材来源于野生。

| 采收加工 | 秋季采集带虫瘿的果实及总苞，晒干；全年均可采挖根，鲜用或晒干。

| 功能主治 | 苦、涩，平。理气消积，明目解毒。用于疳积，疝气，泄泻，痢疾，火眼赤痛，疮疖。

| 用法用量 | 内服煎汤，15～21 g。外用适量，煅炭研末调敷。

| 附　方 | （1）治疳积：白栎蒲 25～35 g，麦芽 10 g，醉鱼草根 20～25 g，煎汤服，早晚各 1 次。忌食芥菜及酸辣、香味食物。

（2）治疝气及小儿溲如米泔者：①白栎蒲 3～5 个，煎汤加白糖服。②鲜白栎蒲 100 g，枸骨根 50 g，煎汤服。

（3）治火眼赤痛：白栎蒲煎汤服。［方（1）～（3）出自《草药手册》（江西）］

| 附　注 | 本种的种仁可制作豆腐食用、炒食或与其他食材搭配炖制。

壳斗科 Fagaceae 栎属 Quercus

枹栎
Quercus serrata Thunb.

| 药 材 名 | 枹栎（药用部位：果实）。

| 形态特征 | 落叶乔木。幼枝被柔毛，后脱落。叶倒卵形或倒卵状椭圆形，长 7 ~ 14 cm，先端短尖或渐尖，基部宽楔形，具腺齿，幼叶被平伏毛，老叶下面疏被平伏毛或近无毛，侧脉 7 ~ 12 对；叶柄长 1 ~ 3 cm，无毛。雄花序长 8 ~ 12 cm，花序轴密被白毛，雄蕊 8；雌花序长 1.5 ~ 3 cm。壳斗杯状，高 5 ~ 8 mm，直径 1 ~ 1.2 cm；小苞片三角形鳞片状，紧贴，边缘具柔毛；果实卵圆形或宽卵圆形，长 1.7 ~ 2 cm，直径 0.8 ~ 1.2 cm。

| 生境分布 | 生于海拔 200 ~ 2 000 m 的山地或沟谷林中。德兴各地山区均有分布。

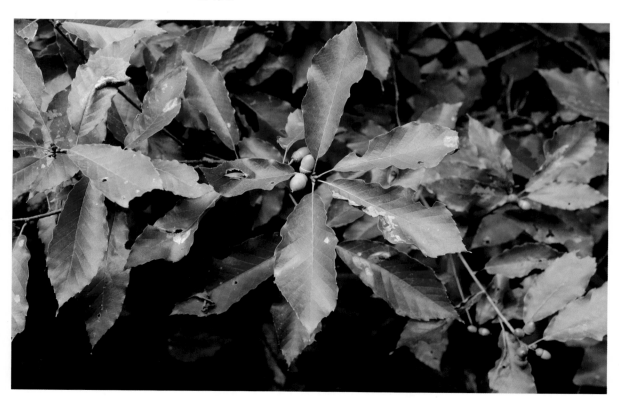

| 资源情况 | 野生资源丰富。药材来源于野生。

| 采收加工 | 果实成熟时采收，晒干。

| 功能主治 | 养胃健脾。用于胃痛。

| 用法用量 | 内服研末冲服，3 ~ 5 个。

| 附　　注 | 本种异名：*Quercus glandulifera* Blume、*Quercus glandulifera* Blume var. *brevipetiolata* (A. de Candolle) Nakai、*Quercus glandulifera* Blume var. *stellatopilosa* W. H. Zhang、*Quercus glandulifera* Blume var. *tomentosa* B. C. Ding & T. B. Chao、*Quercus ningqiangensis* S. Z. Qu & W. H. Zhang。

本种的种仁可制作豆腐食用、炒食或与其他食材搭配烧制。

壳斗科 Fagaceae 栎属 Quercus

短柄枹栎 *Quercus serrata* Thunb. var. *brevipetiolata* (A. DC.) Nakai

| **药材名** | 短柄枹栎虫瘿（药用部位：带虫瘿的果实）。 |

| **形态特征** | 本变种与枹栎的区别在于本变种的叶常聚生于枝顶，叶片较小，长椭圆状倒卵形或卵状披针形，长 5 ~ 11 cm，宽 1.5 ~ 5 cm；叶缘具内弯浅锯齿，齿端具腺；叶柄短，长 2 ~ 5 mm。 |

| **生境分布** | 生于海拔 60 m 以上的山地。德兴各地山区均有分布。 |

| **资源情况** | 野生资源丰富。药材来源于野生。 |

| **采收加工** | 秋季采集，晒干。 |

| **功能主治** | 淡，凉。健脾胃，利尿，解毒。用于胃痛，小便淋涩。 |

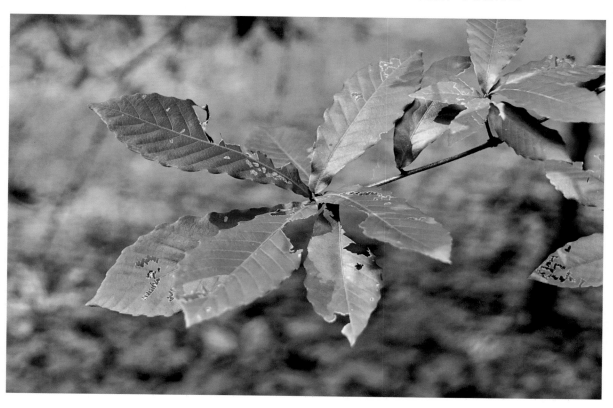

| 用法用量 | 内服研末冲服，3 ~ 5 个。

| 附　　注 | 本种异名：*Quercus urticaefolia* Bl. var. *brevipetiolata* A. DC.、*Quercus glandulifera* Bl. var. *brevipetiolata* (A. DC.) Nakai。

本种的种仁可制作豆腐食用、炒食或与其他食材搭配烧制。

壳斗科 Fagaceae 栎属 Quercus

刺叶高山栎

Quercus spinosa David ex Franch.

| 植物别名 | 刺叶栎、川西栎。

| 药 材 名 | 刺叶栎（药用部位：叶）。

| 形态特征 | 常绿灌木或小乔木。幼枝有黄色星状毛，后渐脱净。叶倒卵形至椭圆形，稀近圆形，长 2.5 ~ 5 cm，宽 1.5 ~ 3.5 cm，边缘有刺状锯齿或全缘，幼时上面疏生星状绒毛，下面密生棕色星状毛，中脉有灰黄色绒毛，老时仅在下面中脉基部有暗灰色绒毛，叶脉在上面凹陷，叶面折皱，侧脉 4 ~ 8 对；叶柄长 2 ~ 3 mm。壳斗杯形，约包围坚果的 1/4，直径 0.9 ~ 1.5 cm，高 6 ~ 9 mm，内面有灰色绒毛；苞片三角形，背面隆起；坚果 2 年成熟，卵形至椭圆形，直径 1 ~ 1.3 cm，长 1.6 ~ 2 cm。

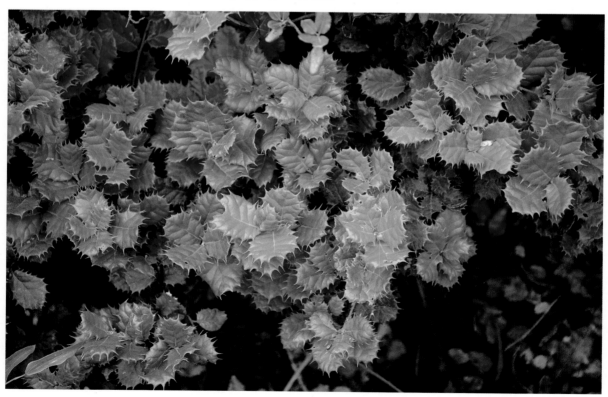

| **生境分布** | 生于海拔 900 m 以上的山坡、山谷森林中，常生于岩石裸露的峭壁上。分布于德兴三清山北麓、大茅山等。

| **资源情况** | 野生资源一般。药材来源于野生。

| **采收加工** | 夏、秋季采收，鲜用或晒干。

| **功能主治** | 清热解毒。用于痢疾，肝炎。

| **用法用量** | 内服煎汤，3 ~ 9 g。

| **附　　注** | 本种异名：*Quercus bullata* Seemen、*Quercus gilliana* Rehder & E. H. Wilson、*Quercus ilex* Linnaeus var. *spinosa* (David ex Franchet) Franchet、*Quercus semecarpifolia* Smith var. *spinosa* (David ex Franchet) Schottky、*Quercus spinosa* David ex Franch. var. *miyabei* Hayata、*Quercus taiyunensis* Ling。

壳斗科 Fagaceae 栎属 Quercus

黄山栎 *Quercus stewardii* Rehd.

| 药 材 名 | 黄山槲栎（药用部位：果实）。

| 形态特征 | 落叶乔木。树皮灰褐色，纵裂。小枝粗，初疏被毛，老时具圆形淡褐色皮孔。叶革质，倒卵形或宽倒卵形，长 11 ~ 15 cm，宽 7 ~ 11 cm，边缘具粗齿或波状齿，老叶下面中脉被星状毛，侧脉 10 ~ 16 对；叶柄极短，被长绒毛；托叶线形，长约 3 mm，宿存。壳斗杯状，包围坚果的 1/2，高约 1 cm，直径 1.5 ~ 2.2 cm；小苞片线状披针形，长约 4 mm，宽约 1 mm，红褐色，被短绒毛；果实近球形，直径 1.3 ~ 1.8 cm，无毛。

| 生境分布 | 生于海拔 1 000 ~ 1 750 m 的山坡。分布于德兴三清山北麓、大茅山等。

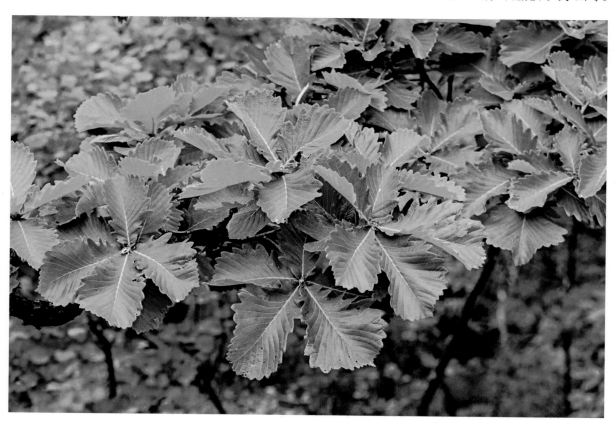

| 资源情况 | 野生资源一般。药材来源于野生。 |

| 采收加工 | 果实成熟时采收，晒干。 |

| 功能主治 | 健脾止泻，收敛止血。用于胃痛，外伤出血。 |

| 用法用量 | 内服煎汤，10 ～ 15 g。外用适量，研末调敷。 |

| 附　注 | 本种异名：*Quercus dentata* Thunb. subsp. *stewardii* (Rehd.) A. Camus。本种的种仁可制作豆腐食用，或酿酒。 |

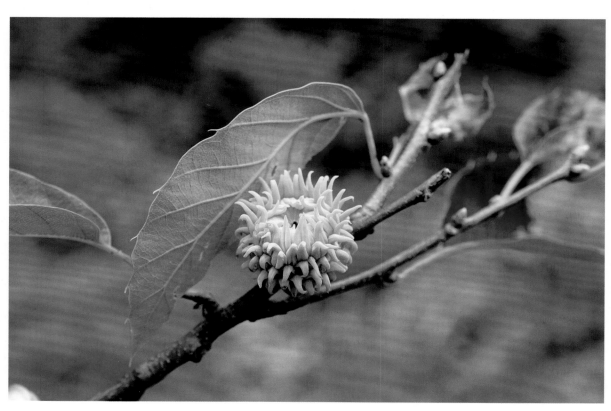

| 壳斗科 Fagaceae | 栎属 Quercus |

栓皮栎 *Quercus variabilis* Bl.

| **药 材 名** | 青杠碗（药用部位：果壳或果实）。

| **形态特征** | 落叶乔木。树皮黑褐色，木栓层发达，厚可达 10 cm。叶长圆状披针形至长椭圆形，长 8 ~ 15 cm，宽 2 ~ 6 cm，边缘具锯齿，齿端芒状，幼叶下面粉白色，密生白色星状细绒毛，老时毛宿存，侧脉14 ~ 18 对；叶柄长 1.5 ~ 3 cm。壳斗杯形，包围坚果的 2/3 以上，直径 1.9 ~ 2.1 cm，高约 1.5 cm；苞片钻形，反曲；坚果近球形至卵形，直径 1.3 ~ 1.5 cm，长 1.6 ~ 1.9 cm；果脐隆起。

| **生境分布** | 生于海拔 600 ~ 1 500 m 的阳坡。德兴各地山区均有分布。

| **资源情况** | 野生资源较丰富。药材来源于野生。

| 采收加工 | 秋季采收，晒干。

| 功能主治 | 苦、涩，平。归肺、肝、脾、胃、大肠经。健胃，收敛，止血痢，止咳，涩肠。用于痔疮，恶疮，痈肿，咳嗽，水泻，头癣。

| 用法用量 | 内服煎汤，10 ~ 15 g。外用适量，研末调敷。

| 附　　注 | 本种异名：*Quercus bungeana* F. B. Forbes、*Quercus chinensis* Bunge、*Quercus variabilis* Bl. var. *megaphylla* T. B. Chao、*Quercus variabilis* Bl. var. *pyramidalis* T. B. Chao, Z. I. Chang et W. C. Li。

本种的种仁可制作豆腐食用、炒食或与其他食材搭配烧制。

糙叶树

Aphananthe aspera (Thunb.) Planch.

| 药 材 名 | 糙叶树皮（药用部位：根皮、树皮）。

| 形态特征 | 落叶乔木。叶卵形或狭卵形，长 5 ~ 13 cm，宽 2.5 ~ 5.8 cm，先端渐尖或长渐尖，基部圆形或宽楔形，对称或偏斜，具三出脉，基部以上有单锯齿，两面均有糙伏毛，上面粗糙，侧脉直伸至锯齿先端；叶柄长 7 ~ 13 mm。花单性，雌雄同株；雄花组成伞房花序，生于新枝基部的叶腋；雌花单生于新枝上部的叶腋，有梗；花被 4 ~ 5 裂，宿存；雄蕊与花被片同数；子房被毛，1 室，柱头 2。核果近球形或卵球形，长 8 ~ 10 mm，被平伏硬毛；果柄较叶柄短，稀近等长，被毛。

| 生境分布 | 生于海拔 150 ~ 600 m 的山谷、溪边林中。德兴各地山区均有分布。

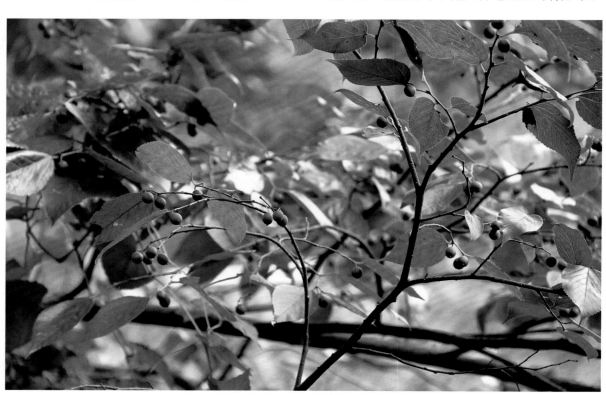

| **资源情况** | 野生资源一般。药材来源于野生。

| **采收加工** | 春、秋季剥取，晒干。

| **药材性状** | 本品树皮呈槽状。表面黄褐色，有灰色斑点及皱纹，老树干皮可见纵裂纹；内面黄白色，纤维性较强。气微，味淡。

| **功能主治** | 舒筋活络，止痛。用于腰部损伤酸痛。

| **用法用量** | 内服煎汤，10 ~ 20 g。

| **附　注** | 本种异名：*Prunus aspera* Thunb.、*Homoioceltis aspera* (Thunb.) Blume、*Celtis sinensis* Dunn et Tutcher。

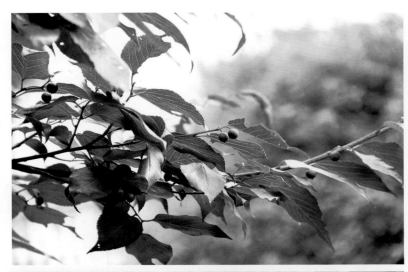

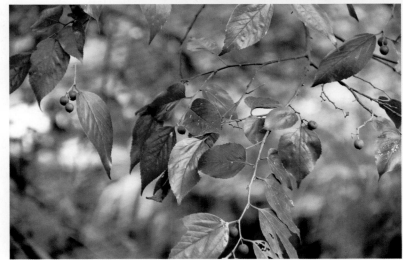

榆科 Ulmaceae 朴属 Celtis

紫弹树

Celtis biondii Pamp.

| 药 材 名 | 紫弹树叶（药用部位：叶）、紫弹树枝（药用部位：茎枝）、紫弹树根皮（药用部位：根皮）。

| 形态特征 | 落叶乔木。当年生小枝幼时黄褐色，密被短柔毛，后渐脱落，至果时为褐色。叶卵形或卵状椭圆形，长 3.5 ~ 8 cm，中上部边缘有单锯齿，稀全缘，幼叶两面被散生毛，上面较粗糙，下面脉上的毛较多，脉腋毛较密，老叶无毛；叶柄长 3 ~ 7 mm。核果通常 2，腋生，近球形，直径 4 ~ 6 mm，橙红色或带黑色；果柄长于叶柄，被毛，长9 ~ 18 mm；果核有网纹。

| 生境分布 | 生于海拔 50 m 以上的山地灌丛或杂木林中。德兴各地山区均有分布。

| 资源情况 | 野生资源丰富。药材来源于野生。

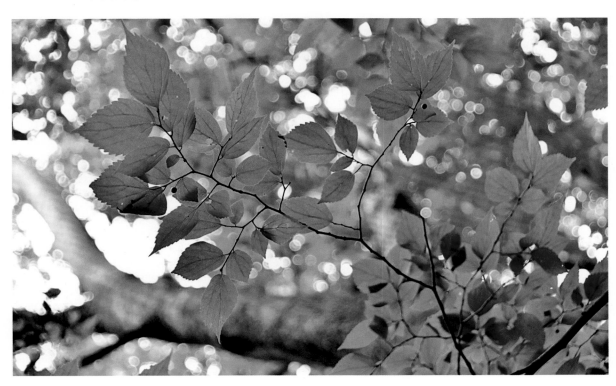

| **采收加工** | **紫弹树叶**：春、夏季采集，鲜用或晒干。
　　　　　　　紫弹树枝：全年均可采集，切片，晒干。
　　　　　　　紫弹树根皮：春初、秋末挖取根部，除去须根、泥土，剥皮，晒干。

| **药材性状** | **紫弹树叶**：本品多破碎、皱缩，完整者展平后为卵形或卵状椭圆形，长 3.5 ～ 8 cm，宽 2 ～ 3.5 cm，先端渐尖，基部宽楔形，两边不相等，中上部边缘有锯齿，稀全缘；上表面暗黄绿色，较粗糙，下表面黄绿色；幼叶两面被散生毛，脉上的毛较多，脉腋毛较密，老叶无毛；叶柄长 3 ～ 7 mm，具细软毛。质脆，易碎。气微，味淡。

| **功能主治** | **紫弹树叶**：甘，寒。归心、胃经。清热解毒，祛痰，利小便。用于小儿脑积水，腰骨酸痛，乳痈；外用于疮毒，溃烂。
　　　　　　　紫弹树枝：甘，寒。归肝、肾经。通络止痛。用于腰背酸痛。
　　　　　　　紫弹树根皮：甘，寒。归肺、胃经。解毒消肿，祛痰止咳。用于乳痈肿痛，痰多咳喘。

| **用法用量** | **紫弹树叶**：外用适量，捣敷；或研末调敷。
　　　　　　　紫弹树枝：内服煎汤，15 ～ 30 g。
　　　　　　　紫弹树根皮：内服煎汤，10 ～ 30 g。外用适量，捣敷。

榆科 Ulmaceae 朴属 Celtis

黑弹树

Celtis bungeana Bl.

| **植物别名** | 小叶朴、黑弹朴。

| **药 材 名** | 棒棒木（药用部位：树干、枝条）。

| **形态特征** | 落叶乔木。当年生小枝淡棕色，老后色较深，无毛。叶斜卵形至椭圆形，长 4 ~ 11 cm，中上部边缘具锯齿，有时近全缘，下面仅脉腋常有柔毛；叶柄长 5 ~ 10 mm。核果单生于叶腋，球形，直径 4 ~ 7 mm，紫黑色；果柄较叶柄长，长 1.2 ~ 2.8 cm；果核平滑，稀有不明显网纹。

| **生境分布** | 生于海拔 150 m 以上的路旁、灌丛或林边。德兴各地山区均有分布。

| **资源情况** | 野生资源丰富。药材来源于野生。

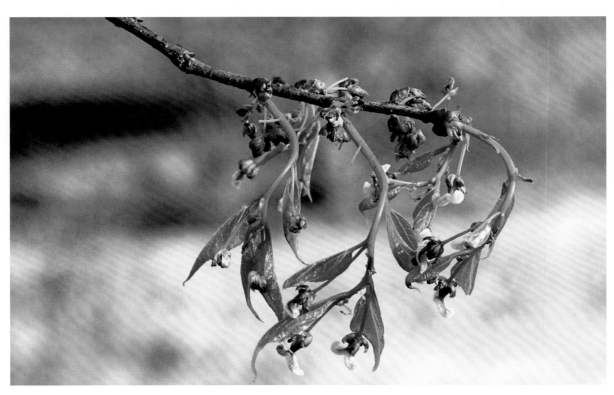

| 采收加工 | 夏季砍割树干，刨成薄片，割取枝条，切薄片，晒干。 |

| 药材性状 | 本品树干多刨成薄片状，外表面灰色，平滑。枝条圆柱状，灰褐色，有光泽；断面色白，纹理致密；质坚硬。气微香，味微苦。 |

| 功能主治 | 辛、微苦，凉。祛痰，止咳，平喘。用于支气管哮喘，慢性支气管炎。 |

| 用法用量 | 内服煎汤，30 ~ 60 g。 |

| 附　注 | 本种异名：*Celtis amphibola* C. K. Schneider、*Celtis bungeana* Bl. var. *deqinensis* X. W. Li & G. S. Fan、*Celtis bungeana* Bl. var. *lanceolata* E. W. Ma、*Celtis chinensis* Bunge、*Celtis davidiana* Carrière、*Celtis gongshanensis* X. W. Li & G. S. Fan、*Celtis mairei* H. Léveillé、*Celtis yangquanensis* E. W. Ma。 |

榆科 Ulmaceae 朴属 Celtis

朴树

Celtis sinensis Pers.

| 药 材 名 | 朴树皮（药用部位：树皮）、朴树叶（药用部位：叶）、朴树果（药用部位：成熟果实）、朴树根皮（药用部位：根皮）。

| 形态特征 | 落叶乔木。树皮平滑，灰色；一年生枝被密毛。叶革质，宽卵形至狭卵形，长 3 ～ 10 cm，中部以上边缘有浅锯齿，三出脉，下面无毛或有毛；叶柄长 3 ～ 10 mm。花杂性（两性花和单性花同株），1 ～ 3 生于当年枝的叶腋；花被片 4，被毛；雄蕊 4；柱头 2。核果近球形，直径 4 ～ 5 mm，红褐色；果柄与叶柄近等长；果核有穴和突肋。

| 生境分布 | 生于海拔 100 ～ 1 500 m 的路旁、山坡、林缘。德兴各地山区均有分布。

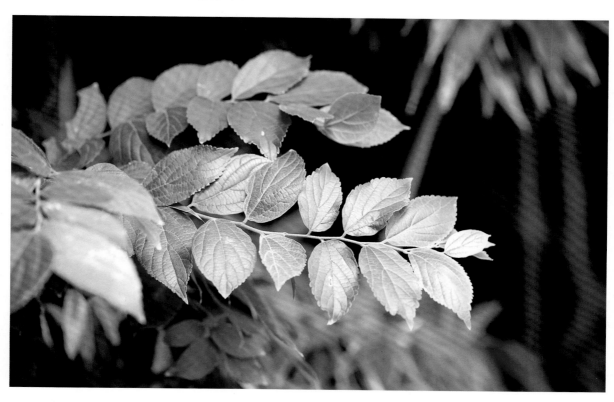

| 资源情况 | 野生资源丰富。药材来源于野生。

| 采收加工 | **朴树皮：** 全年均可采收，洗净，切片，晒干。
朴树叶： 夏季采收，鲜用或晒干。
朴树果： 冬季果实成熟时采收，晒干。
朴树根皮： 全年均可采收，刮去粗皮，洗净，鲜用或晒干。

| 药材性状 | **朴树皮：** 本品呈板块状，表面棕灰色，粗糙而不开裂，有白色皮孔；内表面棕褐色。气微，味淡。
朴树叶： 本品多破碎，完整者卵形或卵状椭圆形，长 3 ~ 10 cm，宽 1.5 ~ 4 cm，先端尖，基部偏斜，边缘中上部有浅锯齿，上面无毛，棕褐色，下面叶脉上有少数毛茸或无毛，棕黄色；叶柄长 5 ~ 10 mm，被柔毛。气微，味淡。

| 功能主治 | **朴树皮：** 辛、苦，平。归肝经。祛风透疹，消食化滞。用于麻疹透发不畅，消化不良。
朴树叶： 微苦，凉。归肝经。清热，凉血，解毒。用于漆疮，荨麻疹。
朴树果： 苦、涩，平。清热利咽。用于感冒咳嗽音哑。
朴树根皮： 苦、辛，平。祛风透疹，消食止泻。用于麻疹透发不畅，消化不良，食积泻痢，跌打损伤。

| 用法用量 | **朴树皮：** 内服煎汤，15 ~ 60 g。
朴树叶： 外用适量，鲜品捣敷；或捣烂取汁涂敷。
朴树果： 内服煎汤，3 ~ 6 g；孕妇忌服。
朴树根皮： 内服煎汤，15 ~ 30 g。外用适量，鲜品捣敷。

| 附　注 | 本种异名：*Celtis bodinieri* H. Léveillé、*Celtis bungeana* Bl. var. *pubipedicella* G. H. Wang、*Celtis cercidifolia* C. K. Schneider、*Celtis hunanensis* Handel-Mazzetti、*Celtis labilis* C. K. Schneider、*Celtis nervosa* Hemsley、*Celtis tetrandra* Roxburgh subsp. *sinensis* (Persoon) Y. C. Tang。
药材朴树叶，为本种的干燥叶，《上海市中药材标准·附录》（1994 年版）中有收载。

榆科 Ulmaceae 青檀属 Pteroceltis

青檀 *Pteroceltis tatarinowii* Maxim.

药 材 名	青檀（药用部位：茎、叶）。
形态特征	落叶乔木。树皮淡灰色，裂成长片脱落。叶卵形或椭圆状卵形，长3.5 ~ 13 cm，边缘有锐锯齿，具三出脉，侧脉在近边缘处弧曲向前，上面无毛或有短硬毛，下面脉腋常有簇生毛；叶柄长 6 ~ 15 mm，无毛。花单性，雌雄同株，生于叶腋；雄花簇生，花药先端有毛，雌花单生。翅果近方形或近圆形，翅宽，先端有凹缺，无毛，宽1 ~ 1.5 cm；果柄长 1 ~ 2 cm。
生境分布	生于海拔 100 ~ 1 500 m 的山谷溪边石灰岩山地疏林中，常有栽培。分布于德兴大茅山、三清山北麓，银城有栽培。
资源情况	野生资源较少，栽培资源丰富。药材主要来源于栽培。

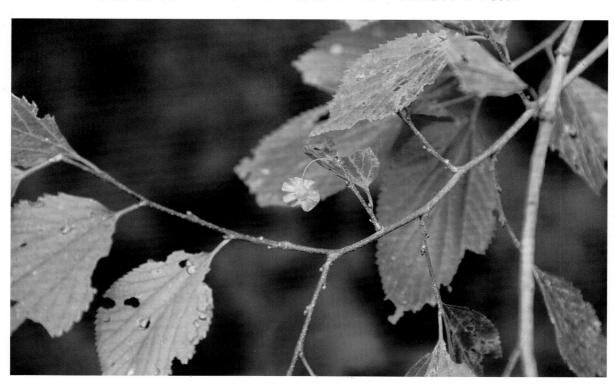

| **采收加工** | 夏、秋季采收，晒干。

| **功能主治** | 祛风，除湿，消肿。用于诸风麻痹，痰湿流注，脚膝瘙痒，胃痛，发痧气痛。

| **用法用量** | 内服煎汤，3～6g。

| **附　　注** | 本种异名：*Pteroceltis tatarinowii* Maximowicz var. *pubescens* Handel-Mazzetti、
Ulmus cavaleriei H. Léveillé。
本属为我国特有属，本种为国家三级保护植物。

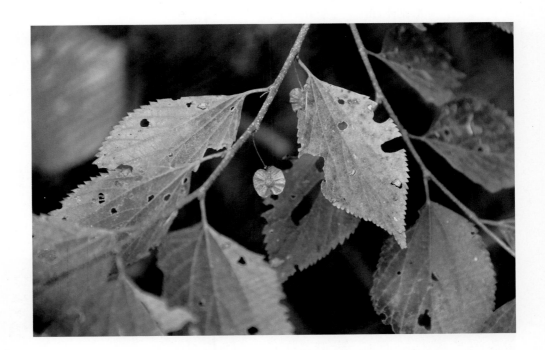

榆科 Ulmaceae 山黄麻属 Trema

光叶山黄麻 Trema cannabina Lour.

| **药 材 名** | 光叶山黄麻（药用部位：全株或根皮）。

| **形态特征** | 小乔木或灌木状。小枝被平伏短柔毛，后渐脱落。叶近膜质，卵形或卵状长圆形，稀披针形，长 4 ~ 9 cm，先端尾尖或渐尖，基部圆或浅心形，稀宽楔形，具圆齿状锯齿，上面疏生糙毛，下面脉上疏被柔毛，余无毛，基脉三出，侧生的 1 对达中上部，侧脉 2（~ 3）对；叶柄长 4 ~ 8 mm，被平伏柔毛。雌花序常生于花枝上部叶腋，雄花序常生于花枝下部叶腋，或雌雄同序，花序长不及叶柄；花被片近无毛。果实近球形或宽卵圆形，微扁，直径 2 ~ 3 mm，橘红色；花被宿存。

| **生境分布** | 生于海拔 100 ~ 600 m 的河边、旷野或山坡疏林、灌丛较向阳处的

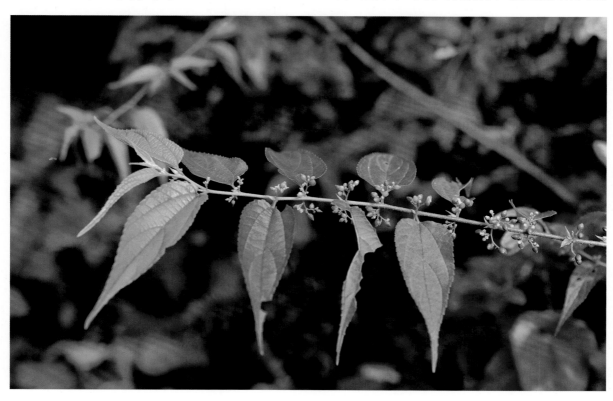

湿润土地。德兴各地山区均有分布。

| 资源情况 | 野生资源丰富。药材来源于野生。

| 采收加工 | 夏、秋季采收，鲜用或晒干。

| 功能主治 | 甘、微酸，平。归脾、肾经。健脾利水，化瘀生新。用于水泻，流行性感冒，毒蛇咬伤，筋骨折伤。

| 用法用量 | 内服煎汤，15 ~ 30 g。外用适量，捣烂炒热敷。

| 附　　注 | 本种异名：*Sponia amboinensis* (Willd.) Decne.、*Celtis amboinensis* Willd.、*Trema amboinensis* Willd.、*Trema virgata* (Roxb. ex Wall.) Blume、*Trema timorensis* Blume、*Sponia virgata* Planch.、*Celtis virgata* Roxb. ex Wall.。

榆科 Ulmaceae 山黄麻属 Trema

山油麻

Trema cannabina Lour. var. *dielsiana* (Hand.-Mazz.) C. J. Chen

| 药 材 名 | 山脚麻（药用部位：叶、根）。

| 形态特征 | 小枝紫红色，后渐变为棕色，密被斜伸的粗毛。叶薄纸质，卵形或卵状矩圆形，稀披针形，长 4 ~ 9 cm，叶面被糙毛，粗糙，叶背密被柔毛，在脉上有粗毛；叶柄被伸展的粗毛。雄聚伞花序长于叶柄；雄花被片卵形，外面被细糙毛和多少明显的紫色斑点。

| 生境分布 | 生于向阳山坡灌丛中。德兴各地山区均有分布。

| 资源情况 | 野生资源丰富。药材来源于野生。

| 采收加工 | 春、夏季采集叶，全年均可采挖根，鲜用或晒干。

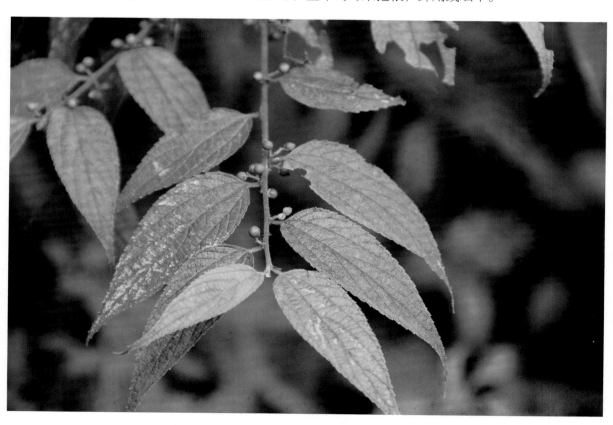

| **功能主治** | 甘、微苦，微寒。清热解毒，止痛，止血。用于疮毒，风湿麻木，风湿关节痛，外伤出血。 |

| **用法用量** | 外用适量，鲜品捣敷；或干品研末调敷。 |

| **附　　注** | 本种异名：*Trema dielsiana* Handel-Mazzetti、*Trema calcicola* S. X. Ren。 |

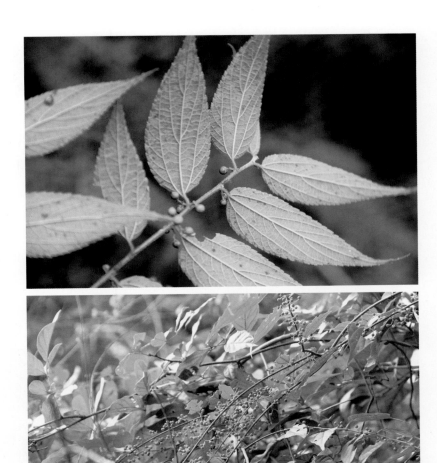

榆科 Ulmaceae 榆属 Ulmus

杭州榆
Ulmus changii Cheng

| 药 材 名 | 杭州榆（药用部位：果实）。

| 形态特征 | 落叶乔木。一年生枝褐色或红褐色。叶椭圆状倒卵形或卵状披针形，长 5 ~ 14 cm，侧脉 12 ~ 24 对，上面多少粗糙，常无毛，背面除上部脉腋常有簇毛外，他处无毛，边缘具钝单锯齿；叶柄长 3 ~ 9 mm，上面被毛。花簇生于去年生枝的叶腋，呈聚伞花序状或短总状。翅果长 1.5 ~ 2.5 cm，两面均有疏毛，有缘毛；种子位于翅果的中部；柄短，被毛。

| 生境分布 | 生于海拔 200 ~ 800 m 的山坡、谷地及溪旁之阔叶林中。分布于德兴三清山北麓、大茅山等。

| 资源情况 | 野生资源一般。药材来源于野生。

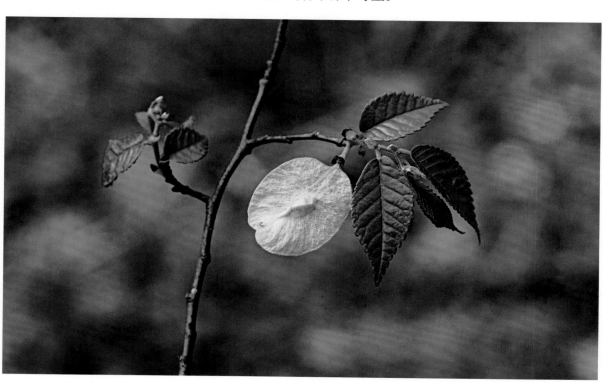

| 采收加工 | 秋季果实成熟时采收，晒干。

| 功能主治 | 祛痰，利尿，杀虫。用于痰多，尿频。

| 用法用量 | 内服煎汤，10 ~ 15 g。

| 附　注 | 本种异名：*Ulmus kunmingensis* Cheng var. *qingchengshanensis* Yi。

榆科 Ulmaceae 榆属 Ulmus

榔榆
Ulmus parvifolia Jacq.

| 药 材 名 | 榔榆皮（药用部位：树皮、根皮）、榔榆叶（药用部位：叶）、榔榆茎（药用部位：茎）。

| 形态特征 | 落叶乔木。叶革质，椭圆形、卵形或倒卵形，通常长 2 ~ 5 cm，边缘具单锯齿，上面光滑无毛，下面幼时被毛。花秋季开放，常簇生于当年生枝的叶腋；花被裂至基部或近基部。翅果长 1 ~ 1.2 cm；翅较窄、较厚，无毛；种子位于翅果的中部或稍上处；柄细，长 3 ~ 4 mm。

| 生境分布 | 生于平原、丘陵、山坡及谷地。分布于德兴大茅山等。

| 资源情况 | 野生资源较丰富。药材来源于野生。

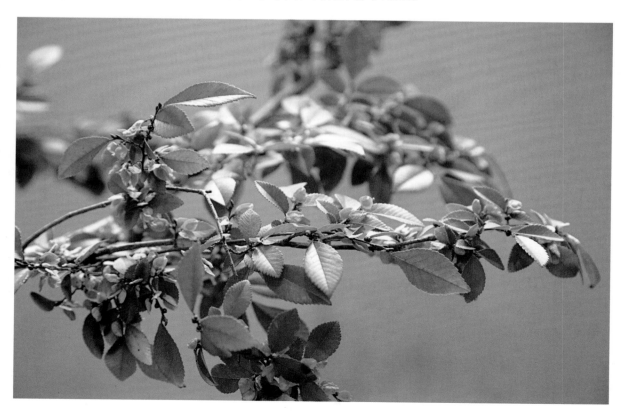

采收加工	**榔榆皮：**全年均可采收，洗净，晒干。
	榔榆叶：夏、秋季采收，鲜用。
	榔榆茎：夏、秋季采收，鲜用。

药材性状	**榔榆皮：**本品树皮呈长卷曲状。外表面灰褐色，呈不规则鳞片状脱落，有凸出的横向皮孔；内表面黄白色。质柔韧，不易折断，断面外侧棕红色，内侧黄白色。气特异，味淡，嚼之有黏液感。根皮表面灰黄棕色，较平滑。余同树皮。
	榔榆叶：本品呈椭圆形、卵圆形或倒卵形，长 2 ~ 5 cm，宽 1 ~ 2.8 cm，基部圆形，稍歪，先端短尖，叶缘有锯齿，上面微粗糙，棕褐色，下面淡棕色。气微，味淡，嚼之有黏液感。

功能主治	**榔榆皮：**甘、微苦，寒。清热利水，解毒消肿，凉血止血。用于热淋，小便不利，疮疡肿毒，乳痈，烫火伤，痢疾，胃肠出血，尿血，痔血，腰背酸痛，外伤出血。
	榔榆叶：甘、微苦，寒。清热解毒，消肿止痛。用于热毒疮疡，牙痛。
	榔榆茎：甘、微苦，寒。通络止痛。用于腰背酸痛。

用法用量	**榔榆皮：**内服煎汤，15 ~ 30 g；脾胃虚寒者慎服。外用适量，鲜品捣敷；或研末调敷。
	榔榆叶：外用适量，鲜品捣敷；或煎汤含漱。
	榔榆茎：内服煎汤，10 ~ 15 g。

附　注	本种异名：*Microptelea parvifolia* (Jacquin) Spach、*Planera parvifolia* (Jacquin) Sweet、*Ulmus campestris* Linnaeus var. *chinensis* Loudon、*Ulmus chinensis* Persoon、*Ulmus coreana* Nakai、*Ulmus japonica* Siebold、*Ulmus sieboldii* Daveau、*Ulmus shirasawana* Daveau。
	药材榔榆皮，为本种的干燥根皮或树皮，《上海市中药材标准·附录》（1994 年版）以"榆树皮"之名收载之；同属植物榆树 *Ulmus pumila* L. 与本种同等药用。

榆科 Ulmaceae 榆属 Ulmus

榆树
Ulmus pumila L.

| 植物别名 | 白榆、家榆、榆。

| 药 材 名 | 榆白皮（药用部位：树皮、根皮）、榆皮涎（药用部位：茎皮部的涎汁）、榆花（药用部位：花）、榆荚仁（药用部位：果实或种子）、榆仁酱（药材来源：果实或种子和面粉等制成的酱）、榆叶（药用部位：叶。别名：榆树叶）、榆枝（药用部位：枝）。

| 形态特征 | 落叶乔木。叶椭圆状卵形或椭圆状披针形，长 2 ~ 8 cm，两面均无毛，间或脉腋有簇生毛，侧脉 9 ~ 16 对，边缘多具单锯齿；叶柄长 2 ~ 10 mm。花先叶开放，多数呈簇状聚伞花序，生于去年生枝的叶腋。翅果近圆形或宽倒卵形，长 1.2 ~ 1.5 cm，无毛；种子位于翅果的中部或近上部；柄长约 2 mm。

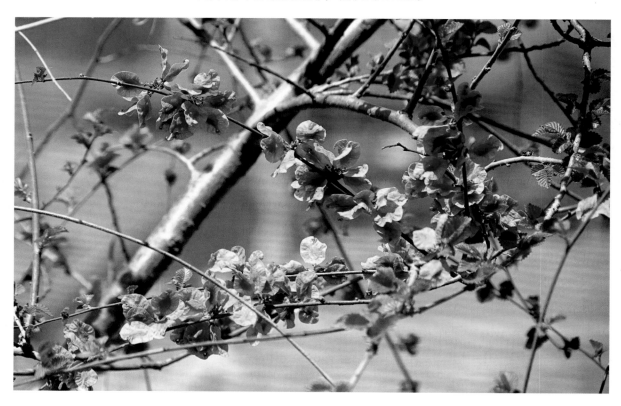

| 生境分布 | 生于海拔 1 000 ~ 2 500 m 以下的山坡、山谷、川地、丘陵及沙岗等。分布于德兴三清山北麓、大茅山等，市区有栽培。

| 资源情况 | 野生资源丰富，栽培资源丰富。药材主要来源于栽培。

| 采收加工 | **榆白皮**：春、秋季采收根皮；春季或 8 ~ 9 月割下老枝条，立即剥取内皮，晒干。

榆皮涎：全年均可采集，割破茎皮，收集流出的涎汁。

榆花：3 ~ 4 月采收，鲜用或晒干。

榆荚仁：4 ~ 6 月果实成熟时采收，除去果翅，晒干。

榆仁酱：4 ~ 6 月采收成熟果实。取榆仁水浸一伏时，袋盛，揉洗去涎，以蓼汁拌晒，如此 7 次，同发过面曲，如造酱法，下盐，晒之。每一升，曲四斤，盐一斤，水五斤。

榆叶：夏、秋季采收，鲜用或晒干。

榆枝：夏、秋季采收，鲜用或晒干。

| 药材性状 | **榆白皮**：本品呈板片状或浅槽状，长短不一，厚 3 ~ 7 mm。外表面浅黄白色或灰白色，较平坦，皮孔横生，嫩皮较明显，有不规则的纵向浅裂纹，偶有残存的灰褐色粗皮；内表面黄棕色，具细密的纵棱纹。质柔韧，纤维性。气微，味稍淡，有黏性。

榆花：本品略呈类球形或不规则团状，直径 5 ~ 8 mm，有短梗，暗紫色。花被钟形，4 ~ 5 裂；雄蕊 4 ~ 5，伸出于花被，或脱落，花药紫色；雌蕊 1，子房扁平，花柱 2。体轻，质柔韧。气微，味淡。

榆荚仁：本品果实呈类圆形或倒卵形，直径 1.2 ~ 1.5 cm；先端有缺口，基部有短柄，长约 2 mm。果翅类圆形而薄，表面光滑，可见放射状脉纹。种子长椭圆形或卵圆形，长 1 ~ 1.5 cm，直径约 5 mm，位于翅果上部或近上部，与缺口的底缘密接。

榆叶：本品常皱缩，展平后呈椭圆状卵形或椭圆状披针形，长 2 ~ 8 cm，宽 2 ~ 2.5 cm，上表面暗绿色，下表面色稍浅，叶脉明显，侧脉 9 ~ 16 对，脉腋有簇生的白色茸毛，叶缘有单锯齿；叶柄长 0.2 ~ 1 cm。质脆，易碎。气微，味稍涩。

榆枝：本品为圆形厚片，表面类白色，中心髓部小，呈白色。周边黄褐色。质坚硬。气微，味淡、微涩。

| 功能主治 | **榆白皮**：甘，微寒。归肺、脾、膀胱经。利水通淋，祛痰，消肿解毒。用于水肿，

小便不利，淋浊，带下，咳喘痰多，失眠，内外出血，难产胎死不下，痈疽，瘰疬，秃疮，疥癣。

榆皮涎： 杀虫。用于疥癣。

榆花： 甘，平。归脾、胃经。清热定惊，利尿疗疮。用于小儿惊痫，小便不利，头疮。

榆荚仁： 甘、微辛，平。归肝、脾经。健脾安神，清热利水，消肿杀虫。用于失眠，食欲不振，带下，小便不利，水肿，小儿疳热羸瘦，烫火伤，疮癣。

榆仁酱： 辛，温。归肺、胃经。温中行气，杀虫。用于心腹冷痛，虫积腹痛，疮癣。

榆叶： 甘，平。归脾、胃经。清热利尿，安神，祛痰止咳。用于水肿，小便不利，石淋，尿浊，失眠，暑热困闷，痰多咳嗽，酒渣鼻。

榆枝： 甘，平。利尿通淋。用于石淋。

| 用法用量 | **榆白皮：** 内服煎汤，9～15 g；或研末；脾胃虚寒者慎服。外用适量，煎汤洗；或捣敷；或研末调敷。

榆皮涎： 外用适量，涂敷。

榆花： 内服煎汤，5～9 g。外用适量，研末调敷。

榆荚仁： 内服煎汤，10～15 g。外用适量，研末调敷。

榆仁酱： 外用适量，涂敷；不宜多用。

榆叶： 内服煎汤，5～10 g；或入丸、散剂。外用适量，煎汤洗。

榆枝： 内服煎汤，9～15 g。

| 附　注 | 本种异名：*Ulmus campestris* Linnaeus var. *pumila* (Linnaeus) Maximowicz、*Ulmus pumila* L. var. *microphylla* Persoon、*Ulmus manshurica* Nakai。

药材榆白皮，为本种的干燥根皮或树皮，《新疆维吾尔自治区药品标准·第二册》（1980 年版）等以"榆白皮"之名收载之，药用部位为干燥树皮或根皮的韧皮部；《上海市中药材标准·附录》（1994 年版）、《中华人民共和国卫生部药品标准·中药成方制剂·第六册·附录》（1992 年版）以"榆树皮"之名收载之。在《上海市中药材标准·附录》（1994 年版）"榆树皮"项中，除本种外，同属植物榔榆 *Ulmus parvifolia* Jacq. 亦被收载，与本种同等药用。

药材榆枝，为本种的新鲜或干燥枝条，《贵州省中药材、民族药材质量标准》（2003 年版）、《中华人民共和国卫生部药品标准·中药成方制剂·第七册·附录》（1993 年版）中有收载。

药材榆叶，为本种的干燥叶，《上海市中药材标准》（1994 年版）以 "榆树叶"
之名收载之。

药材榆仁酱，为本种的果实加工品，《四川省中药材标准》（1987 年版）以
"芜荑" 之名收载之。中药中 "芜荑" 的基原植物还有大果榆 *Ulmus macrocarpa*
Hance。

榆科 Ulmaceae 榉属 Zelkova

榉树

Zelkova serrata (Thunb.) Makino

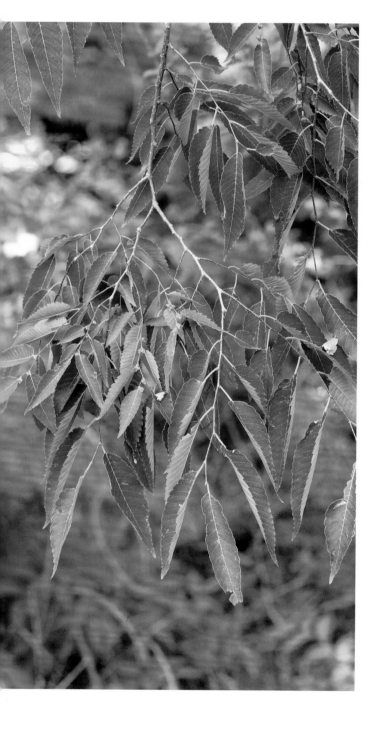

| 药 材 名 |

榉树皮（药用部位：树皮）、榉树叶（药用部位：叶）。

| 形态特征 |

落叶乔木。当年生枝密生柔毛。叶长椭圆状卵形，长 2 ~ 10 cm，边缘具单锯齿，侧脉 7 ~ 15 对，上面粗糙，具脱落性硬毛，下面密被柔毛；叶柄长 1 ~ 4 mm。花单性，稀杂性，雌雄同株，雄花簇生于新枝下部的叶腋或苞腋，雌花 1 ~ 3 生于新枝上部的叶腋；花被片 4 ~ 6，宿存；花柱 2，歪生。坚果上部歪斜，直径 2.5 ~ 4 mm。

| 生境分布 |

生于海拔 500 ~ 1 900 m 的河谷、溪边疏林中。分布于德兴大目源、大茅山梧风洞等。

| 资源情况 |

野生资源丰富。药材来源于野生。

| 采收加工 |

榉树皮：全年均可采剥，鲜用或晒干。
榉树叶：夏、秋季采收，鲜用或晒干。

| 药材性状 | **榉树叶：** 本品常皱缩，展平后呈长椭圆状卵形或卵状披针形，长 2 ～ 10 cm，宽 1 ～ 4 cm，上面绿褐色，粗糙，有脱落性硬毛，下面色稍浅，密生淡灰色毛，叶脉于下面明显，侧脉 7 ～ 15 对，叶缘具波状单锯齿；叶柄长 1 ～ 4 mm。纸质，脆而易碎。 |

| 功能主治 | **榉树皮：** 苦，寒。归肺、大肠经。清热解毒，止血，利水，安胎。用于感冒发热，血痢，便血，水肿，妊娠腹痛，目赤肿痛，烫火伤，疮疡肿痛。 |
| | **榉树叶：** 苦，寒。归心经。清热解毒，凉血。用于疮疡肿痛，崩中带下。 |

| 用法用量 | **榉树皮：** 内服煎汤，3 ～ 10 g；脾胃虚寒者慎服。外用适量，煎汤洗。 |
| | **榉树叶：** 内服煎汤，6 ～ 10 g。外用适量，捣敷。 |

| 附　注 | 本种异名：*Abelicea hirta* C. K. Schneider、*Corchorus serrata* Thunberg、*Planera acuminata* Lindley、*Planera japonica* Miquel、*Ulmus keaki* Siebold、*Zelkova acuminata* Planchon。 |
| | 本种为国家二级保护植物，IUCN 评估等级为 NT 级，被《中国生物多样性红色名录——高等植物卷》列为近危种，为中国特有植物。 |

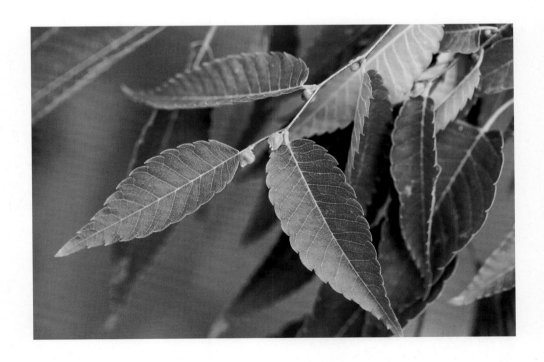

杜仲科 Eucommiaceae 杜仲属 Eucommia

杜仲
Eucommia ulmoides Oliver

| **药 材 名** | 杜仲（药用部位：树皮）、杜仲叶（药用部位：叶）、槲芽（药用部位：嫩叶）。

| **形态特征** | 落叶乔木，高可达 20 m。树皮灰色，折断有银白色细丝。叶椭圆形或椭圆状卵形，长 6 ~ 18 cm，宽 3 ~ 7.5 cm，边缘有锯齿，下面脉上有毛；叶柄长 1 ~ 2 cm。花单性，雌雄异株，无花被，常先叶开放，生于小枝基部；雄花具短梗，长约 9 mm，雄蕊 6 ~ 10，花药条形，花丝极短；雌花具短梗，长约 8 mm，子房狭长，先端有 2 叉状柱头，1 室，胚珠 2。翅果狭椭圆形，长约 3.5 cm。

| **生境分布** | 德兴各地村庄有零星栽培。

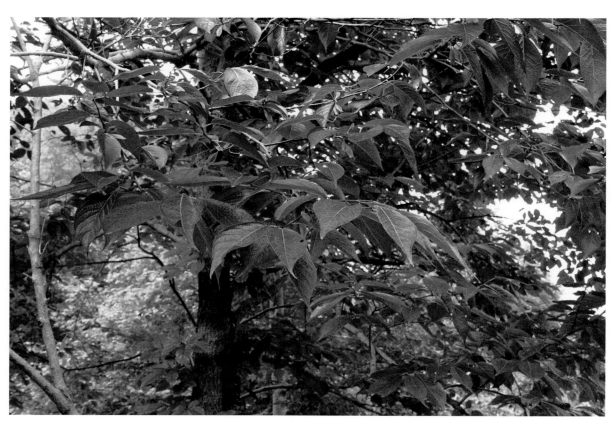

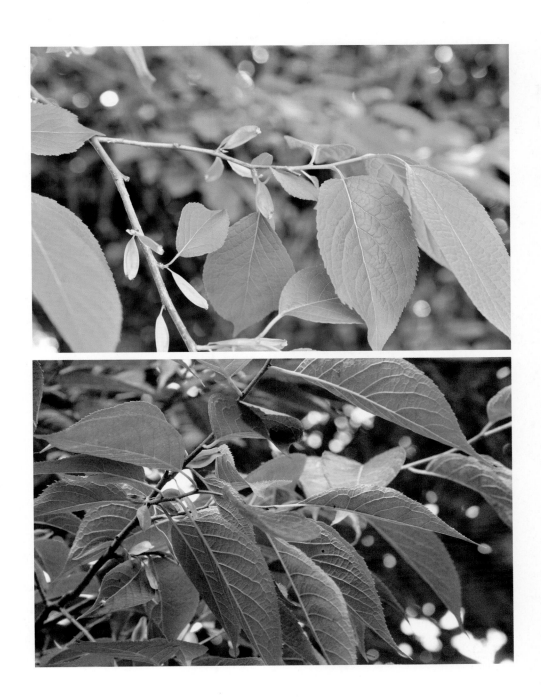

| 资源情况 | 栽培资源丰富。药材来源于栽培。 |

采收加工　　杜仲：4 ~ 6 月剥取，刮去粗皮，堆置"发汗"至内皮呈紫褐色，晒干。

杜仲叶：夏、秋季枝叶茂盛时采收，晒干或低温烘干。

榝芽：春季嫩叶初生时采摘，鲜用或晒干。

药材性状　　杜仲：本品呈板片状或两边稍向内卷，大小不一，厚 3 ~ 7 mm。外表面淡棕色或灰褐色，有明显的皱纹或纵裂槽纹，有的树皮较薄，未去粗皮，可见明显的皮孔。内表面暗紫色，光滑。质脆，易折断，断面有细密、银白色、富弹性的橡胶丝相连。气微，味稍苦。

杜仲叶： 本品多破碎，完整者展平后呈椭圆形或卵形，长 7 ~ 15 cm，宽 3.5 ~ 7 cm。表面黄绿色或黄褐色，微有光泽，先端渐尖，基部圆形或广楔形，边缘有锯齿，具短叶柄。质脆，搓之易碎，折断面有少量银白色橡胶丝相连。气微，味微苦。

橔芽： 本品呈不规则的丝状，表面黄绿色，叶缘具锯齿，搓之易碎，折断有银白色橡胶丝。气微，味淡、微苦。

| **功能主治** | **杜仲：** 甘，温。归肝、肾经。补肝肾，强筋骨，安胎。用于肝肾不足，腰膝酸痛，筋骨无力，头晕目眩，妊娠漏血，胎动不安。

杜仲叶： 微辛，温。归肝、肾经。补肝肾，强筋骨。用于肝肾不足，头晕目眩，腰膝酸痛，筋骨痿软。

橔芽： 甘，平。归肝、大肠经。补虚生津，解毒，止血。用于身体虚弱，口渴，脚气，痔疮肿痛，便血。

| **用法用量** | **杜仲：** 内服煎汤，6 ~ 15 g；或浸酒；或入丸、散剂；阴虚火旺者慎服。

杜仲叶： 内服煎汤，10 ~ 15 g。

橔芽： 内服煎汤，3 ~ 10 g；或研末，1 ~ 3 g。

| **附 注** | 药材杜仲，为本种的干燥树皮，《中华人民共和国药典》（1963 年版至 2020 年版）、《贵州省中药材、民族药材质量标准·副篇》（2003 年版）、《贵州省中药材标准规格·上集》（1965 年版）、《内蒙古蒙药材标准》（1986 年版）、《新疆维吾尔自治区药品标准·第二册》（1980 年版）等中有收载。药材杜仲叶，为本种的干燥叶，《中华人民共和国药典》（2005 年版至 2020 年版）、《四川省中草药标准（试行稿）·第二批》（1979 年版）、《中华人民共和国卫生部药品标准·中药成方制剂·第五册·附录》（1992 年版）、《甘肃省 40 种中药材质量标准（试行）》（1995 年版）、《贵州省中药材、民族药材质量标准》（2003 年版）、《贵州省中药材质量标准》（1988 年版）、《江苏省中药材标准》（1989 年版）、《江苏省中药材标准（试行稿）·第二批》（1986 年版）、《江西省中药材标准》（1996 年版）、《上海市中药材标准》（1994 年版）、《四川省中药材标准》（1987 年版）、《中华人民共和国卫生部药品标准·中药成方制剂·第六册·附录》（1992 年版）中有收载。

《中华人民共和国药典》规定，杜仲含松脂醇二葡萄糖苷不得少于 0.10%，杜

仲叶含绿原酸不得少于 0.080%。

本种 IUCN 评估等级为 VU 级，被《中国生物多样性红色名录——高等植物卷》列为易危种，被《中国植物红皮书》列为易危级，为中国特有植物。本种为江西省 II 级保护植物，浙江省保护植物。

桑科 Moraceae 构属 Broussonetia

藤构

Broussonetia kaempferi Sieb. var. *australis* Suzuki

| 药 材 名 | 谷皮藤（药用部位：全株或根，或根皮）。

| 形态特征 | 蔓生藤状灌木。树皮黑褐色；小枝幼时被浅褐色柔毛，成长后脱落。叶互生，螺旋状排列，近对称卵状椭圆形，长 3.5 ~ 8 cm，宽 2 ~ 3 cm，先端渐尖至尾尖，边缘锯齿细，齿尖具腺体，不裂，稀为 2 ~ 3 裂，表面无毛，稍粗糙；叶柄长 8 ~ 10 mm，被毛。花雌雄异株，雄花序短穗状，长 1.5 ~ 2.5 cm，花序轴长约 1 cm；雄花花被片 3 ~ 4 裂，裂片外面被毛，雄蕊 3 ~ 4，花药黄色，椭圆球形，退化雌蕊小；雌花集生为球形头状花序，花柱线形，延长。聚花果直径 1 cm。

| 生境分布 | 生于海拔 300 ~ 1 000 m 的山谷灌丛中或沟边山坡路旁。德兴各地

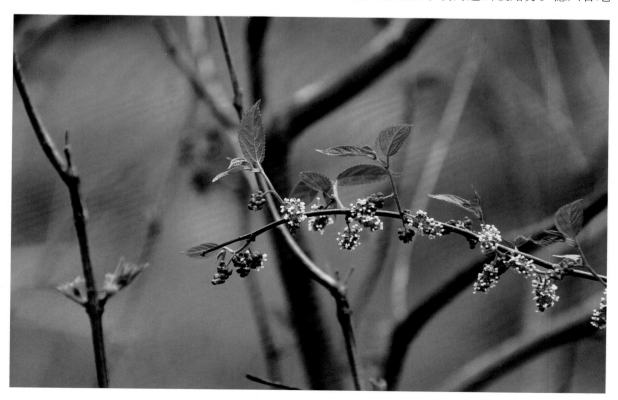

均有分布。

| **资源情况** | 野生资源丰富。药材来源于野生。

| **采收加工** | 全年均可采集全株，晒干；4 ~ 11 月采挖根，洗净，切片，鲜用或晒干，或剥取根皮，洗净，晒干。

| **功能主治** | 微甘，平。清热利尿，活血消肿。用于肺热咳嗽，石淋，黄疸，跌扑损伤。

| **用法用量** | 内服煎汤，30 ~ 60 g。外用适量，捣敷。

| **附　注** | 本种异名：*Broussonetia sieboldii* Blume。
本种的成熟果实可食用，口感不佳。

桑科 Moraceae 构属 Broussonetia

楮
Broussonetia kazinoki Sieb.

| **植物别名** | 小构树。 |

| **药 材 名** | 构皮麻（药用部位：全株或根，或根皮。别名：谷皮树、楮树皮、楮白皮）、小构树叶（药用部位：叶）、小构树汁（药用部位：树汁）。 |

| **形态特征** | 灌木。小枝斜上，幼时被毛，成长后脱落。叶卵形至斜卵形，长 3 ~ 7 cm，宽 3 ~ 4.5 cm，先端渐尖至尾尖，边缘具三角形锯齿，不裂或 3 裂，表面粗糙，背面近无毛；叶柄长约 1 cm；托叶小，线状披针形，长 3 ~ 5 mm。雌雄同株；雄花序球形头状，直径 8 ~ 10 mm，雄花花被片 3 ~ 4 裂，裂片三角形，外面被毛，雄蕊 3 ~ 4，花药椭圆形；雌花序球形，被柔毛，花被管状，先端 |

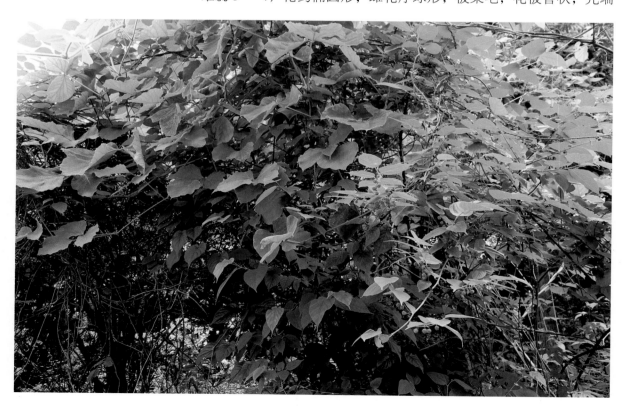

齿裂，或近全缘，花柱单生，仅在近中部有小突起。聚花果球形，直径 8 ～ 10 mm；瘦果扁球形。

| **生境分布** | 生于低山地区山坡林缘、沟边、住宅近旁。德兴各地山区均有分布。

| **资源情况** | 野生资源丰富。药材来源于野生。

| **采收加工** | 构皮麻：全年均可采集全株，晒干；全年均可采剥根皮，晒干，或采挖根，洗净，切片，晒干。

小构树叶：全年均可采收，鲜用或晒干。

小构树汁：全年均可采集，割划树皮，使胶汁流出，收集。

| **功能主治** | 构皮麻：甘、淡，平。归肝、肾、膀胱经。祛风除湿，散瘀消肿。用于风湿痹痛，泄泻，痢疾，黄疸，浮肿，痈疖，跌打损伤。

小构树叶：淡，凉。清热解毒，祛风止痒，敛疮止血。用于痢疾，神经性皮炎，疥癣，疖肿，刀伤出血。

小构树汁：甘、淡，平。归肝、肾、膀胱经。祛风止痒，清热解毒。用于皮炎，疥癣，蛇虫犬咬伤。

| **用法用量** | 构皮麻：内服煎汤，30 ～ 60 g。

小构树叶：内服煎汤，30 ～ 60 g；或捣汁饮。外用适量，捣敷；或绞汁搽。

小构树汁：外用适量，取汁涂。

| **附　　方** | （1）治腰痛：构皮麻根 60 g，圆叶猪屎豆根 30 g，棉毛旋覆花根 30 g。鲜品加鸡蛋煮，服汤食蛋。

（2）治脚趾皲裂：取构皮麻皮踝扎。

［方（1）～（2）出自《草药手册》（江西）］

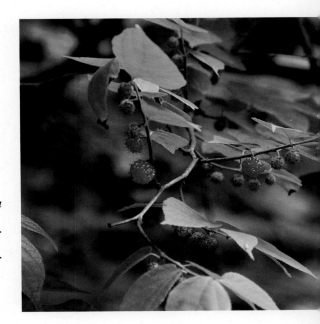

| **附　　注** | 本种异名：*Broussonetia monoica* Hance、*Broussonetia kazinoki* Sieb. var. *ruyangensis* P. H. Ling et X. W. Wei。

本种的成熟果实可食用，口感不佳。

桑科 Moraceae 构属 Broussonetia

构树

Broussonetia papyrifera (Linn.) L'Hér. ex Vent.

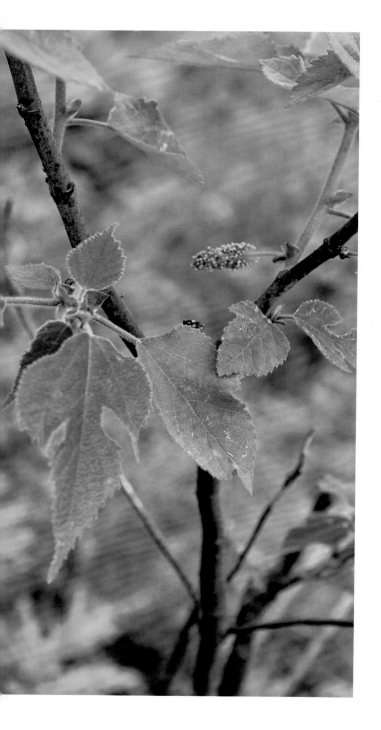

植物别名

毛桃、谷树、谷桑。

药材名

楮实子（药用部位：成熟果实。别名：楮实）、楮茎（药用部位：枝条）、楮树白皮（药用部位：树皮的内皮）、楮树根（药用部位：根或根皮）、楮皮间白汁（药用部位：茎皮部的乳汁。别名：楮树汁）、构树叶（药用部位：叶或枝叶。别名：楮叶、构树）。

形态特征

乔木。树皮暗灰色，小枝密生柔毛。叶广卵形至长椭圆状卵形，长6～18 cm，宽5～9 cm，边缘具粗锯齿，不分裂或3～5裂，小树之叶常明显分裂，表面粗糙，疏生糙毛，背面密被绒毛；叶柄长2.5～8 cm，密被糙毛；托叶大，卵形，狭渐尖，长1.5～2 cm。雌雄异株；雄花序为柔荑花序，粗壮，长3～8 cm，被毛，雄蕊4，花药近球形，退化雌蕊小；雌花序球形头状，苞片棍棒状，先端被毛，花被管状，先端与花柱紧贴。聚花果直径1.5～3 cm，成熟时橙红色，肉质；瘦果表面有小瘤。

生境分布

生于山坡林缘或村庄路旁。德兴各地均有分布。

资源情况

野生资源丰富。药材来源于野生。

采收加工

楮实子： 9 月果实变红时采摘，除去灰白色膜状宿萼及杂质，晒干。

楮茎： 春季采收，晒干。

楮树白皮： 春、秋季剥取树皮，除去外皮，晒干。

楮树根： 春季挖嫩根，或秋季挖根，剥取根皮，鲜用或晒干。

楮皮间白汁： 春、秋季割开树皮，流出乳汁，干后取下。

构树叶： 全年均可采收，鲜用或晒干。

药材性状

楮实子： 本品略呈球形或卵圆形，稍扁，直径约 1.5 mm。表面红棕色，有网状皱纹或颗粒状突起，一侧有棱，另一侧有凹沟，有的具果柄。质硬而脆，易压碎。胚乳类白色，富油性。气微，味淡。

楮树根： 本品呈不规则块片状。表面黄褐色或土黄色，较粗糙，具纵向细皱纹，外皮易脱落，直径 0.5 ~ 4.5 cm，厚 0.5 ~ 1.5 cm。质稍坚硬。断面皮部薄，灰黄色，纤维性强；木部宽，类白色或淡黄色。气微，味淡、涩。

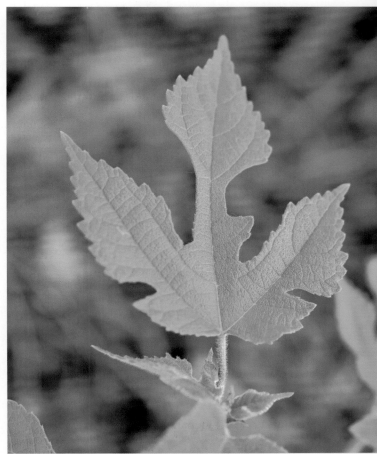

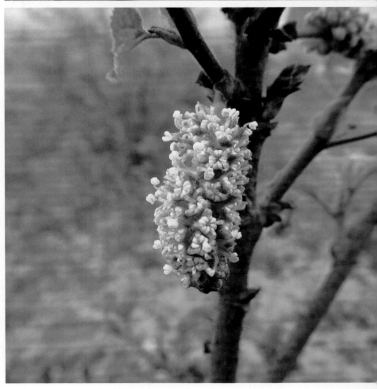

楮皮间白汁：本品为乳白色液体。气微，味微甘。

构树叶：本品呈广卵形至长椭圆状卵形，长 6 ~ 18 cm，宽 5 ~ 9 cm，先端渐尖，基部心形或偏斜，边缘有粗锯齿，不分裂或 3 ~ 5 裂，表面粗糙，被刺毛，背面密被粗毛和柔毛，侧脉每边 7 ~ 8；叶柄长 2.5 ~ 8 cm，密被粗毛。气微，味淡、微涩。

| 功能主治 | 楮实子：甘，寒。归肝、肾经。补肾清肝，明目，利尿。用于肝肾不足，腰膝酸软，虚劳骨蒸，头晕目昏，目生翳膜，水肿胀满。

楮茎：祛风，明目，利尿。用于风疹，目赤肿痛，小便不利。

楮树白皮：甘，平。利水，止血。用于小便不利，水肿胀满，便血，崩漏。

楮树根：甘、微苦，凉。归肾经。凉血散瘀，清热利湿。用于咳嗽吐血，崩漏，水肿，跌打损伤。

楮皮间白汁：甘，平。利尿，杀虫解毒。用于水肿，疮癣，虫咬。

构树叶：甘、涩，凉。归肝、脾经。凉血止血，利尿，解毒。用于吐血，衄血，崩漏，金疮出血，水肿，疝气，痢疾，毒疮。

| 用法用量 | 楮实子：内服煎汤，6 ~ 12 g；或入丸、散剂；脾胃虚寒、大便溏泄者慎服。外用适量，捣敷。

楮茎：内服煎汤，6 ~ 9 g；或捣汁饮。外用适量，煎汤洗。

楮树白皮：内服煎汤，6 ~ 9 g；或浸酒；或入丸、散剂。外用适量，煎汤洗；或烧存性，研末点眼。

楮树根：内服煎汤，10 ~ 20 g；脾胃虚寒者慎服。

楮皮间白汁：内服适量，冲服。外用适量，取汁涂。

构树叶：内服煎汤，3 ~ 6 g；或捣汁；或入丸、散剂。外用适量，捣敷。

| 附　注 | 本种异名：*Broussonetia papyifera* (L.) L'Hert. ex Vent.、*Smithiodendron artocarpioideum* Hu、*Morus papyifera* L.。

药材构树叶，为本种的干燥叶或枝叶，《贵州省中药材、民族药材质量标准》（2003 年版）、《上海市中药材标准·附录》（1994 年版）中有收载；《广西壮族自治区瑶药材质量标准·第二卷》（2021 年版）以"构树"之名收载之。

药材楮实子，为本种的干燥成熟果实，《中华人民共和国药典》（1963 年版至 2020 年版）、《新疆维吾尔自治区药品标准·第二册》（1980 年版）、《贵州省中药材标准规格·上集》（1965 年版）中有收载。

药材构树根，为本种的干燥根，《广西壮族自治区壮药质量标准·第二卷》（2011 年版）中有收载。

《中华人民共和国药典》规定，按照醇溶性浸出物测定法（通则 2201）项下的热浸法测定，用乙醇作溶剂，楮实子的浸出物含量不得少于 14.0%。

本种的成熟果实可食用，口感不佳；雄花序蒸、煮熟后可凉拌食用。

桑科 Moraceae 大麻属 Cannabis

大麻 *Cannabis sativa* L.

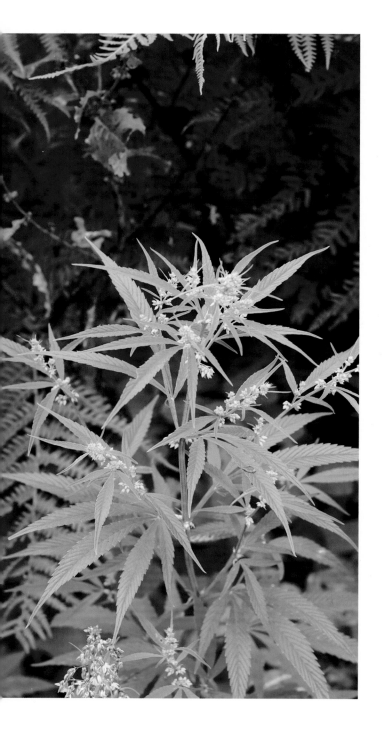

植物别名

火麻、野麻、胡麻。

药材名

火麻仁（药用部位：种仁）、麻根（药用部位：根）、麻花（药用部位：雄花）、麻皮（药用部位：茎皮的内皮）、麻叶（药用部位：叶）、麻蕡（药用部位：雌花序及幼嫩果序）。

形态特征

一年生直立草本。枝具纵沟槽，密生灰白色贴伏毛。叶掌状全裂，裂片披针形或线状披针形，长 7 ～ 15 cm，中裂片最长，宽 0.5 ～ 2 cm，表面微被糙毛，背面幼时密被灰白色贴伏毛，后变无毛，边缘具向内弯的粗锯齿；叶柄长 3 ～ 15 cm，密被灰白色贴伏毛；托叶线形。雄花序长达 25 cm；花黄绿色，花被 5，膜质，外面被细贴伏毛，雄蕊 5，花丝极短，花药长圆形；小花柄长 2 ～ 4 mm。雌花绿色；花被 1，紧包子房，略被小毛；子房近球形，外面包于苞片。瘦果为宿存黄褐色苞片所包，果皮坚脆，表面具细网纹。

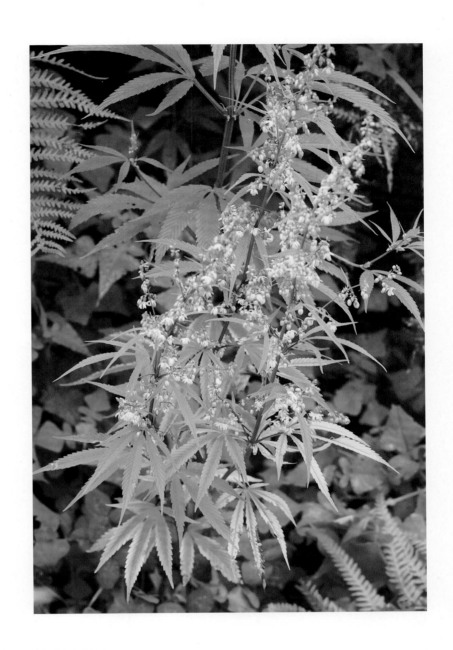

| **生境分布** | 德兴大茅山垦殖场曾有栽培。

| **资源情况** | 栽培资源少。药材来源于栽培。

| **采收加工** | 火麻仁：10 ~ 11 月果实大部分成熟时，割取果株，晒干，脱粒，扬净。

麻根：全年均可采挖，洗净，晒干。

麻花：5 ~ 6 月花期采收，鲜用或晒干。

麻皮：夏、秋季取茎，剥取皮部，除去外皮，晒干。

麻叶：夏、秋季枝叶茂盛时采收，鲜用或晒干。

麻蕡：夏季采收，鲜用或晒干。

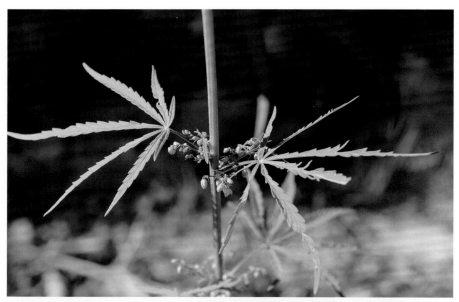

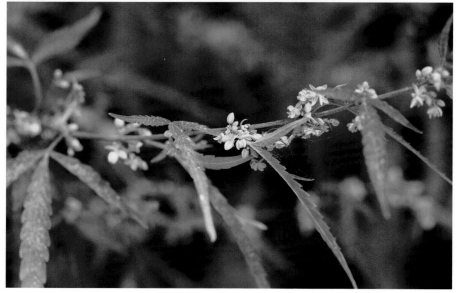

| **药材性状** | **火麻仁**：本品呈卵圆形，长 4 ~ 5.5 mm，直径 2.5 ~ 4 mm。表面灰绿色或灰黄色，有微细的白色或棕色网纹，两边有棱，先端略尖，基部有 1 圆形果柄痕。果皮薄而脆，易破碎。种皮绿色，子叶 2，乳白色，富油性。气微，味淡。 |

| **功能主治** | **火麻仁**：甘，平。归脾、胃、大肠经。润肠通便。用于血虚津亏，肠燥便秘。
麻根：苦，平。散瘀，止血，利尿。用于跌打损伤，难产，胞衣不下，血崩，淋证，带下。
麻花：苦、辛，温；有毒。祛风，活血，生发。用于风病肢体麻木，遍身瘙痒，眉发脱落，闭经。 |

麻皮：甘，平。归大肠、脾经。活血，利尿。用于跌扑损伤，热淋胀痛。

麻叶：苦、辛，平；有毒。截疟，驱蛔，定喘。用于疟疾，蛔虫病，气喘。

麻蕡：辛，平；有毒。祛风镇痛，定惊安神。用于痛风，痹证，癫狂，失眠，咳喘。

| **用法用量** | 火麻仁：内服煎汤，10 ～ 15 g；或入丸、散剂；脾肾不足之便溏、阳痿、遗精、带下者慎服。外用适量，捣敷；或煎汤洗。

麻根：内服煎汤，9 ～ 15 g；或捣汁。

麻花：内服煎汤，1 ～ 3 g；或入膏、丸剂。外用适量，研末调敷；或做柱燃灸。

麻皮：内服煎汤，9 ～ 15 g；或研末冲服。

麻叶：内服捣汁，0.2 ～ 1.5 g；或入丸、散剂；内服宜慎。外用适量，捣敷。

麻蕡：内服煎汤，0.3 ～ 0.6 g；体虚者及孕妇禁服。外用适量，捣敷。

| **附　　注** | 本种异名：*Cannabis indica* Lam.、*Cannabis sativa* L. var. *indica* (Lam.) E. Small et Cronq.。

药材火麻仁，为本种的干燥成熟果实（种子），《中华人民共和国药典》（1963年版至 2020 年版）、《贵州省中药材标准规格·上集》（1965 年版）、《新疆维吾尔自治区药品标准·第二册》（1980 年版）、《内蒙古蒙药材标准》（1986年版）、《广西壮族自治区壮药质量标准·第二卷》（2011 年版）等中有收载。

本种的种仁可食用，也可泡茶或榨油。

桑科 Moraceae 柘属 Cudrania

构棘
Cudrania cochinchinensis (Lour.) Kudo et Masam.

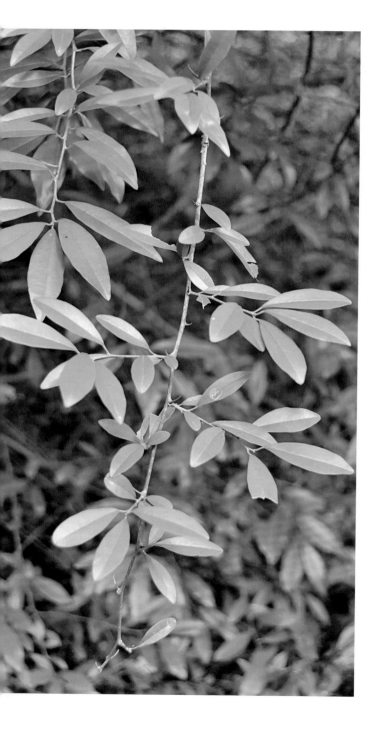

| 植物别名 |

葨芝、黄桑木、柘根。

| 药材名 |

穿破石（药用部位：根）、奴柘刺（药用部位：棘刺）、山荔枝果（药用部位：果实）。

| 形态特征 |

直立或攀缘状灌木。枝无毛，具弯刺。叶革质，椭圆状披针形或长圆形，长 3 ~ 8 cm，宽 2 ~ 2.5 cm，全缘，两面无毛；叶柄长约 1 cm。雌雄异株，花序头状，腋生，具苞片，花序梗短；雄花序直径 0.6 ~ 1 cm，雄花花被片 4；雌花序微被柔毛，雌花花被片 4，顶部厚，被毛。聚合果肉质，直径 2 ~ 5 cm，微被毛，成熟时橙红色；瘦果卵圆形，成熟时褐色，光滑。

| 生境分布 |

生于村庄附近或荒野。德兴各地山区均有分布。

| 资源情况 |

野生资源丰富。药材来源于野生。

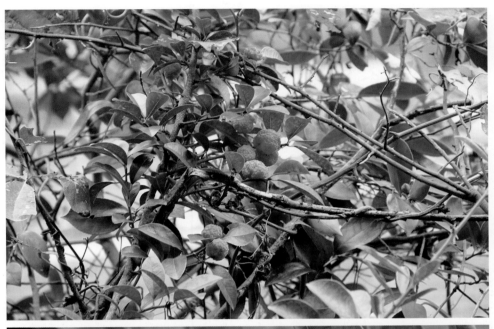

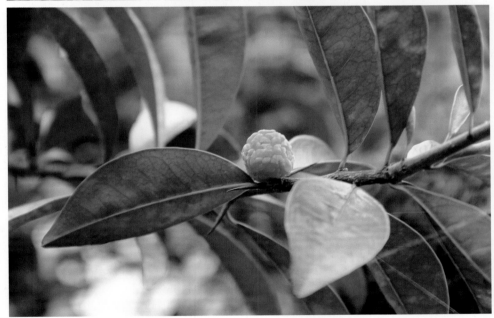

| 采收加工 | 穿破石：全年均可采挖，除去泥土、须根，晒干；或洗净，趁鲜切片，晒干。亦可鲜用。

奴柘刺：全年均可采收，鲜用或晒干。

山荔枝果：夏、秋季果实近成熟时采收，鲜用或晒干。

| 药材性状 | 穿破石：本品呈圆柱形，极少分枝，粗细不一，粗者直径可达 5～6 cm。外表栓皮橙黄色或橙红色，有细密横皱纹，薄如纸，极易脱落；栓皮脱落后，表面

现灰黄色，并有棕黄色或橙黄色斑块。横切面皮部薄，纤维性，木部发达，黄色，满布细小密集的针孔状导管，中心或有小的髓部。体轻，质坚。气微，味淡。

奴柘刺：本品呈粗针状，长 5 ～ 10（～ 20）mm，直立或略弯。表面灰褐色，光滑。体轻质硬，略带韧性，不易折断，断面黄色。气微，味淡。

山荔枝果：本品呈球形，直径 3 ～ 5 cm。鲜品橙红色，具毛茸，有乳黄色浆汁，干品棕红色，皱缩。剖开后，果皮内层着生多数瘦果，每一瘦果包裹在肉质的花被和苞片中。基部有极短的果柄。气微，味微甜。

| **功能主治** | **穿破石**：淡、微苦，凉。祛风通络，清热除湿，解毒消肿。用于风湿痹痛，跌打损伤，黄疸，腮腺炎，肺结核，胃和十二指肠溃疡，淋浊，臌胀，闭经，劳伤咯血，疔疮痈肿。

奴柘刺：苦，微温。归脾、肾经。化瘀消积。用于腹中积聚，痞块。

山荔枝果：微甘，温。理气，消食，利尿。用于疝气，食积，小便不利。

| **用法用量** | **穿破石**：内服煎汤，9 ～ 30 g，鲜品可用至 120 g；或浸酒；孕妇慎服。外用适量，捣敷。

奴柘刺：内服煎汤，6 ～ 12 g。

山荔枝果：内服嚼食，15 ～ 30 g；或煎汤。

| **附　方** | （1）治腰痛：鲜穿破石根皮 120 g，白酒 500 g，浸泡 7 天。每服 15 ～ 30 g，早、晚各 1 次。

（2）治下肢流火（急性淋巴管炎）：穿破石根皮 90 g，威灵仙 15 g，猪瘦肉 120 g。水炖，服汤食肉。［方（1）～（2）出自《江西草药》］

（3）治尿路结石：穿破石 15 g，野花椒 15 g，千斤拔 30 g，车前草 30 g。每日 1 剂，煎汤分 2 次服。

（4）治肺结核：穿破石 30 g，铁包金（细纹勾儿茶）60 g，百部 9 g。每日 1 剂，煎汤分 2 次服。［方（3）～（4）出自《草药手册》（江西）］

| **附　注** | 本种异名：*Vanieria cochinchinensis* Loureiro、*Cudrania cochinchinensis* (Loureiro) Kudô & Masamune、*Cudrania integra* F. T. Wang & T. Tang、*Cudrania javanensis* Trécul、*Cudrania obovata* Trécul、*Cudrania rectispina* Hance、*Maclura gerontogea* Siebold & Zuccarini。

药材穿破石，为本种的新鲜或干燥根，《中华人民共和国药典》（1977 年版、2005 年版附录、2010 年版附录）、《中华人民共和国卫生部药品标准・中药成

方制剂·第五册·附录》（1992 年版）、《湖北省中药材质量标准》（2009 年版、2018 年版）、《上海市中药材标准》（1994 年版）、《贵州省中药材、民族药材质量标准》（2003 年版）、《湖南省中药材标准》（2009 年版）、《广西壮族自治区瑶药材质量标准·第二卷》（2021 年版）中有收载。上述标准中除《上海市中药材标准》（1994 年版）外，"穿破石"的基原植物还包括柘树 *Cudrania tricuspidata* (Carr.) Bur. ex Lavallée。

桑科 Moraceae 柘属 Cudrania

柘 *Cudrania tricuspidata* (Carr.) Bur. ex Lavallée

| 植物别名 | 柘树、棉柘、黄桑。

| 药 材 名 | 柘木（药用部位：根、茎枝）、柘木白皮（药用部位：除去栓皮的树皮或根皮）、柘树果实（药用部位：果实）、柘树茎叶（药用部位：枝、叶）、穿破石（药用部位：根）。

| 形态特征 | 落叶灌木或小乔木。树皮灰褐色，小枝无毛，略具棱，有棘刺，刺长 5 ~ 20 mm。叶卵形或菱状卵形，偶为 3 裂，长 5 ~ 14 cm，宽 3 ~ 6 cm，背面无毛或被柔毛；叶柄长 1 ~ 2 cm，被微柔毛。雌雄异株，雌雄花序均为球形头状花序，单生或成对腋生，具短总花梗；雄花序直径 0.5 cm，雄花有苞片 2，附着于花被片上，花被片 4，雄蕊 4，与花被片对生，退化雌蕊锥形；雌花序直径

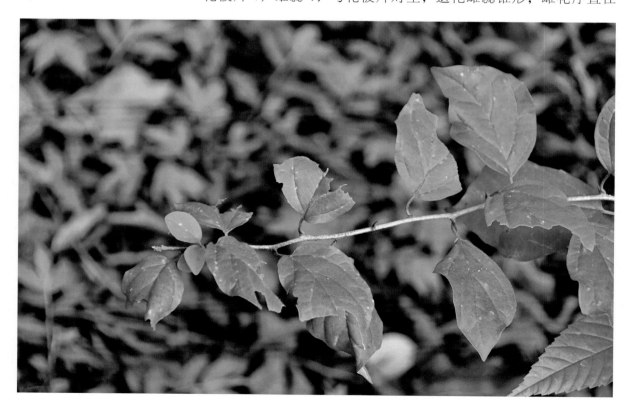

1 ~ 1.5 cm，花被片与雄花同数，花被片先端盾形。聚花果近球形，直径约 2.5 cm，肉质，成熟时橘红色。

| **生境分布** | 生于海拔 500 ~ 1 500 m 阳光充足的山地或林缘。分布于德兴大茅山、小茅山及香屯等。

| **资源情况** | 野生资源丰富。药材来源于野生。

| **采收加工** | **柘木**：全年均可采收，砍取树干及粗枝，趁鲜剥去树皮，切段或切片，晒干。

柘木白皮：全年均可采收，剥取根皮或树皮，刮去栓皮，鲜用或晒干。

柘树果实：秋季果实将成熟时采收，切片，鲜用或晒干。

柘树茎叶：夏、秋季采收，鲜用或晒干。

穿破石：全年均可采挖，除去泥土、须根，晒干；或洗净，趁鲜切片，晒干，亦可鲜用。

| **药材性状** | **柘木**：本品呈段状或不规则块片状，大小厚薄不一。主根外皮橙黄色或橙红色，具多数纵皱纹，有的密布细小类白色点状或横长疤痕，栓皮菲薄，多呈层状，极易脱落，脱落处显灰黄色或棕褐色。茎枝表面灰褐色或灰黄色，具黄白色点状或横长疤痕。质坚硬，不易折断，切面淡黄色或淡黄棕色。皮层窄，色深，木部发达，具细小密集的导管孔。气微，味淡。

柘木白皮：本品根皮为扭曲的卷筒状，外表面淡黄白色，偶有残留的橙黄色栓皮，内表面黄白色，有细纵纹。树皮为扭曲的条片，常纵向裂开，露出纤维，全体淡黄白色，体轻质韧，纤维性强。气微，味淡。

柘树果实：本品完整果实呈近球形，直径约 2.5 cm，鲜品肉质，橙黄色。干品多为对开切片，呈皱缩的半球形，全体橘黄色或棕红色，果皮内层着生多数瘦果，瘦果被干缩的肉质花被包裹，长约 0.5 cm，内含种子 1，棕黑色。气微，味微甘。

柘树茎叶：本品茎枝呈圆柱形，直径 0.5 ~ 2 cm，表面灰褐色或灰黄色，可见灰白色小点状皮孔。茎节上有坚硬棘刺，粗针状，有的略弯曲，刺长 0.5 ~ 2 cm，单叶互生，易脱落，叶痕明显。叶片为倒卵状椭圆形、椭圆形或长椭圆形，长 3 ~ 9 cm，宽 1 ~ 2.8 cm，先端钝或渐尖，或有微凹缺，基部楔形，全缘，基出脉 3，侧脉 6 ~ 9 对，两面无毛，深绿色或绿棕色，厚纸质或近革质。叶柄长 5 ~ 10 mm。气微，味淡。

穿破石：本品呈块片状或细长圆柱形段，大小厚薄不一。外皮橙黄色或橙红色，多具纵皱纹，有的密布细小类白色突起及横长皮孔。栓皮膜质，菲薄，易剥落，皮部厚约 0.1 cm，易与木部分离，纤维性强，木质坚硬，不易折断，断面淡黄色或淡黄棕色，管孔肉眼可见。气微，味淡。

| 功能主治 | 柘木：甘，温。归肝、脾经。滋养血脉，调益脾胃。用于虚损，崩中血结，疟疾。

柘木白皮：甘、微苦，平。归肝、肾经。补肾固精，利湿解毒，止血，化瘀。用于肾虚耳鸣，腰膝冷痛，遗精，带下，黄疸，疮疖，呕血，崩漏，跌打损伤。

柘树果实：苦，平。归心、肝经。清热凉血，舒筋活络。用于跌打损伤。

柘树茎叶：甘、微苦，凉。归肺、脾经。清热解毒，舒筋活络。用于疟腮，痈肿，瘾疹，湿疹，跌打损伤，腰腿痛。

穿破石：淡、微苦，凉。祛风通络，清热除湿，解毒消肿。用于风湿痹痛，跌打损伤，黄疸，腮腺炎，肺结核，胃和十二指肠溃疡，淋浊，臌胀，闭经，劳伤咯血，疔疮痈肿。

| 用法用量 | 柘木：内服煎汤，15 ～ 60 g。外用适量，煎汤洗。

柘木白皮：内服煎汤，15 ～ 30 g，大剂量可用至 60 g；孕妇禁服。外用适量，捣敷。

柘树果实：内服煎汤，15 ～ 30 g；或研末。

柘树茎叶：内服煎汤，9 ～ 15 g。外用适量，煎汤洗；或捣敷。

穿破石：内服煎汤，9 ～ 30 g，鲜品可用至 120 g；或浸酒；孕妇慎服。外用适量，捣敷。

| 附　注 | 本种异名：*Cudrania tricuspidata* (Carrière) Bureau ex Lavallée、*Cudrania triloba* Hance、*Morus integrifolia* H. Léveillé & Vaniot、*Vanieria tricuspidata* (Carrière) Hu、*Vanieria triloba* (Hance) Satake.。

药材穿破石，为本种的新鲜或干燥根，《中华人民共和国药典》（1977 年版、2005 年版附录、2010 年版附录）、《中华人民共和国卫生部药品标准·中药成方制剂·第五册·附录》（1992 年版）、《湖北省中药材质量标准》（2009 年版、2018 年版）、《贵州省中药材、民族药材质量标准》（2003 年版）、《湖南省中药材标准》（2009 年版）、《陕西省药材标准》（2015 年版）、《广西壮族自治区瑶药材质量标准·第二卷》（2021 年版）中有收载。上述标准中除《陕西省药材标准》（2015 年版）外，"穿破石"的基原植物还包括构棘 *Cudrania cochinchinensis* (Lour.) Kudo et Masam.。

药材柘木，为本种的干燥根及茎枝，《中华人民共和国药典·附录》（2010 年版）、《中华人民共和国卫生部药品标准·中药成方制剂·第十七册·附录》（1998 年版）、《广东省中药材标准》（2010 年版）中有收载；《上海市中药材标准·附录》（1994 年版）以"柘树（柘木）"之名收载之。

本种的成熟果实可作野果食用。

桑科 Moraceae 水蛇麻属 *Fatoua*

水蛇麻 *Fatoua villosa* (Thunb.) Nakai

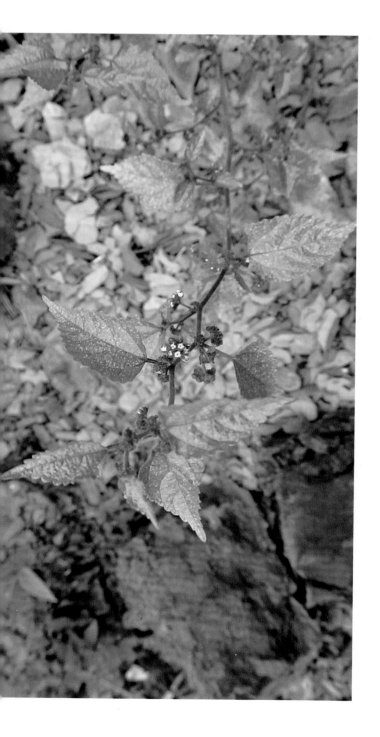

| 药 材 名 |

水蛇麻（药用部位：全草或叶）。

| 形态特征 |

一年生草本，高达 80 cm。枝直立，纤细，少分枝或不分枝，小枝微被长柔毛。叶膜质或薄纸质，卵形或宽卵圆形，长 5 ~ 10 cm，宽 3 ~ 5 cm，边缘锯齿三角形，叶两面及叶柄被柔毛。花单性，花序腋生，直径约 5 mm；雄花钟形，花被片长约 1 mm，雄蕊伸出花被片；雌花花被片宽舟状，稍长于雄花，子房扁球形，花柱侧生，长 1 ~ 1.5 mm，较子房长约 2 倍。瘦果稍扁，具 3 棱，疏生小瘤；种子 1。

| 生境分布 |

生于荒地、路旁、岩石上或灌丛中。德兴各地均有分布。

| 资源情况 |

野生资源丰富。药材来源于野生。

| 采收加工 |

夏、秋季采收，鲜用或晒干。

| **功能主治** | 全草，用于刀伤，无名肿毒。叶，用于风热感冒，头痛，咳嗽。

| **用法用量** | 内服煎汤，叶 3 ~ 9 g。外用适量，全草捣敷。

| **附　　注** | 本种异名：*Urtica villosa* Thunberg、*Fatoua japonica* Blume、*Urtica japonica* Thunberg。

桑科 Moraceae 榕属 Ficus

无花果
Ficus carica Linn.

| 药 材 名 | 无花果（药用部位：果实、花序托或隐花果）、无花果叶（药用部位：叶）、无花果根（药用部位：根）。

| 形态特征 | 落叶灌木或小乔木。多分枝；树皮灰褐色，皮孔明显。叶互生，厚纸质，宽卵圆形，长、宽均为 10 ~ 20 cm，掌状 3 ~ 5 裂，小裂片卵形，具不规则钝齿，上面粗糙，下面密被钟乳体及灰色柔毛；叶柄粗，长 2 ~ 5 cm，托叶卵状披针形，长约 1 cm，红色。雌雄异株，雄花和瘿花同生于一榕果内壁；雄花集生孔口，花被片 4 ~ 5，雄蕊（1 ~）3（~ 5）；瘿花花柱短，侧生；雌花花被与雄花同，花柱侧生，柱头 2 裂，线形。榕果单生叶腋，梨形，直径 3 ~ 5 cm，顶部凹下，成熟时紫红色或黄色。

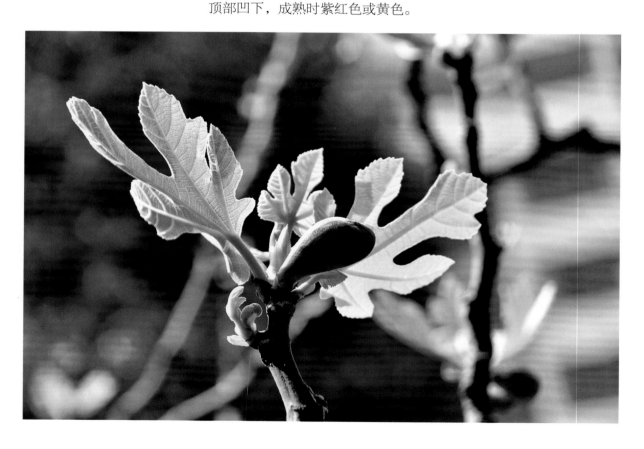

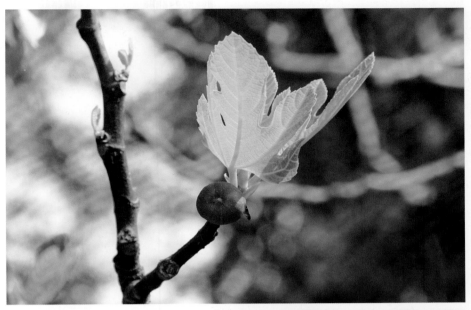

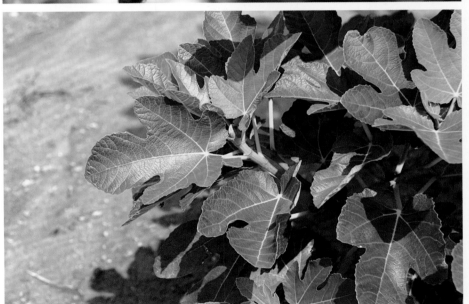

| 生境分布 | 德兴各地均有栽培。

| 资源情况 | 栽培资源丰富。药材来源于栽培。

| 采收加工 | 无花果：7 ~ 10 月果实呈绿色时，分批采摘；或拾取落地的未成熟果实，鲜果用开水烫后，晒干或烘干。

无花果叶：夏、秋季采收，鲜用或晒干。

无花果根：全年均可采收，鲜用或晒干。

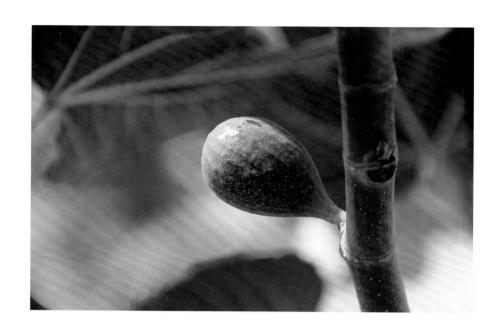

药材性状	**无花果**：本品干燥的花序托呈倒圆锥形或类球形，长约 2 cm，直径 1.5 ~ 2.5 cm；表面淡黄棕色至暗棕色、青黑色，有波状弯曲的纵棱线；先端稍平截，中央有圆形突起，基部渐狭，带有果柄及残存的苞片。质坚硬，横切面黄白色，内壁着生众多细小瘦果，有时壁的上部可见枯萎的雄花。瘦果卵形或三棱状卵形，长 1 ~ 2 mm，淡黄色，外有宿萼包被。气微，味甜、略酸。

无花果叶：本品多皱缩卷曲，有的破碎。完整叶片展平后呈宽卵形或短圆形，绿色或暗绿色，长、宽均为 10 ~ 20 cm，掌状 3 ~ 5 裂，少有不裂，尖端钝，基部心形，边缘波状或有粗齿，上面粗糙，下面生短毛，叶脉于下表面凸起；叶柄长 2 ~ 5 cm。质脆。气微，味淡。

功能主治	**无花果**：甘，凉。归肺、胃、大肠经。清热生津，健脾开胃，解毒消肿。用于咽喉肿痛，燥咳声嘶，乳汁稀少，肠热便秘，食欲不振，消化不良，泄泻，痢疾，痈肿，癣疾。

无花果叶：甘、微辛，平；有小毒。归心、大肠经。清湿热，解疮毒，消肿止痛。用于湿热泄泻，带下，痔疮，痈肿疼痛，瘰疬。

无花果根：甘，平。归肝、脾、胃经。清热解毒，散瘀消肿。用于肺热咳嗽，咽喉肿痛，痔疮，痈疽，瘰疬，筋骨疼痛。

用法用量	**无花果**：内服煎汤，9 ~ 15 g，大剂量可用 30 ~ 65 g；或生食，鲜果 1 ~ 2 枚；脾胃虚寒者慎服。外用适量，煎汤洗；或研末调敷或吹喉。

无花果叶：内服煎汤，9 ~ 15 g。外用适量，煎汤熏洗。

无花果根：内服煎汤，9 ～ 15 g。外用适量，煎汤洗。

| 附　注 | 药材无花果，为本种的干燥花序托或隐花果，《新疆维吾尔自治区药品标准·第一册》（1980 年版）、《维吾尔药材标准·上册》（1993 年版）、《四川省中药材标准》（1987 年版）、《四川省中草药标准（试行稿）·第二批》（1979 年版）、《江苏省中药材标准》（1989 年版）、《河南省中药材标准》（1991 年版）、《贵州省中药材、民族药材质量标准》（2003 年版）、《贵州省中药材质量标准》（1988 年版）、《中华人民共和国卫生部药品标准·中药材·第一册》（1992 年版）中有收载。

药材无花果叶，为本种的新鲜或干燥叶，《贵州省中药材、民族药材质量标准》（2003 年版）、《中华人民共和国卫生部药品标准·维吾尔药分册·附录》（1999 年版）、《江苏省中药材标准》（1989 年版、2016 年版）中有收载。

本种的成熟果实为常见水果。

桑科 Moraceae 榕属 Ficus

天仙果

Ficus erecta Thunb. var. *beecheyana* (Hook. et Arn.) King

| 药 材 名 | 天仙果（药用部位：果实）、牛奶浆根（药用部位：根）、牛奶柴（药用部位：茎、叶）。

| 形态特征 | 落叶小乔木或灌木。小枝和叶柄密生微硬毛。叶倒卵状椭圆形或矩圆形，长 7 ~ 18 cm，宽 3.5 ~ 9 cm，先端渐尖，基部圆形，全缘或边缘上半部疏具浅锯齿，上面有疏短粗毛，下面近无毛，基生三出脉，侧脉 5 ~ 7 对；叶柄长 1.2 ~ 4 cm。花序托单生或成对腋生，有梗，球形或近梨形，直径 1 ~ 1.8 cm；基部有苞片 3；雄花有梗，花被片 3，雄蕊 2 或 3；雌花似瘿花，生于另一花序托中，花柱侧生。

| 生境分布 | 生于山坡林下或溪边。分布于德兴三清山北麓、大茅山等。

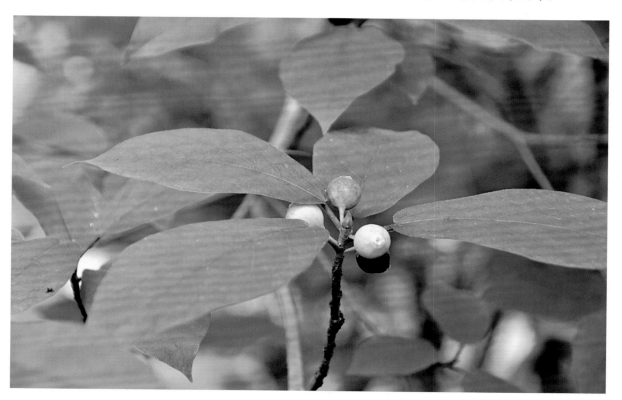

| 资源情况 | 野生资源一般。药材来源于野生。 |

采收加工	**天仙果**：夏季结果时，拾取被风吹落或自行脱落的幼果及未成熟的果实，鲜用或晒干。
	牛奶浆根：全年均可采挖，鲜用或晒干。
	牛奶柴：夏、秋季采收，洗净，晒干。

| 药材性状 | **天仙果**：本品呈卵圆形或梨形，直径约 1.5 cm，顶具凸头，黄红色至紫黑色，带有极短的果柄及残存的苞片。质坚硬，横切面内壁可见众多细小瘦果，有时壁的上部可见枯萎的雄花。气微，味甜、略酸。 |

功能主治	**天仙果**：润肠通便，解毒消肿。用于便秘，痔疮肿痛。
	牛奶浆根：甘、辛，温。归肺、脾、肾经。益气健脾，活血通络，祛风除湿。用于劳倦乏力，食少，乳汁不下，脾虚带下，脱肛，月经不调，头风疼痛，跌打损伤，风湿关节痛。
	牛奶柴：甘、淡，温。归肺、脾、肾经。补气健脾，祛风湿，活血通络。用于气虚乏力，四肢酸软，风湿痹痛，筋骨不利，跌打损伤，闭经，乳汁不通。

用法用量	**天仙果**：内服煎汤，15 ~ 30 g。
	牛奶浆根：内服煎汤，30 ~ 60 g。外用适量，捣敷。
	牛奶柴：内服煎汤，30 ~ 60 g；有风热外邪者禁服。

| 附　注 | 本种异名：*Ficus beecheyana* Hook. et Arn.。 |

桑科 Moraceae 榕属 Ficus

台湾榕
Ficus formosana Maxim.

| 药 材 名 | 台湾榕（药用部位：全株）。

| 形态特征 | 灌木。小枝、叶柄、叶脉幼时疏被短毛。叶纸质或膜质，倒披针形，长 4 ~ 11 cm，先端尾尖，基部楔形，全缘或中部以上疏生钝齿。榕果单生叶腋，卵状球形，直径 6 ~ 9 mm，成熟时绿色带红色，顶部脐状，基部具短柄，基生苞片 3，边缘齿状，总柄长 2 ~ 3 mm，纤细，雄花散生榕果内壁，花被片 3 ~ 4，卵形，雄蕊 2（~ 3），花药较花丝长；瘿花花被片 4 ~ 5，舟状，子房具柄，花柱短，侧生；雌花花被片 4，花柱长，柱头漏斗形。瘦果球形，光滑。

| 生境分布 | 生于溪沟旁湿润处。德兴各地均有分布。

| 资源情况 | 野生资源丰富。药材来源于野生。

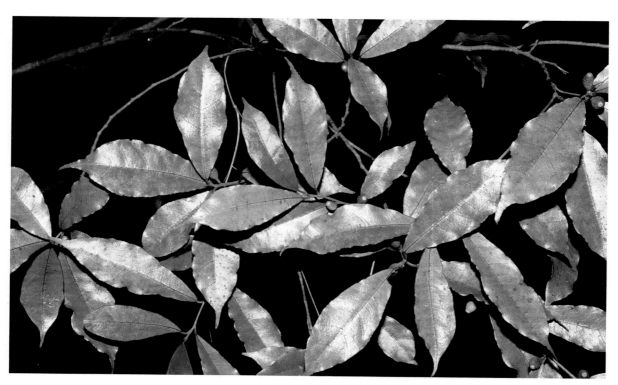

| 采收加工 | 全年均可采收，鲜用或晒干。

| 功能主治 | 甘、微涩，平。活血补血，催乳，止咳，祛风利湿，清热解毒。用于月经不调，产后或病后虚弱，乳汁不下，咳嗽，风湿痹痛，跌打损伤，背痛，乳痈，毒蛇咬伤，湿热黄疸，急性肾炎，尿路感染。

| 用法用量 | 内服煎汤，10 ~ 30 g；忌食酸辣食物。外用适量，捣敷。

| 附　　注 | 本种异名：*Ficus formosana* Maxim. f. *lageniformis* (H. Léveillé & Vaniot) C. Y. Wu、*Ficus formosana* Maxim. f. *shimadae* Hayata、*Ficus formosana* Maxim. var. *shimadae* (Hayata) W. C. Chen、*Ficus lageniformis* H. Léveillé & Vaniot、*Ficus taiwaniana* Hayata。

桑科 Moraceae 榕属 Ficus

异叶榕 *Ficus heteromorpha* Hemsl.

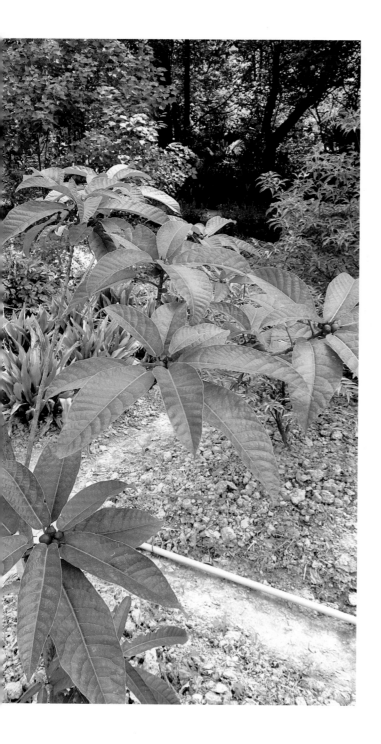

| 植物别名 |

异叶天仙果。

| 药材名 |

奶浆果（药用部位：果实）、奶浆木（药用部位：全株或根）。

| 形态特征 |

落叶灌木或小乔木。树皮灰褐色；小枝红褐色，节短。叶多形，琴形、椭圆形、椭圆状披针形，长 10 ~ 18 cm，宽 2 ~ 7 cm，表面略粗糙，背面有细小钟乳体，全缘或微波状，侧脉红色；叶柄长 1.5 ~ 6 cm，红色；托叶披针形，长约 1 cm。雄花和瘿花生于同一榕果中，花被片均为 5，雄花有 3 雄蕊。榕果成对生于短枝叶腋，稀单生，无总梗，球形或圆锥状球形，光滑，直径 6 ~ 10 mm，成熟时紫黑色；顶生苞片脐状，基生苞片 3，卵圆形；瘦果光滑。

| 生境分布 |

生于山谷、坡地及林中。德兴各地均有分布。

| 资源情况 |

野生资源丰富。药材来源于野生。

采收加工	**奶浆果：** 夏、秋季采收，鲜用或晒干。
	奶浆木： 全年均可采收，鲜用或晒干。

| 采收加工 |　**奶浆果：** 夏、秋季采收，鲜用或晒干。
　　　　　　　奶浆木： 全年均可采收，鲜用或晒干。

| 药材性状 |　**奶浆果：** 本品榕果近球形，直径约 1 cm，先端有圆形突起，表面淡棕色至深棕色。剖开后花序托肉质，内壁上着生多数瘦果，包藏于花被内。瘦果细小，近卵形，稍压扁，长约 3 mm，先端尖而略弯，基部圆钝，表面黄棕色，光滑。气微，味微甜。

| 功能主治 |　**奶浆果：** 甘、酸，温。补虚，下乳。用于脾胃虚弱，缺乳。
　　　　　　　奶浆木： 微苦、涩，凉。归肝、肺经。祛风除湿，化痰止咳，活血，解毒。用于风湿痹痛，咳嗽，跌打损伤，毒蛇咬伤。

| 用法用量 |　**奶浆果：** 内服炖肉，30 ～ 60 g，鲜品 250 ～ 500 g。
　　　　　　　奶浆木： 内服煎汤，15 ～ 30 g；或浸酒。外用适量，煎汤洗。

| 附　注 |　本种异名：*Ficus cavaleriei* H. Léveillé & Vaniot、*Ficus cuneata* H. Léveillé & Vaniot、*Ficus kouytchensis* H. Léveillé & Vaniot、*Ficus mairei* H. Léveillé、*Ficus pinfaensis* H. Léveillé & Vaniot、*Ficus xichouensis* S. S. Chang。

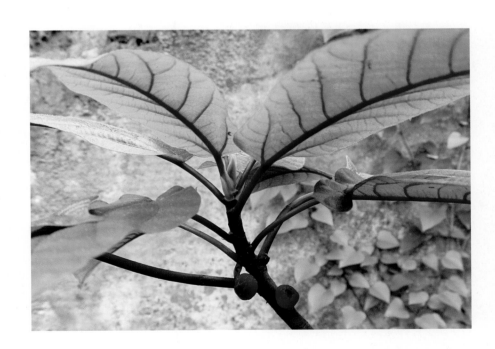

桑科 Moraceae 榕属 Ficus

琴叶榕
Ficus pandurata Hance

| 植物别名 | 全缘琴叶榕、铁牛入石、全缘榕。

| 药 材 名 | 琴叶榕（药用部位：根、地上部分。别名：五爪龙、下乳树、乳汁树）。

| 形态特征 | 灌木。叶厚纸质，提琴形或倒卵形，长 4 ~ 8 cm，中部缢缩，上面无毛，下面叶脉疏被毛及小瘤点；叶柄疏被糙毛，长 3 ~ 5 mm，托叶披针形，迟落。雄花具梗，生于榕果内壁口部，花被片 4，线形，雄蕊（2 ~）3；瘿花花被片 3 ~ 4，倒披针形或线形，花柱侧生，很短；雌花花被片 3 ~ 4，椭圆形，花柱侧生，细长，柱头漏斗形。榕果单生叶腋，鲜红色，椭圆形或球形，直径 0.6 ~ 1 cm，顶部脐状，基生苞片 3，卵形，总柄长 4 ~ 5 mm，纤细。

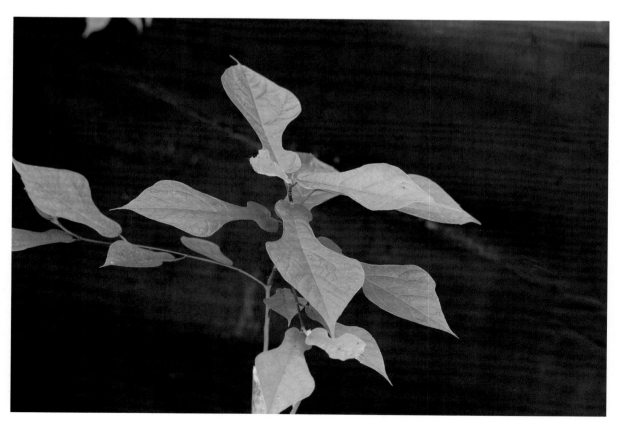

| **生境分布** | 生于山地、旷野、灌丛或林下。德兴各地均有分布。

| **资源情况** | 野生资源丰富。药材来源于野生。

| **采收加工** | 全年均可采挖根，以秋季为佳；夏、秋季采收地上部分，鲜用或晒干。

| **功能主治** | 甘、微辛，平。祛风除湿，解毒消肿，活血通经。用于风湿痹痛，黄疸，疟疾，百日咳，乳汁不通，乳痈，痛经，闭经，痈疖肿痛，跌打损伤，毒蛇咬伤。

| **用法用量** | 内服煎汤，30 ~ 60 g。外用适量，捣敷。

| **附　　方** | （1）治黄疸：琴叶榕根 60 g，马蓝 60 g，煎汤服。
（2）治疟疾：琴叶榕根 30 ~ 45 g，切片，酒炒，煎汤 2 次，于症发前 4 小时和 2 小时各服 1 次。
（3）治乳痈：鲜琴叶榕根 60 g，煎汤去渣，用甜酒兑服。外用琴叶榕叶，捣敷。
[方（1）~（3）出自《江西民间草药验方》]
（4）治毒蛇咬伤：琴叶榕 30 g，煎汤服。外用根，捣烂敷伤口处。[《草药手册》（江西）]

| **附　　注** | 本种异名：*Ficus formosana* Maximowicz var. *angustissima* W. C. Ko、*Ficus formosana* Maximowicz var. *linearis* Migo、*Ficus pandurata* Hance var. *angustifolia* W. C. Cheng、*Ficus pandurata* Hance var. *holophylla* Migo、*Ficus pandurata* Hance var. *linearis* Migo。
本种在《中华人民共和国卫生部药品标准·中药成方制剂·第八册·附录》（1993年版）中以"五爪龙"之名被收载，药用部位为干燥地上部分。

桑科 Moraceae 榕属 Ficus

薜荔 *Ficus pumila* Linn.

| 植物别名 | 广东王不留行、木馒头、鬼馒头。

| 药 材 名 | 薜荔（药用部位：带叶不育幼枝或茎枝。别名：络石藤、凉粉藤、
风不动）、木馒头（药用部位：成熟隐花果或花序托。别名：薜荔果、
奶母果、鬼馒头）、薜荔根（药用部位：根）、薜荔汁（药用部位：
乳汁）。

| 形态特征 | 攀缘或匍匐灌木，幼时以不定根攀缘于墙壁或树上。叶二型，在不
生花序托的枝上者小而薄，心状卵形，长约 2.5 cm 或更短，基部斜；
在生花序托的枝上者较大而近革质，卵状椭圆形，长 4 ~ 10 cm，
先端钝，全缘，上面无毛，下面有短柔毛，网脉凸起成蜂窝状；叶
柄短粗。花序托具短梗，单生于叶腋，梨形或倒卵形，长约 5 cm；

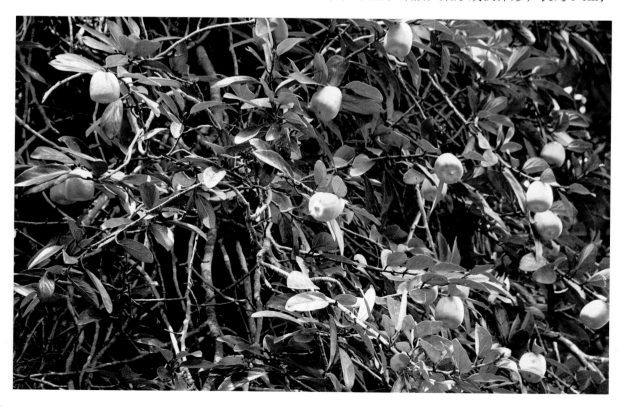

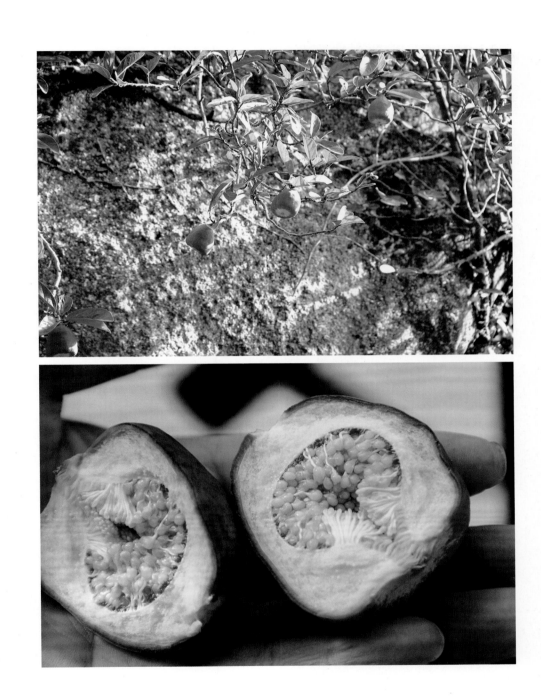

基生苞片 3；雄花和瘿花生于同一花序托中，雌花生于另一花序托中；雄花有雄蕊 2；瘿花似雌花，但花柱较短。

| **生境分布** | 生于旷野树上、村边残墙破壁上或石灰岩山坡上。德兴各地均有分布。

| **资源情况** | 野生资源丰富。药材来源于野生。

| **采收加工** | **薜荔：** 全年均可采收，鲜用或晒干。

木馒头：秋季采收将成熟的果实，剪去果柄，投入沸水中浸泡1分钟，鲜用或晒干。

薜荔根：全年均可采收，鲜用或晒干。

薜荔汁：全年均可采收，割破茎皮，待乳汁流出后收集。也可取自叶中。

| **药材性状** | **薜荔**：本品茎呈圆柱形，节处具呈簇状的攀缘根及点状凸起的根痕。叶互生，长 0.6 ~ 2.5 cm，椭圆形，全缘，基部偏斜，上面光滑，深绿色，下面浅绿色，有显著凸起的网状叶脉，形成许多小凹窝，被细毛。枝质脆或坚韧，断面可见髓部，呈圆点状，偏于一侧。气微，味淡。

木馒头：本品榕果呈梨形，黄褐色至黑褐色，长 4 ~ 6 cm，直径约 4 mm，先端近截形，中央有一稍凸出的小孔，孔内有膜质小苞片充塞，孔外通常有细密的褐色绒毛；花序托下端渐狭，具短果柄痕。花序托坚硬而质轻，内部生有众多细小黄棕色的圆球状瘦果。气微，味微甜。

| **功能主治** | **薜荔**：甘、涩，平。归肝、肾经。祛风，利湿，活血，解毒。用于风湿痹痛，泻痢，小便淋沥，跌打损伤，痛肿疮疖。

木馒头：甘、涩，平。归肝、胃、大肠经。舒筋活络，软坚散结，通乳，固精。用于肾虚腰痛，遗精，带下，乳汁不下。

薜荔根：苦，寒。祛风除湿，舒筋通络。用于风湿痹痛，坐骨神经痛，腰肌劳损，水肿，疟疾，闭经，产后瘀血腹痛，慢性肾炎，慢性肠炎，跌打损伤。

薜荔汁：祛风杀虫止痒，壮阳固精。用于白癜风，疬疡，疥癣瘙痒，疣赘，阳痿，遗精。

| **用法用量** | **薜荔**：内服煎汤，9 ~ 15 g，鲜品 60 ~ 90 g；或捣汁；或浸酒；或研末。外用适量，捣汁涂；或煎汤熏洗。

木馒头：内服煎汤，10 ~ 12 g；或入丸、散剂。外用适量，煎汤洗。

薜荔根：内服煎汤，9 ~ 15 g，鲜品加倍。

薜荔汁：外用适量，涂搽。

| **附　注** | 本种异名：*Ficus stipula* Thunb.、*Ficus hanceana* Maxim.。

药材木馒头，为本种的干燥隐花果或花序托，《江苏省中药材标准》（2016 年版）中有收载；《江苏省中药材标准》（1989 年版）以"木馒头（薜荔果）"之名收载之，《江西省中药材标准》（1996 年版、2014 年版）以"薜荔果"之名收载之，《湖北省中药材质量标准》（2009 年版）以"奶母果"之名收载之，

《上海市中药材标准》（1994 年版）以"薜荔果（鬼馒头）"之名收载之，《广西壮族自治区壮药质量标准·第一卷》（2008 年版）以"薜荔（薜荔果）"之名收载之，《中华人民共和国药典·附录》（2010 年版）、《广东省中药材标准》（2004 年版、2019 年版）以"广东王不留行"之名收载之，《广西中药材标准》（1990 年版）以"王不留行"之名收载之。

药材薜荔，为本种的干燥带叶不育幼枝或带叶茎枝，《江西省中药材标准》（1996 年版、2014 年版）中有收载；《广西壮族自治区瑶药材质量标准·第一卷》（2014 年版）以"薜荔藤 / 追骨风"之名收载之，《湖南省中药材标准》（1993 年版、2009 年版）分别以"络石藤""络石藤（薜荔藤）"之名收载之。

本种的果实可制作凉粉食用。

桑科 Moraceae 榕属 Ficus

珍珠莲

Ficus sarmentosa Buch.-Ham. ex J. E. Sm. var. *henryi* (King ex Oliv.) Corner

| 植物别名 | 岩石榴、冰粉树、凉粉树。

| 药 材 名 | 石彭子（药用部位：隐花果）、珍珠莲（药用部位：根、茎藤）。

| 形态特征 | 常绿攀缘藤本。幼枝初生褐色柔毛，后变无毛。叶互生，近革质，矩圆形或披针状矩圆形，长 6 ~ 21 cm，宽 2 ~ 6 cm，先端尾状急尖或渐尖，全缘，上面无毛，下面有柔毛，侧脉 7 ~ 11 对，网脉在下面凸起成蜂窝状；叶柄长 1 ~ 2 cm。花序托单生或成对腋生，无梗或有短梗，近球形，直径 1.2 ~ 1.5 cm，初时生毛，后变无毛；基部有苞片 3；雄花和瘿花生于同一花序托中，雌花生于另一花序托内；雄花花被片 4，雄蕊 2。

| 生境分布 | 生于阔叶林下或灌木丛中。德兴各地均有分布。

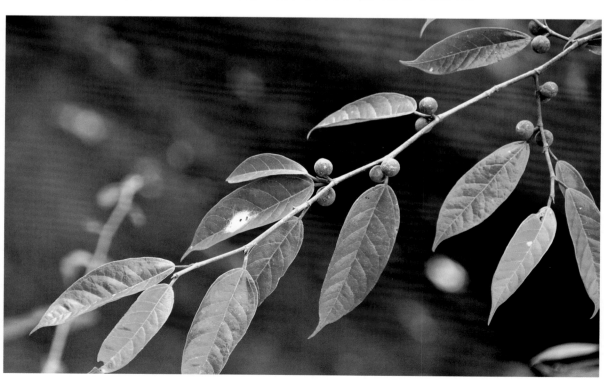

资源情况	野生资源丰富。药材来源于野生。

采收加工	**石彭子**：秋季采收，晒干。 **珍珠莲**：全年均可采收，洗净，切片，鲜用或晒干。

药材性状	**石彭子**：本品呈倒圆锥形，直径约 1 cm，先端明显凸起，基部有短柄，表面暗灰色，有疣状突起和黄色毛茸。质坚硬，不易碎，击破后，内含多数黄色卵形瘦果，包藏于红色花被内。气微，味甘、涩。

功能主治	**石彭子**：甘、涩，平。归肝经。利水通淋，行气消胀。用于水肿导致的阴囊肿胀，小便涩痛之淋疾，疝气坠胀。 **珍珠莲**：微辛，平。祛风除湿，消肿止痛，解毒杀虫。用于风湿关节痛，脱臼，乳痈，疮疖，癣症。

用法用量	**石彭子**：内服煎汤，9 ～ 15 g。 **珍珠莲**：内服煎汤，30 ～ 60 g。外用适量，捣敷；或和米汤磨汁敷。

附　注	本种异名：*Ficus foveolata* (Wallich ex Miquel) Wallich ex Miquel var. *henryi* King ex Oliver、*Ficus arisanensis* Hayata、*Ficus foveolata* (Wallich ex Miquel) Wallich ex Miquel var. *arisanensis* (Hayata) Kudô、*Ficus oxyphylla* Miquel var. *henryi* (King ex Oliver) T. Yamazaki。 药材石彭子，为本种的干燥隐花果，《江西省中药材标准》（1996 年版、2014 年版）中有收载。 本种的果实可制作凉粉食用。

桑科 Moraceae 榕属 Ficus

爬藤榕

Ficus sarmentosa Buch.-Ham. ex J. E. Sm. var. *impressa* (Champ.) Corner

| **植物别名** | 纽榕、壮牛藤。

| **药 材 名** | 爬藤榕（药用部位：根、茎）。

| **形态特征** | 藤状匍匐灌木。叶革质，披针形，长 4 ~ 7 cm，宽 1 ~ 2 cm，先端渐尖，基部钝，背面白色至浅灰褐色，侧脉 6 ~ 8 对，网脉明显；叶柄长 5 ~ 10 mm。榕果成对腋生或生于落叶枝叶腋，球形，直径 7 ~ 10 mm，幼时被柔毛。

| **生境分布** | 常攀缘在岩石斜坡、树上或墙壁上。德兴各地均有分布。

| **资源情况** | 野生资源丰富。药材来源于野生。

| **采收加工** | 全年均可采收，鲜用或晒干。

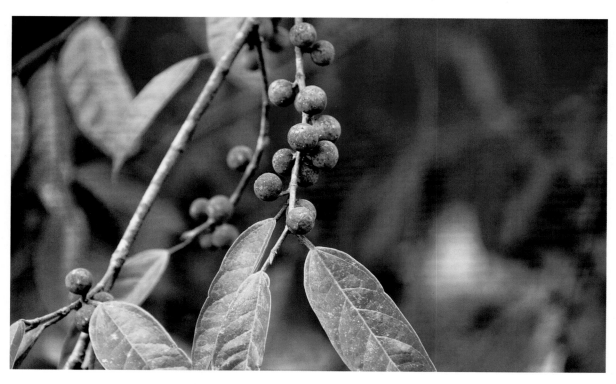

| 功能主治 | 辛、甘，温。归肝、心、胃经。祛风除湿，行气活血，消肿止痛。用于风湿痹痛，神经性头痛，小儿惊风，胃痛，跌打损伤。 |

| 用法用量 | 内服煎汤，30～60g；或炖肉。 |

| 附　注 | 本种异名：*Ficus impressa* Champion ex Bentham、*Ficus baileyi* Hutchinson、*Ficus bodinieri* H. Léveillé & Vaniot、*Ficus foveolata* (Wallich ex Miquel) Wallich ex Miquel var. *impressa* (Champion ex Bentham) King、*Ficus leucodermis* Handel-Mazzetti var. *saxicola* Handel-Mazzetti、*Ficus martini* H. Léveillé & Vaniot。
本种的果实可制作凉粉食用。 |

桑科 Moraceae 榕属 Ficus

变叶榕

Ficus variolosa Lindl. ex Benth.

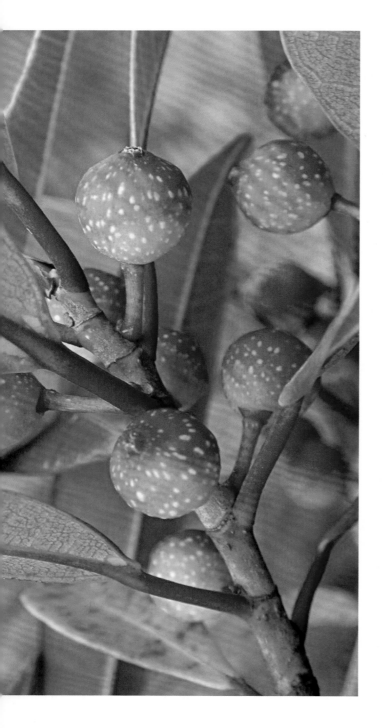

| **药 材 名** |

变叶榕（药用部位：根）。

| **形态特征** |

小乔木或灌木状。树皮灰褐色，全株无毛。叶薄革质，窄椭圆形或窄椭圆状披针形，长 5 ~ 12 cm，全缘；叶柄长 0.6 ~ 1 cm，托叶长三角形，长约 8 mm。瘿花子房花柱短，侧生；雌雄异株，雌花生于榕果内壁，花被片 3 ~ 4，子房花柱侧生，细长。榕果成对或单生叶腋，球形，直径 1 ~ 1.2 cm，具瘤体，顶部苞片脐状，基生苞片 3，卵状三角形，基部微合生，总柄长 0.8 ~ 1.2 cm；瘦果具瘤体。

| **生境分布** |

生于溪边林下潮湿处。德兴各地均有分布。

| **资源情况** |

野生资源丰富。药材来源于野生。

| **采收加工** |

全年均可采收，鲜用或晒干。

| 药材性状 | 本品呈圆柱形，长短不等，直径 0.8 ~ 2 cm。表面深棕色，有横向皮孔，栓皮易脱落，露出淡红棕色的皮部。质硬，断面皮部淡棕色，木部淡黄棕色，具细密同心环纹。气微，味淡。

| 功能主治 | 微苦、辛，微温。祛风除湿，活血止痛，催乳。用于风湿痹痛，胃痛，疖肿，跌打损伤，乳汁不下。

| 用法用量 | 内服煎汤，30 ~ 60 g；孕妇禁服。外用适量，浸酒擦。

| 附　　注 | 本种异名：*Ficus langbianensis* Gagnepain。

桑科 Moraceae 葎草属 Humulus

葎草 *Humulus scandens* (Lour.) Merr.

植物别名	锯锯藤、拉拉藤、葛勒子秧。
药 材 名	葎草（药用部位：全草或地上部分）、葎草花（药用部位：雌花穗）。
形态特征	缠绕草本，茎、枝、叶柄均具倒钩刺。叶纸质，肾状五角形，掌状5～7深裂，稀3裂，长、宽均为7～10 cm，基部心形，上面疏被糙伏毛，下面被柔毛及黄色腺体，裂片卵状三角形，具锯齿；叶柄长5～10 cm。雄花小，黄绿色，花序长15～25 cm；雌花序直径约5 mm，苞片纸质，三角形，被白色绒毛；子房为苞片包被，柱头2，伸出苞片外。瘦果成熟时露出苞片外。
生境分布	生于沟边、荒地、废墟、林缘边。德兴各地均有分布。
资源情况	野生资源丰富。药材来源于野生。

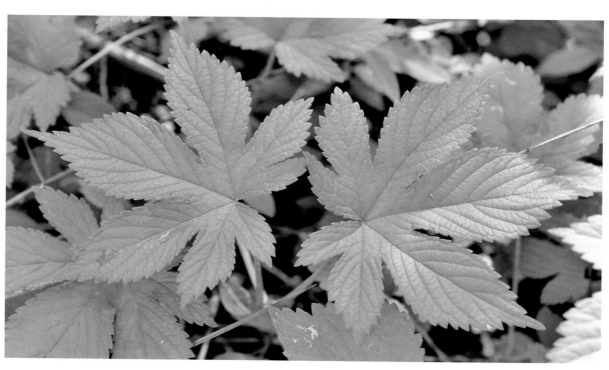

| 采收加工 | 葎草：9 ～ 10 月选晴天采收，除去杂质，晒干。
葎草花：秋季采收，除去枝叶，干燥。

| 药材性状 | 葎草：本品叶皱缩成团；完整叶片展平后为五角状近肾形，掌状深裂，裂片
5 ～ 7，边缘有粗锯齿，两面均有毛茸，下面有黄色小腺点；叶柄长 5 ～ 10 cm，
有纵沟和倒刺。茎圆形，有倒刺和毛茸。质脆易碎，茎断面中空，不平坦，皮部、
木部易分离。有的可见花序或果穗。气微，味淡。
葎草花：本品由数朵至 10 余朵雌花花穗重叠成短柱状，常附有卵形苞片及托叶，
基部有残留果柄。外表灰绿色至灰褐色，密被白色细茸毛，以苞片边缘与背面
为多。苞片卵形，有的苞片内有 1 黄色扁圆形果实，剥开后有 1 黄色扁圆形子仁。
气微，味淡。

| 功能主治 | 葎草：甘、苦，寒。归肺、肾经。清热解毒，利尿通淋。用于肺热咳嗽，肺痈，
虚劳烦渴，热淋，水肿，小便不利，湿热泻痢，热毒疮疡，皮肤瘙痒。
葎草花：甘、苦，寒。归肺、肾经。清热解毒，利水消肿。用于肺痨咳嗽，潮热，
肺热咳嗽，小便不利。

| 用法用量 | 葎草：内服煎汤，10 ～ 15 g，鲜品 30 ～ 60 g；或捣汁。外用适量，捣敷；或
煎汤熏洗。
葎草花：内服煎汤，6 ～ 9 g。

| 附　　注 | 本种异名：*Antidesma scandens* Loureiro、*Humulopsis scandens* (Loureiro) Grudzinskaja、
Humulus japonicus Siebold & Zuccarini。
药材葎草，为本种的干燥全草或地上部分，《中华人民共和国药典·附录》（2010
年版）、《江苏省中药材标准》（1989 年版、2016 年版）、《山东省中药材标
准·附录》（1995 年版、2002 年版）、《福建省中药材标准》（2006 年版）、《河
南省中药材标准》（1993 年版）、《江西省中草药标准》（1996 年版、2014
年版）、《上海市中药材标准》（1994 年版）、《四川省中草药标准（试行稿）·第
二批》（1979 年版）、《四川省中药材标准》（2010 年版）、《吉林省中药材
标准·第一册》（2019 年版）、《湖北省中药材质量标准》（2018 年版）、《广
东省中药材标准》（2010 年版）中有收载。
药材葎草花，为本种的干燥雌花穗，《贵州省中药材、民族药材质量标准》（2003
年版）、《贵州省中药材质量标准》（1988 年版）、《贵州省中药材标准规格·上
集》（1965 年版）中有收载。

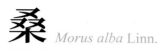

桑科 Moraceae 桑属 *Morus*

桑 *Morus alba* Linn.

植物别名

桑树、家桑、蚕桑。

药材名

桑叶（药用部位：叶）、桑叶汁（药用部位：鲜叶的乳汁）、桑叶露（药材来源：叶的蒸馏液）、桑白皮（药用部位：根皮）、桑柴灰（药材来源：茎枝烧成的灰）、桑根（药用部位：根。别名：桑树根）、桑沥（药材来源：枝条经烧灼后沥出的液汁）、桑皮汁（药用部位：树皮中的白色液汁）、桑霜（药材来源：柴灰汁滤液蒸发所得的结晶状物）、桑枝（药用部位：嫩枝）、桑椹（药用部位：成熟果穗。别名：桑椹子）、桑椹酒（药材来源：果穗同药曲酿成的酒）、桑瘿（药用部位：老树上的结节）。

形态特征

乔木或灌木状。叶卵形或宽卵形，长 5 ~ 15 cm，边缘锯齿粗钝，有时缺裂，上面无毛，下面脉腋具簇生毛；叶柄长 1.5 ~ 5.5 cm，被柔毛。雌雄异株，雄花序下垂，长 2 ~ 3.5 cm，密被白色柔毛，雄花花被椭圆形，淡绿色；雌花序长 1 ~ 2 cm，被毛，花序梗长 0.5 ~ 1 cm，被柔毛，雌花无梗，花被倒卵形，外面边缘被毛，包围子房，无花柱，柱头 2 裂，内侧具乳头状突起。聚花果卵状椭圆形，长 1 ~ 2.5 cm，红色至暗紫色。

| 生境分布 | 生于丘陵、山坡、村旁、田野等，多为人工栽培。分布于德兴海口、香屯等，德兴各地均有栽培或逸为野生。

| 资源情况 | 野生资源丰富，栽培资源丰富。药材主要来源于栽培。

| 采收加工 | **桑叶**：10 ~ 11 月霜降后采收经霜之叶，除去细枝及杂质，晒干。

桑叶汁：将桑叶摘下，滴取桑叶的白色乳汁于容器中，鲜用。

桑叶露：将鲜桑叶和清水置于蒸馏器中，加热蒸馏，收取蒸馏液，分装于玻璃瓶中，封口，灭菌。

桑白皮：多在春、秋季挖取根部，南方各地冬季也可挖取，除去泥土及须根，趁鲜时刮去黄棕色粗皮，用刀纵向剖开皮部，以木槌轻击，使皮部与木部分离，除去木心，晒干。

桑柴灰：初夏剪取桑枝，晒干后，烧火取灰。

桑根：全年均可挖取，除去泥土和须根，鲜用或晒干。

桑沥：取较粗的枝条，将两端架起，于中间加火烤，收集两端滴出的液汁。

桑皮汁：用刀划破枝皮，立即有白色乳汁流出，用洁净容器收取。

桑霜：取桑柴灰，用热水浸泡，适当搅拌，静置，取上清液过滤，将滤液加热蒸干，收取干燥的结晶状物，装入瓶（罐）中，加盖。

桑枝：春末、夏初采收，去叶，略晒，趁新鲜时切成长 30 ~ 60 cm 的段或斜片，晒干。

桑椹：5 ~ 6 月当果穗变红色时采收，晒干或蒸后晒干。

桑椹酒：4 ~ 6 月采摘红色桑椹，加药曲如常法酿酒即成。

桑瘿：冬季修枝时，锯取老桑树上的瘤状结节，趁鲜时劈成不规则小块片，晒干。

| 药材性状 | **桑叶**：本品多皱缩、破碎。完整者有柄，叶片展平后呈卵形或宽卵形，长 8 ~ 15 cm，宽 7 ~ 13 cm。先端渐尖，基部截形、圆形或心形，边缘有锯齿或钝锯齿，有的不规则分裂。上表面黄绿色或浅黄棕色，有的有小疣状突起；下表面颜色稍浅，叶脉凸出，小脉网状，脉上被疏毛，脉基具簇毛。质脆。气微，味淡、微苦、涩。

桑叶汁：本品鲜品为白色乳汁，略有黏稠性。气微，味微甘、淡。

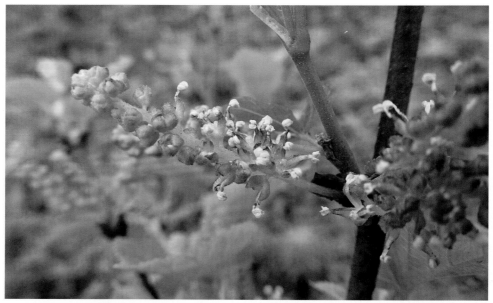

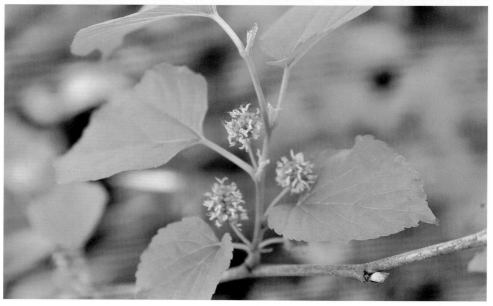

桑叶露： 本品为无色液体，透明。气微香，味淡。

桑白皮： 本品呈扭曲的卷筒状、槽状或板片状，长短、宽窄不一，厚 1 ～ 4 mm。外表面白色或淡黄白色，较平坦，有的残留橙黄色或棕黄色鳞片状粗皮；内表面黄白色或灰黄色，有细纵纹。体轻，质韧，纤维性强，难折断，易纵向撕裂，撕裂时有粉尘飞扬。气微，味微甘。

桑柴灰： 本品呈粉末状，常夹杂未完全灰化的炭棒，灰白色。体较轻，具吸水性。加入水中，绝大部分沉于水的底部，水液略呈灰白色，显碱性。气微，味微咸。

桑根：本品呈圆柱形，粗细不一，直径通常 2 ~ 4 cm。外皮黄褐色或橙黄色，粗皮易呈鳞片状开裂或脱落，可见横长皮孔。质地坚韧，难以折断。切面皮部白色或淡黄白色，纤维性强；木部占绝大部分，淡棕色，木纹细密。气微，味微甘、苦。

桑沥：本品为淡黄棕色的澄明液体，略带黏稠性。气清香，味微苦、甘。

桑皮汁：本品鲜品为白色乳汁，半透明，略有黏稠感。气微，味微甘、淡。

桑霜：本品呈结晶块状，棕褐色，半透明或不透明，质脆。气微，味微苦、咸。

桑枝：本品呈长圆柱形，少有分枝，长短不一，直径 0.5 ~ 1.5 cm。表面灰黄色或黄褐色，有多数黄褐色点状皮孔及细纵纹，并有灰白色略呈半圆形的叶痕和黄棕色的腋芽。质坚韧，不易折断，断面纤维性。切片厚 0.2 ~ 0.5 cm，皮部较薄，木部黄白色，射线放射状，髓部白色或黄白色。气微，味淡。

桑椹：本品聚花果由多数小瘦果集合而成，呈长圆形，长 1 ~ 2 cm，直径 5 ~ 8 mm。黄棕色、棕红色至暗紫色；有短果序梗。小瘦果卵圆形，稍扁，长约 2 mm，宽约 1 mm，外具肉质花被片 4。气微，味微酸而甜。

桑瘿：本品为不规则块片，大小不一。外表面灰棕色，有浅棕色点状凸起的皮孔。质坚韧，不易折断，断面黄白色，木纹较细密，有的髓部中空或为朽木状，棕褐色。气微，味淡。

| 功能主治 | 桑叶：甘、苦，寒。归肺、肝经。疏散风热，清肺润燥，清肝明目。用于风热感冒，肺热燥咳，头晕头痛，目赤昏花。

桑叶汁：苦，微寒。归肝经。清肝明目，消肿解毒。用于目赤肿痛，痈疖，瘰疬，蜈蚣咬伤。

桑叶露：苦，微寒。归肝经。清热明目。用于目赤肿痛。

桑白皮：甘，寒。归肺经。泻肺平喘，利水消肿。用于肺热喘咳，水肿胀满尿少，面目肌肤浮肿。

桑柴灰：辛，寒。归肝、肾经。利水，止血，蚀恶肉。用于水肿，金疮出血，面上痣疵。

桑根：微苦，寒。归肝经。清热定惊，祛风通络。用于惊痫，目赤，牙痛，筋骨疼痛。

桑沥：甘，凉。归肝经。祛风止痉，清热解毒。用于破伤风，皮肤疮疥。

桑皮汁：苦，微寒。归肝、肾经。清热解毒，止血。用于口舌生疮，外伤出血，蛇虫咬伤。

桑霜：甘，凉。解毒消肿，散积。用于痈疽疔疮，噎食积块。

桑枝：微苦，平。归肝经。祛风湿，利关节。用于风湿痹痛，肩臂、关节酸痛麻木。

桑椹：甘、酸，寒。归心、肝、肾经。滋阴补血，生津润燥。用于肝肾阴虚，眩晕耳鸣，心悸失眠，须发早白，津伤口渴，内热消渴，肠燥便秘。

桑椹酒：甘，凉。归肝、肾经。补益肝肾。用于肾虚水肿，耳鸣耳聋。

桑瘿：苦，平。归肝、胃经。祛风除湿，止痛，消肿。用于风湿痹痛，胃痛，鹤膝风。

| 用法用量 | 桑叶：内服煎汤，5 ~ 10 g；或入丸、散剂；肝燥者禁服。外用适量，煎汤洗；或捣敷。

桑叶汁：外用适量，涂敷；或点眼。

桑叶露：内服，15 ~ 30 ml。

桑白皮：内服煎汤，6 ~ 12 g；或入散剂；肺寒无火及风寒咳嗽者禁服。外用适量，捣汁涂敷；或煎汤洗。

桑柴灰：内服，淋汁代水煎药。外用适量，研末调敷；或以沸水淋汁浸洗。

桑根：内服煎汤，15 ~ 30 g。外用适量，煎汤洗。

桑沥：内服，5 ~ 10 ml。外用适量，涂搽。

桑皮汁：外用适量，涂搽。

桑霜：内服，3 ~ 6 g，冲烊入汤剂。外用适量，涂敷。

桑枝：内服煎汤，9 ~ 15 g。外用适量，煎汤熏洗。

桑椹：内服煎汤，9 ~ 15 g；或熬膏；或浸酒；或生啖；或入丸、散剂；脾胃虚寒便溏者禁服。外用适量，浸水洗。

桑椹酒：内服，5 ~ 10 ml。

桑瘿：内服煎汤，3 ~ 9 g；或浸酒；或醋磨服。

| 附　　注 | 药材桑椹，为本种的干燥果穗，《中华人民共和国药典》（1963 年版至 2020 年版）、《新疆维吾尔自治区药品标准·第二册》（1980 年版）、《广西壮族自治区壮药质量标准·第二卷》（2011 年版）中有收载；《贵州省中药材标准规格·上集》（1965 年版）以 "桑椹子" 之名收载之，《维吾尔药材标准·上册》（1993 年版）以 "白桑椹" 之名收载之。

药材桑叶，为本种的干燥叶，《中华人民共和国药典》（1963 年版至 2020 年版）、《新疆维吾尔自治区药品标准·第二册》（1980 年版）、《贵州省中药材标准规格·上集》（1965 年版）、《广西壮族自治区壮药质量标准·第二卷》

（2011 年版）中有收载；《中华人民共和国药典·附录》（1977 年版）以"桑叶（制）"之名收载之，药用其制品。

药材桑白皮，为本种的干燥根皮，《中华人民共和国药典》（1963 年版至 2020 年版）、《贵州省中药材标准规格·上集》（1965 年版）、《新疆维吾尔自治区药品标准·第二册》（1980 年版）等中有收载。

药材桑枝，为本种的干燥或新鲜嫩枝，《中华人民共和国药典》（1963 年版至 2020 年版）、《贵州省中药材标准规格·上集》（1965 年版）、《新疆维吾尔自治区药品标准·第二册》（1980 年版）等中有收载；《贵州省中药材、民族药材质量标准》（2003 年版）以"鲜桑枝"之名收载之，《广东省中药材标准》（2019 年版）以"老桑枝"之名收载之。

药材桑根，为本种的干燥根，《上海市中药材标准》（1994 年版）以"桑树根"之名收载之。

《中华人民共和国药典》规定，桑叶按干燥品计算，含芦丁不得少于 0.10%。

《湖南省中药材标准》（1993 年版、2009 年版）记载"桑白皮"的基原植物为鸡桑 *Morus australis* Poir.、华桑 *Morus cathayana* Hemsl.、蒙桑 *Morus mongolica* Schneid.。

本种的成熟果实可作水果食用。

桑科 Moraceae 桑属 Morus

鸡桑 Morus australis Poir.

| 药 材 名 | 鸡桑叶（药用部位：叶）、鸡桑根（药用部位：根或根皮）。

| 形态特征 | 灌木或小乔木，树皮灰褐色。叶卵形，长 5 ~ 14 cm，宽 3.5 ~ 12 cm，先端急尖或尾状，边缘具粗锯齿，不分裂或 3 ~ 5 裂，表面粗糙，密生短刺毛，背面疏被粗毛；叶柄长 1 ~ 1.5 cm，被毛；托叶线状披针形，早落。雄花序长 1 ~ 1.5 cm，被柔毛，雄花绿色，具短梗，花被片卵形，花药黄色；雌花序球形，长约 1 cm，密被白色柔毛，雌花花被片长圆形，暗绿色，花柱很长，柱头 2 裂，内面被柔毛。聚花果短椭圆形，直径约 1 cm，成熟时红色或暗紫色。

| 生境分布 | 生于海拔 500 ~ 1 000 m 的石灰岩山地、林缘或荒地。分布于德兴黄柏、绕二，海口等有栽培。

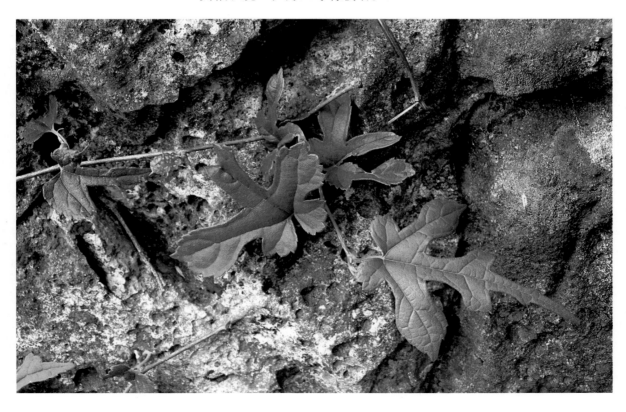

| 资源情况 | 野生资源少，栽培资源丰富。药材主要来源于栽培。

| 采收加工 | 鸡桑叶：夏季采收，鲜用或晒干。

鸡桑根：秋、冬季采挖根，趁鲜刮去栓皮，洗净；或剥取白皮，晒干。

| 药材性状 | 鸡桑叶：本品多皱缩、破碎，完整者有柄，长 1 ~ 1.5 cm，被毛。叶片展平后呈卵形，长 5 ~ 14 cm，宽 3.5 ~ 12 cm，先端急尖或尾状，基部楔形或心形，边缘具粗锯齿，不分裂或 3 ~ 5 裂。表面粗糙，密生短刺毛，背面疏被粗毛。质脆。气微，味淡、微苦、涩。

鸡桑根：本品干燥根皮呈带状，大小不一。外表面黄白色或白色，有时残存棕黄色或红黄色的栓皮斑块，具纵纹，较粗糙。内表面灰白色，较光滑，有纵裂痕。质柔韧，易纵向折断，纵向撕裂可见纤维相连，并有白粉飞出。气微，味淡。

| 功能主治 | 鸡桑叶：甘、辛，寒。归肺经。清热解表，宣肺止咳。用于风热感冒，肺热咳嗽，头痛，咽痛。

鸡桑根：甘、辛，寒。归肺、肾经。清肺，凉血，利湿。用于肺热咳嗽，鼻衄，水肿，腹泻，黄疸。

| 用法用量 | 鸡桑叶：内服煎汤，3 ~ 9 g。

鸡桑根：内服煎汤，6 ~ 15 g。

| 附　注 | 药材鸡桑根，为本种的干燥根皮，《湖南省中药材标准》（1993 年版、2009 年版）以"桑白皮"之名收载之。除本种外，《湖南省中药材标准》还收载有华桑 *Morus cathayana* Hemsl.、蒙桑 *Morus mongolica* Schneid.，二者与本种同等药用。

本种的成熟果实可作水果食用。

桑科 Moraceae 桑属 Morus

华桑
Morus cathayana Hemsl.

| **植物别名** | 花桑、葫芦桑。

| **药材名** | 华桑（药用部位：叶）、桑白皮（药用部位：根皮）。

| **形态特征** | 小乔木或灌木状，树皮灰白色。幼枝被毛，后脱落。叶厚纸质，宽卵形或近圆形，长 8 ~ 20 cm，先端尖或短尖，基部心形或平截，疏生浅齿或钝齿，有时分裂，上面粗糙，疏被短伏毛，下面密被白色柔毛；叶柄粗，长 2 ~ 5 cm，被柔毛；托叶披针形。雌雄同株异序，雄花序长 3 ~ 5 cm，雌花序长 1 ~ 3 cm，花柱短，柱头 2 裂，内面被毛。聚花果圆筒状，长 2 ~ 3 cm，直径不及 1 cm，成熟时白色、红色或紫黑色。

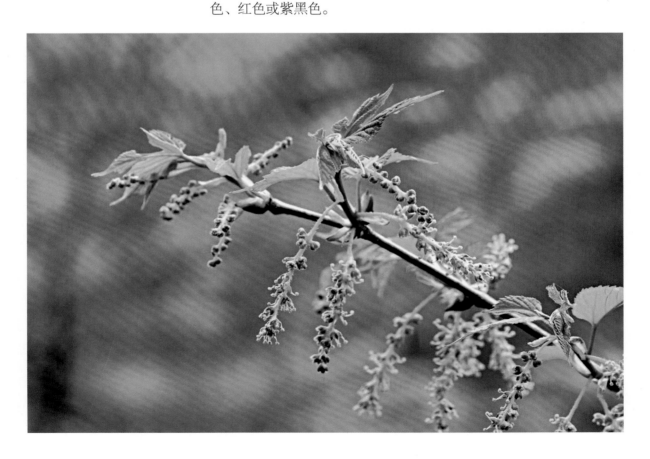

| 生境分布 | 生于海拔 900 ~ 1 300 m 的向阳山坡或沟谷。德兴大茅山有分布，大目源有栽培。 |

| 资源情况 | 野生资源少，栽培资源一般。药材主要来源于栽培。 |

| 采收加工 | **华桑叶**：夏季采收，鲜用或晒干。
桑白皮：秋末落叶至翌年春季发芽前采挖根部，洗净泥沙，纵向剖开，剥取根皮，干燥。 |

| 药材性状 | **华桑叶**：本品多皱缩。完整叶片展平后呈广卵形或近圆形，长 8 ~ 20 cm，宽 6 ~ 13 cm，先端渐尖或短尖，基部心形或截形，略偏斜，边缘具疏浅锯齿或钝锯齿，表面粗糙，疏生短伏毛，基部沿叶脉被柔毛，背面密被白色柔毛；叶柄长 2 ~ 5 cm，粗壮，被柔毛；托叶披针形。叶厚纸质，质脆。气微，味淡、微苦、涩。
桑白皮：本品呈扭曲的筒状、槽状或板片状，长短、宽窄不一，厚 0.1 ~ 0.4 cm。外表面橙黄色或淡棕褐色，有粗糙的鳞片状栓皮、横长皮孔样疤痕和须根痕。除去粗皮者表面呈黄白色或灰白色，较平坦。皮孔样疤痕色较浅，微隆起或不隆起，有金黄色鳞片状栓皮残留；内表面黄白色或灰黄色，有细纵纹。体轻，质韧，纤维性强，难折断，易纵向撕裂。气微，味微甘。 |

| 功能主治 | **华桑叶**：甘、辛，寒。清热解表。用于感冒咳嗽。
桑白皮：甘，寒。归肺经。泻肺平喘，利水消肿。用于肺热喘咳，水肿胀满尿少，面目肌肤浮肿。 |

| 用法用量 | **华桑叶**：内服煎汤，3 ~ 9 g。
桑白皮：内服煎汤，5 ~ 9 g。 |

| 附　注 | 药材华桑，为本种的干燥根皮，《湖南省中药材标准》（1993 年版、2009 年版）中有收载。除本种外，《湖南省中药材标准》还收载有鸡桑 *Morus australis* Poir.、蒙桑 *Morus mongolica* Schneid.，二者与本种同等药用。
本种的成熟果实可作水果食用。 |

荨麻科 Urticaceae 苎麻属 Boehmeria

序叶苎麻

Boehmeria clidemioides Miq. var. *diffusa* (Wedd.) Hand.-Mazz.

| 药 材 名 | 水火麻（药用部位：全草）。

| 形态特征 | 多年生草本。茎高 40 ～ 120 cm，有短伏毛。叶互生，有时近对生；叶片卵形或狭卵形，长 2.5 ～ 10 cm，宽 1.2 ～ 5.5 cm，边缘密生牙齿，两面疏生短毛，基生脉 3；叶柄长达 7 cm。通常雌雄异株，有时雌雄同株；花簇生于叶腋或生于顶部有叶的短枝上；雄花直径约 2 mm，花被片 3 ～ 4，下部合生，雄蕊 3 ～ 4；雌花簇球形，直径约 3 mm，花被管状，长约 0.8 mm，柱头丝状。

| 生境分布 | 生于海拔 600 ～ 1 800 m 的山坡灌丛中或山谷水流旁。分布于德兴三清山北麓、大茅山等。

| 资源情况 | 野生资源丰富。药材来源于野生。

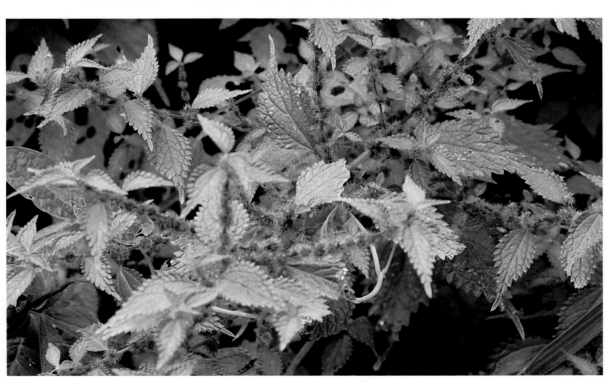

| 采收加工 | 秋季采收，鲜用或晒干。

| 功能主治 | 辛，温。祛风除湿。用于风湿痹痛。

| 用法用量 | 内服煎汤，3 ~ 9 g；或研末。

| 附　注 | 本种异名：*Boehmeria diffusa* Weddell、*Boehmeria diffusa* Weddell var. *strigosa* Weddell。

荨麻科 Urticaceae 苎麻属 Boehmeria

细野麻
Boehmeria gracilis C. H. Wright

| 药 材 名 | 麦麸草（药用部位：地上部分。别名：野麻）、麦麸草根（药用部位：根）。

| 形态特征 | 亚灌木或多年生草本。茎高达 1.2 m，分枝，疏被伏毛。叶对生，圆卵形、菱状宽卵形或菱状卵形，长 3 ~ 10 cm，叶缘具近等大牙齿，两面疏被伏毛；叶柄长 1 ~ 7 cm。花单性，雌雄异株，有时同株；穗状花序长 2.5 ~ 13 cm；团伞花序直径 1 ~ 2.5 mm；苞片长 1 ~ 1.5 mm；雄花花被片 4，椭圆形，长 1.2 mm，雄蕊 4，长 1.6 mm；雌花花被片长 0.7 ~ 1 mm，先端具 2 小齿。瘦果卵球形，长 1.2 mm，基部具短雌蕊柄。

| 生境分布 | 生于海拔 100 ~ 1 600 m 的丘陵或低山山坡草地、灌丛中、石上或

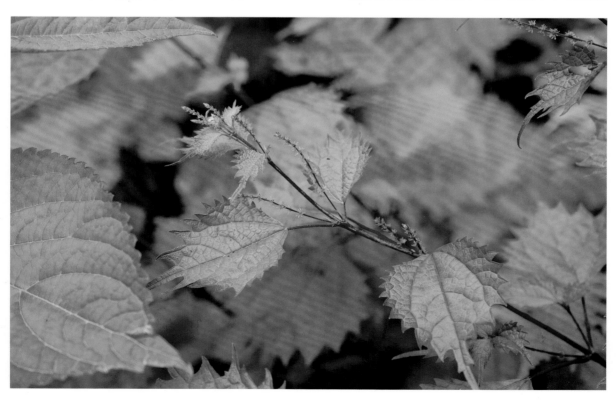

沟边。德兴各地均有分布。

| 资源情况 | 野生资源丰富。药材来源于野生。

| 采收加工 | **麦麸草**：秋季采收，晒干。

麦麸草根：秋季采收，鲜用或晒干。

| 药材性状 | **麦麸草**：本品茎有分枝，表面有短伏毛。叶对生，多皱缩，展平后叶片卵形或宽卵形，长 3 ~ 10 cm，宽 1.5 ~ 7 cm，先端尾尖，基部宽楔形，边缘有粗锯齿，两面均有短粗毛；叶柄长 1 ~ 7 cm。果实倒卵形，上部有少量短毛。宿存柱头丝状。气微，味涩、微苦。

| 功能主治 | **麦麸草**：辛、微苦，平。祛风止痒，解毒利湿。用于皮肤瘙痒，湿毒疮疹。

麦麸草根：辛、微苦，平。活血消肿。用于跌打伤肿，痔疮肿痛。

| 用法用量 | **麦麸草、麦麸草根**：内服煎汤，6 ~ 9 g。外用适量，煎汤洗。

| 附　　注 | 本种异名：*Boehmeria spicata* (Thunb.) Thunb.、*Urtica spicata* Thunb.、*Boehmeria paraspicata* Nakai、*Boehmeria tricuspis* (Hance) Makino var. *unicuspis* Makino ex Ohwi。

荨麻科 Urticaceae 苎麻属 Boehmeria

大叶苎麻

Boehmeria longispica Steud.

| 药 材 名 |　水禾麻（药用部位：全草或根）。

| 形态特征 |　亚灌木或多年生草本。茎高达 1.5 m，上部被较密糙毛。叶对生，近圆形、圆卵形或卵形，长 7 ~ 25 cm，先端骤尖，有时不明显 3 骤尖，具粗牙齿，上面被糙伏毛，下面沿网脉被柔毛；叶柄长 6 ~ 8 cm。穗状花序单生叶腋，雄花序长约 3 cm，雌花序长 7 ~ 30 cm；雄团伞花序直径 1.5 mm，约有 3 花，雌团伞花序直径 2 ~ 4 mm，多花；苞片长 0.8 ~ 1.5 mm；雄花花被片 4，椭圆形，长 1 mm，基部合生，雄蕊 4；雌花花被长 1 ~ 1.2 mm，先端具 2 小齿。瘦果倒卵状球形，长 1 mm。

| 生境分布 |　生于海拔 300 ~ 600 m 的丘陵或低山山地灌丛中、疏林中、田边或

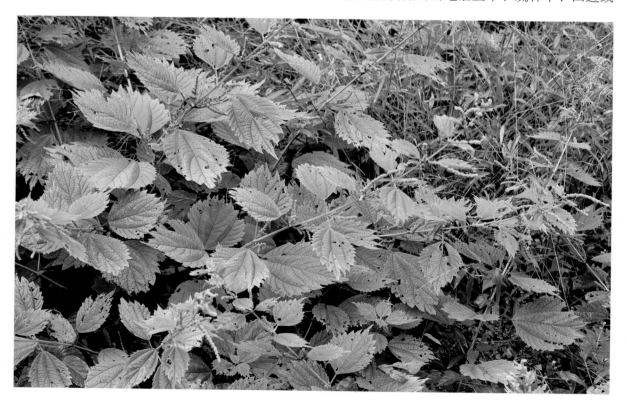

溪边。德兴各地均有分布。

| 资源情况 | 野生资源一般。药材来源于野生。

| 采收加工 | 夏、秋季采收，鲜用或晒干。

| 药材性状 | 本品根较粗壮，直径约 1 cm。淡棕黄色，表面有点状突起和须根痕。质地较硬，断面淡棕色，有放射状纹。茎细，长 1 ~ 1.5 m，茎上部带四棱形，具白色短柔毛。叶对生，多皱缩，展平后呈宽卵形，长 7 ~ 16 cm，宽 5 ~ 12 cm，先端长渐尖或尾尖，基部近圆形或宽楔形，边缘具粗锯齿，上部常具重锯齿，两面有毛，叶柄长 6 ~ 8 cm。茎上部叶腋有穗状果序。果实狭倒卵形，表面有白色细毛。气微，味淡。

| 功能主治 | 甘、辛，平。归肺、肝经。清热祛风，解毒杀虫，化瘀消肿。用于风热感冒，麻疹，痈肿，毒蛇咬伤，皮肤瘙痒，疥疮，风湿痹痛，跌打伤肿，骨折。

| 用法用量 | 内服煎汤，6 ~ 15 g；忌生冷食物。外用适量，捣敷；或煎汤洗。

| 附　　注 | 本种异名：*Boehmeria japonica* (L. f.) Miq.、*Urtica japonica* Thunb.、*Boehmeria pilushanensis* Liu & Lu、*Boehmeria grandifolia* Weddell、*Boehmeria taiwaniana* Nakai & Satake。

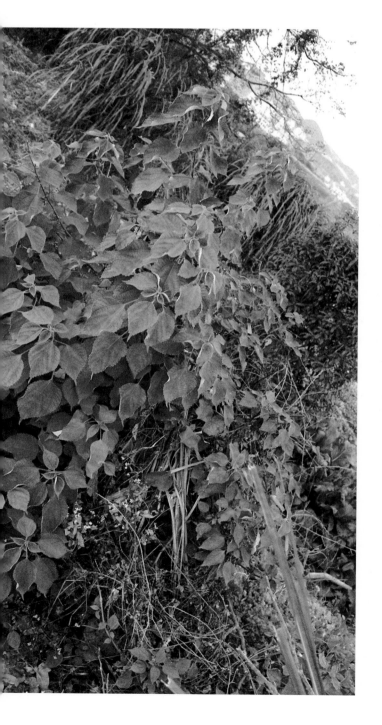

| 荨麻科 Urticaceae | 苎麻属 Boehmeria

苎麻
Boehmeria nivea (L.) Gaudich.

| 药材名 |

苎麻根（药用部位：根及根茎）、苎麻皮（药用部位：茎皮）、苎麻叶（药用部位：叶。别名：野麻叶）、苎花（药用部位：花）、苎麻梗（药用部位：茎或带叶嫩茎）、苎麻（药用部位：地上部分）。

| 形态特征 |

半灌木。茎高达 2 m，分枝，生短或长毛。叶互生；叶片卵形或近圆形，长 5 ~ 16 cm，宽 3.5 ~ 13 cm，先端渐尖，边缘密生牙齿，上面粗糙，下面密生交织的白色柔毛，具 3 基出脉；叶柄长 2 ~ 11 cm。通常雌雄同株；花序圆锥状；雄花序通常位于雌花序之下；雄花小，花被片 4，雄蕊 4，有退化雌蕊；雌花簇球形，直径约 2 mm，花被管状。瘦果小，椭圆形，密生短毛，宿存柱头丝状。

| 生境分布 |

生于海拔 200 ~ 1 700 m 的山谷林边或草坡。德兴各地均有分布。

| 资源情况 |

野生资源丰富。药材来源于野生。

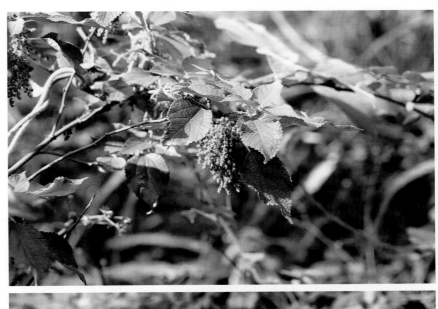

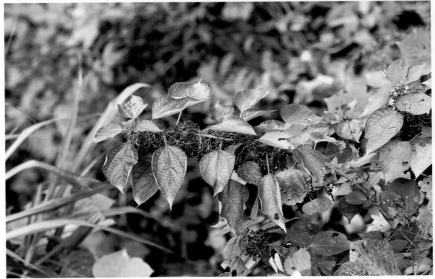

| 采收加工 | 苎麻根：冬、春季采挖，除去地上茎和泥土，晒干。一般选择示指粗细的根，太粗者不易切片，药效亦不佳。

苎麻皮：夏、秋季剥取，鲜用或晒干。

苎麻叶：春、夏、秋季均可采收，鲜用或晒干。

苎花：夏季花盛期采收，鲜用或晒干。

苎麻梗：春、夏季采收，鲜用或晒干。

苎麻：枝叶茂盛时采割，晒干。

| 药材性状 | 苎麻根：本品根茎呈不规则圆柱形，稍弯曲，长 4 ~ 30 cm，直径 0.4 ~ 5 cm；表面灰棕色，有纵纹及多数皮孔，并有多数疣状突起及残留须根；质坚硬，不

易折断，折断面纤维性，皮部棕色，木部淡棕色，有的中间有数个同心环纹，中央有髓或中空。根略呈纺锤形，长约 10 cm，直径 1 ~ 1.3 cm；表面灰棕色，有纵皱纹及横长皮孔；断面粉性。气微，味淡，有黏性。

苎麻皮：本品为长短不一的条片，皮甚薄，粗皮易脱落或少量残留，粗皮绿棕色，内皮白色或淡灰白色。质地软，韧性强，曲而不断。气微，味淡。

苎麻叶：本品多皱缩，绿棕色，有毛，叶片展平后为宽卵形，长 15 cm 以上，宽 5 ~ 10 cm。先端渐尖，基部近圆形或宽楔形，边缘有粗齿。基出脉 3，上面微凹，下面微隆起。叶柄较长，长达 7 cm。气微，味微辛、微苦。

苎花：本品雄花序为圆锥花序，多干缩成条状，花小，淡黄色，花被片 4，雄蕊 4；雌花序簇生成球形，淡绿黄色，花小，花被片 4，紧抱子房，花柱 1。质地柔软，气微香，味微辛、微苦。

苎麻梗：本品茎呈圆柱形，有粗毛，体较轻而韧，皮易纵向撕裂，韧性足，断面淡黄色，中央为髓。叶对生，叶片多皱缩或破碎，绿棕色，完整者展平后为宽卵形，长 15 cm 以上，宽 5 ~ 10 cm，先端渐尖，基部近圆形或宽楔形，边缘有粗齿。基出脉 3，叶背微隆起，两面均有毛。叶柄较长，长达 7 cm。气微，味微辛、微苦。

苎麻：本品茎呈方柱形，长 40 ~ 80 cm，直径 0.1 ~ 0.4 cm，四面凹下成纵沟，上部分枝；表面绿褐色至棕褐色；质硬，不易折断，断面中部具髓，黄白色。叶互生，有时茎下部少数叶对生，灰绿色或暗绿色，卷缩易碎，完整者展平后为卵形或狭卵形，先端渐尖，边缘密生锯齿，两面密生短毛。花簇生于叶腋或生于顶部有叶的短枝上。气微，味微涩。

| **功能主治** | **苎麻根：**甘，寒。归肝、心、膀胱经。凉血止血，清热安胎，利尿，解毒。用于血热妄行所致的咯血、吐血、衄血、血淋、便血、崩漏、紫癜，胎动不安，胎漏下血，小便淋沥，痈疮肿毒，蛇虫咬伤。

苎麻皮：甘，寒。归胃、膀胱、肝经。清热凉血，散瘀止血，解毒利尿，安胎回乳。用于瘀热心烦，天行热病，产后血晕、腹痛，跌打损伤，创伤出血，血淋，小便不通，肛门肿痛，胎动不安，乳房胀痛。

苎麻叶：甘、微苦，寒。归肝、心经。凉血止血，散瘀消肿，解毒。用于咯血，吐血，血淋，尿血，月经过多，外伤出血，跌扑肿痛，脱肛不收，丹毒，疮肿，乳痈，湿疹，蛇虫咬伤。

苎花：甘，寒。归心、肺、胃经。清心除烦，凉血透疹。用于心烦失眠，口舌生疮，麻疹透发不畅，风疹瘙痒。

苎麻梗：甘，寒。散瘀，解毒。用于金疮折损，痘疮，痈肿，丹毒。

苎麻：甘，平。归肝、心经。凉血止血，祛风湿。用于血热便血，痔疮出血，风湿痹证。

| **用法用量** | 苎麻根：内服煎汤，5 ~ 30 g；或捣汁；无实热者慎服。外用适量，鲜品捣敷；或煎汤熏洗。

苎麻皮：内服煎汤，3 ~ 15 g；或酒煎。外用适量，捣敷。

苎麻叶：内服煎汤，10 ~ 30 g；或研末；或鲜品捣汁；脾胃虚寒者慎服。外用适量，研末掺；或鲜品捣敷。

苎花：内服煎汤，6 ~ 15 g。

苎麻梗：内服煎汤，6 ~ 15 g；或入丸、散剂。外用适量，研末调敷；或鲜品捣敷。

苎麻：内服煎汤，10 ~ 20 g。

| **附　注** | 本种异名：*Urtica nivea* L.。

药材苎麻叶，为本种的干燥叶，《湖北省中药材质量标准》（2009 年版、2018 年版）中有收载。

药材苎麻根，为本种的干燥根及根茎，《中华人民共和国药典》（1963 年版、1977 年版、2010 年版附录）、《中华人民共和国卫生部药品标准·中药材·第一册》（1992 年版）、《广西壮族自治区壮药质量标准·第一卷》（2008 年版）、《广西壮族自治区瑶药材质量标准·第二卷》（2021 年版）、《贵州省中药材、民族药材质量标准》（2003 年版）、《贵州省中药材质量标准》（1988 年版）、《河南省中药材标准》（1991 年版）、《新疆维吾尔自治区药品标准·第二册》（1980 年版）、《内蒙古中药材标准》（1988 年版）中有收载；《中华人民共和国药典》（1977 年版）以"苎麻浸膏（血凝）"之名收载之，药用部位为干燥叶、茎的提取物。

药材苎麻，为本种的干燥地上部分，《四川省中药材标准》（2010 年版）中有收载。

本种的嫩叶与米粉一起可制作包子，也可制作饭团，或油炸。

荨麻科 Urticaceae 苎麻属 Boehmeria

贴毛苎麻 Boehmeria nivea (L.) Gaudich. var. nipononivea (Koidz.) W. T. Wang

| 药 材 名 | 伏毛苎麻（药用部位：根）。

| 形态特征 | 本变种与苎麻的区别在于本变种的茎和叶柄只被贴伏的短糙毛，无开展的长硬毛；叶片多为卵形，稀圆卵形，基部骤收狭成楔形；托叶基部合生。

| 生境分布 | 生于海拔 200 ~ 1 700 m 的山谷林边或草坡。分布于德兴三清山北麓等。

| 资源情况 | 野生资源一般。药材来源于野生。

| 采收加工 | 春、夏、秋季均可采收，洗净，鲜用或晒干。

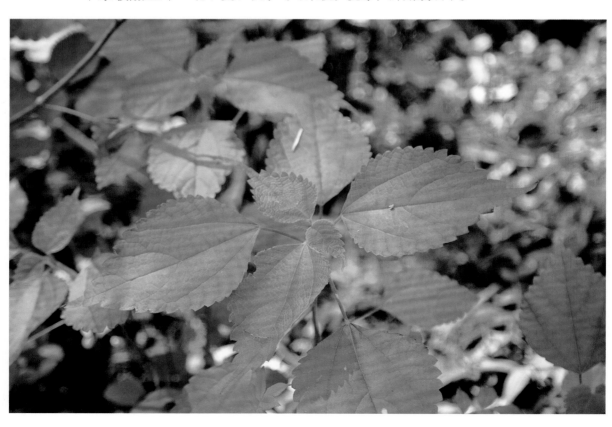

| **功能主治** | 用于骨刺鲠喉。

| **用法用量** | 内服煎汤含咽，10 ～ 30 g。

| **附　　注** | 本种异名：*Boehmeria nipononivea* Koidz.、*Boehmeria frutescens* auct. non Thunb.。本种的嫩叶与米粉一起可制作包子，也可制作饭团，或油炸。

荨麻科 Urticaceae 苎麻属 Boehmeria

青叶苎麻

Boehmeria nivea (L.) Gaudich. var. *tenacissima* (Gaudich.) Miq.

| 植物别名 | 微绿苎麻、贴毛苎麻。

| 药材名 | 青叶苎麻根（药用部位：根）。

| 形态特征 | 本变种与苎麻的区别在于本变种茎和叶柄密或疏被短伏毛；叶片多为卵形或椭圆状卵形，先端长渐尖，基部多为圆形（有时宽楔形），常较小，下面疏被短伏毛，绿色，或有一薄层白色毡毛；托叶基部合生。

| 生境分布 | 生于山野湿地。分布于德兴三清山北麓等。

| 资源情况 | 野生资源一般。药材来源于野生。

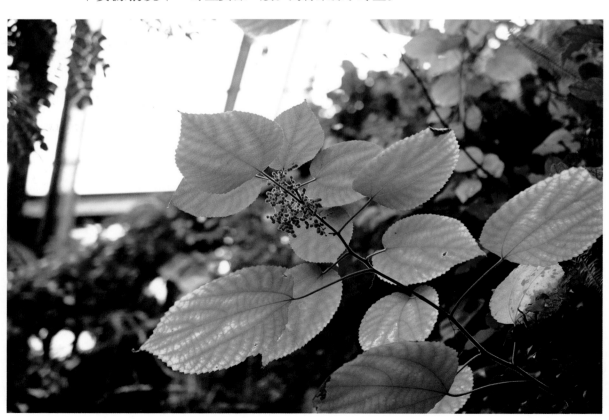

| 采收加工 | 秋季采挖，洗净，晒干。

| 功能主治 | 止泻。用于腹泻。

| 用法用量 | 内服煎汤，6 ~ 15 g。

| 附　　注 | 本种异名：*Boehmeria tenacissima* Gaudichaud-Beaupré、*Boehmeria frutescens* D. Don var. *concolor* (Makino) Nakai、*Boehmeria nipononivea* Koidzumi、*Boehmeria nivea* (L.) Gaudich. var. *candicans* Weddell、*Boehmeria nivea* (L.) Gaudich. var. *concolor* Makino、*Boehmeria nivea* (L.) Gaudich. var. *nipononivea* (Koidzumi) W. T. Wang。

本种的嫩叶与米粉一起可制作包子，也可制作饭团，或油炸。

荨麻科 Urticaceae 苎麻属 Boehmeria

小赤麻

Boehmeria spicata (Thunb.) Thunb.

| 药 材 名 | 小赤麻（药用部位：全草或叶）、小赤麻根（药用部位：根）。

| 形态特征 | 多年生草本或亚灌木。茎高达 1 m，常分枝，疏被伏毛或近无毛。叶对生，卵状菱形或近菱形，长 2.4 ~ 7.5 cm，宽 1.5 ~ 5 cm，先端长骤尖，叶缘具 3 ~ 8 对窄三角形牙齿，两面疏被伏毛或近无毛；叶柄长 1 ~ 6.5 cm。花单性，雌雄异株或同株；穗状花序不分枝，雄花序长 2.5 cm，雌花序长 4 ~ 10 cm；团伞花序直径 1 ~ 2 mm；雄花花被片（3 ~）4，椭圆形，长 1 mm，下部合生，雄蕊（3 ~）4；雌花花被窄椭圆形，长 0.6 mm，先端齿不明显。

| 生境分布 | 生于丘陵或低山草坡、石上、沟边。德兴各地均有分布。

| 资源情况 | 野生资源丰富。药材来源于野生。

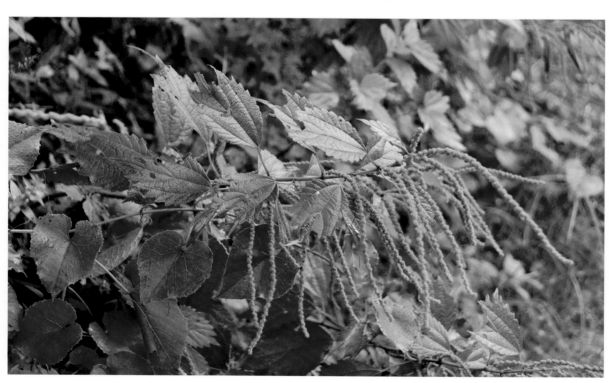

| 采收加工 | **小赤麻**：夏、秋季采收，鲜用或晒干。
| | **小赤麻根**：秋季采挖，洗净，鲜用或晒干。

| 功能主治 | **小赤麻**：淡、辛，凉。归肺、膀胱经。利尿消肿，解毒透疹。用于水肿腹胀，麻疹。
| | **小赤麻根**：辛、微苦，凉。归肺、大肠经。活血消肿，止痛。用于跌打损伤，痔疮肿痛。

| 用法用量 | **小赤麻**：内服煎汤，6～15 g。外用适量，鲜品捣敷；或煎汤熏洗。
| | **小赤麻根**：外用适量，鲜品捣敷；或煎汤熏洗。

| 附　方 | 治痔疮：小赤麻根，煎汤熏洗。［《草药手册》（江西）］

| 附　注 | 本种异名：*Urtica spicata* Thunberg、*Boehmeria gracilis* C. H. Wright、*Boehmeria paraspicata* Nakai、*Boehmeria tricuspis* (Hance) Makino var. *unicuspis* Makino。

荨麻科 Urticaceae 苎麻属 Boehmeria

悬铃叶苎麻

Boehmeria tricuspis (Hance) Makino

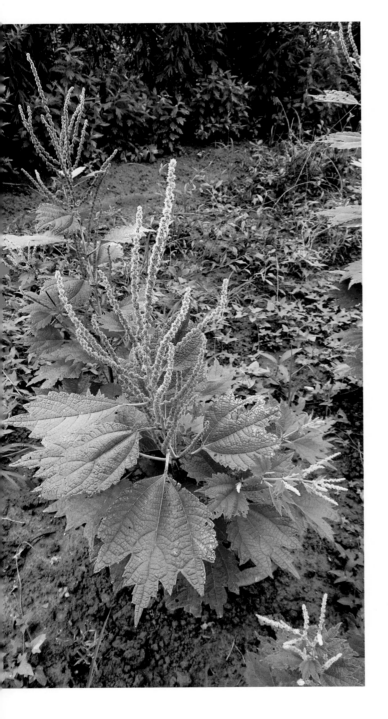

| 植物别名 |

山麻、龟叶麻、方麻。

| 药 材 名 |

赤麻（药用部位：嫩茎叶）、山麻根（药用部位：根）、八角麻（药用部位：地上部分）。

| 形态特征 |

多年生草本。茎高 1 ~ 1.5 m，密生短糙毛。叶对生；叶片坚纸质，近圆形或宽卵形，长 6 ~ 14 cm，宽 5 ~ 17 cm，先端 3 骤尖，基部宽楔形或截形，边缘生粗牙齿，上部的牙齿常为重出，上面粗糙，两面均生短糙毛；叶柄长 1 ~ 9 cm。雌花序长达 15 cm，雌花簇直径约 2.5 mm。瘦果狭倒卵形或狭椭圆形，长约 1 mm，生短硬毛，宿存花柱丝形。

| 生境分布 |

生于海拔 500 ~ 1 400 m 的低山山谷疏林下、沟边或田边。分布于德兴大茅山等。

| 资源情况 |

野生资源一般。药材来源于野生。

| **采收加工** | 赤麻：夏、秋季采收，洗净，鲜用或晒干。

山麻根：秋季采挖，洗净，鲜用或晒干。

八角麻：秋后割取，去净泥沙，晒干。

| **药材性状** | 山麻根：本品呈圆柱形，略弯曲，直径 1 ~ 2 cm。表面暗赤色，有较多的点状突起及须根痕，质硬，断面棕白色，有较细密的放射状纹理。水浸略有黏性。气微，味微辛、微苦、涩。

八角麻：本品茎呈圆柱形，不分枝，有节，长 60 ~ 100 cm，直径 0.5 ~ 0.8 cm；表面灰绿色或黄棕色，下部表面较粗糙，具棕黄色斑点，上部生白色短糙毛。叶对生，叶片棕黄色，多皱缩，易碎，完整的叶片展开后呈近圆形或宽卵形，长 6 ~ 14 cm，宽 5 ~ 17 cm，先端 3 浅裂，骤尖，基部圆形或平截，边缘具粗齿，上端边缘具重齿，两面密生短糙毛，基出脉 3；叶柄长 5 ~ 9 cm，被白色糙伏毛。花序穗状，多已折断。雄花序生于下部叶腋，雄花花被片 4，长圆形，外面具毛，雄蕊 4，与花被片对生；雌花序生于上部叶腋，花簇球形，雌花花被管状，被柔毛，花柱丝状。瘦果狭倒卵形或狭椭圆形，长约 0.15 cm，生短硬毛，花柱宿存。质轻，茎断面皮部纤维性强，中间具髓。气微，味微苦、稍涩。

| **功能主治** | 赤麻：涩、微苦，平。收敛止血，清热解毒。用于咯血，衄血，尿血，便血，崩漏，跌打损伤，无名肿毒，疮疡。

山麻根：微苦、辛，平。活血止血，解毒消肿。用于跌打损伤，胎漏下血，痔疮肿痛，疖肿。

八角麻：微苦、涩，温。祛风除湿，通经止痛。用于风寒湿痹，筋骨酸痛，关节屈伸不利，跌打损伤。

| **用法用量** | 赤麻：内服煎汤，6 ~ 15 g。外用适量，捣敷；或研末调敷。

山麻根：内服煎汤，6 ~ 15 g；或浸酒。外用适量，鲜品捣敷；或煎汤洗。

八角麻：内服煎汤，3 ~ 9 g。外用适量，捣敷。

| **附　注** | 本种异名：*Boehmeria platyphylla* D. Don var. *tricuspis* Hance、*Boehmeria japonica* Miquel var. *platanifolia* Maximowicz、*Boehmeria maximowiczii* Nakai & Satake、*Boehmeria platanifolia* Franchet & Savatier。

药材八角麻，为本种的干燥地上部分，《河南省中药材标准》（1991 年版）中有收载。

荨麻科 Urticaceae 楼梯草属 Elatostema

楼梯草

Elatostema involucratum Franch. et Sav.

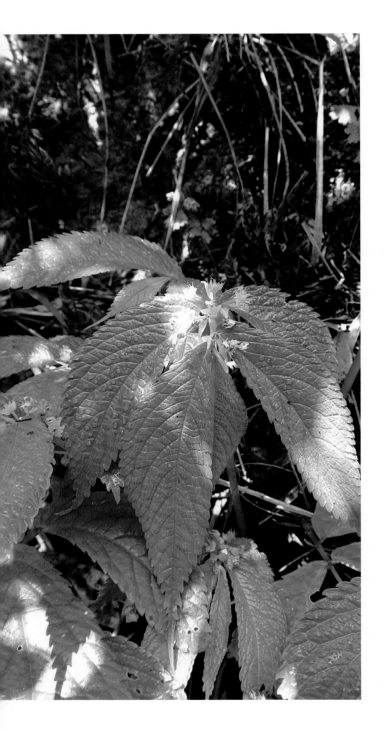

植物别名

碧江楼梯草。

药材名

楼梯草（药用部位：全草）、楼梯草根（药用部位：根茎）。

形态特征

多年生草本。茎肉质，高 25 ~ 60 cm，不分枝或有 1 分枝，无毛，稀上部有疏柔毛。叶无柄或近无柄；叶片斜倒披针状长圆形或斜长圆形，有时稍镰状弯曲，长 4.5 ~ 19 cm，边缘在基部之上有较多牙齿，上面有少数短糙伏毛，下面无毛或沿脉有短毛，钟乳体明显密；托叶狭条形或狭三角形，长 3 ~ 5 mm。雌雄同株或异株。雄花序有梗，直径 3 ~ 9 mm；花序梗长 5 ~ 30 mm；苞片少数；小苞片条形，长约 1.5 mm；雄花有梗；花被片 5，椭圆形，长约 1.8 mm；雄蕊 5。雌花序具极短梗，直径 1.5 ~ 10 mm；花序托通常很小；小苞片细小。瘦果卵球形，长约 0.8 mm。

生境分布

生于海拔 200 m 以上的山谷沟边石上、林中或灌丛中。德兴各地山区均有分布。

| **资源情况** | 野生资源丰富。药材来源于野生。

| **采收加工** | 楼梯草：春、夏、秋季采割，洗净，切碎，鲜用或晒干。
楼梯草根：夏、秋季采挖，除去茎叶及须根，洗净，晒干。

| **药材性状** | 楼梯草：本品茎长约 40 cm。叶皱缩，展平后斜长椭圆形，先端尖锐，带尾状，基部斜，半圆形，边缘中部以上有粗锯齿。聚伞花序常集成头状；雄花 1 ~ 10 簇生，花序有柄；雌花 8 ~ 12 簇生，无柄。瘦果卵形，细小。气微，味微苦。

| **功能主治** | 楼梯草：微苦，微寒。归大肠、肝、脾经。清热解毒，祛风除湿，利水消肿，活血止痛。用于赤白痢疾，高热惊风，黄疸，风湿痹痛，水肿，淋证，闭经，疮肿，痄腮，带状疱疹，毒蛇咬伤，跌打损伤，骨折。
楼梯草根：微辛，微寒；有小毒。活血止痛。用于跌打损伤，筋骨疼痛。

| **用法用量** | 楼梯草：内服煎汤，6 ~ 9 g；孕妇慎服。外用适量，鲜品捣敷；或捣烂和酒揉擦。
楼梯草根：内服煎汤，6 ~ 9 g；或浸酒。

| **附　　方** | 治赤白淋证：楼梯草 15 g，三白草根 30 g，雪见草根 15 g，大蓟根 15 g，精肉 90 g，煎汤服。每日 1 剂。［《草药手册》（江西）］

| **附　　注** | 本种异名：*Elatostema bijiangense* W. T. Wang、*Elatostema umbellatum* (Siebold & Zuccarini) Blume var. *majus* Maximowicz。

· 荨麻科 Urticaceae 楼梯草属 Elatostema

庐山楼梯草 *Elatostema stewardii* Merr.

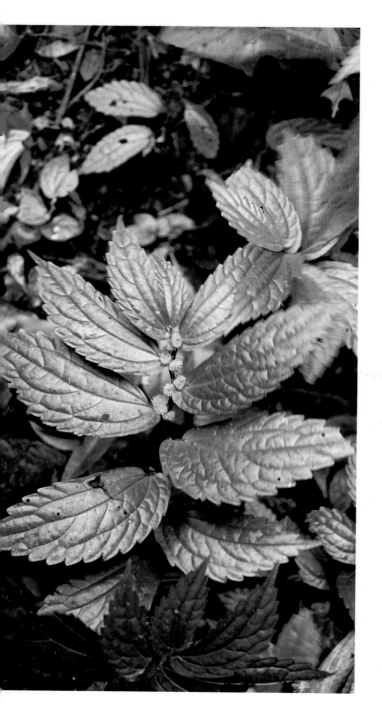

| 药 材 名 |

乌骨麻（药用部位：全草或根茎）。

| 形态特征 |

多年生草本。茎肉质，高 25 ～ 50 cm，有短伏毛或无毛，通常不分枝。叶无柄，斜椭圆形或斜狭倒卵形，长 5 ～ 14 cm，下部全缘，其上有牙齿，宽的一侧圆形，边缘在基部之上生牙齿，两面初疏生短柔毛，后变无毛，侧脉约达 6 对，钟乳体细小，长 2 ～ 3 mm；托叶钻状三角形。雌雄异株；雄花序托近圆形，直径达 1 cm，具短柄；雄花直径约 2.5 mm，花被片 5，船形，长约 2 mm，具短角，雄蕊 5；雌花序托通常无柄，比雄花序托小；苞片狭椭圆形，有纤毛。瘦果狭卵形，长约 0.8 mm。

| 生境分布 |

生于海拔 580 ～ 1 400 m 的山谷沟边或林下。分布于德兴大茅山等。

| 资源情况 |

野生资源丰富。药材来源于野生。

| **采收加工** | 夏、秋季采集，鲜用或晒干。 |

| **药材性状** | 本品根茎呈不规则圆柱形，多分枝，长 3 ～ 10 cm。表面淡紫红色，有结节，并有多数须根痕。断面暗紫红色，具 6 ～ 7 维管束。气微，味辛、苦。 |

| **功能主治** | 苦、辛，温；有毒。归肺经。活血祛瘀，解毒消肿，止咳。用于跌打扭伤，骨折，闭经，风湿痹痛，疟腮，带状疱疹，疮肿，毒蛇咬伤，咳嗽。 |

| **用法用量** | 内服煎汤，鲜品 10 ～ 30 g，大剂量可用至 60 g。外用适量，鲜品捣敷。 |

荨麻科 Urticaceae 糯米团属 Gonostegia

糯米团 *Gonostegia hirta* (Bl.) Miq.

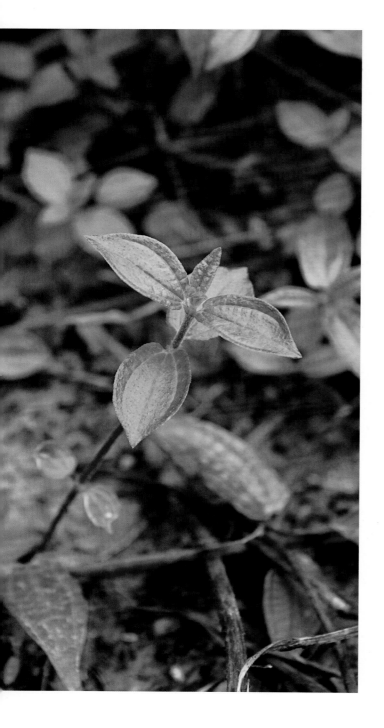

| 药 材 名 |

糯米藤（药用部位：带根全草）、糯米藤根（药用部位：根）。

| 形态特征 |

多年生草本。茎渐升或外倾，长约 1 m，通常分枝，有短柔毛。叶对生，具短柄或无柄，狭卵形、披针形或卵形，长 3 ~ 11.5 cm，宽 1.2 ~ 2.6 cm，全缘，无毛或疏生短毛，上面稍粗糙，基出脉 3。雌雄同株；花淡绿色，簇生于叶腋；雄花具细柄，花蕾近陀螺形，上面截形，花被片 5，长约 2 mm，雄蕊 5；雌花近无柄，花被管状，柱头丝状。瘦果卵形，暗绿色，约具 10 细纵肋。

| 生境分布 |

生于海拔 100 ~ 1 000 m 的丘陵或低山林中、灌丛中、沟边草地。德兴各地均有分布。

| 资源情况 |

野生资源丰富。药材来源于野生。

| 采收加工 |

糯米藤：全年均可采收，鲜用或晒干。
糯米藤根：秋季采挖，除去杂质，干燥。

| **药材性状** | **糯米藤**：本品为干燥带根全草，根粗壮，肉质，圆锥形，有支根，先端具残茎，长 6 ~ 20 cm，上部直径 0.5 ~ 1.5 cm；表面浅红棕色，具皱纹；不易折断，断面略粗糙，皮部较宽，木部棕黄色，具粉性。茎黄褐色。叶多破碎，暗绿色，粗糙有毛。气微、味淡，根嚼之有黏性，成团。

糯米藤根：本品主根呈长圆锥形或圆柱形，稍弯曲，先端具残茎。长 8 ~ 20 cm，上部直径 0.5 ~ 1.5 cm，下部分枝。表面棕褐色或黄褐色，具纵皱纹，可见横长皮孔。质较坚硬，折断面可见较多的纤维，皮部与木部剥离，皮部较厚，木部呈棕黄色，稍具粉性。气微，味淡，嚼之有黏性且成团。

功能主治

糯米藤：甘、微苦，凉。清热解毒，健脾消积，利湿消肿，散瘀止血。用于乳痈，肿毒，痢疾，消化不良，食积腹痛，疳积，带下，水肿，小便不利，痛经，跌打损伤，咳血，吐血，外伤出血。

糯米藤根：甘、微苦，凉。归脾、胃经。健脾消食，清热利湿。用于食积胀满，带下；外用于疮疖。

用法用量

糯米藤：内服煎汤，10 ~ 30 g，鲜品加倍。外用适量，捣敷。

糯米藤根：内服煎汤，15 ~ 30 g。外用适量，捣敷。

附　　方

（1）治乳痈、疔疖：鲜糯米藤适量，捣烂、醋调外敷，每日换 1 次。

（2）治带下：鲜糯米藤 30 ~ 60 g，猪瘦肉 125 g，酒水各半同炖，服汤食肉，每日 1 剂。

（3）治毒蛇咬伤：糯米藤根、杠板归各适量，煎汤外洗；另用鲜糯米藤根适量，捣敷。［方（1）~（3）出自《江西草药》］

附　　注

本种异名：*Pouzolzia hirta* Blumeex Hasskarl、*Urtica hirta* Blume、*Driessenia sinensis* H. Léveillé、*Memorialis hirta* (Blume ex Hasskarl) Weddell.。

药材糯米藤根，为本种的新鲜或干燥根，《贵州省中药材、民族药材质量标准》（2003 年版）、《四川省中药材标准》（1987 年版、2010 年版）、《四川省中草药标准（试行稿）·第二批》（1979 年版）、《贵州省中药材质量标准》（1988 年版）中有收载，拉丁学名为"*Memorialis hirta* (Bl.) Wedd."，且在《贵州省中药材质量标准》（1988 年版）中本种的中文学名为"蔓苎麻"。

荨麻科 Urticaceae 艾麻属 *Laportea*

珠芽艾麻

Laportea bulbifera (Sieb. et Zucc.) Wedd.

| 植物别名 | 棱果艾麻、皱果艾麻、心叶艾麻。

| 药 材 名 | 野绿麻根（药用部位：根及根茎。别名：红活麻）、野绿麻（药用部位：全草。别名：红禾麻）。

| 形态特征 | 多年生草本。根纺锤形。茎高 40 ~ 80 cm，生短毛和少数刺毛；珠芽近球形，直径达 5 mm。叶互生；叶片卵形或椭圆形，长 8 ~ 13 cm，宽 3 ~ 6 cm，先端短渐尖，基部宽楔形或圆形，边缘密生小牙齿，下面疏生短毛和刺毛；叶柄长达 6 cm，生刺毛。雌雄同株；雄花序腋生，长达 4 cm；雄花花被片 4 ~ 5；雌花序顶生，长达 15 cm；雌花长约 0.7 mm，花被片 4，不等大，柱头丝状。瘦果圆状倒卵形或近半圆形，扁平，长 2 ~ 3 mm，有紫褐色细斑点。

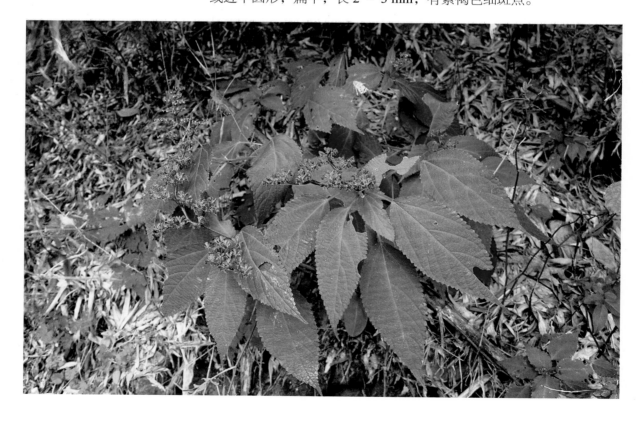

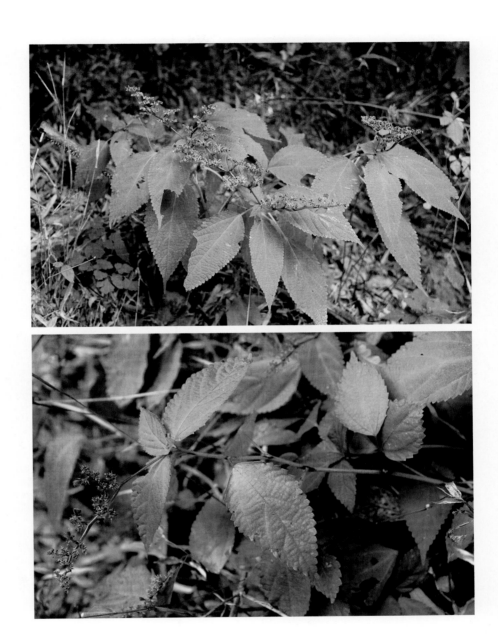

| 生境分布 | 生于海拔 1 000 m 以上的山坡林下或林缘路边半阴坡湿润处。分布于德兴三清山北麓等。 |

| 资源情况 | 野生资源一般。药材来源于野生。 |

| 采收加工 | **野绿麻根:** 秋季采挖,除去茎、叶及泥土,晒干。
野绿麻: 夏、秋季采挖,洗净,鲜用或晒干。 |

| 药材性状 | **野绿麻根:** 本品根茎连接成团块状,大小不等,灰棕色或棕褐色,上面有多数茎的残基和孔洞。根簇生于根茎周围,呈长圆锥形或细长纺锤形,扭曲,长 |

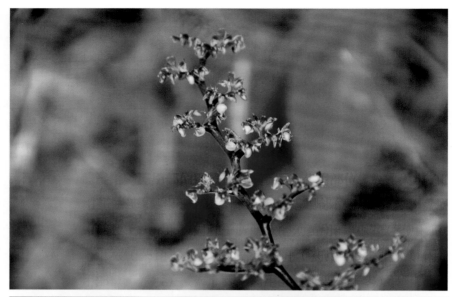

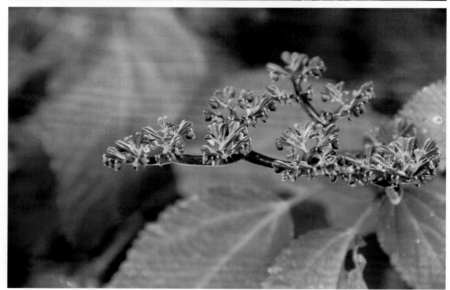

6 ~ 20 m，直径 3 ~ 6 mm。表面灰棕色至红棕色，具细纵皱纹，有纤细的须根或须根痕。质坚硬，不易折断，断面纤维性，浅红棕色。气微，味微苦、涩。

野绿麻：本品根略呈纺锤状或细长圆锥状，多弯曲，表面棕褐色或灰棕色，具纵皱纹。质硬而脆，易折断，粉性强，可见纤维，淡红褐色。茎平滑或具短毛及少数刺毛。叶狭卵形或卵形，先端渐尖，基部宽楔形或圆形，边缘具钝锯齿、圆齿或尖齿，两面疏生短毛和刺毛，常以脉上较密，具柄。叶腋常生 1 ~ 4 珠芽。雄花序圆锥形，生于上部叶腋，无总梗，花被片 4 ~ 5，雄蕊 4 ~ 5，退化子房杯状；雌花序近顶生，具总梗，花序轴及总梗密生短毛及刺毛，花被片 4，内侧 2 花后增大。瘦果歪卵形，扁平，长 2 ~ 3 mm。气微，味微苦。

| 功能主治 | **野绿麻根：**辛，温。归肝、肾经。祛风除湿，活血止痛。用于风湿痹痛，肢体麻木，跌打损伤，骨折疼痛，月经不调，劳伤乏力，肾炎水肿。
野绿麻：辛，温。健脾消积。用于疳积。

| 用法用量 | **野绿麻根：**内服煎汤，9～15 g，鲜品 30 g；或浸酒。外用适量，煎汤洗。
野绿麻：内服煎汤，15～25 g，鲜品 50 g；或浸酒。

| 附　　注 | 本种异名：*Urtica bulbifera* Siebold & Zuccarini、*Boehmeria bodinieri* H. Léveillé、*Laportea bulbifera* (Sieb. et Zucc.) Wedd. subsp. *dielsii* (Pampanini) C. J. Chen、*Laportea bulbifera* (Sieb. et Zucc.) Wedd. subsp. *latiuscula* C. J. Chen、*Laportea bulbifera* (Sieb. et Zucc.) Wedd. subsp. *rugosa* C. J. Chen、*Laportea bulbifera* (Sieb. et Zucc.) Wedd. var. *sinensis* S. S. Chien、*Laportea dielsii* Pampanini、*Laportea elevata* C. J. Chen、*Laportea oleracea* Weddell、*Laportea sinensis* C. H. Wright、*Laportea terminalis* Wight。

药材野绿麻，为本种的新鲜或干燥全草，《贵州省中药材、民族药材质量标准》（2003 年版）以 "红禾麻" 之名收载之，《贵州省中药材质量标准》（1988 年版）以 "红活麻" 之名收载之。

药材野绿麻根，为本种的干燥根及根茎，《湖北省中药材质量标准》（2009 年版、2018 年版）以 "红活麻" 之名收载之。

荨麻科 Urticaceae 艾麻属 Laportea

艾麻

Laportea cuspidata (Wedd.) Friis

| 药 材 名 | 红线麻（药用部位：根）。

| 形态特征 | 多年生草本。茎高 50 ~ 100 cm，生刺毛和反曲的微柔毛。叶互生；叶片宽卵形或近圆形，长 6.5 ~ 20 cm，宽 4.5 ~ 18 cm，先端尾状骤尖，边缘有粗牙齿，两面疏生短毛或近无毛；叶柄长达 11 cm。雌雄同株；雄花序生于雌花序之下，长达 15 cm，有稀疏分枝；雄花直径约 1.5 mm，花被片 5，雄蕊 5；雌花序生于茎梢叶腋，细长；雌花长约 0.6 mm，花被片 4，不等大，在果期增大，柱头丝状。瘦果斜卵形，双凸透镜状，长约 2 mm。

| 生境分布 | 生于海拔 800 m 以上的山坡林下或沟边。分布于德兴大茅山等。

| 资源情况 | 野生资源一般。药材来源于野生。

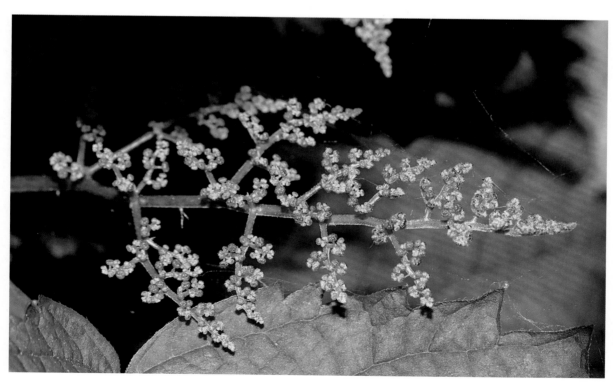

| **采收加工** | 夏、秋季采挖，除去茎叶及须根，洗净，鲜用或晒干。 |

| **药材性状** | 本品呈块状纺锤形或圆锥形。长 5 ~ 10 cm，直径 0.5 ~ 1.5 cm。表面红褐色，具皱纹。质硬，断面灰白色，稍显肉质。气微，味淡、微酸。 |

| **功能主治** | 辛、苦，寒；有小毒。归肝、膀胱经。祛风除湿，通经活络，消肿，解毒。用于风湿痹痛，肢体麻木，腰腿疼痛，虚肿水肿，淋巴结结核，蛇咬伤。 |

| **用法用量** | 内服煎汤，6 ~ 12 g；或浸酒。外用适量，捣敷；或煎汤洗。 |

| **附　　注** | 本种异名：*Girardinia cuspidata* Weddell、*Laportea forrestii* Diels、*Laportea giraldiana* E. Pritzel ex Diels、*Laportea grossedentata* C. H. Wright、*Laportea macrostachya* (Maximowicz) Ohwi、*Sceptrocnide macrostachya* Maximowicz。 |

花点草 *Nanocnide japonica* Bl.

| **药 材 名** | 幼油草（药用部位：全草）。 |

| **形态特征** | 多年生草本，高 10 ~ 40 cm。茎直立，被上倾微硬毛。叶三角状卵形或近扇形，长 1.5 ~ 4 cm，边缘具 4 ~ 7 对圆齿或粗牙齿，上面疏生紧贴刺毛，下面疏生柔毛，基出脉 3 ~ 5，托叶宽卵形，长1 ~ 1.5 mm。雄花序为多回二歧聚伞花序，生于枝顶叶腋，具长梗，长于叶，花序梗被上倾毛；雌花序为团伞花序。雄花紫红色；花被5 深裂，裂片卵形，背面近中部有横向鸡冠状突起。雌花花被绿色，不等 4 深裂，外面 1 对裂片倒卵状船形，具龙骨状突起，内面 1 对裂片生于雌蕊两侧，长倒卵形，较窄小。瘦果卵圆形，黄褐色，长约 1 mm，有疣点。 |

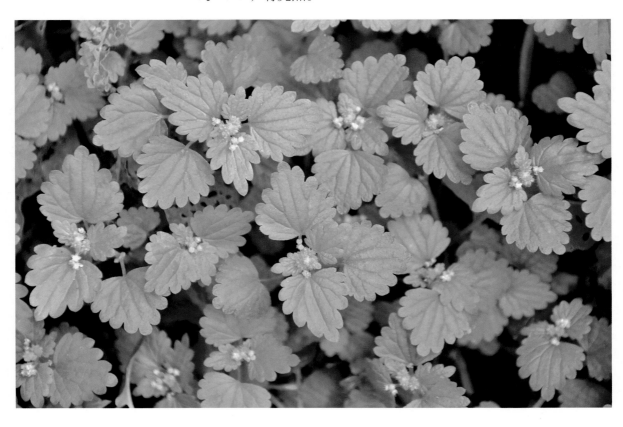

| 生境分布 | 生于海拔 100 ～ 1 600 m 的山谷林下或石缝阴湿处。德兴各地均有分布。 |

| 资源情况 | 野生资源丰富。药材来源于野生。 |

| 采收加工 | 全年均可采收，除去杂质，洗净，鲜用或晒干。 |

| 功能主治 | 淡，凉。清热解毒，止咳，止血。用于黄疸，肺结核咯血，潮热，痔疮，瘰子。 |

| 用法用量 | 内服煎汤，15 ～ 60 g。外用适量，煎汤洗。 |

| 附　注 | 本种异名：*Nanocnide dichotoma* S. S. Chien。 |

荨麻科 Urticaceae 花点草属 Nanocnide

毛花点草
Nanocnide lobata Wedd.

| 药 材 名 | 雪药（药用部位：全草）。

| 形态特征 | 一年生或多年生草本。茎柔软，铺散丛生，长达 40 cm，被下弯微硬毛。叶宽卵形或角状卵形，长 1.5 ~ 2 cm，边缘具粗圆齿或近裂片状粗齿，上面疏生小刺毛和柔毛，下面脉上密生紧贴柔毛，基出脉 3 ~ 5，茎下部的叶柄长于叶片，茎上部的叶柄短于叶片，被下弯柔毛，托叶卵形，长约 1 mm。雄花序常生于枝上部叶腋；雌花序为团伞花序，生于枝顶叶腋或茎下部叶腋内；雄花淡绿色，花被（4 ~）5 深裂，裂片卵形，背面上部有鸡冠状突起，边缘疏生白色刺毛。雌花花被片绿色，不等 4 深裂，外面 1 对裂片近舟形，内面 1 对裂片窄卵形。瘦果扁卵圆形，褐色，长约 1 mm，有疣点，花被片宿存。

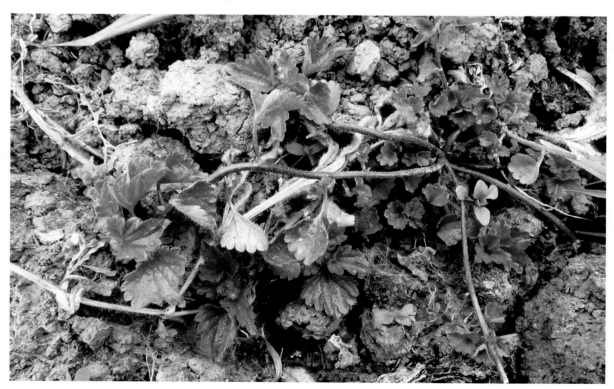

| **生境分布** | 生于海拔 25 ~ 1 400 m 的山谷溪旁和石缝、路旁阴湿地区和草丛中。德兴各地均有分布。 |

| **资源情况** | 野生资源一般。药材来源于野生。 |

| **采收加工** | 春、夏季采收，鲜用或晒干。 |

| **药材性状** | 本品干品皱缩成团。根细长，棕黄色。茎纤细，多扭曲，直径约 1 mm，枯绿色或灰白色，被白色柔毛。叶皱缩，多脱落，完整者呈三角状卵形或扇形，枯绿色。有时可见圆球状淡棕绿色花序。气微，味淡。 |

| **功能主治** | 苦、辛，凉。归肺经。清热解毒，消肿散结，止血。用于肺热咳嗽，瘰疬，咯血，烫火伤，痈肿，跌打损伤，蛇咬伤，外伤出血。 |

| **用法用量** | 内服煎汤，15 ~ 30 g。外用适量，鲜品捣敷；或浸菜油、麻油外搽。 |

| **附　注** | 本种异名：*Nanocnide pilosa* Migo。
药材雪药，为本种的干燥全草，《福建省中药材标准》（2006 年版）以"毛花点草"之名收载之。 |

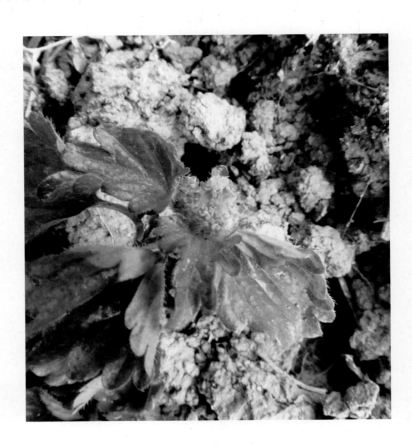

荨麻科 Urticaceae 紫麻属 Oreocnide

紫麻

Oreocnide frutescens (Thunb.) Miq.

| 药 材 名 | 紫麻（药用部位：全株）。

| 形态特征 | 小灌木，高约 1 m。分枝上部生短伏毛。叶互生，多生于茎或分枝的顶部或上部；叶片卵形或狭卵形，长 4 ~ 12 cm，宽 1.7 ~ 5 cm，边缘生牙齿，上面粗糙，疏生短毛，枝条上部叶的下面常密生交织的白色柔毛，下部叶的下面疏生短毛，基生脉 3；叶柄长 1 ~ 4 cm。雌雄异株；花小，无柄，簇生于落叶腋部或叶腋；雄花花被片 3，卵形，长约 1.5 mm，雄蕊 3；雌花长约 1 mm，花被管状，柱头盾形，密生一簇长毛。瘦果卵形，长约 1 mm。肉质花托浅盘状，包围果实的基部，成熟时则常增大成壳斗状，包围着果实的大部分。

| 生境分布 | 生于海拔 300 ~ 1 500 m 的山谷和林缘半阴湿处或石缝。德兴各地

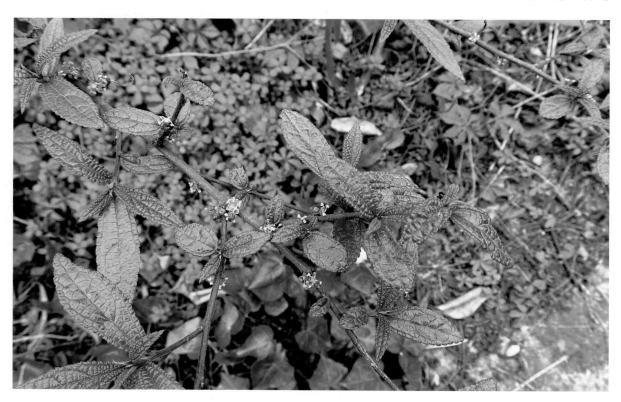

均有分布。

| 资源情况 | 野生资源丰富。药材来源于野生。

| 采收加工 | 夏、秋季采收，洗净，鲜用或晒干。

| 药材性状 | 本品有毛，长达 1 m。茎上有棱槽。叶皱缩，展平后呈卵状长圆形或卵状披针形，长 4 ~ 12 cm，宽 1.7 ~ 5 cm，先端渐尖，基部楔形，边缘有锯齿；叶柄长 1 ~ 4 cm。果实卵形。气微，味微甜。

| 功能主治 | 甘，凉。归肺、胃经。清热解毒，行气活血，透疹。用于感冒发热，跌打损伤，牙痛，麻疹不透，肿疡。

| 用法用量 | 内服煎汤，30 ~ 60 g。外用适量，捣敷；或煎汤含漱。

| 附　　注 | 本种异名：*Urtica frutescens* Thunb.、*Villebrunea microcephala* (Benth.) Nakai、*Villebrunea fruticosa* (Gaudich.) Nakai、*Villebrunea frutescens* (Thunb.) Blume、*Oreocnide fruticosa* (Gaudich.) Hand.-Mazz.、*Morocarpus microcephalus* Benth.。

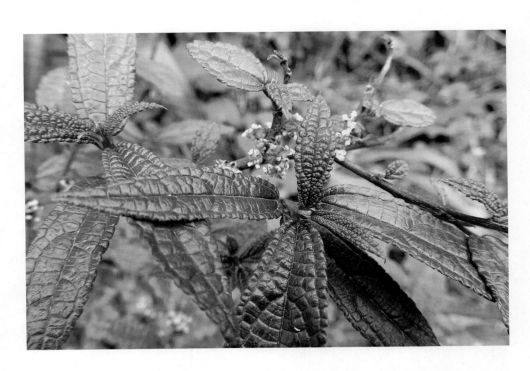

荨麻科 Urticaceae 赤车属 Pellionia

小赤车

Pellionia minima Makino

| 药 材 名 | 山椒草（药用部位：全草）。

| 形态特征 | 小草本。茎平卧，多自基部分枝，下部着地生根。叶具短柄；叶片纸质，斜宽椭圆形、宽倒卵形或近圆形，长 0.4 ~ 2 cm，基部在宽侧明显耳形，边缘有浅钝齿或浅波状，上面无毛，下面沿基出脉有小毛或近无毛；叶柄长 0.5 ~ 1.6 mm，密被小毛；托叶钻形，长 1 ~ 2 mm。雌雄异株。雄花序生于茎顶叶腋，长 0.8 ~ 2 cm，有 1 ~ 3 花；苞片长约 2.5 mm，带紫色；雄花花被片 5，船状椭圆形，不等大；雄蕊 5。雌花序无梗，直径 3 ~ 4 mm；苞片长 2 ~ 2.5 mm；雌花花被片 5，其中 3 ~ 4 船状狭长圆形，其他的披针状条形；柱头小。瘦果椭圆球形，长约 1 mm，有小瘤状突起。

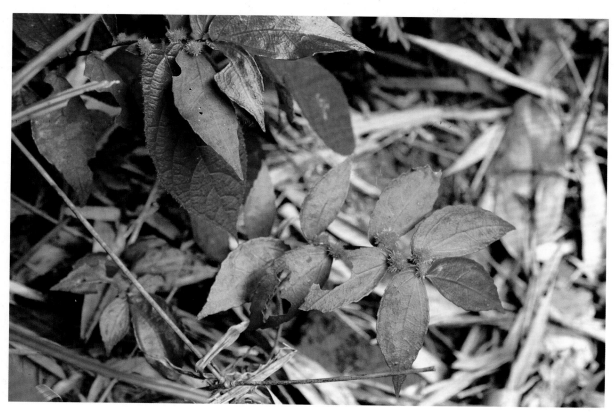

| 生境分布 | 生于海拔 800 ~ 1 000 m 的山谷溪边或林中石上。分布于德兴三清山北麓、大茅山等。 |

| 资源情况 | 野生资源一般。药材来源于野生。 |

| 采收加工 | 夏、秋季采收，洗净，鲜用或晒干。 |

| 药材性状 | 本品干品多缠绕成团。茎细长圆柱形，褐色或绿褐色，有较多的须状不定根，灰白色。叶皱缩，展平后呈歪倒卵形，先端钝圆，边缘有疏锯齿，基部楔形，外侧耳状圆形，叶腋可见球形花序。质脆。气微，味微苦。 |

| 功能主治 | 辛、苦，温。归肝经。舒筋活血，解毒消肿。用于扭伤，跌打损伤，疮疖肿毒，蛇咬伤，鸡眼。 |

| 用法用量 | 外用适量，捣敷。 |

| 附　方 | 治鸡眼脚：山椒草全草加童便捣烂敷脚底，2 ~ 3 剂即愈。［《草药手册》（江西）］ |

| 附　注 | 本种异名：*Elatostema brevifolium* (Benth.) Hallier f.、*Elatostema radicans* (Siebold et Zucc.) Wedd. var. *minimum* (Makino) H. Schroet.。 |

荨麻科 Urticaceae 赤车属 Pellionia

赤车

Pellionia radicans (Sieb. et Zucc.) Wedd.

| **植物别名** | 小铁木、吊血丹、长茎赤车。

| **药 材 名** | 赤车使者（药用部位：全草或根）。

| **形态特征** | 多年生草本。茎肉质，长达 25 cm，上部渐升，下部铺地生不定根，无毛或疏生微柔毛。叶具短柄或无柄，不对称，狭卵形或卵形，长 1.5 ～ 8 cm，基部在较狭一侧呈楔形，在较宽一侧呈耳形，边缘在基部或中部以上疏生浅牙齿，下面无毛或沿脉疏生微柔毛；叶柄长 1.5 ～ 4 mm。雌雄异株；雄花序分枝稀疏；总花梗长 0.5 ～ 2 cm；花被片 5，倒卵形，长约 2 mm，具角，雄蕊 5；雌花序无柄或具短柄，近球形，直径达 7 mm，具多数密集的花。

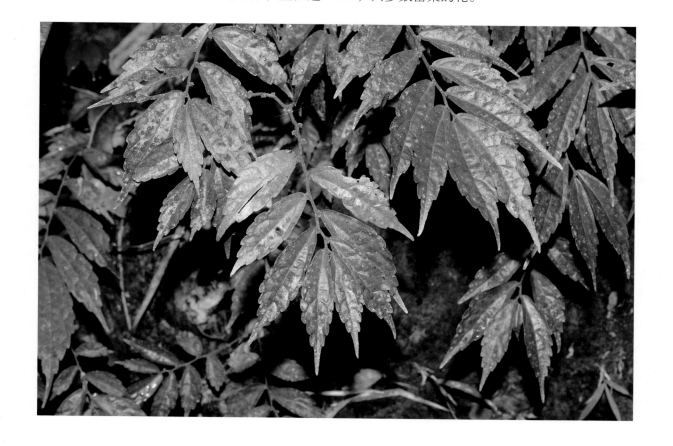

| **生境分布** | 生于海拔 200 ～ 1 500 m 的山地山谷林下、灌丛中阴湿处或溪边。德兴各地均有分布。 |

| **资源情况** | 野生资源丰富。药材来源于野生。 |

| **采收加工** | 夏、秋季采收全草，或除去地上部分，洗净，鲜用或晒干。 |

| **药材性状** | 本品根茎呈圆柱形，细长，长短不一，直径约 1 mm，表面棕褐色。叶互生，皱缩卷曲，多破碎，完整者展平后呈狭卵形或卵形，基部不对称，上表面绿色，下表面灰绿色，质脆易碎。有的可见小花序。气微，味微苦、涩。 |

| **功能主治** | 辛、苦，温；有小毒。归心、肝、胃经。祛风胜湿，活血行瘀，解毒止痛。用于风湿骨痛，跌打肿痛，骨折，疮疖，牙痛，骨髓炎，丝虫病引起的淋巴管炎，肝炎，支气管炎，毒蛇咬伤，烫火伤。 |

| **用法用量** | 内服煎汤，15 ～ 30 g。外用适量，鲜品捣敷；或研末调敷。 |

| **附　注** | 本种异名：*Procris radicans* Siebold & Zuccarini、*Elatostema radicans* (Siebold & Zuccarini) Weddell、*Elatostema radicans* (Siebold & Zuccarini) Weddell var. *grande* (Gagnepain) H. Schroeter、*Pellionia arisanensis* Hayata、*Pellionia chikushiensis* Yamamoto、*Pellionia radicans* (Siebold & Zuccarini) Weddell f. *grandis* Gagnepain。 |

荨麻科 Urticaceae 赤车属 *Pellionia*

蔓赤车
Pellionia scabra Benth.

| 植物别名 | 岩苋菜、粗糙楼梯草、头序赤车。

| 药 材 名 | 蔓赤车（药用部位：全株）。

| 形态特征 | 亚灌木。茎高达 1 m，常分枝，上部被开展、长 0.3 ~ 1 mm 的糙毛。叶斜长圆形，长 3.2 ~ 10 cm，基部窄侧微钝，宽侧宽楔形、圆形或耳形，上部疏生小齿，上面疏被糙毛，下面中脉被毛，钟乳体长 0.2 ~ 0.4 mm；叶柄长 0.5 ~ 2 mm，托叶钻形，长 1.5 ~ 3 mm。雌雄异株。雄花序直径达 4 cm，花序梗长 0.3 ~ 3.6 cm；雄花 5 基数，花被片长 1.5 mm，具角状突起。雌花序直径 0.2 ~ 1.2 cm，花序梗长 1 ~ 4 mm；雌花花被片 4 ~ 5，其中 2 ~ 3 长约 0.5 mm，具角状突起。瘦果椭圆形，长 0.8 mm，具小瘤状突起。

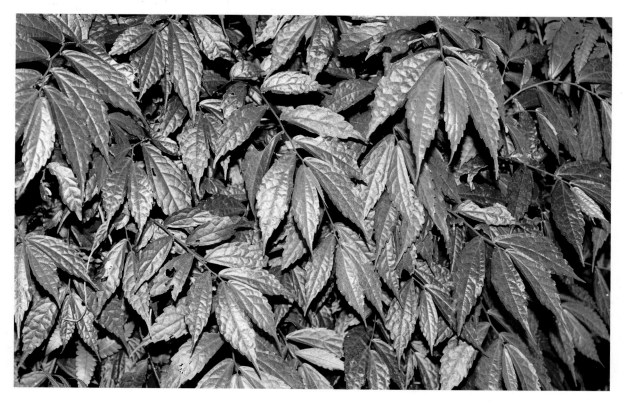

| 生境分布 | 生于海拔 700 m 以下的山谷溪边或林中。分布于德兴龙头山及李宅等。

| 资源情况 | 野生资源丰富。药材来源于野生。

| 采收加工 | 全年均可采收，洗净，多鲜用。

| 功能主治 | 淡，凉。归肝、胃经。清热解毒，散瘀消肿，凉血止血。用于目赤肿痛，痄腮，蛇缠疮，牙痛，扭挫伤，闭经，疮疖肿痛，烫火伤，毒蛇咬伤，外伤出血。

| 用法用量 | 内服煎汤，30 ~ 60 g。外用适量，鲜品捣敷；或捣汁涂。

| 附　注 | 本种异名：*Elatostema pellioniifolium* W. T. Wang、*Elatostema scabrum* (Bentham) A. Haller、*Pellionia cephaloidea* W. T. Wang、*Pellionia scabra* Benth. subvar. *pedunculata* Yamamoto、*Polychroa scabra* (Bentham) Hu。

荨麻科 Urticaceae 冷水花属 Pilea

花叶冷水花 *Pilea cadierei* Gagnep. et Guill

| 植物别名 | 冰水花。

| 药 材 名 | 花叶冷水花（药用部位：全草）。

| 形态特征 | 多年生草本或灌木状，高达 40 cm，无毛。叶同对的近等大，倒卵形，长 2.5 ~ 6 cm，边缘有数对不整齐浅牙齿或啮蚀状，上面中央有 2（有时边缘有 2）间断的白斑带，钟乳体梭形，两面明显，基出脉 3；叶柄长 0.7 ~ 1.5 cm；托叶长圆形，长 1 ~ 1.3 cm，早落。雌雄异株；雄花序头状，常成对腋生，花序梗长 1.5 ~ 4 cm，团伞花簇直径 0.6 ~ 1 cm；雄花倒梨形，花被片 4，合生至中部，近兜状，近先端有长角状突起；雌花花被片 4，近等长，稍短于子房。

| 生境分布 | 德兴有栽培。

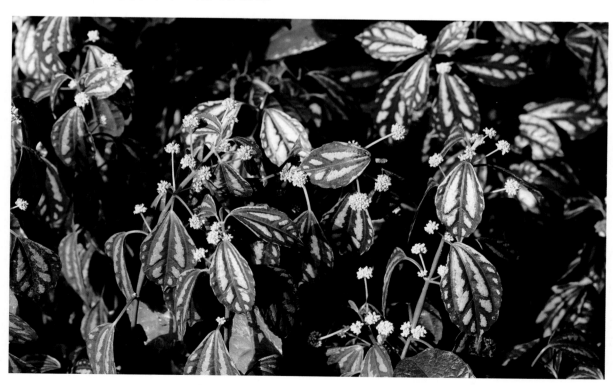

| **资源情况** | 栽培资源一般。药材来源于栽培。

| **采收加工** | 夏、秋季采收，鲜用或晒干。

| **功能主治** | 淡，凉。清热解毒，利尿。用于疔疮肿毒，小便不利。

| **用法用量** | 内服煎汤，9～20g。外用适量，捣敷。

荨麻科 Urticaceae 冷水花属 Pilea

波缘冷水花 *Pilea cavaleriei Lévl.*

| **植物别名** | 石花菜、小石芥、石油菜。

| **药 材 名** | 石油菜（药用部位：全草）。

| **形态特征** | 草本，高达 30 cm；无毛，多分枝。茎较细，密布杆状钟乳体。叶集生枝顶，同对的不等大，肉质，宽卵形、菱状卵形或近圆形，长 0.8 ~ 2 cm，全缘，稀波状，下面蜂巢状，上面有线形钟乳体，基出脉 3，不明显；叶柄长 0.5 ~ 2 cm；托叶三角形，长约 1 mm，宿存。雌雄同株；聚伞花序常密集近头状，雄花序梗长 1 ~ 2 cm，雌花序梗长 0.2 ~ 1 cm，稀近无梗；雄花花被片 4，倒卵状长圆形，近先端几无短角状突起；雌花花被片 3，果时中间 1 长圆状舟形，侧生 2 卵形。瘦果卵圆形，稍扁，光滑。

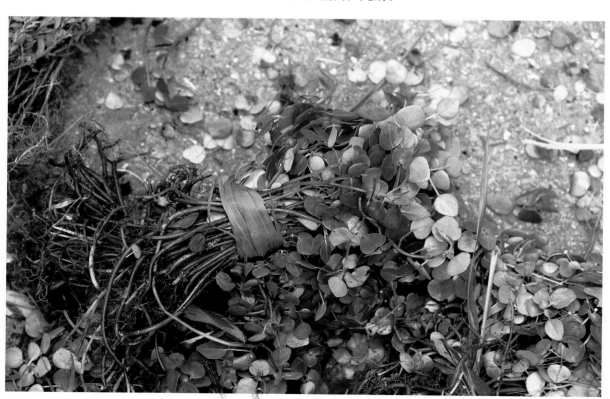

| 生境分布 | 生于海拔 200 ～ 1 500 m 的林下石上湿处。分布于德兴龙头山及花桥、香屯、阪大、李宅等。 |

| 资源情况 | 野生资源一般。药材来源于野生。 |

| 采收加工 | 夏、秋季采收，鲜用或晒干。 |

| 药材性状 | 本品长 10 ～ 30 cm。根细小，表面红棕色，常卷曲。茎呈圆柱形，直径 0.1 ～ 0.5 cm，表面浅棕色至棕褐色，具明显的节，可见纵棱和纵沟；质脆，易断，断面皮部与木部常分离，木部呈浅黄棕色，髓明显。叶完整者呈宽卵形、棱状卵形或近圆形，长 1 ～ 2 cm，宽 0.5 ～ 2 cm，表面灰绿色至墨绿色，边缘常皱缩或卷曲。气微，味淡。 |

| 功能主治 | 微苦，凉。归肺、脾经。清热解毒，润肺止咳，消肿止痛。用于肺热咳嗽，肺结核病，肾炎水肿；外用于跌打损伤，烫火伤，疮疖肿毒。 |

| 用法用量 | 内服煎汤，15 ～ 30 g，鲜品加倍。外用适量，捣敷。 |

| 附　注 | 本种异名：*Pilea cavaleriei* Lévl. subsp. *valida* C. J. Chen、*Pilea peploides* (Gaudich.) Hook. et Arn. var. *cavaleriei* (H. Lévl.) H. Lévl.。
药材石油菜，为本种的干燥全草，《广西壮族自治区瑶药材质量标准·第二卷》（2021 年版）中有收载。 |

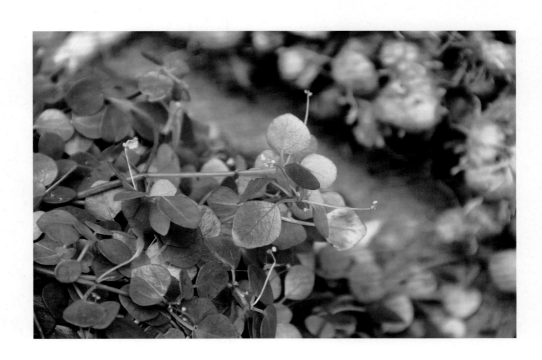

荨麻科 Urticaceae 冷水花属 Pilea

山冷水花 *Pilea japonica* (Maxim.) Hand.-Mazz.

| 药 材 名 | 苔水花（药用部位：全草）。

| 形态特征 | 草本。茎无毛，高 20 ~ 60 cm。叶对生，茎部叶近轮生，同对叶不等大，菱状卵形或卵形，稀披针状，长 1 ~ 9 cm，下部全缘，上部具数对圆锯齿或钝齿，基出脉 3，侧生 1 对伸达叶中上部齿尖，钟乳体线形；叶柄长 0.5 ~ 5 cm，无毛；托叶长圆形，长 3 ~ 5 mm。花单性，雌雄同株，常混生，或异株；雄聚伞花序具细梗，常呈头状，长 1 ~ 1.5 cm；雌聚伞花序连同总梗长 1 ~ 5 cm，团伞花簇常呈头状，1 ~ 2 或几枚疏生花枝；雄花花被片 5，覆瓦状排列，合生至中部；雌花花被片 5，长圆状披针形，其中 2 ~ 3 背面龙骨状，先端疏生刚毛。瘦果卵圆形，稍扁，灰褐色，有疣状突起，宿存花被包围果实。

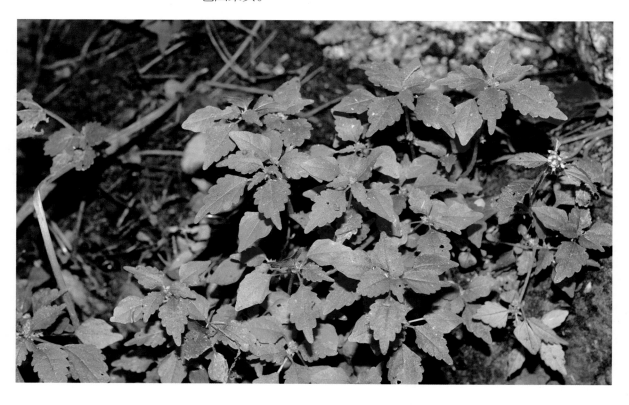

| 生境分布 | 生于海拔 500 ~ 1 900 m 的山坡林下、山谷溪旁草丛中或石缝、树干长苔藓的阴湿处，常成片生长。分布于德兴大茅山等。

| 资源情况 | 野生资源一般。药材来源于野生。

| 采收加工 | 夏、秋季采收，洗净，鲜用或晒干。

| 功能主治 | 甘，凉。归心、膀胱经。清热解毒，利水通淋，止血。用于淋证，尿血，喉痛，乳蛾，小儿胎毒，丹毒，赤白带下，阴痒，子宫颈炎。

| 用法用量 | 内服煎汤，6 ~ 9 g，鲜品 15 ~ 30 g。

| 附　注 | 本种异名：*Achudemia japonica* Maximowicz、*Achudemia insignis* Migo、*Nanocnide closii* Léveillé & Vaniot。

| 荨麻科 | Urticaceae | 冷水花属 | Pilea |

冷水花
Pilea notata C. H. Wright

| **药 材 名** | 冷水花（药用部位：全草）。

| **形态特征** | 无毛草本。茎肉质，高 25 ~ 65 cm。叶对生，同对叶稍不等大；叶片狭卵形或卵形，长 4 ~ 11 cm，宽 1.6 ~ 4.8 cm，边缘在基部之上生浅锯齿或浅牙齿，钟乳体条形，在叶两面明显密布，在脉上也有分布，基出脉 3；叶柄长约 1.5 cm。雌雄异株；雄花序长达 4 cm；雄花直径约 1.5 mm，花被片 4，雄蕊 4，花药白色；雌花序较短而密，长不及 1.2 cm；雌花花被片 3 或 4，狭卵形，长约 0.5 mm，柱头画笔头状。

| **生境分布** | 生于海拔 300 ~ 1 500 m 的山谷、溪旁或林下阴湿处。分布于德兴龙头山及张村等。

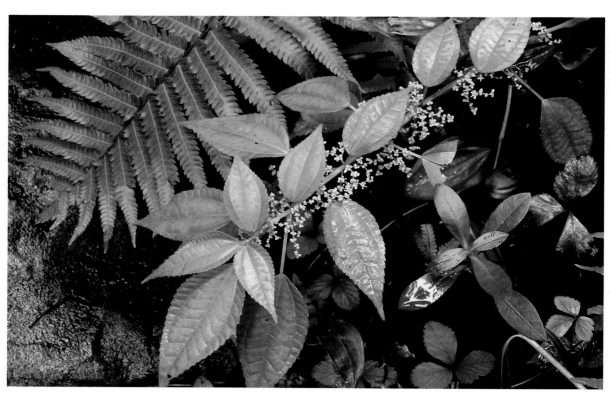

| **资源情况** | 野生资源丰富。药材来源于野生。 |

| **采收加工** | 夏、秋季采收，鲜用或晒干。 |

| **药材性状** | 本品根呈须状，表面棕褐色或灰棕色，质脆。茎红褐色，有分枝，具数条纵棱及纵沟。叶对生，完整者展平后呈阔椭圆形或椭圆形，长 4 ~ 11 cm，宽 1.6 ~ 4.8 cm，先端渐尖，基部楔形，边缘有稀锯齿，主脉 3，侧脉几乎与主脉成直角；叶柄长约 1.5 cm，两面疏生短毛。花小，单性，雌雄异株。雄花花萼 4 深裂，雄蕊 4，与萼片对生；雌蕊退化。气微，味淡。 |

| **功能主治** | 淡、微苦，凉。归肝、胆经。清热利湿，退黄，健脾和胃，消肿散结。用于湿热黄疸，消化不良，淋浊，尿血，赤白带下，小儿夏季热，跌打损伤，外伤感染。 |

| **用法用量** | 内服煎汤，9 ~ 30 g；或浸酒；孕妇忌服。外用适量，捣敷。 |

| **附　注** | 本种异名：*Boehmeria vanioti* Léveillé、*Pilea elliptifolia* B. L. Shih & Yuen P. Yang、*Pilea pseudopetiolaris* Hatusima。
药材冷水花，为本种的新鲜或干燥全草，《贵州省中药材、民族药材质量标准》（2003 年版）中有收载。 |

| 荨麻科 | Urticaceae | 冷水花属 | Pilea |

矮冷水花

Pilea peploides (Gaudich.) Hook. et Arn.

| **药 材 名** | 矮冷水花（药用部位：全草）。

| **形态特征** | 无毛小草本。茎肉质，高 2 ~ 16 cm，分枝。叶对生；叶片圆菱形或菱状扇形，长 0.4 ~ 1.6 cm，宽 0.5 ~ 2 cm，边缘在基部或中部以上有小浅牙齿或全缘，上面钟乳体密，狭条形，下面生暗紫色或褐色腺点，脉不明显；叶柄长 0.2 ~ 2 cm。雌雄同株；花序长达 7 mm，分枝多而密；雄花少数，直径约 1 mm，花被片 4，雄蕊 4。瘦果卵形，扁，长约 0.5 mm，光滑。

| **生境分布** | 生于海拔 200 ~ 950 m 的山坡石缝阴湿处或长苔藓的石上。分布于德兴大茅山、三清山北麓及新岗山等。

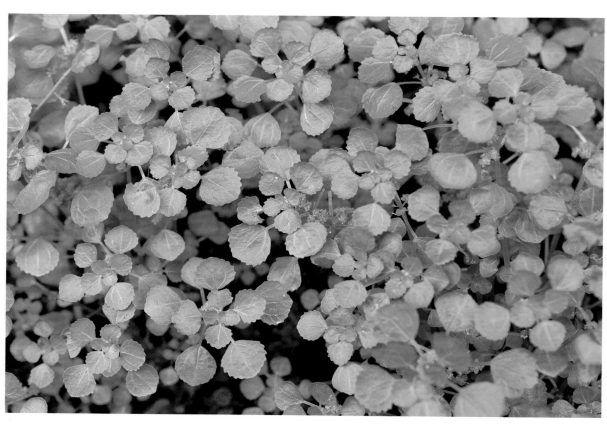

资源情况	野生资源丰富。药材来源于野生。
采收加工	春、夏季采收，鲜用或晒干。
功能主治	辛，微寒。清热解毒，祛瘀止痛。用于跌打损伤，骨折，痈疖肿毒，毒蛇咬伤。
用法用量	外用适量，捣敷。
附　注	本种异名：*Pilea peploides* (Gaudich.) Hook. et Arn. var. *major* Wedd.、*Dubrueilia peploides* Gaudichaud-Beaupre。

荨麻科 Urticaceae 冷水花属 Pilea

齿叶矮冷水花

Pilea peploides (Gaudich.) Hook. et Arn. var. *major* Wedd.

| 药 材 名 | 水石油菜（药用部位：全草）。

| 形态特征 | 高 5 ~ 30 cm，多分枝或几乎不分枝。叶菱状扁圆形、菱状圆形，有时近圆形或扇形，长 7 ~ 21 mm，宽 7 ~ 23 mm，边缘在中部以上有明显或不明显浅牙齿，稀波状或全缘，二级脉在背面较明显。花序几乎无梗，呈簇生状，或具较短的花序梗，呈伞房状；雌花花被片 2。瘦果成熟时深褐色，表面常有稀疏的细刺状突起。

| 生境分布 | 生于海拔 150 ~ 1 300 m 的山坡路边湿处或林下阴湿处石上。德兴各地均有分布。

| 资源情况 | 野生资源一般。药材来源于野生。

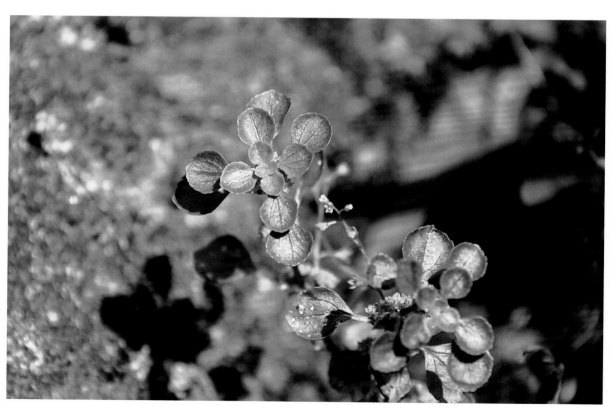

| 采收加工 | 全年均可采收，洗净，鲜用或晒干。

| 功能主治 | 淡、微辛，微寒。归肝经。清热解毒，化痰止咳，祛风除湿，祛瘀止痛。用于咳嗽，哮喘，风湿痹痛，水肿，跌打损伤，骨折，痈疖肿毒，皮肤瘙痒，毒蛇咬伤。

| 用法用量 | 内服煎汤，6～9 g，鲜品 30～60 g；或浸酒。外用适量，鲜品捣敷；或浸酒涂。

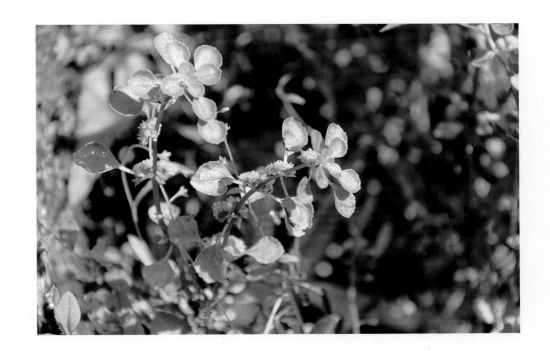

■荨麻科 Urticaceae ■冷水花属 Pilea

透茎冷水花
Pilea pumila (L.) A. Gray

| 药 材 名 | 透茎冷水花（药用部位：全草或根茎）。

| 形态特征 | 一年生草本，高达 50 cm。茎无毛。叶近膜质，同对的近等大，菱状卵形或宽卵形，长 1 ~ 9 cm，边缘有牙齿，稀近全缘，两面疏生透明硬毛，钟乳体线形，基出脉 3，侧脉不明显；叶柄长 0.5 ~ 4.5 cm；托叶卵状长圆形，长 2 ~ 3 mm。雌雄同株，常同序，雄花常生于花序下部，花序蝎尾状，密集，长 0.5 ~ 5 cm；雄花花被片 2（3 ~ 4），近舟形，近先端有短角；雌花花被片 3，近等大，或侧生 2 较大，线形，在果时长不及果实或与果实近等长。瘦果三角状卵圆形，扁，常有稍隆起的褐色斑点。

| 生境分布 | 生于海拔 400 m 以上的山坡林下或石缝的阴湿处。分布于德兴龙头

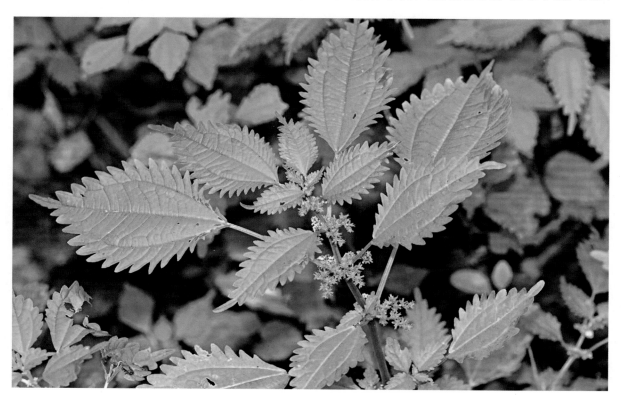

山、大茅山及畈大等。

| **资源情况** | 野生资源丰富。药材来源于野生。

| **采收加工** | 夏、秋季采收，洗净，鲜用或晒干。

| **功能主治** | 甘，寒。归肝、肾、膀胱经。清热，利尿，解毒，安胎。用于尿路感染，急性肾炎，子宫内膜炎，子宫脱垂，赤白带下，跌打损伤，痈肿初起，虫蛇咬伤，胎动不安，先兆流产。

| **用法用量** | 内服煎汤，15 ～ 30 g。外用适量，捣敷。

| **附　　注** | 本种异名：*Urtica pumila* L.、*Pilea mongolica* Wedd.、*Pilea viridissima* Makino。

荨麻科 Urticaceae 冷水花属 Pilea

粗齿冷水花
Pilea sinofasciata C. J. Chen

| **药 材 名** | 紫绿草（药用部位：全草）。 |

| **形态特征** | 草本，高达 1 m。叶同对的近等大，椭圆形、卵形、椭圆状或长圆状披针形，长（2 ~）4 ~ 17 cm，先端长尾尖，边缘有 10 ~ 15 对粗牙齿，上面沿中脉常有 2 白斑带，钟乳体在下面沿细脉排成星状，基出脉 3；叶柄长 1 ~ 5 cm，有短毛；托叶三角形，长约 2 mm，宿存。雌雄异株或同株；花序聚伞圆锥状，具短梗，长不及叶柄；雄花花被片 4，合生至中下部，椭圆形，其中 2 近先端有不明显短角；雌花花被片 3，近等大。瘦果卵圆形，先端歪斜，有疣点，宿存花被片下部合生，宽卵形，边缘膜质，长约为果实的一半。 |

| **生境分布** | 生于海拔 700 m 以上的山坡林下阴湿处。分布于德兴三清山北麓等。 |

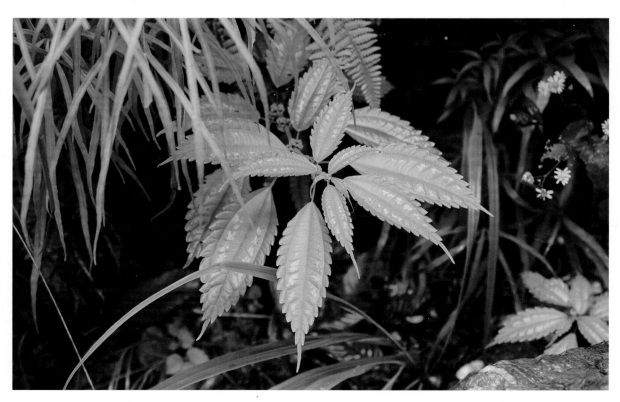

| **资源情况** | 野生资源一般。药材来源于野生。 |

| **采收加工** | 夏、秋季采收，鲜用或晒干。 |

| **功能主治** | 辛，平。归胃、肝经。清热解毒，活血祛风，理气止痛。用于高热，喉蛾肿痛，鹅口疮，跌打损伤，骨折，风湿痹痛。 |

| **用法用量** | 内服煎汤，5 ~ 15 g。外用适量，捣敷。 |

| **附　注** | 本种异名：*Pilea fasciata* Franch.、*Pilea sino-fasciata* C. J. Chen。 |

荨麻科 Urticaceae 冷水花属 Pilea

三角形冷水花 *Pilea swinglei* Merr.

| **植物别名** | 玻璃草。

| **药 材 名** | 三角形冷水花（药用部位：全草）。

| **形态特征** | 无毛小草本。茎肉质，高 5 ~ 20 cm。叶对生，同对的稍不等大；叶片宽卵形或正三角形，长 1 ~ 4 cm，宽 1 ~ 2.5 cm，边缘疏生浅牙齿或近全缘，钟乳体密，狭条形，基出脉 3；叶柄长 1 ~ 2.5 cm。雌雄同株或异株；花序长达 1.5 cm；雄花直径约 2 mm，花被片 4，雄蕊 4；雌花花被片 2，稀 3，不等大，长 0.2 ~ 0.8 mm，柱头画笔头状。瘦果卵形，扁，光滑，长约 0.8 mm。

| **生境分布** | 生于海拔 400 ~ 1 500 m 的山谷溪边或石上阴湿处。分布于德兴新营等。

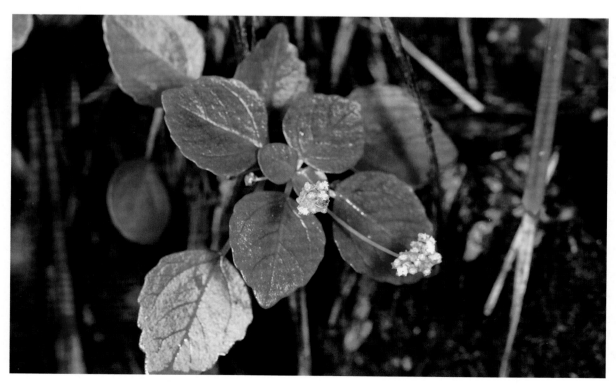

| 资源情况 | 野生资源一般。药材来源于野生。

| 采收加工 | 全年均可采收，洗净，鲜用或晒干。

| 功能主治 | 微甘、淡，凉。归胃、肝、肺经。清热解毒，祛瘀止痛。用于疔肿痈毒，毒蛇咬伤，跌打损伤。

| 用法用量 | 内服煎汤，9 ~ 30 g；或黄酒随量炖服，鲜品 15 ~ 60 g。外用适量，鲜品捣敷。

| 附　　注 | 本种异名：*Pilea crateriforma* Metcalf、*Pilea henryana* C. H. Wright、*Pilea peploides* (Gaudichaud-Beaupré) J. D. Hooker & Arnott var. *minutissima* Hsu。

荨麻科 Urticaceae 雾水葛属 Pouzolzia

雾水葛

Pouzolzia zeylanica (L.) Benn.

| **药 材 名** | 雾水葛（药用部位：带根全草）。

| **形态特征** | 多年生草本。茎直立或渐升，高达 40 cm，常下部分枝，被伏毛或兼有开展柔毛。叶对生，卵形或宽卵形，长 1.2 ~ 3.8 cm，宽 0.8 ~ 2.6 cm，全缘，两面疏被伏毛；叶柄长 0.3 ~ 1.6 cm。花两性；团伞花序直径 1 ~ 2.5 mm；雄花 4 基数，花被片长 1.5 mm，基部合生；雌花花被椭圆形或近菱形，长 0.8 mm，先端具 2 小齿，密被柔毛。瘦果卵球形，长 1.2 mm，淡黄白色，上部褐色或全部黑色，有光泽。

| **生境分布** | 生于海拔 300 ~ 800 m 的草地、田边、丘陵或低山的灌丛中、疏林中。德兴各地均有分布。

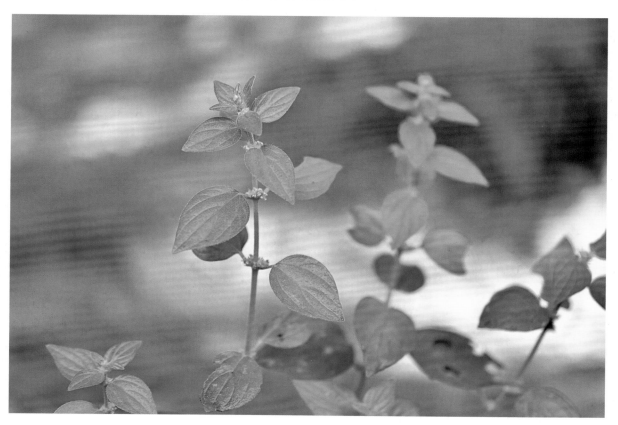

| 资源情况 | 野生资源丰富。药材来源于野生。 |

| 采收加工 | 全年均可采收，洗净，鲜用或晒干。 |

| 药材性状 | 本品为干燥带根全草，根系细小，主茎短，分枝较多，疏被毛，红棕色。叶膜质而脆，易碎，叶柄纤细。气微，味淡。 |

| 功能主治 | 微甘、淡，凉。归脾、大肠经。清热解毒，消肿排脓，利水通淋。用于疮疡痈疽，乳痈，风火牙痛，痢疾，腹泻，小便淋痛，白浊。 |

| 用法用量 | 内服煎汤，15 ~ 30 g，鲜品加倍。外用适量，捣敷；或捣汁含漱。 |

| 附　注 | 本种异名：*Urtica alienata* L.、*Pouzolzia indica* (L.) Gaudich.、*Parietaria zeylanica* L.、*Pouzolzia indica* (L.) Gaudich. var. *alienata* (L.) Wedd.。 |

山龙眼科 Proteaceae 山龙眼属 Helicia

小果山龙眼

Helicia cochinchinensis Lour.

| 植物别名 | 越南山龙眼、红叶树、羊屎果。

| 药 材 名 | 红叶树（药用部位：根、叶）、红叶树子（药用部位：种子）。

| 形态特征 | 乔木。叶互生，薄革质或纸质，狭椭圆形至倒卵状披针形，长 5 ~ 11 cm，中部以上具疏锯齿或近全缘，无毛；叶柄长 7 ~ 15 mm。 总状花序腋生，稀顶生，长约 10 cm；花两性，无花瓣；萼片 4，花 瓣状，绿黄色，长约 1 cm，开放后向外卷；雄蕊 4，近无柄，药隔 凸出；子房无毛，花柱细长；花盘 4 裂，裂片离生或合生。坚果成 熟后深蓝色，椭圆状球形，长 1.2 ~ 1.8 cm，直径约 1 cm。

| 生境分布 | 生于海拔 20 ~ 800 m 的丘陵或山地湿润常绿阔叶林中。分布于德兴 龙头山及花桥等。

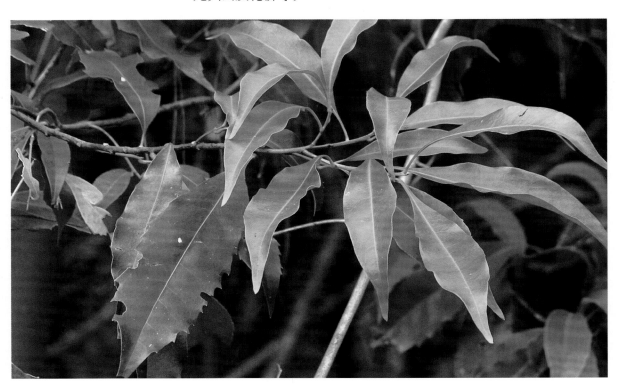

| 资源情况 | 野生资源一般。药材来源于野生。

| 采收加工 | 红叶树：冬、春季采挖根，除去须根，洗净，鲜用或晒干；夏、秋季采收叶，洗净，鲜用或晒干。

红叶树子：冬季至翌年春季采收成熟果实，除去果皮、果肉，取出种子，晒干。

| 功能主治 | 红叶树：辛、苦，凉。归肝经。祛风止痛，活血消肿，收敛止血。用于风湿骨痛，跌打瘀肿，外伤出血。

红叶树子：有毒。归胃经。解毒敛疮。用于烫火伤。

| 用法用量 | 红叶树：内服煎汤，9 ~ 15 g；孕妇忌服。外用适量，鲜品捣烂取汁涂；或干叶研末，冷开水调涂。

红叶树子：外用适量，研末调敷；不宜内服。

| 附　　注 | 本种异名：*Helicia tonkinensis* Lecomte、*Helicia annularis* W. W. Sm.。

| 山龙眼科 | Proteaceae | 山龙眼属 | Helicia

网脉山龙眼

Helicia reticulata W. T. Wang

| 药 材 名 | 网脉山龙眼（药用部位：枝、叶）。

| 形态特征 | 小乔木。幼枝初被毛，后脱落。叶互生，革质，倒卵状矩圆形或倒披针形，长 11 ~ 27 cm，边缘具极疏的浅锯齿或近全缘，无毛，脉在上面隆起；叶柄长 1 ~ 3 cm。总状花序腋生，长 7 ~ 14 cm；花两性，无花瓣，常成对并生；萼片 4，花瓣状，白色，长约 1.5 cm，开放后向外卷；雄蕊 4；子房无毛，花柱细长，先端膨大；花盘 4 裂，裂片钝。坚果椭圆状球形，长约 1.8 cm，直径 1.5 cm，先端具短尖。

| 生境分布 | 生于海拔 300 ~ 1 500 m 的山地湿润常绿阔叶林中。分布于德兴三清山北麓、大茅山等。

| 资源情况 | 野生资源一般。药材来源于野生。

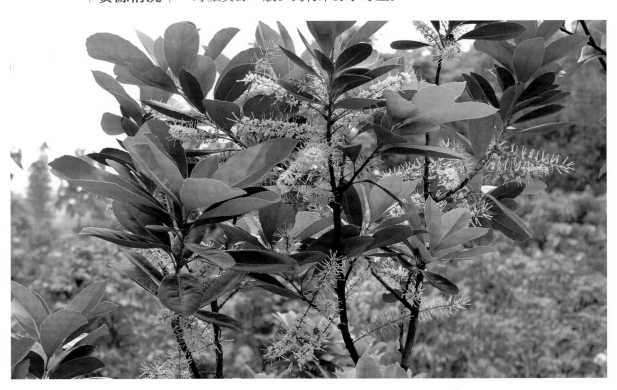

| 采收加工 | 秋、冬季采收枝，切段，晒干；夏、秋季采收叶，洗净，鲜用或晒干。

| 功能主治 | 涩，凉。归心、肝经。止血。用于跌打、刀伤出血。

| 用法用量 | 外用适量，捣敷；或干叶研末调涂。

| 附　　注 | 本 种 异 名：*Helicia reticulata* W. T. Wang var. *parvifolia* W. T. Wang、*Helicia cochinchinensis* Lour. var. *pseuderratica* Sleum.。
本种的种子煮熟并漂浸 1 ~ 2 天后，可供食用。

铁青树科 Olacaceae 青皮木属 Schoepfia

青皮木

Schoepfia jasminodora Sieb. et Zucc.

| 药 材 名 | 脆骨风（药用部位：全株。别名：碎骨木）。

| 形态特征 | 落叶小乔木或灌木。新枝嫩时红色。叶纸质，卵形或长卵形，先端近尾状或长尖，基部圆形，叶柄红色。花 3 ~ 9，排成穗状花序状的螺旋状聚伞花序，总花梗红色，萼筒杯状，花冠钟形或宽钟形，白色或浅黄色，裂片外卷，雄蕊着生在花冠管上，柱头通常伸出花冠管外。果实椭圆状或长圆形。花叶同放。

| 生境分布 | 生于海拔 300 m 以上的山谷、沟边、山坡、路旁的密林或疏林中。分布于德兴大茅山等。

| 资源情况 | 野生资源一般。药材来源于野生。

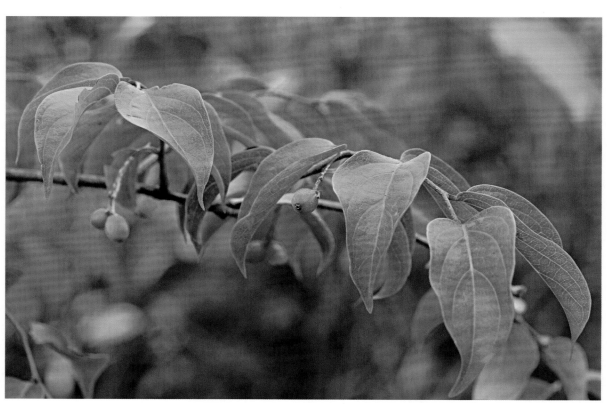

| 采收加工 | 夏、秋季采收,洗净,切段,晒干。

| 药材性状 | 本品茎呈圆柱形或类圆柱形,长短不一,直径 1 ~ 5 cm;外表皮浅褐色或灰褐色,具多数点状凸起的皮孔,皮孔直径 0.1 ~ 0.3 cm;质硬,断面灰白色或浅灰黄色,皮薄,粗者横切面可见浅色的环,髓部灰色或灰褐色。根外表面灰黄色,稍光滑,具稀疏的横向皮孔。小枝浅灰褐色,直径 0.3 ~ 0.8 cm,具细纵纹;质脆。叶多已脱落,深褐色或黄褐色,皱缩,完整叶片展平后呈椭圆形或长卵形,长 5 ~ 9 cm,宽 2 ~ 4 cm,先端渐尖,基部楔形,无毛。气微,味淡。

| 功能主治 | 甘、微涩,平。归肝、肾经。清热除湿,散瘀止痛。用于风湿痹痛,腰痛,产后腹痛,跌打损伤。

| 用法用量 | 内服煎汤,30 ~ 60 g。外用适量,鲜叶捣敷。

| 附   注 | 本种异名:*Vaccinium cavaleriei* H. Lévl. et Vaniot、*Schoepfiopsis jasminodora* (Siebold et Zucc.) Miers。

药材脆骨风,为本种的全株,《中华人民共和国药典·附录》(2000 年版至 2010 年版)、《广西中药材标准·第二册》(1996 年版)以"碎骨木"之名收载之。在上述标准中,"碎骨木"的基原植物除本种外,还有同属植物华南青皮木 *Schoepfia chinensis* Gardn. et Champ.。

本种为江西省 III 级保护植物、陕西省稀有级保护植物。

| 檀香科 | Santalaceae | 檀梨属 | *Pyrularia* |

檀梨

Pyrularia edulis (Wall.) A. DC.

| **植物别名** | 华檀梨、泡叶檀梨、四川檀梨。

| **药 材 名** | 檀梨（药用部位：茎皮、种子）。

| **形态特征** | 小乔木或灌木。芽被灰白色绢毛。叶纸质或带肉质，通常光滑，无泡状隆起，卵状长圆形，稀倒卵状长圆形，连叶柄长 7 ~ 15 cm，被长柔毛；叶柄长 6 ~ 8 mm。雄花集成总状花序，长 1.3 cm；花序长 2.5 ~ 7 cm，顶生或腋生；花梗长 6 mm，无苞片；花被管长圆状倒卵形，花被裂片 5（~ 6），三角形，外被长柔毛；花盘 5（~ 6）裂。雌花或两性花单生；子房棒状，被短柔毛；花柱短。果柄粗壮，核果梨形，长 3.8 ~ 5 cm，基部骤缩，与果柄相接，先端近平截，有脐状突起；种子近球形。

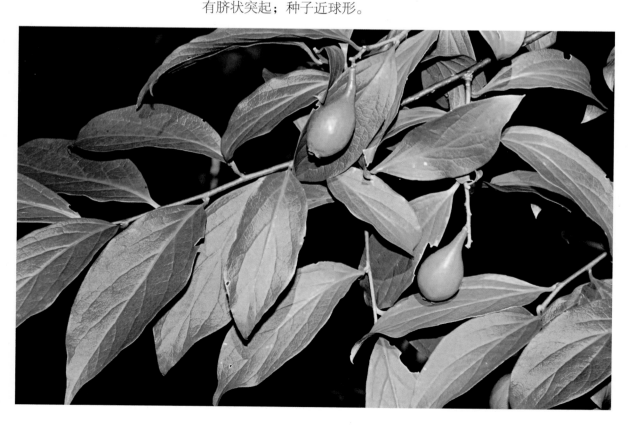

| **生境分布** | 生于海拔 1 200 m 以上的常绿阔叶林中。分布于德兴梧风洞等。

| **资源情况** | 野生资源一般。药材来源于野生。

| **采收加工** | 春季剥取茎皮，种子成熟时采收，晒干。

| **功能主治** | 茎皮，用于跌打损伤。种子，用于烫火伤。

| **用法用量** | 外用适量，捣敷。

| **附　　注** | 本种异名：*Sphaerocarya edulis* Wallich、*Pyrularia bullata* P. C. Tam、*Pyrularia inermis* Chien、*Pyrularia sinensis* Y. C. Wu。
本种的成熟果实可食用，种子榨油可供食用。

檀香科 Santalaceae　百蕊草属 Thesium

百蕊草 *Thesium chinense* Turcz.

| 药 材 名 | 百蕊草（药用部位：全草）、百蕊草根（药用部位：根）。

| 形态特征 | 多年生柔弱草本，高 15 ~ 40 cm，全株多少被白粉，无毛。茎细长，簇生，基部以上疏分枝，斜升，有纵沟。叶线形，长 1.5 ~ 3.5 cm。花单一，5 基数，腋生；花梗长 3 ~ 3.5 mm；苞片 1，线状披针形；小苞片 2，线形，长 2 ~ 6 mm；花被绿白色，长 2.5 ~ 3 mm，花被管呈管状，裂片先端锐尖，内弯，内面有不明显微毛；雄蕊不外伸；子房无柄，花柱很短。坚果椭圆形或近球形，长 2 ~ 2.5 mm，有明显隆起的网脉，先端的宿存花被近球形，长约 2 mm；果柄长约 3.5 mm。

| 生境分布 | 生于背阴湿润或潮湿的溪边、田野、草甸。分布于德兴大茅山及李宅等。

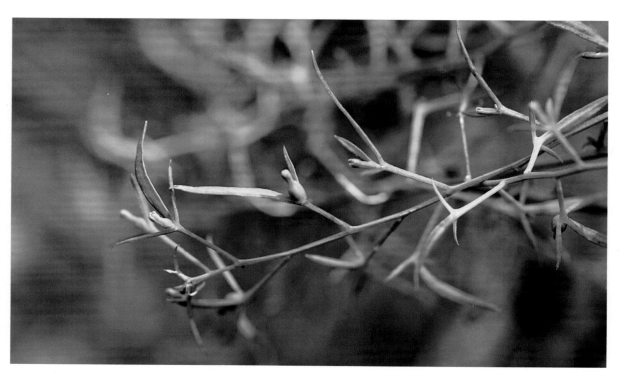

| 资源情况 | 野生资源一般。药材来源于野生。

| 采收加工 | **百蕊草**：春、夏季采收，洗净，晒干。
百蕊草根：夏、秋季采挖，洗净，晒干。

| 药材性状 | **百蕊草**：本品全草多分枝，长 20 ～ 40 cm。根圆锥形，直径 1 ～ 4 mm；表面棕黄色，有纵皱纹，具细支根。茎丛生，纤细，长 12 ～ 30 cm，暗黄绿色，具纵棱；质脆，易折断，断面中空。叶互生，线状披针形，长 1 ～ 3 cm，宽 0.5 ～ 1.5 mm，灰绿色。小花单生于叶腋，近无梗。坚果近球形，直径约 2 mm，表面灰黄色，有网状雕纹，有宿存叶状小苞片 2。气微，味淡。

| 功能主治 | **百蕊草**：辛、微苦，寒。归肺、脾、肾经。清热，利湿，解毒。用于风热感冒，中暑，肺痈，乳蛾，淋巴结结核，乳痈，疖肿，淋证，黄疸，腰痛，遗精。
百蕊草根：微苦、辛，平。行气活血，通乳。用于月经不调，乳汁不下。

| 用法用量 | **百蕊草**：内服煎汤，9 ～ 30 g；或研末；或浸酒。外用适量，研末调敷。
百蕊草根：内服煎汤，3 ～ 10 g。

| 附　　方 | （1）治暑天发痧：百蕊草 15 ～ 18 g，醉鱼草根、马鞭草各 15 ～ 18 g，煎汤服，早、晚饭前各服 1 次。忌食油、荤、酸、辣及芥菜等。
（2）治毒蛇咬伤：①鲜百蕊草、龙芽草各 30 g，煎汤服。②百蕊草、徐长卿、隔山香、娃儿藤根各 9 g，黄毛耳草 30 g，煎汤服，渣敷伤口周围。
（3）治肾虚腰痛：百蕊草 15 g。用瘦猪肉 120 g，煮汤，用肉汤煎药，去渣，兑黄酒服。
（4）治头晕：百蕊草 12 ～ 15 g，煎汤取汁，同鸡蛋 2 个煮服。［方（1）～（4）出自《草药手册》（江西）］

| 附　　注 | 本种异名：*Thesium decurrens* Blume ex A. DC.。
药材百蕊草，为本种的干燥全草，《中华人民共和国药典》（1977 年版）、《上海市中药材标准》（1994 年版）、《贵州省中药材、民族药材质量标准》（2003 年版）中有收载。

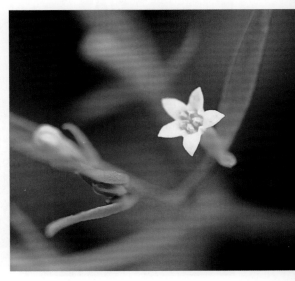

桑寄生科 Loranthaceae 桑寄生属 Loranthus

檕树桑寄生

Loranthus delavayi Van Tiegh.

| 药 材 名 | 檕树桑寄生（药用部位：带叶茎枝）。

| 形态特征 | 灌木，高约 1 m，全株无毛。叶对生，卵形至长椭圆形，长 6 ~ 10 cm，宽 3 ~ 3.5 cm；叶柄长 0.5 ~ 1 cm。穗状花序，1 ~ 3 腋生，长 1 ~ 4 cm，具花 8 ~ 16，花序轴在花着生处稍下陷；花单性，黄绿色，雌雄异株。雄花：苞片勺状，长约 0.5 mm；花托钟状，长 1 mm；副萼环状；花冠花蕾时棒状，长 4 ~ 5 mm；花药近球形，4 室；不育雌蕊的花柱纤细或柱状，先端渐尖或浅 2 裂。雌花：花冠花蕾时柱状，长 2.5 ~ 3 mm；花柱 6 棱，柱头头状。果实椭圆形或卵形，长约 5 mm，淡黄色，果皮平滑。

| 生境分布 | 生于海拔 500 m 以上的山谷、山地常绿阔叶林中，常寄生于壳斗科

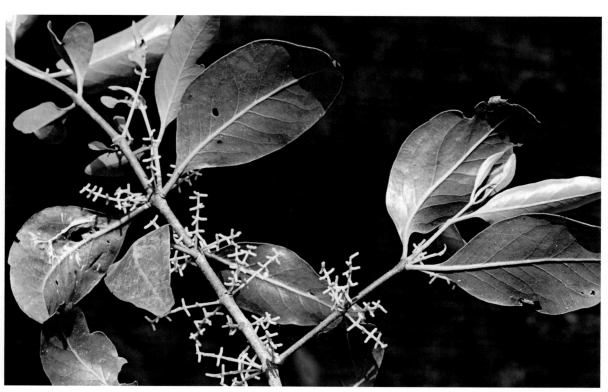

植物上，稀寄生于梨树上。分布于德兴畈大、李宅等。

| 资源情况 | 野生资源一般。药材来源于野生。

| 采收加工 | 夏、秋季采收，扎成束，晾干。

| 药材性状 | 本品茎枝略呈棱柱状，无毛或具少许毛，老枝黑褐色，具细纵纹，有点状凸起的棕色皮孔及脱落侧枝痕，嫩枝紫红色，具散生皮孔；质坚硬，折断面不平坦，皮部易与木部分离。叶对生，完整叶片呈卵形至长椭圆形，长 6 ~ 10 cm，宽 3 ~ 3.5 cm，先端圆钝或钝尖，基部阔楔形，稀楔形，稍下延，侧脉 5 ~ 6 对，叶表面光滑，略有光泽，纸质或革质；叶柄长 0.5 ~ 1 cm。偶见未脱落的花、果实，果实椭圆形或卵形。气微，味涩。

| 功能主治 | 苦、甘，微温。归肝、肾经。祛风湿，补肝肾，续骨。用于风湿痹证，腰膝疼痛，骨折。

| 用法用量 | 内服煎汤，15 ~ 30 g。

| 附　　注 | 本种异名：*Hyphear delavayi* (Tieghem) Danser、*Hyphear koumense* (Sasaki) Hosokawa、*Loranthus delavayi* Van Tiegh. var. *latifolius* Tieghem、*Loranthus koumensis* Sasaki、*Loranthus owatarii* Matsumura & Hayata。

桑寄生科 Loranthaceae 钝果寄生属 *Taxillus*

锈毛钝果寄生
Taxillus levinei (Merr.) H. S. Kiu

| 药 材 名 | 锈毛钝果寄生（药用部位：带叶茎枝）。

| 形态特征 | 灌木，高达 2 m。嫩枝、叶、花序和花均密被星状毛，小枝无毛。叶互生或近对生，革质，卵形，稀椭圆形或长圆形，长 4 ~ 10 cm，上面无毛，下面被茸毛，侧脉 4 ~ 6 对；叶柄长 0.6 ~ 1.5 cm，被绒毛。伞形花序 1 ~ 2 腋生或生于小枝已落叶腋部，具（1 ~ ）2（~ 3）花，花序梗长 2.5 ~ 5 mm；花梗长 1 ~ 2 mm；苞片三角形，小；花红色，花托卵球形，长约 2 mm；副萼环状，稍内卷；花冠花蕾时筒状，长约 2 cm，稍弯，花冠筒膨胀，顶部卵球形，裂片 4，匙形，长 5 ~ 7 mm，反折；花药长 1.5 ~ 2 mm；花盘环状。果实卵球形，长约 6 mm，黄色，被颗粒状体及星状毛。

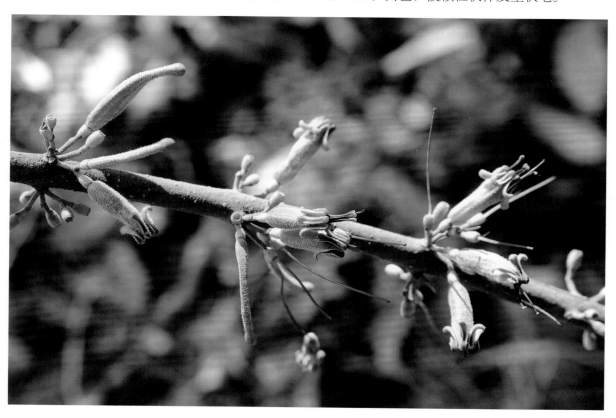

| 生境分布 | 生于海拔 200 ~ 700 m 的山地或山谷常绿阔叶林中，常寄生于油茶、樟树、板栗或壳斗科植物上。分布于德兴新岗山、绕二、香屯等。 |

| 资源情况 | 野生资源一般。药材来源于野生。 |

| 采收加工 | 全年均可采收，扎成束，鲜用或晒干。 |

| 药材性状 | 本品茎枝呈圆柱形，灰褐或暗褐色，皮孔多纵裂，嫩枝、幼叶和花被有锈色茸毛。叶片长椭圆形，长 3 ~ 8 cm，宽 1.2 ~ 3.2 cm，中脉于下表面凸起，侧脉不显著，叶背密被锈色茸毛。革质。有时可见卵球形浆果，黄色，表面皱缩，具颗粒，密被茸毛。气微，味微苦、涩。 |

| 功能主治 | 苦，凉。归肺、肝经。清肺止咳，祛风湿。用于肺热咳嗽，风湿腰腿痛，皮肤疮疖。 |

| 用法用量 | 内服煎汤，10 ~ 15 g；或浸酒。外用适量，捣敷。 |

| 附　注 | 本种异名：*Loranthus levinei* Merrill、*Scurrula levinei* (Merrill) Danser、*Taxillus rutilus* Danser。 |

桑寄生科 Loranthaceae 钝果寄生属 Taxillus

木兰寄生

Taxillus limprichtii (Grüning) H. S. Kiu

| 药 材 名 | 木兰寄生（药用部位：带叶茎枝）。

| 形态特征 | 灌木，高约 1 m；嫩芽密被黄褐色星状毛，成长枝、叶均无毛。叶
革质，对生或近对生，卵状长圆形或倒卵形，长 4 ～ 12 cm，宽 2.5 ～
6 cm；叶柄长 5 ～ 12 mm。伞形花序腋生，具花 3 ～ 5，被星状
毛，后渐稀疏；总花梗长 3 ～ 5 mm；花梗长 3 mm；苞片卵形，长
1 mm；花红色或橙色，花托长卵状，长 1.5 ～ 2.5 mm，副萼环状，
全缘或具 4 小齿；花冠花蕾时管状，长 2.7 ～ 3 cm，顶部长圆形，
急尖，开花时顶部 4 裂，裂片披针形，长 9 mm，外折。果实长圆
形，具小瘤体，长约 7 mm。

| 生境分布 | 生于海拔 240 ～ 1 300 m 的山地阔叶林中，寄生于枫香、檵木、油

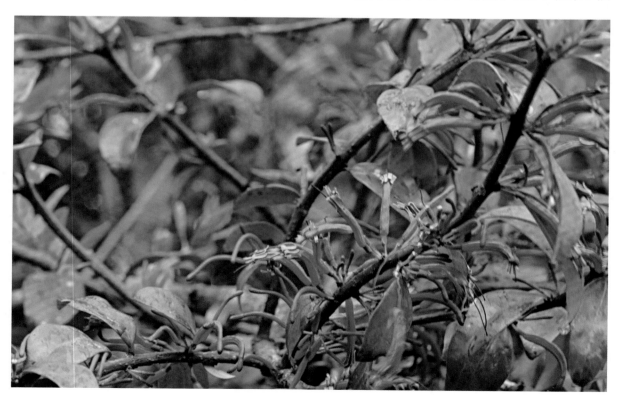

桐、樟树、栗、锥栗、梧桐等植物上。分布于德兴大茅山及李宅等。

| **资源情况** | 野生资源一般。药材来源于野生。

| **采收加工** | 全年均可采收，扎成束，鲜用或晒干。

| **功能主治** | 苦、甘，微温。归肝、肾经。补肝肾，祛风湿，安胎。用于腰膝酸痛，风湿痹痛，胎漏下血，胎动不安。

| **用法用量** | 内服煎汤，10～15 g；或浸酒。外用适量，捣敷；或煎汤洗。

| **附　注** | 本种异名：*Loranthus ritozanensis* Hayata、*Loranthus niitakayamensis* Yamam.、*Loranthus kwangtungensis* Merr.、*Loranthus daibuzanensis* Yamam.、*Loranthus cavaleriei* H. Lévl.、*Loranthus limprichtii* Gruming、*Taxillus kwangtungensis* (Merr.) Danser。

██ 桑寄生科 ██ Loranthaceae ██ 钝果寄生属 ██ *Taxillus*

桑寄生

Taxillus sutchuenensis (Lecomte) Danser

| 药 材 名 | 桑寄生（药用部位：带叶茎枝）。

| 形态特征 | 灌木，高 0.5 ~ 1 m，嫩枝、叶密被褐色或红褐色星状毛。叶近对生或互生，卵形、长卵形或椭圆形，长 5 ~ 8 cm，宽 3 ~ 4.5 cm，上面无毛，下面被茸毛；叶柄长 6 ~ 12 mm。总状花序腋生，具花 3 ~ 5，密集；总花梗长 1 ~ 2 mm；花梗长 2 ~ 3 mm；苞片卵状三角形；花红色，被星状毛；花托长圆形，长 2 ~ 3 mm；副萼环状，具 4 齿；花冠花蕾时管状，长 2.2 ~ 2.8 cm，顶部狭长圆形，急尖，裂片 4，披针形，长 6 ~ 9 mm，外折。果实长圆形，黄绿色，长 6 ~ 7 mm，果皮具颗粒状体，被疏毛。

| 生境分布 | 生于海拔 500 ~ 1 900 m 的山地阔叶林中，寄生于桑树、梨树、李

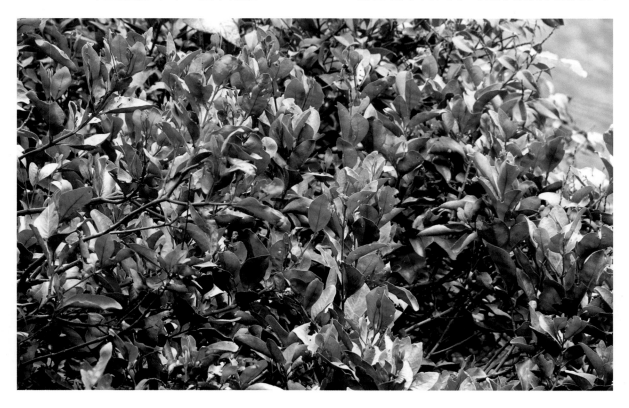

树、油茶、厚皮香、漆树等植物上。德兴各地山区均有分布。

| **资源情况** | 野生资源丰富。药材来源于野生。

| **采收加工** | 冬季至翌年春季采割，除去粗茎，切段，干燥，或蒸后干燥。

| **药材性状** | 本品茎枝呈圆柱形，长 3 ~ 4 cm，直径 0.2 ~ 1 cm，表面黑褐色或棕褐色，具细纵纹，有点状凸起的棕色皮孔及脱落侧枝痕，嫩枝可见棕红色或黄褐色茸毛。质坚硬，折断面不平坦，皮部棕褐色，易与木部分离，木部淡红棕色。叶对生或近对生，易脱落；完整叶片长椭圆形或长卵形，长 5 ~ 8 cm，宽 3 ~ 4.5 cm；表面褐色，无毛，嫩叶下表面红褐色并密被茸毛；先端钝圆或略尖，基部圆形或宽楔形，全缘，革质，叶柄长 0.6 ~ 1.2 cm。有的具未脱落的花果，果实长圆形。气微，味涩。

| **功能主治** | 苦、甘，平。归肝、肾经。补肝肾，强筋骨，祛风湿，通经络，益血，安胎。用于腰膝酸痛，筋骨痿弱，偏枯，脚气，风寒湿痹，胎漏血崩，产后乳汁不下。

| **用法用量** | 内服煎汤，10 ~ 15 g；或入丸、散剂；或浸酒；或捣汁服。外用适量，捣敷。

| **附　　注** | 本种异名：*Loranthus sutchuenensis* Lecomte。

药材桑寄生，为本种的干燥带叶茎枝，《贵州省中药材质量标准》（1988 年版）中有收载；《四川省中药材标准》（1987 年版、2010 年版）以"寄生"之名收载之，《贵州省中药材、民族药材质量标准》（2003 年版）以"贵州桑寄生"之名收载之。《贵州省中药材、民族药材质量标准》（2003 年版）收载的"贵州桑寄生"的基原还有红花寄生 *Scurrula parasitica* L.、西南寄生 *Taxillus delavayi* (Vant Tiegh.) Danser，二者与本种同等药用。《四川省中药材标准》（1987 年版）收载的"寄生"的基原还有毛叶寄生 *Taxillus nigrans* (Hance) Danser、灰毛寄生 *Taxillus sutchuenensis* (Lecomte) Danser var. *duclouxi* (Lecomte) H. S. Kiu、扁枝槲寄生 *Viscum articulatum* Burm. f.，三者与本种同等药用。但《中华人民共和国药典》所载"桑寄生"的基原为"桑寄生 *Taxillus chinensis* (DC.) Danser"，《中国植物志》记录为"广寄生 *Taxillus chinensis* (DC.) Danser"。

桑寄生科 Loranthaceae 槲寄生属 Viscum

槲寄生 *Viscum coloratum* (Kom.) Nakai

| 药 材 名 | 槲寄生（药用部位：带叶茎枝）。

| 形态特征 | 常绿半寄生小灌木，高 30 ~ 60 cm。茎圆柱形，黄绿色，常呈 2 ~ 3 回叉状分枝，节间长 5 ~ 10 cm。叶对生，生于枝顶，肥厚，倒披针形，长 3 ~ 7 cm，宽 7 ~ 15 mm，基出脉 3 ~ 5，无柄。花单性，雌雄异株，生于枝顶或分叉处，绿黄色，无柄；雄花花被 4 裂，雄蕊 4，无花丝，花药多室；雌花 1 ~ 3 生于粗短的总花梗上，花被钟形，与子房合生，4 裂，子房下位，1 室。浆果球形，直径 6 ~ 7 mm，成熟时橙红色。

| 生境分布 | 生于海拔 500 ~ 1 400 m 的阔叶林中，寄生于榆树、杨树、柳树、栎树、梨树、李树、枫杨等植物上。德兴各地均有分布。

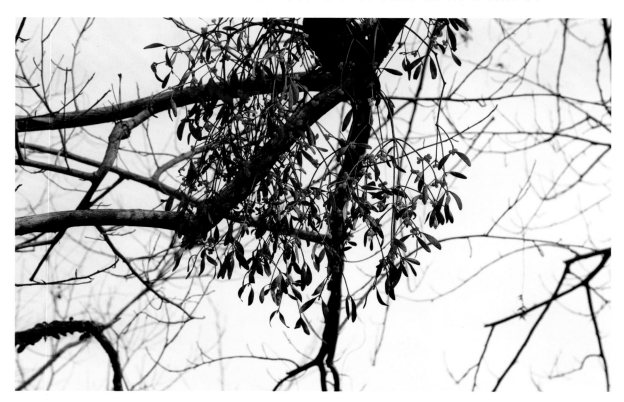

| 资源情况 | 野生资源较丰富。药材来源于野生。

| 采收加工 | 一般在冬季用刀割下，除去粗枝，扎成小把，或用沸水捞过（使不变色），阴干或晒干。

| 药材性状 | 本品茎枝呈圆柱形，2～3回叉状分枝，长约30 cm，直径0.3～1 cm；表面黄绿色、金黄色或黄棕色，有纵皱纹；节膨大，节上有分枝或枝痕；体轻，质脆，易折断，断面不平坦，皮部黄色，木部色较浅，射线放射状，髓部常偏向一边。叶对生于枝梢，易脱落，无柄；叶片呈长椭圆状披针形，长2～7 cm，宽0.5～1.5 cm；先端钝圆，基部楔形，全缘；表面黄绿色，有细皱纹，基出脉3～5；革质。气微，味微苦，嚼之有黏性。

| 功能主治 | 苦，平。归肝、肾经。祛风湿，补肝肾，强筋骨，安胎元。用于风湿痹痛，腰膝酸软，筋骨无力，崩漏经多，妊娠漏血，胎动不安，头晕目眩。

| 用法用量 | 内服煎汤，9～15 g；或入丸、散剂；或浸酒；或捣汁。外用适量，捣敷。

| 附　注 | 本种异名：*Viscum album* Linn. subsp. *coloratum* Komarov、*Viscum alniformosanae* Hayata、*Viscum coloratum* (Kom.) Nakai var. *alniformosanae* (Hayata) Iwata。

药材槲寄生，为本种的干燥带叶茎枝，《中华人民共和国药典》（1977年版至2020年版）、《内蒙古蒙药材标准》（1986年版）等中有收载；《河南省中药材标准》（1991年版）以"桑寄生（槲寄生）"之名收载之，《中华人民共和国药典》（1963年版）、《新疆维吾尔自治区药品标准·第二册》（1980年版）以"寄生"之名收载之。

《中华人民共和国药典》规定，槲寄生按干燥品计算，含紫丁香苷（$C_{17}H_{24}O_9$）不得少于0.040%。

柿寄生

Viscum diospyrosicolum Hayata

| **植物别名** | 棱枝槲寄生。

| **药 材 名** | 柿寄生（药用部位：带叶茎枝）。

| **形态特征** | 灌木，高 0.3 ~ 0.5 m。二歧或三歧分枝，茎基部或中部近圆柱形，小枝稍扁平，节间长 1.5 ~ 2.5 cm，宽 2 ~ 2.5 mm，纵肋 2 ~ 3。叶退化为鳞片状。聚伞花序 1 ~ 3，腋生，具花 3，通常仅 1 雌花或雄花发育，花序梗几无，总苞舟形；雄花长 1 ~ 1.5 mm，萼裂片 4；雌花长 1.5 ~ 2 mm，花托长圆形，萼片 4，小。果实长圆形或卵形，长 4 ~ 5 mm，直径 3 ~ 4 mm，黄色或红黄色，果皮平滑。

| **生境分布** | 生于海拔 1 000 m 以下的平原或山地常绿阔叶林中，寄生于柿树、

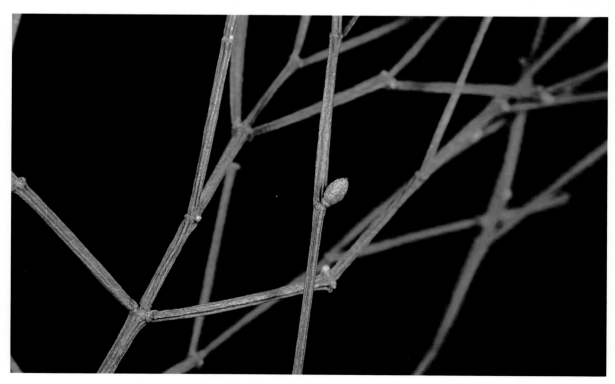

樟树、梨树、油桐或壳斗科植物等上。分布于德兴畈大、李宅、新营等。

| **资源情况** | 野生资源一般。药材来源于野生。

| **采收加工** | 夏、秋季采收，扎成束，晾干。

| **功能主治** | 苦，平。归肝、肺、胃经。祛风湿，强筋骨，止咳，消肿，降血压。用于风湿痹痛，腰腿酸痛，咳嗽，咯血，胃痛，胎动不安，疮疖，高血压。

| **用法用量** | 内服煎汤，一般 9 ~ 15 g，大剂量可用至 60 g；或浸酒；或炖肉。外用适量，研末调敷。

| **附　　注** | 本种异名：*Viscum diospyrosicola* Hayata、*Viscum filipendulum* Hayata。

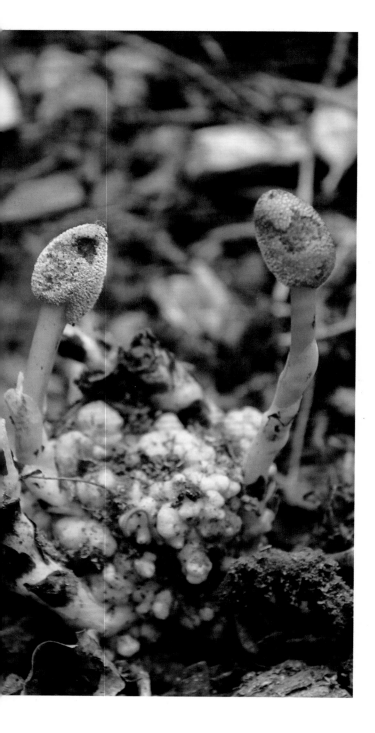

蛇菰科 Balanophoraceae 蛇菰属 Balanophora

疏花蛇菰 *Balanophora laxiflora* Hemsl.

| 植物别名 |

穗花蛇菰。

| 药 材 名 |

穗花蛇菰（药用部位：全草）。

| 形态特征 |

草本，高达 18 cm。根茎红色或棕红色，分枝时呈倒卵圆形，不分枝时呈不规则球形，长 3.5 ~ 5 cm，密被颗粒状粗疣瘤和皮孔，先端的裂鞘 4 ~ 6 裂，裂片呈短三角形或锐三角形，长 5 ~ 8 mm。花茎长 1 ~ 9 cm；鳞状苞片带肉质，通常近对生，卵形或长圆状卵形，长 1.5 ~ 2.5 cm，多少包围花茎。雌雄异株（序）。雄花序穗状，绿色带红色，后呈紫红色，长 4.5 ~ 12 cm；雄花疏生，无梗，黄色，直径 7 ~ 8 mm，花被裂片 6，不等大。雌花序红色，卵形或长圆状圆柱形，长 3 ~ 6.5 cm。

| 生境分布 |

生于海拔 700 m 以上的山谷阔叶林中。分布于德兴三清山北麓、大茅山等。

| **资源情况** | 野生资源一般。药材来源于野生。

| **采收加工** | 秋季采挖，除去泥土、杂质，鲜用或晒干。

| **功能主治** | 苦、微涩，凉。归肝、肾经。凉血止血，清热解毒。用于肺热咳嗽、吐血，肠风下血，血崩，风热斑疹，腰痛，小儿阴茎肿，痔疮，疔疮肿毒。

| **用法用量** | 内服煎汤，9 ~ 15 g。外用适量，捣敷。

| **附　　注** | 本种异名：*Balanophora formosana* Hayata、*Balanophora hongkongensis* K. M. Lau et al.、*Balanophora morrisonicola* Hayata、*Balanophora oshimae* Yamamoto、*Balanophora parvior* Hayata、*Balanophora rugosa* P. C. Tam、*Balanophora spicata* Hayata。

蓼科 Polygonaceae 金线草属 Antenoron

金线草 *Antenoron filiforme* (Thunb.) Rob. et Vaut.

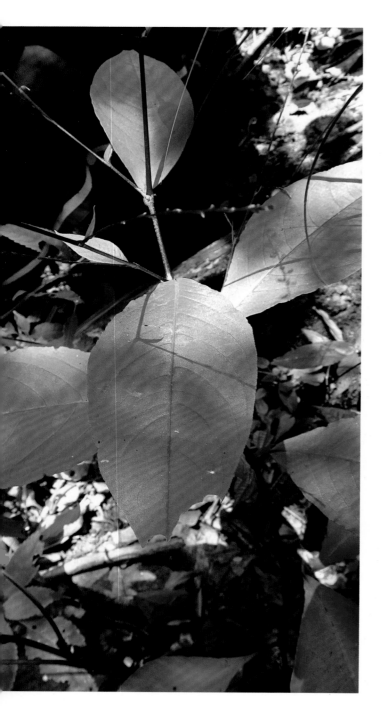

| 植物别名 |

九龙盘、鸡心七、蓼子七。

| 药 材 名 |

金线草（药用部位：全草。别名：九龙盘、一串红、大辣蓼草）、金线草根（药用部位：根茎。别名：蓼子七）。

| 形态特征 |

多年生草本。根茎粗壮。茎高 50 ~ 80 cm，具糙伏毛，有纵沟，节部膨大。叶椭圆形或长椭圆形，长 6 ~ 15 cm，全缘，两面均具糙伏毛；叶柄长 1 ~ 1.5 cm，具糙伏毛；托叶鞘筒状，膜质，褐色，长 5 ~ 10 mm，具短缘毛。总状花序呈穗状，通常数个，顶生或腋生，花序轴延伸，花排列稀疏；花梗长 3 ~ 4 mm；苞片漏斗状，绿色，边缘膜质，具缘毛；花被 4 深裂，红色，花被片卵形，果时稍增大；雄蕊 5；花柱 2，果时伸长，硬化，长 3.5 ~ 4 mm，先端呈钩状，宿存，伸出花被之外。瘦果卵形，包于宿存花被内。

| 生境分布 |

生于海拔 100 m 以上的山坡林缘、山谷路旁。

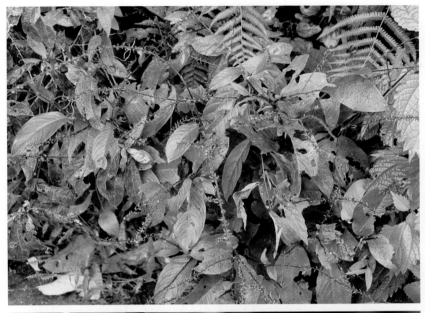

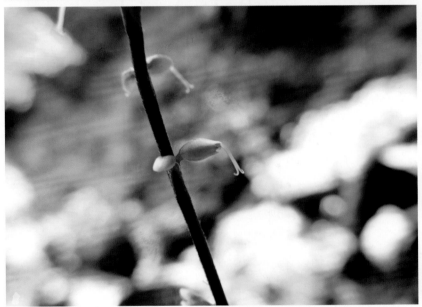

德兴各地均有分布。

| **资源情况** | 野生资源丰富。药材来源于野生。

| **采收加工** | **金线草**：春、秋季采收，鲜用或晒干。
金线草根：夏、秋季采挖，洗净，鲜用或晒干。

| **药材性状** | **金线草**：本品根茎为不规则结节状条块，长 2 ～ 15 cm，节部略膨大，表面
红褐色，有细纵皱纹，并具众多根痕及须根，先端有茎痕或茎残基。质坚硬，

不易折断，断面不平坦，粉红色，髓部色稍深。茎圆柱形，不分枝或上部分枝，有长糙伏毛。叶多卷曲，具柄；叶片展开后呈宽卵形或椭圆形，先端短渐尖或急尖，基部楔形或近圆形；托叶鞘膜质，筒状，先端截形，有条纹，叶的两面及托叶鞘均被长糙伏毛。气微，味涩、微苦。

金线草根：本品呈长条形、类球形或不规则结节状，长 2 ~ 15 cm，多扭曲。表面棕褐色至褐黑色，有细纵皱纹及分布不均的须根痕。质硬，不易折断，断面不平坦，黄白色或淡红棕色，髓部色稍深。气微，味辛、微涩。

| 功能主治 | **金线草**：辛、苦，凉；有小毒。归肺、肝、脾、胃经。凉血止血，清热利湿，散瘀止痛。用于咯血，吐血，便血，血崩，泄泻，痢疾，胃痛，经期腹痛，产后瘀血腹痛，跌打损伤，风湿痹痛，瘰疬，痈肿。

金线草根：苦、辛，微寒。归肝、肾、脾、心经。凉血止血，散瘀止痛，清热解毒。用于咳嗽咯血，吐血，崩漏，月经不调，痛经，脘腹疼痛，泄泻，痢疾，跌打损伤，风湿痹痛，瘰疬，痈疽肿毒，烫火伤，毒蛇咬伤。

| 用法用量 | **金线草**：内服煎汤，9 ~ 30 g；孕妇慎服。外用适量，煎汤洗；或捣敷。

金线草根：内服煎汤，15 ~ 30 g；或浸酒；或炖肉；孕妇慎服。外用适量，捣敷；或磨汁涂。

| 附　　方 | （1）治初期肺痨咯血：金线草茎叶（根）30 g，煎汤服。

（2）治经期腹痛、产后瘀血腹痛：金线草 30 g，甜酒 50 ml，加水同煎，红糖冲服。

（3）治皮肤糜烂疮：金线草茎叶，煎汤洗患处。

（4）治霍乱腹痛、蛇咬伤：金线草根，水、酒磨汁内服，并外涂。

（5）治骨折：鲜金线草根适量，切碎，捣极烂，酌加甜酒或砂糖捣和，敷于患处，夹板固定。

（6）治腰痛：鲜金线草根 30 ~ 45 g，水、酒各半煎服。

（7）治淋巴结结核：鲜金线草根 30 ~ 45 g，玄参 9 ~ 12 g，芫花根 3 g，煎汤，以鸡蛋 2 个煮服。［方（1）~（7）出自《草药手册》（江西）］

| 附　　注 | 本种异名：*Polygonum virginianum* L.、*Tovara ryukyuensis* Masam.、*Persicaria filiformis* (Thunb.) Nakai、*Sunania filiformis* (Thunb.) Raf.、*Polygonum filiforme* Thunb、*Polygonum virginianum* L. Kung f. *glabratum* Matsuda、*Tovara virginiana* (L.) Raf. var. *filiformis* (Thunb.) Stew.、*Polygonum virginianum* L. Kung var. *filiforme*

(Thunb.) Nakai。

药材金线草，为本种的干燥全草，《广西壮族自治区壮药质量标准·第二卷》
（2011 年版）、《广西壮族自治区瑶药材质量标准·第一卷》（2014 年版）以
"九龙盘"之名收载之。

药材金线草根，为本种的干燥根茎，《云南省药品标准》（1974 年版、1996 年
版）、《陕西省药材标准》（2015 年版）以"蓼子七"之名收载之。

蓼科 Polygonaceae 金线草属 Antenoron

短毛金线草

Antenoron filiforme (Thunb.) Rob. et Vaut. var. *neofiliforme* (Nakai) A. J. Li

| 药 材 名 | 金线草（药用部位：全草。别名：破片草、大辣蓼草）、金线草根（药用部位：根茎）。 |

| 形态特征 | 本变种与金线草的主要区别在于本变种叶先端长渐尖，两面疏生短糙伏毛。 |

| 生境分布 | 生于海拔 150 m 以上的山坡林下、林缘、山谷湿地。德兴各地均有分布。 |

| 资源情况 | 野生资源丰富。药材来源于野生。 |

| 采收加工 | **金线草**：春、秋季采收，鲜用或晒干。
金线草根：夏、秋季采挖，洗净，鲜用或晒干。 |

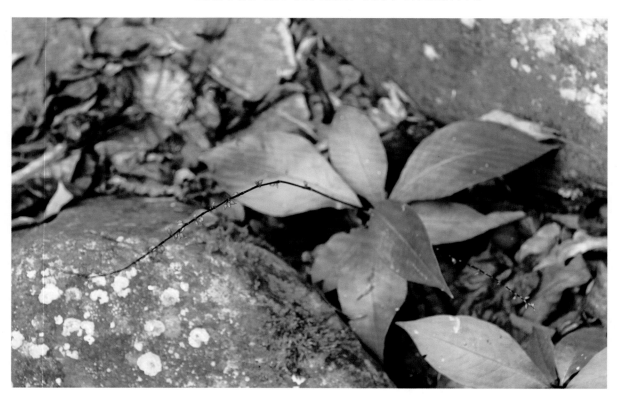

| **药材性状** | **金线草**：本品茎枝无毛或疏生短伏毛；叶片长椭圆形或椭圆形，先端长渐尖，略弯曲，有短糙伏毛；托叶鞘疏生短糙伏毛或近无毛。 |

| **功能主治** | **金线草**：辛、苦，凉；有小毒。归肺、肝、脾、胃经。凉血止血，清热利湿，散瘀止痛。用于咯血，吐血，便血，血崩，泄泻，痢疾，胃痛，经期腹痛，产后瘀血腹痛，跌打损伤，风湿痹痛，瘰疬，痈肿。
金线草根：苦、辛，微寒。归肝、肾、脾、心经。凉血止血，散瘀止痛，清热解毒。用于咳嗽咯血、吐血，崩漏，月经不调，痛经，脘腹疼痛，泄泻，痢疾，跌打损伤，风湿痹痛，瘰疬，痈疽肿毒，烫火伤，毒蛇咬伤。 |

| **用法用量** | **金线草**：内服煎汤，9 ~ 30 g；孕妇慎服。外用适量，煎汤洗；或捣敷。
金线草根：内服煎汤，15 ~ 30 g；或浸酒；或炖肉；孕妇慎服。外用适量，捣敷；或磨汁涂。 |

| **附　　注** | 本种异名：*Polygonum neofiliforme* Nakai、*Antenoron neofiliforme* (Nakai) H. Hara、*Persicaria neofiliformis* (Nakai) Ohki、*Polygonum filiforme* Thunb. subsp. *neofiliforme* (Nakai) Kitamura、*Polygonum filiforme* Thunb. var. *neofiliforme* (Nakai) Ohwi、*Sunania neofiliformis* (Nakai) H. Hara。 |

金荞麦 *Fagopyrum dibotrys* (D. Don) Hara

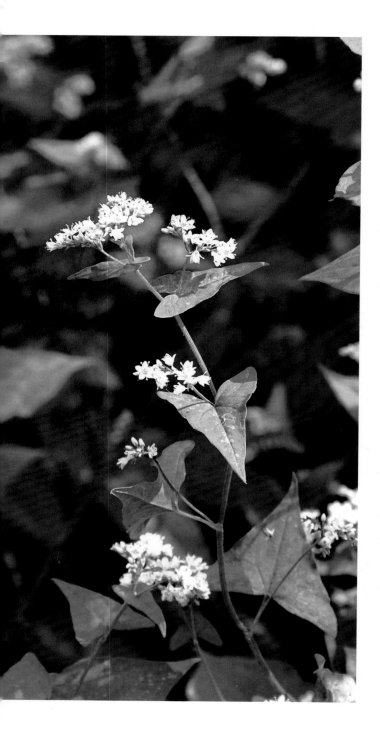

植物别名

土荞麦、野荞麦、苦荞头。

药材名

金荞麦（药用部位：根茎。别名：贼骨头、铜拳头）、金荞麦茎叶（药用部位：茎叶）。

形态特征

多年生草本，高达 1 m。茎具纵棱，有时一侧沿棱被柔毛。叶三角形，长 4 ~ 12 cm，先端渐尖，基部近戟形，两面被乳头状突起；叶柄长达 10 cm，托叶鞘长 0.5 ~ 1 cm，无缘毛。花序伞房状；苞片卵状披针形，长约 3 mm；花梗与苞片近等长，中部具关节；花被片椭圆形，白色，长约 2.5 mm；雄蕊较花被短；花柱 3。瘦果宽卵形，具 3 锐棱，长 6 ~ 8 mm，伸出宿存花被。

生境分布

生于海拔 250 m 以上的山谷湿地、山坡灌丛。德兴各地均有分布。

资源情况

野生资源丰富。药材来源于野生。

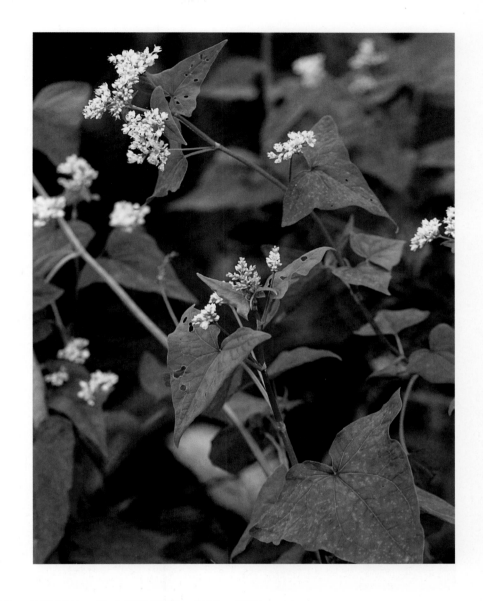

| **采收加工** | 金荞麦：冬季采挖，除去茎和须根，洗净，晒干。 |
| | 金荞麦茎叶：夏季采集，鲜用或晒干。 |

药材性状	金荞麦：本品呈不规则团块状或圆柱状，常有瘤状分枝，先端有的有茎残基，
	长 3 ~ 15 cm，直径 1 ~ 4 cm。表面棕褐色，有横向环节和纵皱纹，密布点状
	皮孔，并有凹陷的圆形根痕和残存须根。质坚硬，不易折断，断面淡黄白色或
	淡棕红色，有放射状纹理，中央髓部色较深。气微，味微涩。
	金荞麦茎叶：本品茎呈圆柱形，具纵棱，枯绿色或微带淡紫红色，节明显，可
	见灰白色膜质叶鞘，断面多中空。叶互生，多皱缩，湿润展平后完整者呈戟状
	三角形，长、宽相等，先端渐尖，基部心状或戟形，基出脉 7，全缘；质脆，
	易碎。气微，味微苦、涩。

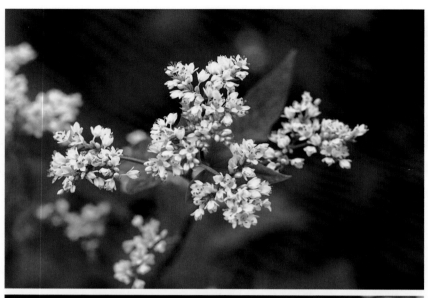

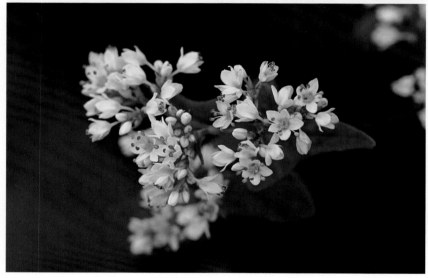

| 功能主治 | 金荞麦：微辛、涩，凉。归肺经。清热解毒，排脓祛痰。用于肺痈吐脓，肺热喘咳，乳蛾肿痛。

金荞麦茎叶：苦、辛，凉。归肺、脾、肝经。清热解毒，健脾利湿，祛风通络。用于肺痈，咽喉肿痛，肝炎腹胀，消化不良，痢疾，痈疽肿毒，瘰疬，蛇虫咬伤，风湿痹痛，头风痛。

| 用法用量 | 金荞麦：内服，15 ～ 45 g，用水或黄酒隔水密闭炖服；或研末。外用适量，捣汁或磨汁涂敷。

金荞麦茎叶：内服煎汤，9 ～ 15 g，鲜品 30 ～ 60 g。外用适量，捣敷；或研末调敷。

| 附　注 | 本种异名：*Polygonum dibotrys* D. Don、*Fagopyrum acutatum* (Lehmann) Mansfeld ex K. Hammer、*Fagopyrum cymosum* (Treviranus) Meisner、*Fagopyrum megaspartanium* Q. F. Chen、*Fagopyrum pilus* Q. F. Chen、*Polygonum acutatum* Lehmann、*Polygonum cymosum* Treviranus、*Polygonum labordei* H. Léveillé & Vaniot。

药材金荞麦，为本种的干燥根茎，《中华人民共和国药典》（1977 年版至 2020 年版）、《河南省中药材标准》（1993 年版）、《江苏省中药材标准》（1989 年版）、《江苏省中药材标准（试行稿）·第一批》（1986 年版）、《北京市中药材标准》（1998 年版）中有收载；但《中华人民共和国药典》（1977 年版）、《河南省中药材标准》（1993 年版）、《江苏省中药材标准》（1989 年版）、《江苏省中药材标准（试行稿）·第一批》（1986 年版）中以"野荞麦 *Fagopyrum cymosum* (Trev.) Meisn."记载本种；《贵州省中药材质量标准》（1988 年版）以"金荞麦（万年荞）"之名收载之，《四川省中药材标准》（1987 年版增补本）以"金荞麦（苦荞头）"之名收载之，《上海市中药材标准》（1994 年版）以"开金锁"之名收载之，该标准以"*Fagopyrum cymosum* (Trev.) Meisn."记载本种。

《中华人民共和国药典》规定，金荞麦按干燥品计算，含表儿茶素不得少于 0.030%，饮片含表儿茶素不得少于 0.020%。

本种为国家二级保护植物，IUCN 评估等级为 LC 级。

蓼科 Polygonaceae 荞麦属 Fagopyrum

荞麦 *Fagopyrum esculentum* Moench

| 植物别名 | 甜荞。

| 药 材 名 | 荞麦（药用部位：成熟种子或果实）、荞麦秸（药用部位：茎叶）、荞麦叶（药用部位：叶）、荞麦花粉（药用部位：花粉）。

| 形态特征 | 一年生草本，高达 90 cm。茎直立，上部分枝，绿色或红色，具纵棱，无毛或一侧具乳头状突起。叶三角形或卵状三角形，长 2.5 ~ 7 cm，两面沿叶脉具乳头状突起；叶柄长 0.5 ~ 6 cm，托叶鞘偏斜，膜质，短筒状，长约 0.5 mm。花序总状或伞房状，顶生或腋生，花序梗一侧具乳头状突起；苞片绿色，长约 2.5 mm；花梗较苞片长，无关节；花被 5 深裂，花被片椭圆形，红色或白色，长 3 ~ 4 mm；雄蕊 8，较花被短；花柱 3，柱头头状。瘦果卵形，具 3 锐棱，长 5 ~ 6 mm，比宿存花被长。

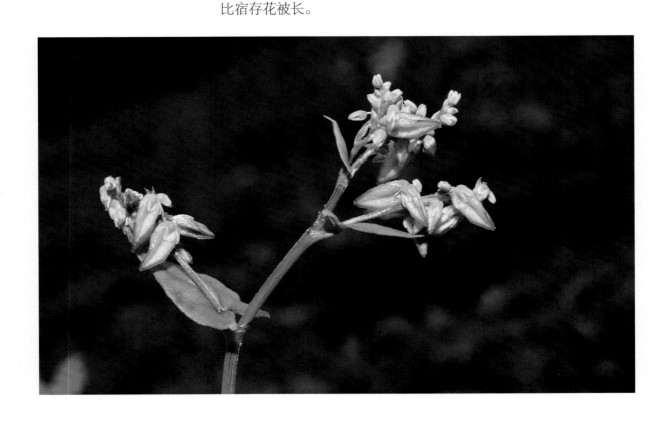

| 生境分布 | 德兴黄柏有栽培。

| 资源情况 | 栽培资源丰富。药材来源于栽培。

| 采收加工 | 荞麦：霜降前后种子成熟时收割，打下种子，除去杂质，晒干。
荞麦秸：夏、秋季采收，洗净，鲜用或晒干。
荞麦叶：夏、秋季采收，洗净，鲜用或晒干。
荞麦花粉：蜜蜂科昆虫中华蜜蜂等工蜂所采集的荞麦花粉。

| 功能主治 | 荞麦：甘、微酸，寒。归脾、胃、大肠经。健脾消积，下气宽肠，解毒敛疮。用于肠胃积滞，泄泻，痢疾，绞肠痧，白浊，带下，自汗，盗汗，疱疹，丹毒，痈疽，发背，瘰疬，烫火伤。
荞麦秸：酸，寒。归脾、胃、大肠经。下气消积，清热解毒，止血，降血压。用于噎食，消化不良，痢疾，带下，痈肿，烫伤，咯血，紫癜，高血压，糖尿病并发视网膜炎。
荞麦叶：酸，寒。归脾、胃、大肠经。利耳目，下气，止血，降血压。用于眼目昏糊，耳鸣重听，嗳气，紫癜，高血压。
荞麦花粉：甘，平。归心、肝经。养心安神，理气健脾，活血化瘀。用于心悸怔忡，失眠多梦，脾虚腹胀，高脂血症，高血压。

| 用法用量 | 荞麦：内服煎汤，9 ~ 12 g；或入丸、散剂；不宜久服。外用适量，研末掺或调敷。
荞麦秸：内服煎汤，10 ~ 15 g。外用适量，烧灰淋汁熬膏涂；或研末调敷。
荞麦叶：内服煎汤，5 ~ 10 g，鲜品 30 ~ 60 g；不宜生食、多食；脾胃虚寒者禁服。
荞麦花粉：内服煎汤，3 ~ 6 g。

| 附　　注 | 本种异名：*Fagopyrum emarginatum* (Roth) Meisner、*Fagopyrum emarginatum* (Roth) Meisner var. *kunawarense* Meisner、*Fagopyrum zuogongense* Q. F. Chen、*Polygonum emarginatum* Roth、*Polygonum fagopyrum* Linnaeus。
药材荞麦，为本种的干燥成熟种子，《中华人民共和国卫生部药品标准·中药成方制剂·第九册·附录》（1994 年版）、《山东省中药材标准》（1995 年版、2002 年版）、《上海市中药材标准》（1994 年版）中有收载；《山西省中药材标准·附录》（1987 年版）以"荞麦面"之名收载之，药用部位为种子粉碎后筛取而成的粉末。
药材荞麦花粉，为本种的干燥花粉，《浙江省中药材标准·第一册》（2017 年版）中有收载。

| 蓼科 | Polygonaceae | 何首乌属 | *Fallopia*

何首乌 *Fallopia multiflora* (Thunb.) Harald.

| 植物别名 | 夜交藤、紫乌藤、多花蓼。

| 药 材 名 | 何首乌（药用部位：块根）、制何首乌（药材来源：何首乌的炮制加工品）、何首乌叶（药用部位：叶）、首乌藤（药用部位：藤茎。别名：夜交藤）。

| 形态特征 | 多年生藤本。块根长椭圆形，黑褐色。茎多分枝，具纵棱。叶卵形或长卵形，长 3 ~ 7 cm，两面粗糙，全缘；叶柄长 1.5 ~ 3 cm；托叶鞘膜质，偏斜，长 3 ~ 5 mm。花序圆锥状，顶生或腋生，长 10 ~ 20 cm，分枝开展，具细纵棱，沿棱密被小突起；苞片三角状卵形，具小突起，每苞内具 2 ~ 4 花；花梗细弱，长 2 ~ 3 mm，下部具关节，果时延长；花被 5 深裂，白色或淡绿色，花被片椭圆形，

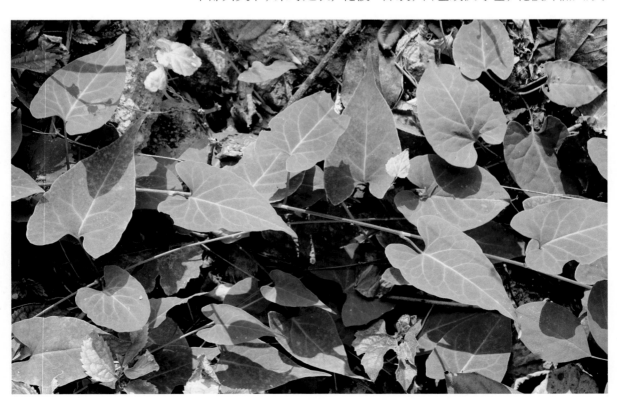

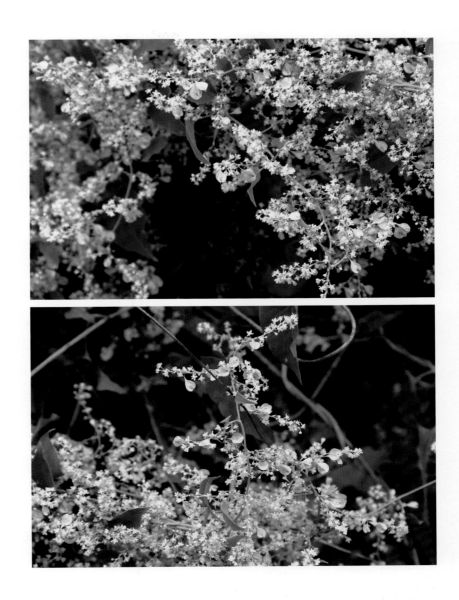

大小不相等，外面 3 较大，背部具翅，果时增大；雄蕊 8；花柱 3。瘦果卵形，具 3 棱，长 2.5 ~ 3 mm，黑褐色，包于宿存花被内。

| 生境分布 |　生于海拔 200 m 以上的山谷灌丛、山坡林下、沟边石隙。德兴各地均有分布。

| 资源情况 |　野生资源丰富。药材来源于野生。

| 采收加工 |　**何首乌：**秋、冬季叶枯萎时采挖，削去两端，洗净，个大的切成块，干燥。
制何首乌：为炮制加工品。取何首乌片或块，照炖法用黑豆汁拌匀，置非铁质的适宜容器内，炖至汁液吸尽；或照蒸法，清蒸或用黑豆汁拌匀后蒸，蒸至内外均呈棕褐色，或晒至半干，切片，干燥。每 100 kg 何首乌片（块），用黑豆 10 kg。

何首乌叶：夏、秋季采收，鲜用。

首乌藤：秋、冬季采割，除去残叶，捆成把或趁鲜切段，干燥。

| 药材性状 |

何首乌：本品呈团块状或不规则纺锤形，长 6 ~ 15 cm，直径 4 ~ 12 cm。表面红棕色或红褐色，皱缩不平，有浅沟，并有横长皮孔样突起和细根痕。体重，质坚实，不易折断，断面浅黄棕色或浅红棕色，显粉性，皮部有 4 ~ 11 类圆形异型维管束环列，形成云锦状花纹，中央木部较大，有的呈木心。气微，味微苦、甘、涩。

制何首乌：本品为不规则皱缩的块片，厚约 1 cm。表面黑褐色或棕褐色，凹凸不平。质坚硬，断面角质样，棕褐色或黑色。气微，味微甘、苦、涩。

首乌藤：本品呈长圆柱形，稍扭曲，具分枝，长短不一，直径 4 ~ 7 mm。表面紫红色或紫褐色，粗糙，具扭曲的纵皱纹，节部略膨大，有侧枝痕，外皮薄，可剥离。质脆，易折断，断面皮部紫红色，木部黄白色或淡棕色，导管孔明显，髓部疏松，类白色。切段者呈圆柱形，外表面紫红色或紫褐色，切面皮部紫红色，木部黄白色或淡棕色，导管孔明显，髓部疏松，类白色。气微，味微苦、涩。

| 功能主治 |

何首乌：苦、甘、涩，微温。归肝、心、肾经。解毒，消痈，截疟，润肠通便。用于疮痈瘰疬，风疹瘙痒，久疟体虚，肠燥便秘。

制何首乌：苦、甘、涩，温。归肝、心、肾经。补肝肾，益精血，乌须发，强筋骨，化浊降脂。用于血虚萎黄，眩晕耳鸣，须发早白，腰膝酸软，肢体麻木，崩漏带下，高脂血症。

何首乌叶：微苦，平。解毒散结，杀虫止痒。用于疮疡，瘰疬，疥癣。

首乌藤：甘，平。归心、肝经。养血安神，祛风通络。用于失眠多梦，血虚身痛，风湿痹痛，皮肤瘙痒。

| 用法用量 |

何首乌：内服煎汤，3 ~ 6 g；或熬膏；或浸酒；或入丸、散剂；大便溏泄及有湿痰者慎服；忌铁器。外用适量，煎汤洗；或研末撒；或调涂。

制何首乌：内服煎汤，6 ~ 12 g；或熬膏；或浸酒；或入丸、散剂。

何首乌叶：外用适量，捣敷；或煎汤洗。

首乌藤：内服煎汤，9 ~ 15 g。外用适量，煎汤洗；或捣敷。

| 附　注 |

药材何首乌，为本种的干燥块根，《中华人民共和国药典》（1963 年版、1990 年版至 2020 年版）、《贵州省中药材、民族药材质量标准·副篇》（2003 年版）、

《贵州省中药材标准规格·上集》（1965 年版）、《新疆维吾尔自治区药品标准·第二册》（1980 年版）等中有收载。

药材首乌藤，为本种的（干燥）茎，《中华人民共和国药典》（1977 年版至 2020 年版）中有收载；《中华人民共和国药典》（1963 年版）、《贵州省中药材标准规格·上集》（1965 年版）以"首乌藤（夜交藤）"之名收载之，《新疆维吾尔自治区药品标准·第二册》（1980 年版）以"夜交藤"之名收载之。

《中华人民共和国药典》规定，何首乌按干燥品计算，含 2,3,5,4′- 四羟基二苯乙烯 -2-O-β-D- 葡萄糖苷不得少于 1.0%，含结合蒽醌以大黄素和大黄素甲醚的总量计，不得少于 0.10%。饮片含结合蒽醌以大黄素和大黄素甲醚的总量计，不得少于 0.05%；制何首乌中含 2,3,5,4′- 四羟基二苯乙烯 -2-O-β-D- 葡萄糖苷不得少于 0.70%，含游离蒽醌以大黄素和大黄素甲醚的总量计，不得少于 0.10%；首乌藤中含 2,3,5,4′- 四羟基二苯乙烯 -2-O-β-D- 葡萄糖苷不得少于 0.20%。

蓼科 Polygonaceae 蓼属 Polygonum

萹蓄
Polygonum aviculare L.

| 植物别名 | 竹叶草、大蚂蚁草、扁竹。

| 药 材 名 | 萹蓄（药用部位：地上部分。别名：粉节草、乌蓼、扁曲草）。

| 形态特征 | 一年生草本，高10～40 cm。茎平卧或上升，自基部分枝，有棱角。叶有极短柄或近无柄；叶片狭椭圆形或披针形，长1.5～3 cm，全缘；托叶鞘膜质，下部褐色，上部白色透明，有不明显脉纹。花腋生，1～5簇生叶腋，遍布全株；花梗细而短，顶部有关节；花被5深裂，裂片椭圆形，绿色，边缘白色或淡红色；雄蕊8；花柱3。瘦果卵形，有3棱，黑色或褐色。

| 生境分布 | 生于田边、沟边湿地。德兴各地均有分布。

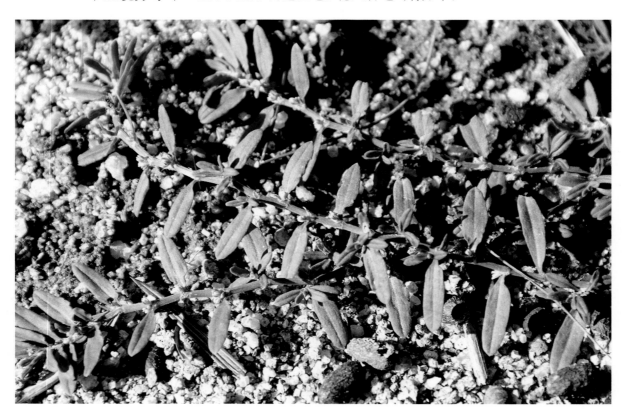

| 资源情况 | 野生资源丰富。药材来源于野生。

| 采收加工 | 7～8月生长旺盛时采收，齐地割取全株，除去杂草、泥沙，捆成把，鲜用或晒干。

| 药材性状 | 本品茎呈圆柱形而略扁，有分枝，长15～40 cm，直径0.2～0.3 cm。表面灰绿色或棕红色，有细密微凸起的纵纹；节部稍膨大，有浅棕色膜质的托叶鞘，节间长约3 cm；质硬，易折断，断面髓部白色。叶互生，近无柄或具短柄，叶片多脱落或皱缩、破碎，完整者展平后呈披针形，全缘，两面均呈棕绿色或灰绿色。气微，味微苦。

| 功能主治 | 苦，微寒。归膀胱经。利尿通淋，杀虫，止痒。用于热淋涩痛，小便短赤，虫积腹痛，皮肤湿疹，阴痒带下。

| 用法用量 | 内服煎汤，9～15 g；或入丸、散剂；杀虫单用30～60 g，鲜品捣汁饮，50～100 g；脾胃虚弱及阴虚者慎服。外用适量，煎汤洗；或捣敷；或捣汁搽。

| 附　　注 | 本种异名：*Polygonum monspeliense* Thieb. ex Pers.、*Polygonum heterophyllum* Lindm.、*Polygonum aviculare* L. var. *heterophyllum* Munshi et Javeid、*Polygonum aviculare* L. var. *vegetum* Ledeb.。

药材萹蓄，为本种的干燥地上部分，《中华人民共和国药典》（1963年版至2020年版）、《新疆维吾尔自治区药品标准·第二册》（1980年版）等中有收载。
《中华人民共和国药典》规定，萹蓄按干燥品计算，含杨梅苷不得少于0.030%。

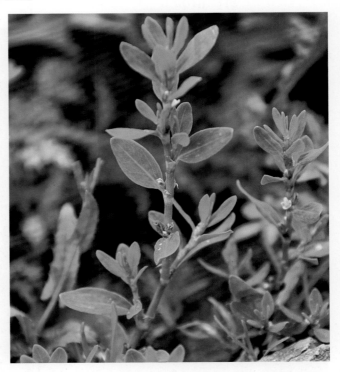

蓼科 Polygonaceae 蓼属 Polygonum

毛蓼
Polygonum barbatum L.

| 药 材 名 | 毛蓼（药用部位：全草）。

| 形态特征 | 多年生草本，高 40 ~ 100 cm。茎直立，无毛或疏生短柔毛。叶柄长约 1 cm，密生柔毛；叶披针形，长 8 ~ 15 cm，两面疏生短柔毛；叶脉明显，沿中脉密生柔毛；托叶鞘筒状，长 1.5 ~ 2 cm，膜质，密生长柔毛，先端有粗壮的长睫毛，睫毛通常长于托叶鞘或与之等长。花序穗状，长 3 ~ 10 cm，顶生或腋生；总花梗疏生短柔毛或近无毛；花淡红色或白色；花被 5 深裂。瘦果卵形，有 3 棱，长约 2 mm，黑色，光亮。

| 生境分布 | 生于沟边湿地、水边。德兴各地均有分布。

| 资源情况 | 野生资源丰富。药材来源于野生。

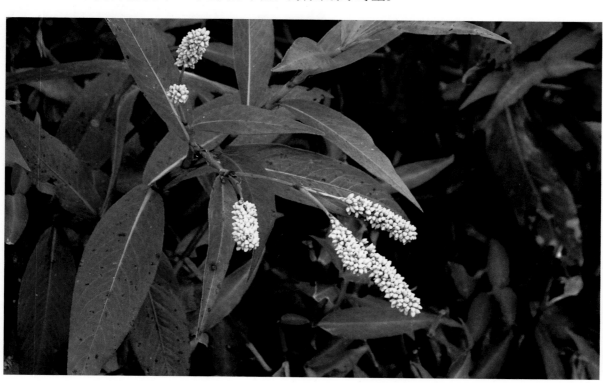

| 采收加工 | 初花期采收，鲜用或晒干。

| 药材性状 | 本品茎枝呈圆柱形，粗壮，黄褐色，叶柄密被伏毛，断面中空，节部略膨大。叶卷曲，易破碎，展平后呈披针形或狭披针形，长 8 ~ 15 cm，宽 1 ~ 2 cm，先端长渐尖，基部楔形，并下延至叶柄，两面被短伏毛，褐色，草质；托叶鞘长筒状，长 1.5 ~ 2 cm，密被粗伏毛，膜质，先端有粗壮的长睫毛。总状花序顶生或腋生，长可达 10 cm；花被淡红色或黄白色。瘦果卵形，有 3 棱，长约 2 mm，黑色，有光泽，具宿存花被。气微，味微涩。

| 功能主治 | 辛，温。归脾、肺经。清热解毒，排脓生肌，活血，透疹。用于外感发热，喉蛾，久疟，痢疾，泄泻，痈肿、疽、瘘、瘰疬溃破不敛，蛇虫咬伤，跌打损伤，风湿痹痛，麻疹不透。

| 用法用量 | 内服煎汤，9 ~ 15 g。外用适量，捣敷；或煎汤洗。

| 附　　注 | 本种异名：*Persicaria barbata* (Linnaeus) H. Hara、*Persicaria omerostroma* (Ohki) Sasaki、*Polygonum kotoshoense* Ohki、*Polygonum omerostromum* Ohki。

蓼科 | Polygonaceae 蓼属 | *Polygonum*

火炭母 *Polygonum chinense* L.

| **药 材 名** | 火炭母（药用部位：全草）、火炭母草（药用部位：地上部分）、火炭母草根（药用部位：根）。

| **形态特征** | 多年生草本，高达 1 m。茎近直立或蜿蜒，无毛。叶有短柄，通常基部具叶耳；叶片卵形或矩圆状卵形，长 5～10 cm，宽 3～6 cm，先端渐尖，基部截形，全缘，下面有褐色小点，两面通常均无毛，有时下面沿叶脉有毛；托叶鞘膜质，斜截形。花序头状，由数个头状花序排成伞房花序或圆锥花序；花序轴密生腺毛；苞片膜质，卵形，无毛；花白色或淡红色；花被 5 深裂，裂片在果时稍增大；雄蕊 8；花柱 3。瘦果卵形，有 3 棱，黑色，光亮。

| **生境分布** | 生于山谷湿地、山坡草地。德兴各地均有分布。

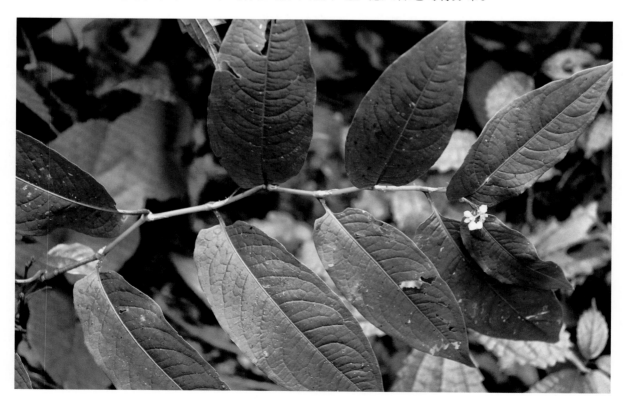

| 资源情况 | 野生资源丰富。药材来源于野生。

| 采收加工 | 火炭母：夏、秋季采挖，除去泥沙，干燥。
火炭母草：夏、秋季采收，鲜用或晒干。
火炭母草根：夏、秋季采挖，鲜用或晒干。

| 功能主治 | 火炭母：酸、涩，凉。归肺、肝、脾、大肠经。清热解毒，利湿止痒，活血消肿。用于肠炎，痢疾，咽喉肿痛，腮部红肿，赤白带下，跌打损伤，风湿骨痛等；外用于角膜云翳，湿热带下，皮炎湿疹。

火炭母草：辛、苦，凉；有毒。归肺、大肠、肝经。清热利湿，凉血解毒，平肝明目，活血舒筋。用于痢疾，泄泻，咽喉肿痛，白喉，肺热咳嗽，百日咳，肝炎，带下，痈肿，中耳炎，湿疹，眩晕耳鸣，角膜云翳，跌打损伤。

火炭母草根：辛、甘，平。补益脾肾，平降肝阳，清热解毒，活血消肿。用于体虚乏力，耳鸣耳聋，头晕目眩，带下，乳痈，肺痈，跌打损伤。

| 用法用量 | 火炭母：内服煎汤，15 ~ 30 g。外用适量，捣敷；或煎汤洗。
火炭母草：内服煎汤，9 ~ 15 g，鲜品 30 ~ 60 g。外用适量，捣敷；或煎汤洗。
火炭母草根：内服煎汤，9 ~ 15 g。外用适量，研末调敷。

| 附　注 | 本种异名：*Polygonum sinense* J. F. Gmel.、*Polygonum brachiatum* Poir.、*Persicaria chinensis* (L.) H. Gross、*Polygonum adenopodum* Samuel.、*Ampelygonum chinense* (L.) Lindl.、*Persicaria chinensis* (L.) H. Gross var. *siamensis* H. Lévl.。

药材火炭母，为本种的干燥全草，《中华人民共和国药典》（1977 年版）、《广东省中药材标准》（2004 年版、2019 年版）、《广西壮族自治区壮药质量标准·第一卷》（2008 年版）、《广西壮族自治区瑶药材质量标准·第一卷》（2014 年版）、《贵州省中药材、民族药材质量标准》（2003 年版）、《湖北省中药材质量标准》（2009 年版、2018 年版）中有收载。

蓼科 | Polygonaceae 蓼属 | *Polygonum*

蓼子草

Polygonum criopolitanum Hance

| 药 材 名 | 蓼子草（药用部位：全草）。

| 形态特征 | 一年生草本，高约15 cm。茎平卧，丛生，被平伏长毛及稀疏腺毛。叶窄披针形或披针形，长1～3 cm，两面被糙伏毛，边缘具缘毛及腺毛；叶柄极短或近无柄，托叶鞘密被糙伏毛，先端平截，具长缘毛。头状花序顶生，花序梗密被腺毛；苞片卵形，密生糙伏毛，具长缘毛；花梗较苞片长，密被腺毛；花被5深裂，淡红色，花被片卵形，长3～5 mm；雄蕊5，花药紫色；花柱2，中上部联合。瘦果椭圆形，扁平，双凸，长约2.5 mm，有光泽，包于宿存花被内。

| 生境分布 | 生于河滩、沟塘边湿地，常成片生长。德兴各地均有分布。

| 资源情况 | 野生资源丰富。药材来源于野生。

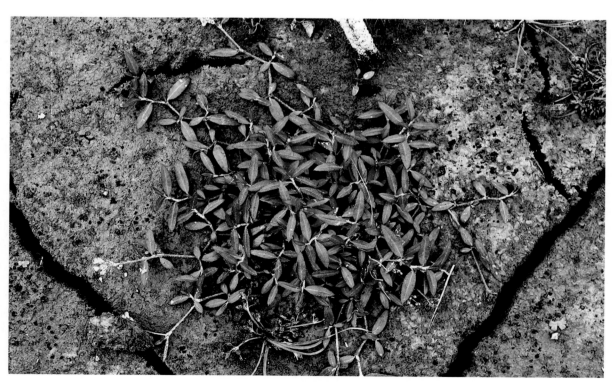

| **采收加工** | 夏、秋季采收，鲜用或晒干。

| **功能主治** | 微苦、辛，平。祛风解表，清热解毒。用于感冒发热，毒蛇咬伤。

| **用法用量** | 内服煎汤，15 ~ 30 g。外用适量，鲜品捣敷。

| **附　　注** | 本种异名：*Persicaria criopolitana* (Hance) Migo。

蓼科 Polygonaceae 蓼属 *Polygonum*

稀花蓼

Polygonum dissitiflorum Hemsl.

| **药 材 名** | 稀花蓼（药用部位：全草）。

| **形态特征** | 一年生草本，高 70 ～ 100 cm。茎直立或基部平卧，下部无毛，上部疏生钩状刺。叶有长柄，叶柄疏生刺毛；叶片卵状椭圆形，长6 ～ 15 cm，宽 3 ～ 8 cm，先端渐尖，基部戟形或心形，上面生刺毛，下面沿叶脉生刺毛，两面均疏生星状毛；托叶鞘膜质，褐色。花序圆锥状，顶生或腋生；苞片矩圆形，生缘毛；花梗细弱，密生红色腺毛；花淡红色；花被 5 深裂；雄蕊 8，短于花被；花柱 3。瘦果球形，黄褐色，有光泽，全部包于宿存花被内。

| **生境分布** | 生于河边林下湿地。德兴各地均有分布。

| **资源情况** | 野生资源一般。药材来源于野生。

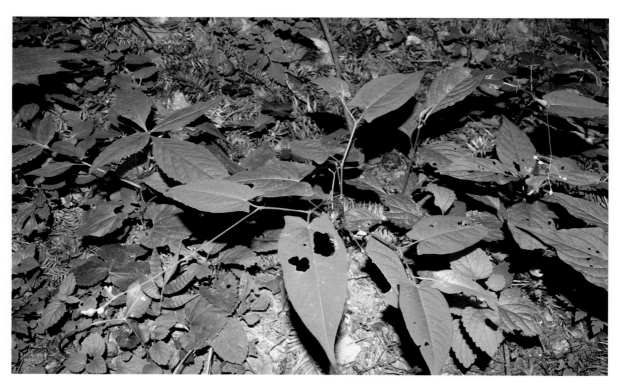

| 采收加工 | 花期采收，鲜用或晾干。

| 功能主治 | 清热解毒，利湿。用于急、慢性肝炎，小便淋痛，毒蛇咬伤。

| 用法用量 | 内服煎汤，30 ~ 60 g。外用适量，捣敷。

| 附　　注 | 本种异名：*Persicaria dissitiflora* (Hemsley) H. Gross ex T. Mori、*Persicaria fauriei* (H. Léveillé & Vaniot) Nakai ex T. Mori、*Polygonum fauriei* H. Léveillé & Vaniot、*Persicaria glanduliferum* Nakai、*Truellum dissitiflorum* (Hemsley) Tzvelev。

蓼科 Polygonaceae 蓼属 *Polygonum*

水蓼
Polygonum hydropiper L.

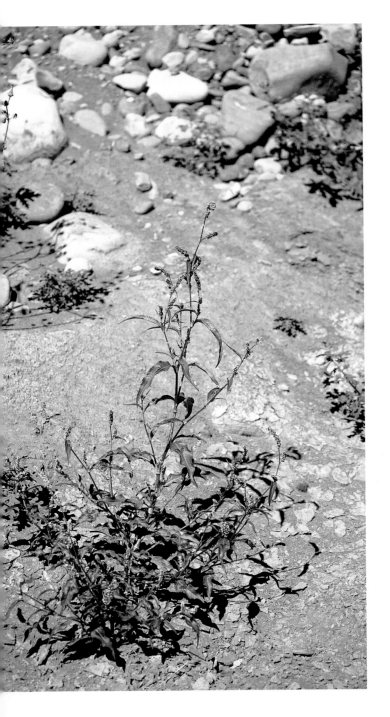

| 植物别名 |

辣柳菜、辣蓼。

| 药材名 |

辣蓼（药用部位：全草或地上部分。别名：水蓼、蓼子草、马蓼草）、蓼实（药用部位：果实）、水蓼根（药用部位：根）。

| 形态特征 |

一年生草本，高 40 ~ 80 cm。茎直立或倾斜，多分枝，无毛。叶有短柄；叶片披针形，长 4 ~ 7 cm，宽 5 ~ 15 mm，先端渐尖，基部楔形，全缘，通常两面有腺点；托叶鞘筒形，膜质，紫褐色，有睫毛。花序穗状，顶生或腋生，细长，下部间断；苞片钟形，疏生睫毛或无毛；花疏生，淡绿色或淡红色；花被 5 深裂，有腺点；雄蕊通常 6；花柱 2 ~ 3。瘦果卵形，扁平，少有 3 棱，有小点，暗褐色，稍有光泽。

| 生境分布 |

生于水边、路旁湿地。德兴各地均有分布。

| 资源情况 |

野生资源丰富。药材来源于野生。

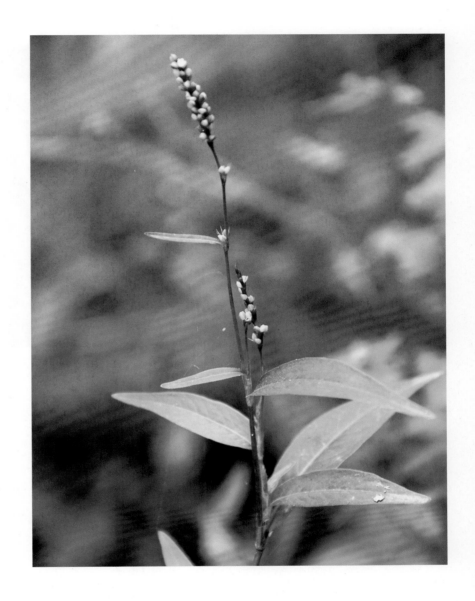

| 采收加工 | 辣蓼：夏、秋季花开时采收，除去杂质，鲜用或晒干。
蓼实：秋季果实成熟时采收，除去杂质，阴干。
水蓼根：秋季花开时采挖，洗净，鲜用或晒干。 |

| 药材性状 | 辣蓼：本品根须状，表面紫褐色。茎呈圆柱形，有分枝，长 30 ~ 70 cm；表面灰绿色或棕红色，有细棱线，节膨大；质脆，易折断，断面浅黄色，中空。叶互生，有柄；叶片皱缩或破碎，完整者展平后呈披针形或卵状披针形，长 4 ~ 7 cm，宽 0.5 ~ 1.5 cm，先端渐尖，基部楔形，全缘，上表面棕褐色，下表面褐绿色，两面有棕黑色斑点及细小的腺点；托叶鞘筒状，长 0.8 ~ 1.1 cm，紫褐色，缘毛长 1 ~ 3 mm。花序长 4 ~ 10 cm，花簇稀疏间断；花被淡绿色，5 裂，密被腺点。气微，味辛、辣。 |

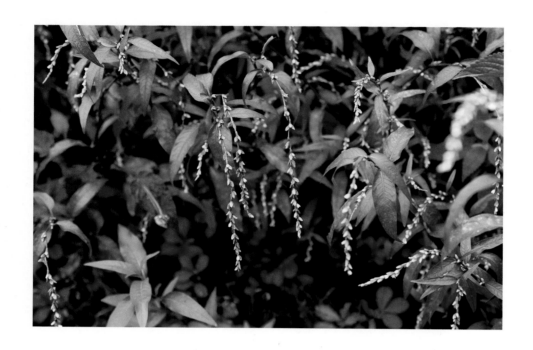

| 功能主治 | 辣蓼：辛，温；有小毒。归脾、胃、大肠经。行滞化湿，散瘀止血，祛风止痒，解毒。用于湿滞内阻，脘闷腹痛，泄泻，痢疾，疳积，崩漏，血滞闭经，痛经，跌打损伤，风湿痹痛，便血，外伤出血，皮肤瘙痒，湿疹，风疹，足癣，痈肿，毒蛇咬伤。

蓼实：辛，温。归肺、脾、肝、肾经。化湿利水，破瘀散结，解毒。用于吐泻腹痛，水肿，小便不利，癥积痞胀，痈肿疮疡，瘰疬。

水蓼根：辛，温。归肝、肾、大肠经。活血调经，健脾利湿，解毒消肿。用于月经不调，疳积，痢疾，肠炎，疟疾，跌打肿痛，蛇虫咬伤。

| 用法用量 | 辣蓼：内服煎汤，15 ~ 30 g，鲜品 30 ~ 60 g；或捣汁；孕妇忌服。外用适量，煎汤浸洗；或捣敷。

蓼实：内服煎汤，6 ~ 15 g；或研末；或绞汁；体虚气弱者及孕妇禁服。外用适量，煎汤浸洗；或研末调敷。

水蓼根：内服煎汤，15 ~ 20 g；或浸酒。外用适量，鲜品捣敷；或煎汤洗。

| 附　　注 | 本种异名：*Polygonum schinzii* J. Schust.、*Persicaria hydropiper* (L.) Spach、*Persicaria schinzii* J. Schust.、*Persicaria vernalis* Nakai、*Polygonum hydropiper* L. var. *vulgare* Meisn.、*Persicaria hydropiper* (L.) Spach var. *vulgaris* (Meisn.) Ohki。

药材辣蓼，为本种的新鲜或干燥的全草或地上部分，《中华人民共和国药典》（1977 年版）、《贵州省中药材、民族药材质量标准》（2003 年版）、《贵州

省中药材质量标准》（1988 年版）、《北京市中药材标准》（1998 年版）、《湖北省中药材质量标准》（2009 年版、2018 年版）、《辽宁省中药材标准》（2009 年版、2019 年版）、《山东省中药材标准》（1995 年版、2002 年版）、《广西壮族自治区壮药质量标准·第二卷》（2011 年版）、《广西壮族自治区瑶药材质量标准·第二卷》（2021 年版）、《福建省中药材标准》（2006 年版）、《福建省中药材标准（试行稿）·第一批》（1990 年版）、《江西省中药材标准》（2014 年版）中有收载，药用部位均为全草；《甘肃省中药材标准》（2009 年版）、《上海市中药材标准》（1994 年版）、《陕西省药材标准》（2015 年版）中有收载，药用部位均为地上部分；《四川省中药材标准》（1987 年版增补本）以"蓼子草"之名收载之，药用部位为干燥或新鲜全草。

蓼科 Polygonaceae 蓼属 Polygonum

愉悦蓼

Polygonum jucundum Meisn.

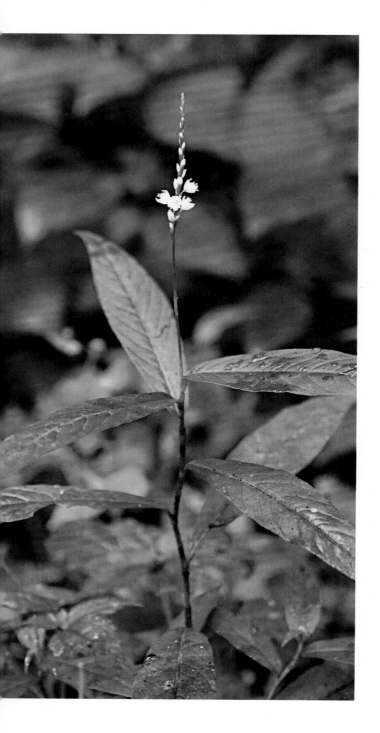

药材名

愉悦蓼（药用部位：全草）。

形态特征

一年生草本。茎直立，基部近平卧，多分枝，无毛，高 60 ~ 90 cm。叶椭圆状披针形，长 6 ~ 10 cm，两面疏生硬伏毛或近无毛，全缘，具短缘毛；叶柄长 3 ~ 6 mm；托叶鞘膜质，淡褐色，筒状，长 0.5 ~ 1 cm，疏生硬伏毛，先端截形，缘毛长 5 ~ 11 mm。总状花序呈穗状，顶生或腋生，长 3 ~ 6 cm，花排列紧密；苞片漏斗状，绿色，缘毛长 1.5 ~ 2 mm；花梗长 4 ~ 6 mm；花被 5 深裂，花被片长圆形，长 2 ~ 3 mm；雄蕊 7 ~ 8；花柱 3，柱头头状。瘦果卵形，具 3 棱，黑色，长约 2.5 mm，包于宿存花被内。

生境分布

生于山坡草地、山谷路旁及沟边湿地。分布于德兴新岗山、香屯、李宅等。

资源情况

野生资源一般。药材来源于野生。

| **采收加工** | 夏、秋季采收，鲜用或晒干。

| **功能主治** | 止痛。用于泄泻。

| **用法用量** | 内服煎汤，15 ～ 30 g。

| **附　　注** | 本种异名：*Persicaria jucunda* (Meisn.) Migo、*Polygonatum hangchouense* Matsuda。

蓼科 Polygonaceae 蓼属 Polygonum

酸模叶蓼
Polygonum lapathifolium L.

| 植物别名 | 大马蓼。

| 药 材 名 | 鱼蓼（药用部位：全草）、水红花子（药用部位：成熟果实）。

| 形态特征 | 一年生草本，高 30 ~ 100 cm。茎直立，有分枝。叶柄有短刺毛；叶披针形或宽披针形，大小变化很大，先端渐尖或急尖，基部楔形，上面绿色，常有黑褐色新月形斑点，无毛，下面沿主脉有贴生的粗硬毛，全缘，边缘生粗硬毛，托叶鞘筒状，膜质，淡褐色，无毛。花序为数个花穗构成的圆锥状花序；苞片膜质，边缘疏生短睫毛；花淡红色或白色，花被通常 4 深裂，裂片椭圆形；雄蕊 6；花柱 2，向外弯曲。瘦果卵形，扁平，两面微凹，黑褐色，有光泽，全部包于宿存花被内。

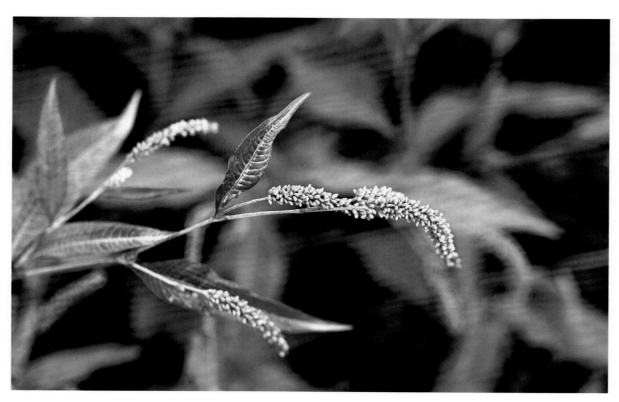

| 生境分布 | 生于路旁湿地、沟渠水边。德兴各地均有分布。

| 资源情况 | 野生资源丰富。药材来源于野生。

| 采收加工 | 鱼蓼：夏、秋季采收，晒干。
水红花子：秋季果实成熟时割取果穗，晒干，打下果实，除去杂质。

| 药材性状 | 鱼蓼：本品茎呈圆柱形，褐色或浅绿色，无毛，常具紫色斑点。叶片卷曲，展平后呈披针形或长圆状披针形，长 7 ~ 15 cm，宽 1 ~ 3 cm，先端渐尖，基部楔形，主脉及叶缘具刺伏毛；托叶鞘筒状，膜质，无毛。花序圆锥状，由数个花穗组成；苞片漏斗状，内具数花；花被通常 4 裂，淡绿色或粉红色，具腺点；雄蕊 6；花柱 2，向外弯曲。瘦果卵圆形，侧扁，两面微凹，黑褐色，有光泽，直径 2 ~ 3 mm，包于宿存花被内。气微，味微涩。
水红花子：本品呈宽卵形，长 0.2 ~ 0.3 cm。表面黑褐色，有光泽，两面凹，先端有凸起的柱基，基部有浅棕色略凸起的果柄痕，有的有膜质花被残留。质硬。气微，味淡。

| 功能主治 | 鱼蓼：辛、苦，微温。解毒，除湿，活血。用于疮疡肿痛，瘰疬，腹泻，痢疾，湿疹，疳积，风湿痹痛，跌打损伤，月经不调。
水红花子：咸，微寒。归肝、胃经。散血消癥，消积止痛，利水消肿。用于癥瘕痞块，瘿瘤，食积不消，胃脘胀痛，水肿腹水。

| 用法用量 | 鱼蓼：内服煎汤，3 ~ 10 g。外用适量，捣敷；或煎汤洗。
水红花子：内服煎汤，15 ~ 30 g。

| 附　　注 | 本种异名：*Persicaria lapathifolia* (L.) S. F. Gray、*Persicaria nodosa* (Pers.) Opiz、*Persicaria vaniotiana* H. Lévl.、*Persicaria lapathifolia* (L.) S. F. Gray sub. *pallida* var. *incana* (Roth) S. Ekman et T. Knutsson、*Polygonum komarovii* H. Lévl.、*Polygonum nodosum* Pers.、*Polygonum vaniotianum* (H. Lévl.) H. Lévl.。
药材水红花子，为本种的干燥成熟果实，《内蒙古中药材标准》（1988 年版）中有收载。

蓼科 Polygonaceae 蓼属 Polygonum

长鬃蓼
Polygonum longisetum De Br.

| 植物别名 | 马蓼。

| 药 材 名 | 白辣蓼（药用部位：全草）。

| 形态特征 | 一年生草本。茎无毛。叶披针形或宽披针形，长 5 ~ 13 cm，上面近无毛，下面沿叶脉被平伏毛，具缘毛；叶柄短或近无柄；托叶鞘长 7 ~ 8 mm，疏被柔毛，缘毛长 6 ~ 7 mm。穗状花序直立，长 2 ~ 4 cm；苞片漏斗状，无毛，具长缘毛；花梗长 2 ~ 2.5 mm；花被 5 深裂，淡红色或紫红色；花被片椭圆形，长 1.5 ~ 2 mm；花柱 3。瘦果宽卵形，具 3 棱，长约 2 mm，包于宿存花被内。

| 生境分布 | 生于草地上。分布于德兴大茅山等。

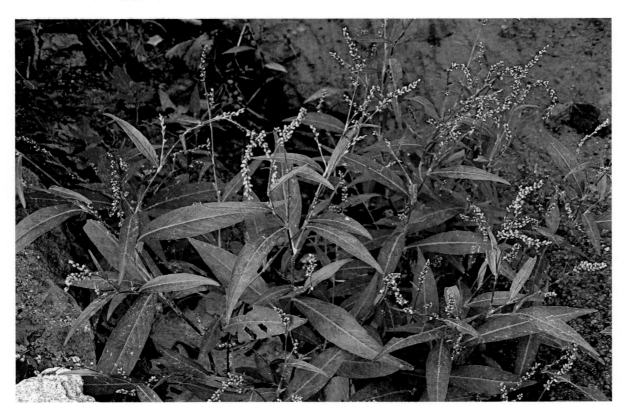

| **资源情况** | 野生资源一般。药材来源于野生。

| **采收加工** | 夏、秋季采收，晾干。

| **功能主治** | 辛，温。归肝、胃、大肠经。解毒，除湿。用于肠炎，细菌性痢疾，无名肿毒，阴疮，瘰疬，毒蛇咬伤，风湿痹痛。

| **用法用量** | 内服煎汤，9 ~ 30 g。外用适量，捣敷；或煎汤洗。

| **附　注** | 本种异名：*Polygonum buisanense* Ohki、*Polygonum gentilianum* (H. Lévl.) H. Lévl.、*Polygonum kinashii* H. Lévl. et Vaniot、*Polygonum blumei* Meisn.、*Polygonum interruptum* Bunge、*Polygonum roseoviridum* (Kitag.) S. X. Li et Y. L. Chang、*Persicaria caespitosa* (Blume) Nakai var. *longiseta* (Bruijn) C. F. Reed。

蓼科 Polygonaceae 蓼属 *Polygonum*

小蓼花

Polygonum muricatum Meisn.

| 药 材 名 | 匐茎蓼（药用部位：全草）。

| 形态特征 | 一年生草本，高达 1 m。茎沿棱疏被倒生皮刺。叶卵形或长圆状卵形，长 2.5 ~ 6 cm，上面通常无毛或疏被柔毛，极少疏被星状毛，下面疏被星状毛及柔毛，沿中脉具倒生皮刺或糙伏毛，边缘密生缘毛；叶柄长 0.7 ~ 2 cm，疏被倒生皮刺；托叶鞘无毛，长 1 ~ 2 cm，先端平截，具长缘毛。短穗状圆锥花序，花序梗被密柔毛及稀疏腺毛；苞片椭圆形或卵形，具缘毛；花梗长约 2 mm；花被 5 深裂，白色或淡红色，花被片宽椭圆形，长 2 ~ 3 mm；雄蕊 6 ~ 8；花柱 3。瘦果长 2 ~ 2.5 mm，包于宿存花被内。

| 生境分布 | 生于山谷水边、田边湿地。德兴各地均有分布。

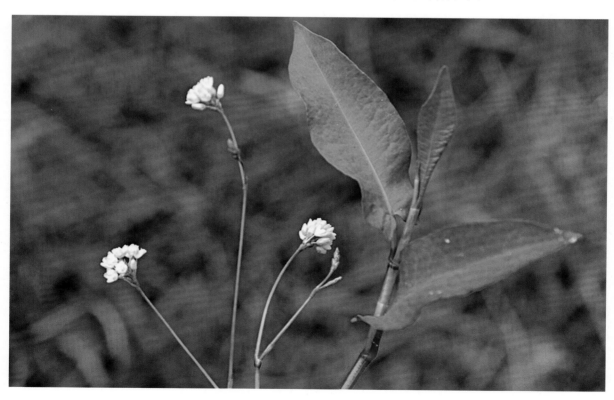

| 资源情况 | 野生资源一般。药材来源于野生。

| 采收加工 | 夏、秋季采收，鲜用或晒干。

| 功能主治 | 清热解毒，祛风除湿，活血止痛。用于痈疮肿毒，头疮脚癣，皮肤瘙痒，痢疾，风湿痹痛，腰痛，神经痛，跌打损伤，瘀血肿痛，月经不调。

| 用法用量 | 内服煎汤，9 ~ 15 g。外用适量，捣汁涂。

| 附　　注 | 本种异名：*Persicaria muricata* (Meisner) Nemoto、*Persicaria nipponensis* (Makino) H. Grossex Nakai、*Persicaria kirinense* S. X. Li & Y. L. Chang、*Persicaria nipponense* Makino、*Persicaria oliganthum* Diels、*Persicaria uniflorum* Y. X. Ma & Y. T. Zhao、*Tracaulon muricatum* (Meisner) Greene。

蓼科 Polygonaceae 蓼属 *Polygonum*

尼泊尔蓼 *Polygonum nepalense* Meisn.

| 药 材 名 | 猫儿眼睛（药用部位：全草）。

| 形态特征 | 一年生草本，高30 ~ 50 cm。茎细弱，直立或平卧，有分枝。下部叶有柄，上部叶近无柄，抱茎；叶片卵形或三角状卵形，长3 ~ 5 cm，宽2 ~ 4 cm，先端渐尖，基部截形或圆形，全缘，下面密生金黄色腺点，沿叶柄下延成翅状或耳垂形；托叶鞘筒状，膜质，淡褐色。花序头状，顶生或腋生；花白色或淡红色，密集；花被通常4深裂；裂片矩圆形；花柱2，下部合生，柱头头状。瘦果圆形，两面凸出，黑色，密生小点，无光泽。

| 生境分布 | 生于水边、田边路旁湿地。分布于德兴银城、泗洲等。

| 资源情况 | 野生资源丰富。药材来源于野生。

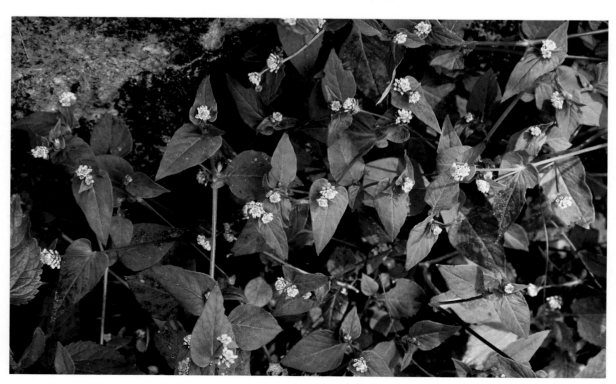

| 采收加工 | 夏、秋季采收，晾干。

| 功能主治 | 苦、酸，寒。清热解毒，除湿通络。用于咽喉肿痛，目赤，牙龈肿痛，赤白痢疾，风湿痹痛。

| 用法用量 | 内服煎汤，9 ~ 15 g。

| 附　　注 | 本种异名：*Cephalophilon nepalense* (Meisner) Tzvelev、*Persicaria alata* (Buchanan-Hamilton ex D. Don) Nakai、*Persicaria nepalensis* (Meisner) H. Gross、*Persicaria punctatum* Buchanan-Hamilton ex D. Don、*Persicaria quadrifidum* Hayata。

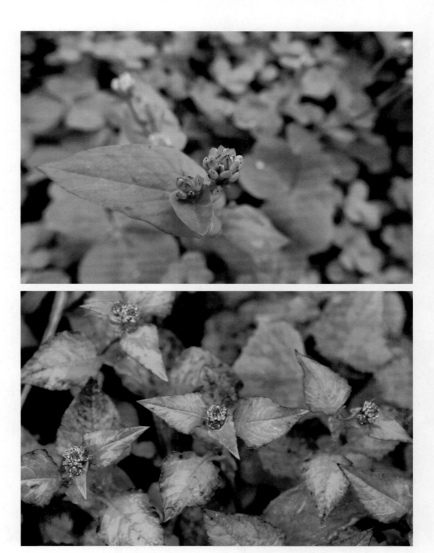

蓼科 Polygonaceae 蓼属 Polygonum

红蓼
Polygonum orientale L.

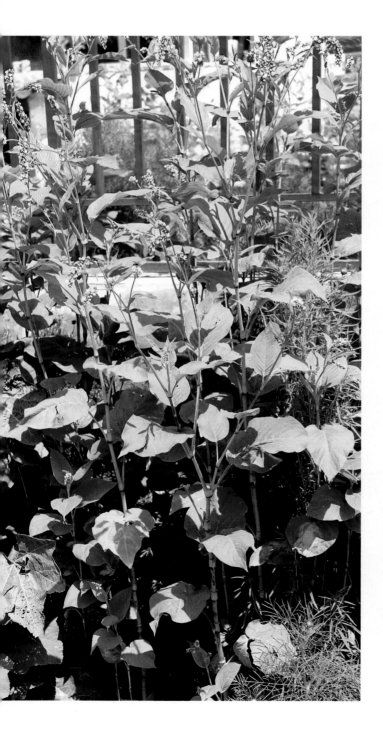

| 植物别名 |

狗尾巴花、东方蓼、荭草。

| 药 材 名 |

荭草（药用部位：果穗及带叶茎枝）、水红花子（药用部位：成熟果实）、荭草根（药用部位：根茎）、荭草花（药用部位：花序）。

| 形态特征 |

一年生草本，高 2 ~ 3 m。茎直立，多分枝，密生长毛。叶有长柄；叶片卵形或宽卵形，长 10 ~ 20 cm，宽 6 ~ 12 cm，先端渐尖，基部近圆形，全缘，两面疏生长毛；托叶鞘筒状，下部膜质，褐色，上部草质，绿色。花序圆锥状；苞片宽卵形；花淡红色；花被5 深裂，裂片椭圆形；雄蕊 7，长于花被；花柱 2。瘦果近圆形，扁平，黑色，有光泽。

| 生境分布 |

生于村边路旁、水边湿地。德兴各地均有分布。

| 资源情况 |

野生资源丰富。药材来源于野生。

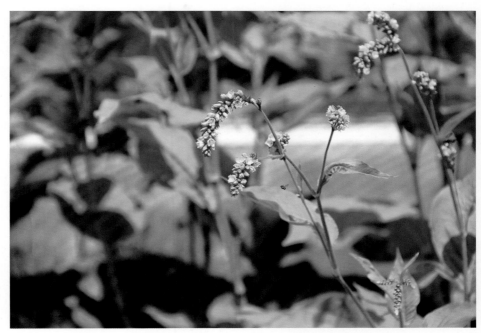

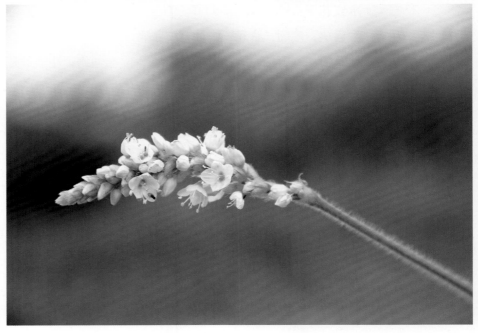

采收加工	**荭草**：晚秋霜后采割，洗净，茎切成小段，晒干，叶置通风处阴干。
	水红花子：秋季果实成熟时割取果穗，晒干，打下果实，除去杂质。
	荭草根：夏、秋季采挖，洗净，鲜用或晒干。
	荭草花：夏季花开时采收，鲜用或晒干。

| **药材性状** | **荭草**：本品茎呈圆柱形，密被黄色长硬毛，表面绿色或棕色，断面有髓或中空。叶互生，卵形或宽卵形，长 3 ~ 15 cm，宽 2 ~ 8 cm，皱缩，多破碎，褐绿色，先端渐尖，基部近圆形，全缘，两面疏生长毛，具圆筒状的托叶鞘。总状花序顶生或腋生，花被淡红色或白色，5 深裂。瘦果近圆形，扁平，直径 0.2 ~ 0.35 cm，厚 0.1 ~ 0.15 cm，表面棕黑色，有的红棕色，有光泽，两面微凹，基部有浅棕色略凸起的果柄痕，质硬。气微，味辛。

水红花子：本品呈扁圆形，直径 2 ~ 3.5 mm，厚 1 ~ 1.5 mm。表面棕黑色，有的红棕色，有光泽，两面微凹，中部略有纵向隆起。先端有凸起的柱基，基部有浅棕色略凸起的果柄痕，有的有膜质花被残留。质硬。气微，味淡。

荭草花：本品为干燥花序，花多数，攒簇成穗，花被 5 深裂，淡红色或带白色，初开时常呈扁形的半开放状态。

功能主治：**荭草**：辛，平；有小毒。归肝、脾经。祛风除湿，清热解毒，活血，截疟。用于风湿痹痛，痢疾，腹泻，吐泻转筋，水肿，脚气，痈疮疔疖，蛇虫咬伤，疳积，疝气，跌打损伤，疟疾。

水红花子：咸，微寒。归肝、胃经。散血消癥，消积止痛，利水消肿。用于癥瘕痞块，瘿瘤，食积不消，胃脘胀痛，水肿腹水。

荭草根：辛，凉；有毒。清热解毒，除湿通络，生肌敛疮。用于痢疾，肠炎，水肿，脚气，风湿痹痛，跌打损伤，荨麻疹，疮痈肿痛或久溃不敛。

荭草花：辛，温。行气活血，消积，止痛。用于头痛，心胃气痛，腹中痞积，痢疾，疳积，横痃。

用法用量：**荭草**：内服煎汤，9 ~ 15 g；或浸酒；或研末；用量不宜过大，孕妇禁服。外用适量，研末；或捣敷；或煎汤洗。

水红花子：内服煎汤，15 ~ 30 g；或研末；或熬膏；或浸酒；凡血分无瘀滞及脾胃虚寒者慎服。外用适量，熬膏；或捣敷。

荭草根：内服煎汤，9 ~ 15 g。外用适量，煎汤洗。

荭草花：内服煎汤，3 ~ 6 g；或研末；或熬膏。外用适量，熬膏贴。

附 注：本种异名：*Amblygonum orientale* (Linnaeus) Nakai ex T. Mori、*Lagunea cochinchinensis* Loureiro、*Lagunea orientalis* (Linnaeus) Nakai、*Persicaria cochinchinensis* (Loureiro) Kitagawa、*Persicaria orientalis* (Linnaeus) Spach、*Persicaria pilosa* (Roxburgh ex Meisner) Kitagawa。

药材水红花子，为本种的干燥成熟果实，《中华人民共和国药典》（1977年版至2020年版）、《内蒙古中药材标准》（1988年版）、《新疆维吾尔自治区药品标准·第二册》（1980年版）中有收载；《贵州省中药材、民族药材质量标准》（2003年版）以"荭草"之名收载之，《贵州省中药材质量标准》（1988年版）以"荭草（红草）"之名收载之，药用部位均为干燥全草。

《中华人民共和国药典》规定，荭草按干燥品计算，含花旗松素不得少于0.15%。

蓼科 Polygonaceae 蓼属 Polygonum

掌叶蓼
Polygonum palmatum Dunn

| 药 材 名 | 掌叶蓼（药用部位：全草）。

| 形态特征 | 多年生草本，高达 1 m。茎被糙伏毛及星状毛，上部多分枝。叶掌
状深裂，长 7 ~ 15 cm，两面被星状毛及稀疏糙伏毛，疏生缘毛，
基部有时沿叶柄下延成窄翅，裂片 5 ~ 7，卵形；叶柄长 5 ~ 12 cm，
被糙伏毛及星状毛；托叶鞘膜质，长 1.5 ~ 2.5 cm，被糙伏毛及星
状毛。花序头状，直径约 1 cm，常数个组成圆锥状，花序梗密被星
状毛或糙伏毛；苞片披针形；花梗较苞片短；花被 5 深裂，淡红色，
花被片椭圆形，长 2.5 ~ 3 mm；雄蕊 8 ~ 10；花柱 3。瘦果卵形，
具 3 棱，长 3 ~ 3.5 mm，褐色，包于宿存花被内。

| 生境分布 | 生于海拔 350 ~ 1 500 m 的山谷湿地。分布于德兴三清山北麓等。

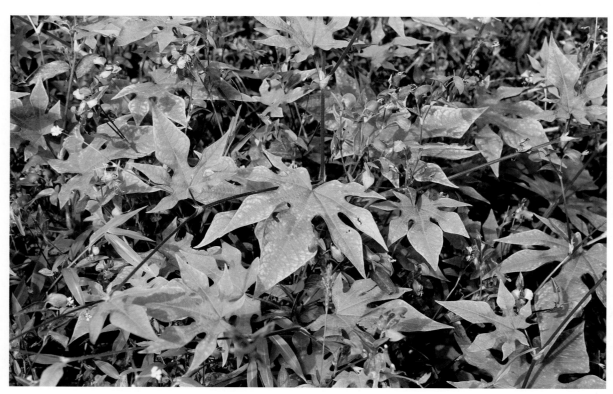

| **资源情况** | 野生资源一般。药材来源于野生。

| **采收加工** | 夏季采收，切段，鲜用或晒干。

| **药材性状** | 本品茎枝呈圆柱形，多分枝，棕红色至紫红色，表面有纵棱线纹，被短柔毛，断面中空。叶多皱曲，展平后呈掌状，5～7掌状深裂，裂片近菱形，基部2裂片较小，近披针形，先端长渐尖，基部深凹，表面有伏毛及短柔毛；托叶鞘斜截形，有明显脉纹，膜质，有伏毛。头状花序排列成聚伞花序状；花被淡红色，有明显脉纹。瘦果卵形，具3棱，淡褐色，有点状花纹。气微，味微涩。

| **功能主治** | 苦、酸，凉。止血，清热。用于吐血，衄血，崩漏，赤痢，外伤出血。

| **用法用量** | 内服煎汤，10～15 g。外用适量，鲜叶捣敷；或干叶研末撒。

| **附　注** | 本种异名：*Cephalophilon palmatum* (Dunn) Borodina、*Persicaria palmata* (Dunn) Yonekura & H. Ohashi、*Polygonum meeboldii* W. W. Smith、*Polygonum pseudopalmatum* G. Hoo。

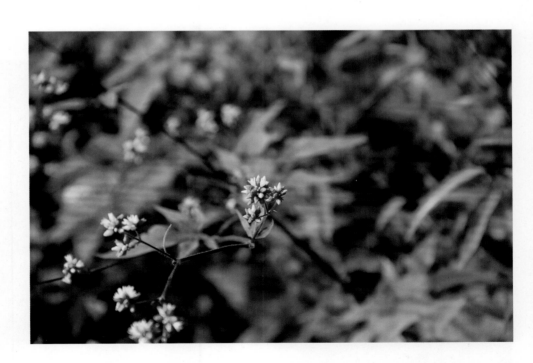

蓼科 Polygonaceae 蓼属 Polygonum

杠板归

Polygonum perfoliatum L.

| 植物别名 | 贯叶蓼、刺犁头、河白草。

| 药 材 名 | 杠板归（药用部位：地上部分。别名：扛板归、酸咪咪、拉锯草）、
杠板归根（药用部位：根茎。别名：扛板归根）。

| 形态特征 | 多年生蔓性草本。茎有棱角，红褐色，有倒生钩刺。叶柄长 3 ~
8 cm，疏生倒生钩刺，盾状着生；叶片三角形，长 4 ~ 6 cm，下部
宽 5 ~ 8 cm，上面无毛，下面沿叶脉疏生钩刺；托叶鞘草质，近
圆形，抱茎。花序穗状，顶生或腋生；苞片圆形；花白色或淡红色；
花被 5 深裂，裂片在果时增大，肉质，成熟时深蓝色；雄蕊 8；
花柱 3。瘦果球形，黑色，有光泽。

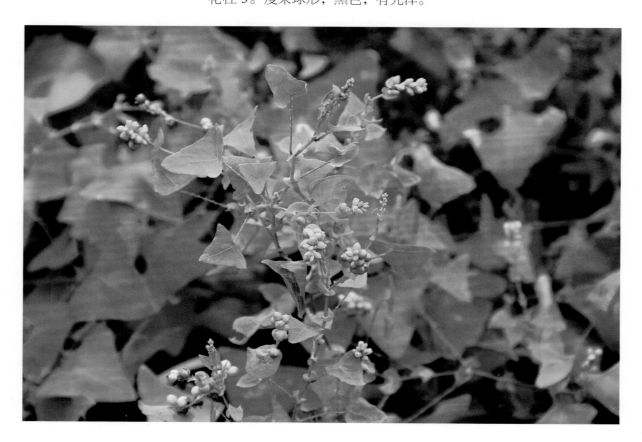

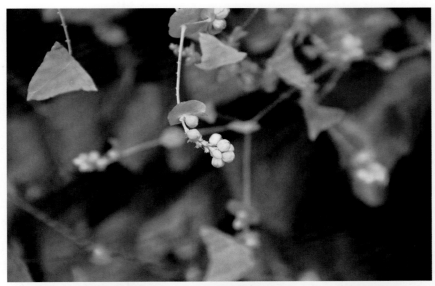

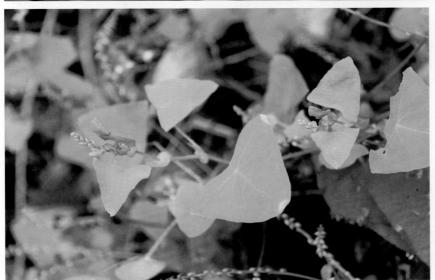

| 生境分布 | 生于荒芜的沟岸、河边及村庄附近。德兴各地均有分布。

| 资源情况 | 野生资源丰富。药材来源于野生。

| 采收加工 | 杠板归：夏季开花时采收，晒干。

杠板归根：夏季采挖，除净泥土，鲜用或晒干。

| 药材性状 | 杠板归：本品茎略呈方柱形，有棱角，多分枝，直径可达 0.2 cm；表面紫红色或紫棕色，棱角上有倒生钩刺，节略膨大，节间长 2 ~ 6 cm，断面纤维性，黄白色，有髓或中空。叶互生，有长柄，盾状着生；叶片多皱缩，展平后呈近等边三角形，灰绿色至红棕色，下表面叶脉和叶柄均有倒生钩刺；托叶鞘包于茎

节上或脱落。短穗状花序顶生或生于上部叶腋，苞片圆形，花小，多萎缩或脱落。气微，茎味淡，叶味酸。

| 功能主治 | **杠板归**：酸，微寒。归肺、膀胱经。清热解毒，利水消肿，止咳。用于咽喉肿痛，肺热咳嗽，小儿顿咳，水肿尿少，湿热泻痢，湿疹，疖肿，蛇虫咬伤。

杠板归根：酸、苦，平。归心、大肠经。解毒消肿。用于对口疮，痔疮，肛漏。

| 用法用量 | **杠板归**：内服煎汤，10 ～ 30 g，鲜品 20 ～ 45 g；体质虚弱者及孕妇慎服。外用适量，捣敷；或研末调敷；或煎汤熏洗。

杠板归根：内服煎汤，9 ～ 15 g，鲜品 15 ～ 30 g。外用适量，捣敷。

| 附　方 | （1）治缠腰火丹（带状疱疹）：鲜杠板归叶，捣烂绞汁，调雄黄末适量，涂患处，每日数次。

（2）治附骨疽：杠板归 20 ～ 30 g，酒、水各半煎 2 次，分服；以渣捣敷。［方（1）～（2）出自《江西民间草药》］

（3）治痔疮、肛漏：杠板归 30 g，猪大肠 60 g，炖汤服。

（4）治单腹膨胀（肝硬化腹水）：杠板归 1 000 g，白英 250 g，焙干研末，加面粉 500 g，炼蜜为丸。每服 12 g，每日 3 次，饭后冬酒送服。

（5）治水肿：杠板归根 120 g，煎汤熏洗，暖睡取汗；另用冬瓜子、车前子、白茅根、陈葫芦壳、冬瓜皮、海金沙各 15 g，煎汤服。［方（3）～（5）出自《江西草药》］

| 附　注 | 本种异名：*Ampelygonum perfoliatum* (Linnaeus) Roberty & Vautier、*Chylocalyx perfoliatus* (Linnaeus) Hasskarl ex Miquel、*Echinocaulon perfoliatum* (Linnaeus) Meisner ex Hasskarl、*Fagopyrum perfoliatum* (Linnaeus) Rafinesque、*Persicaria perfoliata* (Linnaeus) H. Gross、*Tracaulon perfoliatum* (Linnaeus) Greene、*Truellum perfoliatum* (Linnaeus) Soják。

药材杠板归，为本种的干燥地上部分，《中华人民共和国药典》（1977 年版、2010 年版至 2020 年版）、《北京市中药材标准》（1998 年版）、《贵州省中药材、民族药材质量标准》（2003 年版）、《贵州省中药材质量标准》（1988 年版）、《湖北省中药材质量标准》（2009 年版）、《湖南省中药材标准》（1993 年版、2009 年版）、《辽宁省中药材标准》（2009 年版）、《山东省中药材标准》（1995 年版、2002 年版）中有收载；《广西壮族自治区壮药质量标准·第一卷》（2008 年版）以"杠板归（扛板归）"之名收载之，《江苏

省中药材标准》（1989 年版）、《江苏省中药材标准（试行稿）·第一批》（1986 年版）以"杠板归（河白草）"之名收载之，《上海市中药材标准》（1994 年版）以"河白草"之名收载之。

《中华人民共和国药典》规定，杠板归按干燥品计算，含槲皮素不得少于 0.15%。

蓼科 Polygonaceae 蓼属 Polygonum

习见蓼
Polygonum plebeium R. Br.

| 植物别名 | 腋花蓼、铁马齿苋、铁马鞭。

| 药材名 | 小萹蓄（药用部位：全草）。

| 形态特征 | 一年生草本，高达 20 cm。茎平卧，基部分枝，小枝节间较叶片短。叶窄椭圆形或倒披针形，长 0.5 ~ 1.5 cm，无毛，叶柄极短，托叶鞘膜质，白色，透明，长 2.5 ~ 3 mm，先端撕裂。花 3 ~ 6 簇生叶腋，遍布全株；苞片膜质；花被 5 深裂，花被片长椭圆形，绿色，背部稍隆起，边缘白色或淡红色，长 1 ~ 1.5 mm；雄蕊 5；花柱 2 或 3，极短。瘦果宽卵形，具 3 棱或扁平，双凸，长 1.5 ~ 2 mm，黑褐色，包于宿存花被内。

| 生境分布 | 生于原野、荒地、路旁。分布于德兴银城、泗洲、黄柏等。

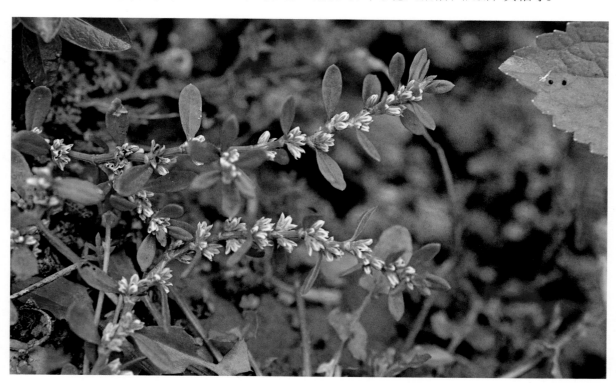

| 资源情况 | 野生资源丰富。药材来源于野生。

| 采收加工 | 花开时采收，晒干。

| 药材性状 | 本品常绕成团状；展开后全草长 15 ~ 25 cm，分枝多，茎枝柔弱而披散，表面
稍平滑或具纵条纹，有节，节间较短，长约 1 cm，叶互生，狭矩圆形至匙形，
长 0.5 ~ 1.8 cm，宽 2 ~ 5 mm，先端稍宽钝，基部渐细狭而成短柄，全缘，托
叶鞘膜质透明。间见干燥小花残存于节处托叶鞘内。气微，味淡、微苦。

| 功能主治 | 苦，凉。归膀胱、大肠、肝经。利尿通淋，清热解毒，化湿杀虫。用于热淋，
石淋，黄疸，痢疾，恶疮疥癣，外阴湿痒，蛔虫病。

| 用法用量 | 内服煎汤，10 ~ 15 g，鲜品 30 ~ 60 g；或捣汁饮。外用适量，捣敷；或煎汤洗。

| 附　注 | 本种异名：*Polygonum aviculare* Linnaeus var. *minutiflorum* Franchet、*Polygonum
changii* Kitagawa、*Polygonum humifusum* Pallas ex Ledebour var. *mandshuricum*
Skvortsov、*Polygonum parviflorum* Y. L. Chang & S. H. Li、*Polygonum plebeium* R.
Br. subsp. *changii* (Kitagawa) V. N. Voroschilov.。
药材小萹蓄，为本种的干燥全草，《四川省中药材标准》（1987 年版增补本、
2010 年版）分别以"小扁蓄""小扁蓄（扁蓄）"之名收载之。

蓼科 Polygonaceae 蓼属 Polygonum

丛枝蓼
Polygonum posumbu Buch.-Ham. ex D. Don

| 植物别名 | 长尾叶蓼。

| 药 材 名 | 丛枝蓼（药用部位：全草）。

| 形态特征 | 一年生草本。茎无毛。叶卵状披针形或卵形，长 3 ~ 8 cm，先端尾尖，两面疏被平伏硬毛或近无毛，具缘毛；叶柄长 5 ~ 7 mm，被平伏硬毛，托叶鞘长 4 ~ 6 mm，被平伏硬毛，缘毛粗，长 7 ~ 8 mm。穗状花序长 5 ~ 10 cm，苞片漏斗状，无毛，淡绿色，具缘毛；花梗短；花被 5 深裂，淡红色，花被片椭圆形，长 2 ~ 2.5 mm；雄蕊 8，较花被短。瘦果卵形，具 3 棱，长 2 ~ 2.5 mm，包于宿存花被内。

| 生境分布 | 生于溪边或阴湿处。分布于德兴龙头山等。

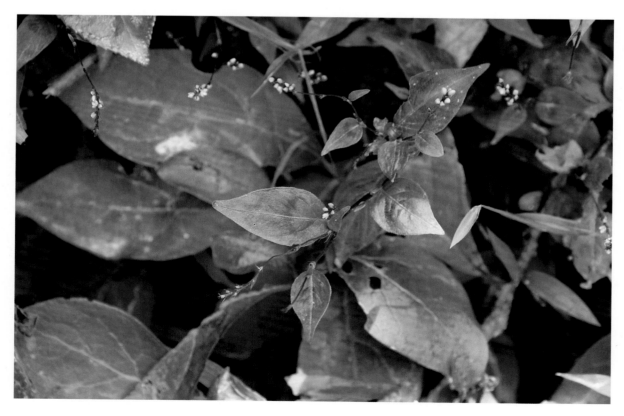

| **资源情况** | 野生资源一般。药材来源于野生。

| **采收加工** | 7～9月花期采收，鲜用或晒干。

| **药材性状** | 本品为干燥皱缩的全草，长 20～80 cm，茎直径约 3 mm。根须状，表面灰棕色或棕褐色。茎基部圆柱形，上部类方形，多分枝；表面灰绿色、浅棕色或红紫色；有棱线，节膨大，质脆；较易折断，断面灰绿色或黄白色，中空。叶互生，叶柄极短，其上疏生短平伏硬毛；叶片皱缩或破碎，完整者呈披针形，长 3～8 cm，宽 0.6～1.4 cm，全缘，灰绿色或浅棕黄色，两面近无毛，叶缘疏被短糙伏毛；托叶鞘筒状，膜质，长 4～6 mm，缘毛长 7～8 mm。穗状花序长 2～5 cm，花簇间断，浅红紫色或淡红色；苞片钟状，缘毛长 1～3.5 mm；花被 5 裂，灰白色或淡红色。气微，味淡。

| **功能主治** | 辛，平。归肝、大肠经。清热燥湿，健脾消疳，活血调经，解毒消肿。用于泄泻，痢疾，疳疾，月经不调，湿疹，足癣，毒蛇咬伤。

| **用法用量** | 内服煎汤，15～30 g。外用适量，捣敷；或煎汤洗。

| **附　注** | 本种异名：*Persicaria posumbu* (Buchanan-Hamilton ex D. Don) H. Gross、*Persicaria yokusaiana* (Makino) Nakai、*Polygonum caespitosum* Blume、*Persicaria caespitosum* Blume subsp. *yokusaianum* (Makino) Danser、*Persicaria procumbens* Y. L. Chang & S. X. Li、*Persicaria pronum* C. F. Fang、*Persicaria yokusaianum* Makino。

药材丛枝蓼，为本种的干燥全草，《湖南省中药材标准》（1993 年版、2009 年版）中有收载；但《湖南省中药材标准》（1993 年版）以"丛枝蓼 *Polygonum caespitosum* Bl."记载本种。

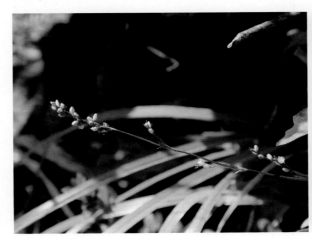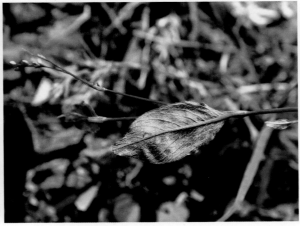

伏毛蓼 *Polygonum pubescens* Blume

| **药 材 名** | 红辣蓼（药用部位：全草）。

| **形态特征** | 一年生草本。茎疏被平伏硬毛。叶卵状披针形或宽披针形，长5 ~ 10 cm，宽 1 ~ 2.5 cm，叶上面中部具黑褐色斑点，两面密被平伏硬毛，具缘毛；叶柄长 4 ~ 7 mm，密被平伏硬毛，托叶鞘长1 ~ 1.5 cm，被平伏硬毛，先端平截，具粗长缘毛。穗状花序下垂；苞片漏斗状，绿色，具缘毛；花梗较苞片长；花被 5 深裂，绿色，上部红色，密生淡紫色透明腺点，花被片椭圆形，长 3 ~ 4 mm；雄蕊较花被短；花柱 3。瘦果卵形，具 3 棱，黑色，密生小凹点，长2.5 ~ 3 mm，包于宿存花被内。

| **生境分布** | 生于沟边、水旁、田边湿地。德兴各地均有分布。

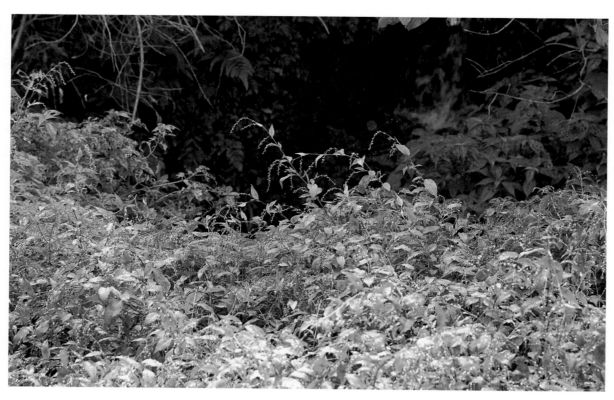

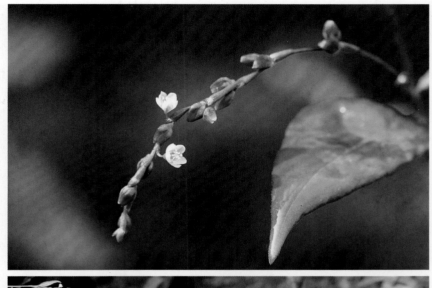

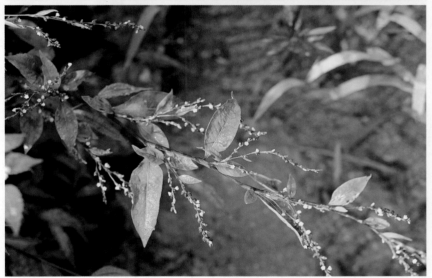

| **资源情况** | 野生资源丰富。药材来源于野生。

| **采收加工** | 花期采收，鲜用或晾干。

| **药材性状** | 本品根呈须状，表面灰棕色或紫褐色。茎类圆柱形，长 20 ~ 95 cm，直径达 10 mm；表面紫红色或灰绿色，有细棱线，具毛茸，少数有紫红色小斑点，节膨大；质脆，较易折断；断面灰绿色、黄绿色或浅黄棕色，中空。叶互生，有短柄，叶片皱缩或破碎，完整者展平后呈广披针形，先端渐尖，长 5 ~ 10 cm，宽 1.5 ~ 2 cm，全缘，黄绿色或黄棕色，叶两面被粗毛；托叶鞘呈鞘状，膜质，黄白色或黄棕色，长 11 ~ 14 mm，睫毛长约 6 mm。有的可见穗状花序，花梗细长，长 6 ~ 12 cm，花穗长 1.5 ~ 5.5 cm，少数下部花簇间断。气微，味辣。

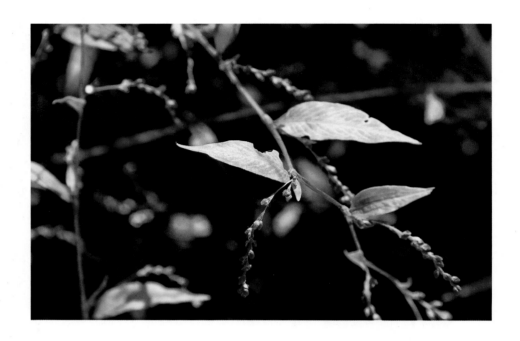

功能主治	辛，温。归肺、肝、大肠经。解毒，除湿，散瘀，止血。用于痢疾，泄泻，乳蛾，疟疾，风湿痹痛，跌打肿痛，崩漏，痈肿疔疮，瘰疬，毒蛇咬伤，湿疹，足癣，外伤出血。
用法用量	内服煎汤，9～30 g；或入丸、散剂；孕妇忌服。外用适量，捣敷；或煎汤洗漱。
附　方	（1）治痢疾：①红辣蓼根24 g，煎汤，糖调服。②红辣蓼根、野南瓜叶各15 g，白米炒焦9 g，煎汤服。 （2）治痧气腹痛、胃痛：鲜红辣蓼枝头嫩叶15 g，捣烂，加冷开水半碗擂汁，白糖调服。 （3）治扁桃体炎：红辣蓼茎叶适量，捣烂取汁1杯，加温开水1杯含漱。 （4）治关节炎：红辣蓼叶适量，开水泡片刻后搓揉痛处。 （5）治跌打损伤：鲜红辣蓼叶、鲜韭菜等份，捣烂，酌加甜酒捣匀敷。 （6）治疔疮初起：鲜红辣蓼叶，捣敷，能起疮顶或收聚根脚使不扩散。 （7）治牙痛：鲜红辣蓼全草或根120 g，煎汤，频频含漱。 （8）治毒蛇咬伤：鲜红辣蓼嫩叶、鲜半边莲各60 g，捣烂，稍加甜酒或冷开水擂汁服。药渣外敷伤口周围及肿处。［方（1）～（8）出自《草药手册》（江西）］
附　注	本种异名：*Persicaria flaccida* (Meisner) H. Gross、*Persicaria hydropiper* (Linnaeus) Spach subsp. *flaccida* (Meisner) Munshi & Javeid、*Persicaria pubescens* (Blume) H. Hara、*Polygonum donii* Meisner、*Polygonum flaccidu* Meisner、*Polygonum*

hispidum Buchanan-Hamilton ex D. Don、*Polygonum oryzetorum* Blume。

药材红辣蓼，为本种的干燥全草，《中华人民共和国药典》（1977 年版）、《湖南省中药材标准》（1993 年版、2009 年版）、《福建省中药材标准（试行稿）·第一批》（1990 年版）、《福建省中药材标准》（2006 年版）、《贵州省中药材质量标准》（1988 年版）、《贵州省中药材、民族药材质量标准》（2003 年版）以"辣蓼"之名收载之。但《中华人民共和国药典》（1977 年版）以"旱辣蓼 *Polygonum flaccidum* Meissn."记载本种，《湖南省中药材标准》（1993 年版）以"辣蓼 *Polygonum flaccidum* Meissn."记载本种，《福建省中药材标准（试行稿）·第一批》（1990 年版）、《福建省中药材标准》（2006 年版）以"软叶水蓼 *Polygonum hydropiper* L. var. *flaccidum* (Meisn.) Stew."记载本种，《贵州省中药材质量标准》（1988 年版）、《贵州省中药材、民族药材质量标准》（2003 年版）以"*Polygonum hydropiper* L. var. *flaccidum* (Meisn.) Steward"记载本种。

蓼科 Polygonaceae 蓼属 *Polygonum*

刺蓼
Polygonum senticosum (Meisn.) Franch. et Sav.

| 药 材 名 | 廊茵（药用部位：全草）。

| 形态特征 | 多年生草本。茎蔓延或上升，长达 1 m，四棱形，有倒生钩刺。叶有长柄；叶片三角形或三角状戟形，长 4 ~ 8 cm，通常两面无毛或疏生细毛，下面沿叶脉有倒生钩刺；托叶鞘短筒状，膜质，上部草质，绿色。花序头状，顶生或腋生；总花梗生腺毛和短柔毛，疏生钩刺；花淡红色，花被 5 深裂，裂片矩圆形；雄蕊 8；花柱 3，下部合生，柱头头伏。瘦果近球形，黑色，光亮。

| 生境分布 | 生于沟边、路旁或山谷灌丛下。德兴各地均有分布。

| 资源情况 | 野生资源一般。药材来源于野生。

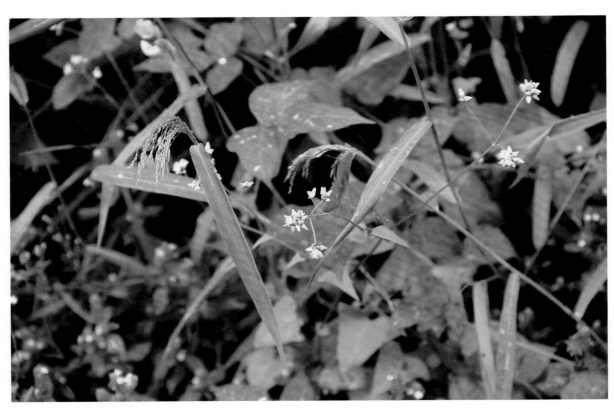

| 采收加工 | 夏、秋季采收，洗净，鲜用或晒干。

| 功能主治 | 苦、酸、微辛，平。清热解毒，利湿止痒，散瘀消肿。用于痈疮疔疖，毒蛇咬伤，湿疹，黄水疮，带状疱疹，跌打损伤，内痔，外痔。

| 用法用量 | 内服煎汤，15～30 g；或研末，1.5～3 g。外用适量，鲜品捣敷；或榨汁涂；或煎汤洗。

| 附　　方 | （1）治湿疹痒痛：鲜廊茵全草，捣烂，冲热汤洗患处。
（2）治外痔：鲜廊茵全草，捣烂，压榨取汁，放锅内浓缩后涂敷患处。
（3）治内痔：廊茵煎汤熏洗。［方（1）～（3）出自《草药手册》（江西）］

| 附　　注 | 本种异名：*Chylocalyx senticosus* Meisner、*Persicaria senticosa* (Meisner) H. Gross ex Nakai、*Polygonum babingtonii* Hance、*Polygonum senticosum* (Meisn.) Franch. et Sav. var. *formosanum* Ohwi、*Polygonum typhoniifolium* Hance、*Truellum japonicum* Houttuyn.。

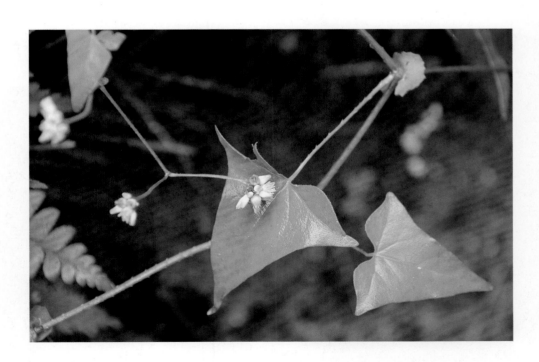

蓼科 Polygonaceae 蓼属 *Polygonum*

箭头蓼 *Polygonum sagittatum* Linnaeus

| 植物别名 | 雀翘、箭叶蓼。

| 药 材 名 | 雀翘（药用部位：全草）、雀翘实（药用部位：果实）。

| 形态特征 | 一年生草本，长达 1 m。茎细弱，蔓延或近直立，四棱形，沿棱有倒生钩刺。叶柄有倒生钩刺；叶片长卵状披针形，长 5 ~ 10 cm，基部箭形，无毛，下面沿中脉有钩刺；托叶鞘膜质，无毛。花序头状，通常成对，顶生；苞片矩圆状卵形，先端急尖；花梗短，无毛；花白色或淡红色，密集；花被 5 深裂，裂片矩圆形；雄蕊 8；花柱 3。瘦果卵形，具 3 棱，黑色，长约 3 mm。

| 生境分布 | 生于山脚、路旁、水边。分布于德兴海口、银城等。

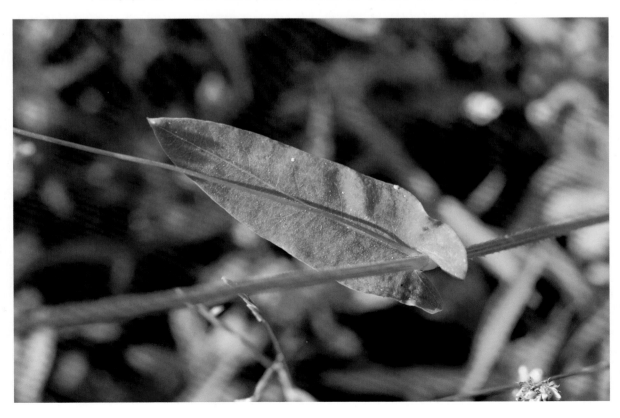

| **资源情况** | 野生资源一般。药材来源于野生。 |

| **采收加工** | **雀翘**：夏、秋季采收，扎成束，鲜用或阴干。 |
| | **雀翘实**：夏、秋季果实成熟时采收，除去杂质，晒干。 |

| **功能主治** | **雀翘**：辛、苦，平。归肺、肝经。祛风除湿，清热解毒。用于风湿关节疼痛，疮痈疖肿，泄泻，痢疾，毒蛇咬伤。 |
| | **雀翘实**：咸，平。益气，-明目。用于气虚，视物不清。 |

| **用法用量** | **雀翘**：内服煎汤，6 ~ 15 g，鲜品 15 ~ 30 g；或捣汁饮。外用适量，煎汤熏洗；或鲜品捣敷。 |
| | **雀翘实**：内服煎汤，3 ~ 9 g。 |

| **附 注** | 本种异名：*Helxine sagittata* (Linnaeus) Rafinesque、*Persicaria sagittata* (Linnaeus) H. Gross ex Nakai、*Persicaria sagittata* (Linnaeus) H. Gross ex Nakai var. *sieboldii* (Meisner) Nakai、*Persicaria sieboldii* (Meisner) K. Ohki。 |

蓼科 Polygonaceae 蓼属 Polygonum

戟叶蓼

Polygonum thunbergii Sieb. et Zucc.

| **药 材 名** | 水麻蓼（药用部位：全草）。 |

| **形态特征** | 一年生草本，高 30 ～ 70 cm。茎直立或上升，下部有时平卧，有匍匐枝，四棱形，沿棱有倒生钩刺。叶柄有狭翅和刺毛；叶片戟形，长 4 ～ 9 cm，边缘生短睫毛，上面疏生伏毛，下面沿叶脉生伏毛；托叶鞘膜质，圆筒状，通常边缘草质，绿色，向外反卷。花序聚伞状，顶生或腋生；苞片卵形，绿色，生短毛；花梗密生腺毛和短毛；花白色或淡红色；花被 5 深裂；雄蕊 8。瘦果卵形，具 3 棱，黄褐色。 |

| **生境分布** | 生于山谷湿地和水边。分布于德兴海口、泗洲、花桥等。 |

| **资源情况** | 野生资源丰富。药材来源于野生。 |

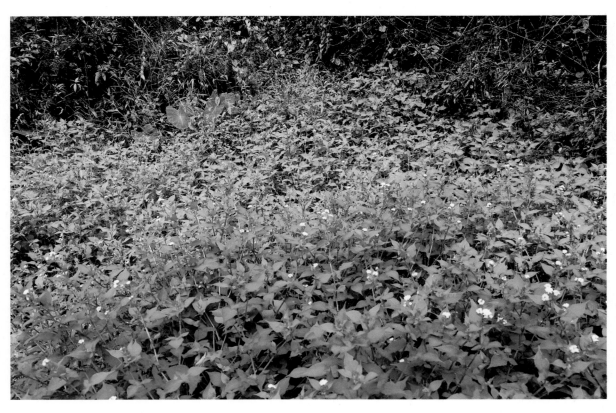

| 采收加工 | 夏季采收，鲜用或晒干。

| 功能主治 | 苦、辛，寒。祛风清热，活血止痛。用于风热头痛，咳嗽，瘰疬，痢疾，跌打伤痛，干血痨。

| 用法用量 | 内服煎汤，9 ~ 15 g；或捣汁冲服。外用适量，研末调敷。

| 附　　注 | 本种异名：*Polygonum arifolium* Thunberg、*Helxine arifolia* Rafinesque、*Persicaria sinica* Migo、*Persicaria thunbergii* (Siebold & Zuccarini) H. Gross、*Persicaria thunbergii* (Siebold & Zuccarini) H. Gross var. *stolonifera* (F. Schmidt) H. Gross ex Nakai、*Polygonum hastatotrilobum* Meisner、*Polygonum pteropus* Hance。

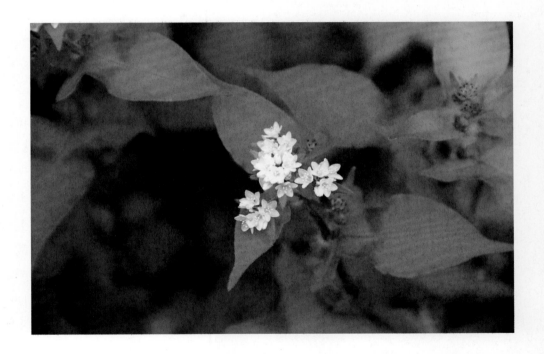

香蓼

Polygonum viscosum Buch.-Ham. ex D. Don

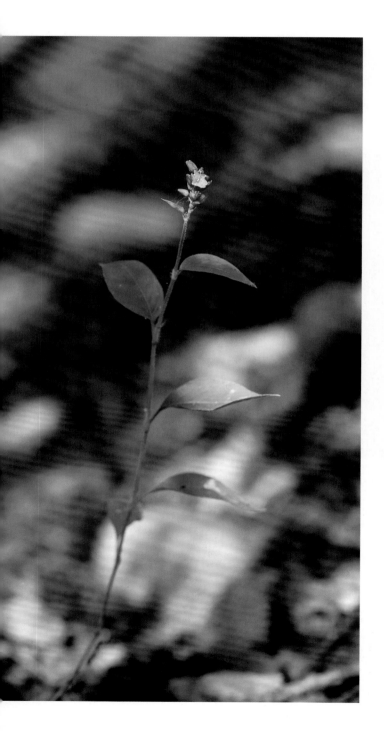

植物别名

粘毛蓼。

药材名

香蓼（药用部位：茎叶）。

形态特征

一年生草本。茎高达 90 cm，多分枝，密被长糙硬毛及腺毛。叶卵状披针形或宽披针形，长 5 ~ 15 cm，宽 2 ~ 4 cm，先端渐尖或尖，基部楔形，沿叶柄下延，两面被糙硬毛，密生缘毛；托叶鞘长 1 ~ 1.2 cm，密被长糙硬毛及腺毛，先端平截，具长缘毛。穗状花序长 2 ~ 4 cm，花序梗密被长糙硬毛及腺毛；苞片漏斗状，被长糙硬毛及腺毛，疏生长缘毛；花被 5 深裂，淡红色，花被片椭圆形，长约 0.3 cm；雄蕊 8，较花被短；花柱 3，中下部连合。瘦果宽卵形，具 3 棱，长约 0.25 cm，包于宿存花被内。

生境分布

生于水边及路旁湿地。德兴各地均有分布。

资源情况

野生资源丰富。药材来源于野生。

| 采收加工 | 花期采收地上部分，扎成束，晾干。

| 药材性状 | 本品茎枝呈长圆柱形，上部或有分枝，表面褐绿色至黑绿色，密被长茸毛，并具腺毛，粗糙而黏，断面中空。叶卷曲，易破碎，展平后呈披针形或宽披针形，长 5 ~ 15 cm，宽 2 ~ 4 cm，先端渐尖，基部楔形，褐绿色至黑绿色，两面及叶缘均被短伏毛，且沿主脉有长茸毛；托叶鞘筒状，先端截形，基部有狭翅，密被长茸毛。气芳香，味微涩。

| 功能主治 | 辛，平。理气除湿，健胃消食。用于胃气痛，消化不良，疳积，风湿疼痛。

| 用法用量 | 内服煎汤，6 ~ 15 g。

| 附 注 | 本种异名：*Persicaria kuekenthalii* H. Léveillé、*Persicaria viscosa* (Buchanan-Hamilton ex D. Don) H. Gross ex Nakai、*Polygonum kuekenthalii* H. Léveillé、*Polygonum viscosum* Buch.-Ham. ex D. Don var. *minus* J. D. Hooker。

蓼科 Polygonaceae 虎杖属 Reynoutria

虎杖

Reynoutria japonica Houtt.

| 植物别名 | 斑庄根、大接骨、酸桶芦。

| 药 材 名 | 虎杖（药用部位：根及根茎。别名：酸米筒、酸杖、斑杖）、虎杖叶（药用部位：叶。别名：斑庄叶）、虎杖提取物（药材来源：虎杖经加工制成的提取物）。

| 形态特征 | 多年生草本。根茎粗壮，横走。茎高 1 ~ 2 m，中空，具明显的纵棱，散生红色或紫红色斑点。叶宽卵形或卵状椭圆形，长 5 ~ 12 cm，全缘，两面无毛，沿叶脉具小突起；叶柄长 1 ~ 2 cm；托叶鞘膜质，长 3 ~ 5 mm，褐色，常破裂，早落。花单性，雌雄异株，花序圆锥状，长 3 ~ 8 cm，腋生；苞片漏斗状，长 1.5 ~ 2 mm；花梗长 2 ~ 4 mm；花被 5 深裂，淡绿色，雄花花被片具绿色中脉，雄蕊 8，比

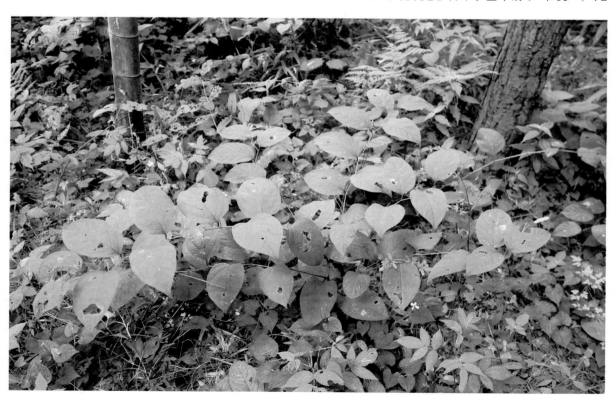

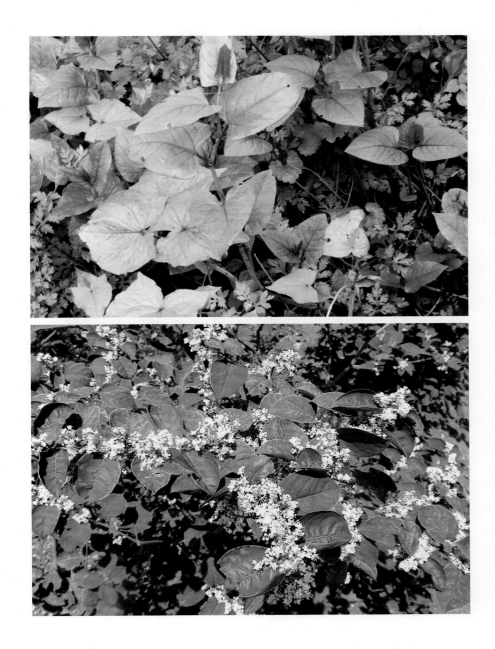

花被长；雌花外面 3 花被片背部具翅，果时增大，翅扩展下延，花柱 3，柱头流苏状。瘦果卵形，具 3 棱，长 4 ~ 5 mm，黑褐色，有光泽，包于宿存花被内。

| **生境分布** | 生于海拔 140 ~ 2 000 m 的山坡灌丛、山谷、路旁、田边湿地。德兴各地均有分布。

| **资源情况** | 野生资源丰富。药材来源于野生。

| **采收加工** | **虎杖**：春、秋季采挖，除去须根，洗净，趁鲜切短段或厚片，晒干。
虎杖叶：春、夏、秋季均可采收，洗净，鲜用或晒干。

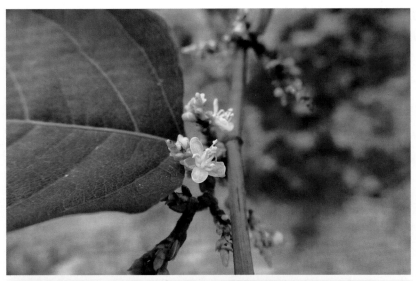

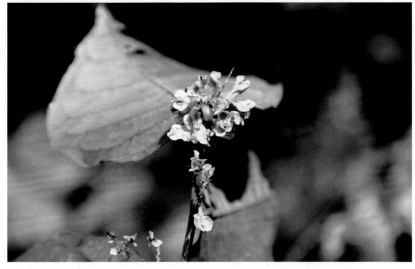

虎杖提取物：取虎杖粗粉，加95%乙醇回流3次，滤过。滤液真空浓缩至相对密度为1.15～1.20的清膏；加水煮沸，搅拌，静置12小时，分取上层水溶液，真空浓缩至相对密度为1.15～1.20的清膏；加清膏量15%的乙酸乙酯，搅拌，静置24小时，滤除棕色沉淀。滤液真空浓缩至相对密度为1.08～1.10的浓缩液；加入5%的丙酮，搅拌，放置结晶，滤过，收集黄色粗结晶，加40%乙醇重结晶1～2次，即得。

| **药材性状** | **虎杖：**本品多为圆柱形短段或不规则厚片，长1～7cm，直径0.5～2.5cm。外皮棕褐色，有纵皱纹和须根痕，切面皮部较薄，木部宽广，棕黄色，射线放射状，皮部与木部较易分离。根茎髓中有隔或呈空洞状。质坚硬。气微，味微苦、涩。

虎杖叶：本品小枝中空，表皮散生红色或紫红色（干后呈棕红色）的斑点。单叶互生，叶片宽卵形或卵状椭圆形，长 5 ~ 12 cm，宽 3 ~ 12 cm；先端短尖，全缘或微波状，基部圆形或阔楔形，叶柄长 1 ~ 2 cm，略被短毛；托叶鞘筒状抱茎，膜质，棕褐色，常脱落。偶见腋生圆锥花序；瘦果椭圆形，具 3 棱，黑褐色。气微，味淡。

虎杖提取物：本品为淡黄色至棕黄色的粉末。味淡、微苦。

| 功能主治 | **虎杖**：微苦，微寒。归肝、胆、肺经。利湿退黄，清热解毒，散瘀止痛，止咳化痰。用于湿热黄疸，淋浊，带下，风湿痹痛，痈肿疮毒，烫火伤，闭经，癥瘕，跌打损伤，肺热咳嗽。

虎杖叶：苦，平。归肝经。祛风湿，解热毒。用于风湿关节疼痛，蛇咬伤，漆疮。

虎杖提取物：祛痰，化瘀，降浊。用于痰瘀互阻所致的高脂血症。

| 用法用量 | **虎杖**：内服煎汤，9 ~ 15 g；或浸酒；或入丸、散剂；孕妇慎服。外用适量，研末调敷；或煎浓汤湿敷；或熬膏涂擦。

虎杖叶：内服煎汤，9 ~ 15 g。外用适量，捣敷；或煎汤浸渍。

虎杖提取物：内服，每次 42 mg，每日 126 mg，或遵医嘱。

| 附　　注 | 本种异名：*Fallopia japonica* (Houttuyn) Ronse Decraene、*Fallopia japonica* (Houttuyn) Ronse Decraene var. *compacta* (J. D. Hooker) J. Bailey、*Pleuropterus cuspidatus* H. Gross、*Polygonum cuspidatum* Siebold& Zuccarini、*Reynoutria henryi* Nakai、*Tiniaria japonica* (Houttuyn) Hedberg.。

药材虎杖，为本种的干燥根及根茎，《中华人民共和国药典》（1977 年版至 2020 年版）、《广西壮族自治区壮药质量标准·第一卷》（2008 年版）、《广西壮族自治区瑶药材质量标准·第一卷》（2014 年版）、《上海市中药材标准》（1994 年版）中有收载。

药材虎杖叶，为本种的（干燥）叶，《云南省中药材标准·第一册》（2005 年版）中有收载，《云南省药品标准》（1996 年版）以"斑庄叶"之名收载之。

药材虎杖提取物，为本种的加工提取物，《湖南省中药材标准》（2009 年版）中有收载。

《中华人民共和国药典》规定，虎杖按干燥品计算，含大黄素不得少于 0.60%，含虎杖苷不得少于 0.15%。

本种的嫩茎稍焯水漂洗后可炒食，或煮火锅。

蓼科 Polygonaceae 酸模属 Rumex

酸模
Rumex acetosa L.

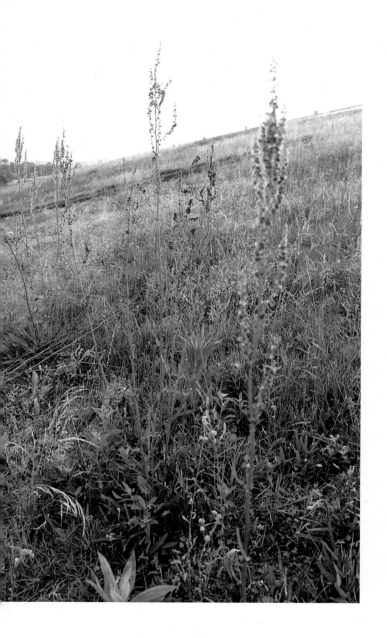

| 药 材 名 |

酸模（药用部位：根及根茎）、酸模叶（药用部位：叶）。

| 形 态 特 征 |

多年生草本，高 30 ~ 80 cm。茎通常不分枝。基生叶有长柄；叶片矩圆形，长 3 ~ 11 cm，基部箭形，全缘；茎上部叶较小，披针形，无柄；托叶鞘膜质，斜截形。花序圆锥状，顶生；花单性，雌雄异株；花被片 6，椭圆形，呈 2 轮；雄花内轮花被片长约 3 mm，外轮花被片较小，雄蕊 6；雌花内轮花被片在果时增大，圆形，全缘，基部心形，外轮花被片较小，反折；柱头 3，画笔状。瘦果椭圆形，具 3 棱，暗褐色，有光泽。

| 生 境 分 布 |

生于路边、山坡或湿地。德兴各地均有分布。

| 资 源 情 况 |

野生资源丰富。药材来源于野生。

| 采 收 加 工 |

酸模：夏季采挖，洗净，鲜用或晒干。
酸模叶：夏季采收，洗净，鲜用或晒干。

| 药材性状 | **酸模：**本品根茎粗短，先端有残留的茎基，常数根簇生；根稍肥厚，长 3.5 ~ 7 cm，直径 1 ~ 6 mm，表面棕紫色或棕色，有细纵皱纹。质脆，易折断，断面棕黄色，粗糙，纤维性。气微，味微苦、涩。

酸模叶：本品多皱缩，完整者展平后基生叶有长柄，长可达 15 cm；茎生叶无柄或抱茎；叶片矩圆形，长 3 ~ 11 cm，宽 2 ~ 5 cm，先端钝或微尖，基部箭形或近戟形，全缘或微呈波状，叶表面不甚光滑，枯绿色；托叶鞘膜质，斜截形。气微，味苦、酸、涩。

| 功能主治 | **酸模：**酸、微苦，寒。归肝、大肠经。凉血止血，泻热通便，利尿，杀虫。用于吐血，便血，月经过多，热痢，目赤，便秘，小便不通，淋浊，恶疮，疥癣，湿疹。

酸模叶：酸、微苦，寒。归胃、脾经。泻热通秘，利尿，凉血止血，解毒。用于便秘，小便不利，内痔出血，疮疡，丹毒，疥癣，湿疹，烫伤。

| 用法用量 | **酸模：**内服煎汤，9 ~ 15 g；或捣汁。外用适量，捣敷。

酸模叶：内服煎汤，15 ~ 30 g。外用适量，捣敷；或研末调涂。

| 附　　注 | 本种异名：*Acetosa pratensis* Miller。

药材酸模，为本种的干燥根及根茎，《上海市中药材标准》（1994 年版）、《湖北省中药材质量标准》（2009 年版、2018 年版）、《内蒙古蒙药材标准》（1986 年版）、《中华人民共和国卫生部药品标准·中药成方制剂·第八册·附录》（1993 年版）中有收载；《中华人民共和国卫生部药品标准·蒙药分册》（1998 年版）以"蒙酸模"之名收载之，药用部位为干燥根。

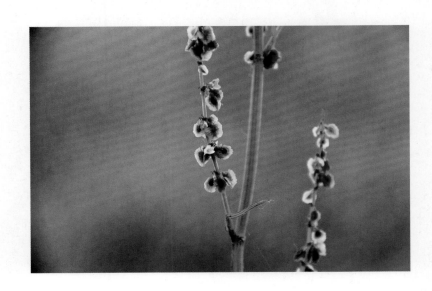

蓼科 Polygonaceae 酸模属 Rumex

齿果酸模 *Rumex dentatus* L.

| 药 材 名 | 牛舌草（药用部位：叶）、土大黄（药用部位：根及根茎）。

| 形态特征 | 多年生草本，高 30 ~ 80 cm。茎多分枝，枝斜上。叶有长柄；叶片矩圆形或宽披针形，长 4 ~ 8 cm；托叶鞘膜质，筒状。花序顶生，大型，花簇呈轮状排列，通常有叶；花两性，黄绿色；花梗基部有关节；花被片 6，呈 2 轮，在果时内轮花被片增大，长卵形，有明显网纹，边缘通常有不整齐的针刺状齿，全部有瘤状突起；雄蕊 6；柱头 3，画笔状。瘦果卵形，具 3 锐棱，褐色，有光泽。

| 生境分布 | 生于路旁或水边。德兴各地均有分布。

| 资源情况 | 野生资源丰富。药材来源于野生。

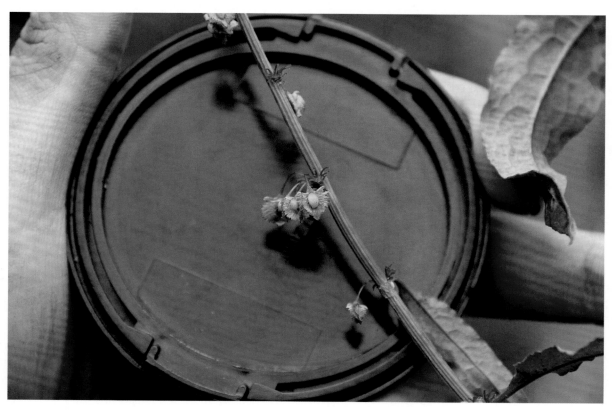

| 采收加工 | 牛舌草：4～5月采收，鲜用或晒干。
土大黄：春、夏季采挖，洗净，鲜用或干燥。

| 药材性状 | 牛舌草：本品呈枯绿色，皱缩，展平后基生叶具长柄，叶片矩圆形或宽披针形，如牛舌状，长4～8 cm，宽1.5～2.5 cm，全缘，先端钝圆，基部圆形；茎生叶较小，叶柄短，叶片披针形或长披针形；托叶鞘膜质，筒状。气微，味苦、涩。

土大黄：本品呈类圆锥形，有分枝，多扭曲，长可达30 cm，直径可达3 cm；根头部具残留茎基、棕色叶基纤维及支根痕，其下有横纹。表面黄棕色至棕褐色，具较多纵皱纹，全体有散在的横长皮孔。质硬，易折断，断面稍平坦，有放射状纹理，灰黄色至黄棕色。气微，味苦、涩。

| 功能主治 | 牛舌草：苦，寒。归胃、大肠经。清热解毒，杀虫止痒。用于乳痈，疮疡肿毒，疥癣。

土大黄：苦、微涩，寒。归心、肝、大肠经。清热解毒，凉血止血，杀虫，通便。用于肝炎等各种炎症，目赤，便秘，顽癣。

| 用法用量 | 牛舌草：内服煎汤，3～10 g。外用适量，捣敷。
土大黄：内服煎汤，9～15 g。外用适量，鲜品捣汁搽；或全草捣敷。

| 附　　注 | 本种异名：*Rumex dentatus* L. subsp. *halacsyi* (K. Rechinger) K. H. Rechinger、*Rumex dentatus* L. subsp. *klotzschianus* (Meisner) K. H. Rechinger、*Rumex halacsyi* K. Rechinger、*Rumex klotzschianus* Meisner、*Rumex nipponicus* Franchet & Savatier。药材土大黄，为本种的新鲜或干燥根及根茎，《贵州省中药材、民族药材质量标准》（2003年版）中有收载。

蓼科 Polygonaceae 酸模属 Rumex

羊蹄
Rumex japonicus Houtt.

| 植物别名 | 鲜大青叶、土大黄、酸味味。

| 药 材 名 | 羊蹄（药用部位：根）、羊蹄实（药用部位：果实）、羊蹄叶（药用部位：叶）。

| 形态特征 | 多年生草本，高 50 ~ 100 cm。茎直立，不分枝，稍粗壮。基生叶有长柄，叶片长椭圆形或卵状矩圆形，长 10 ~ 25 cm，边缘有波状折皱；茎生叶较小，有短柄，两面均无毛；托叶鞘筒状，膜质，无毛。花序为狭长的圆锥状；花两性，花被片 6，呈 2 轮，在果时内轮花被片增大，卵状心形，先端急尖，基部心形，边缘有不整齐的牙齿，全部生瘤状突起；雄蕊 6；柱头 3。瘦果宽卵形，具 3 棱，黑褐色，有光泽。

| 生境分布 | 生于山野、路旁、湿地。德兴各地均有分布。

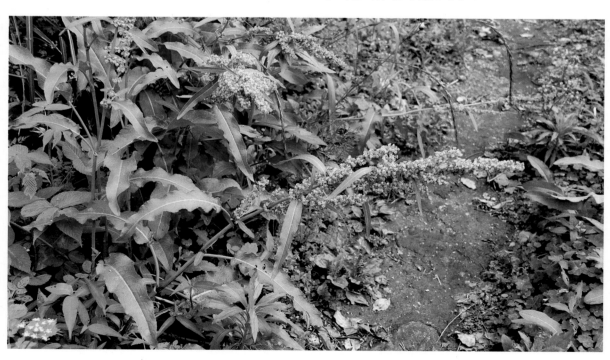

| 资源情况 | 野生资源丰富。药材来源于野生。

| 采收加工 | **羊蹄**：秋季当地上叶变黄时采挖，洗净，鲜用，或切片，晒干。

羊蹄实：春季果实成熟时采摘，晒干。

羊蹄叶：夏、秋季采收，洗净，鲜用或晒干。

| 药材性状 | **羊蹄**：本品呈圆锥形，长 6 ~ 18 cm，直径 0.8 ~ 1.8 cm。根头部有残留茎基及支根痕。表面棕灰色，具纵皱纹及横向凸起的皮孔样疤痕。质硬，易折断，断面灰黄色，颗粒状。本品常切成形状不甚规则的片、块，长径 2 ~ 4 cm，短径 1 ~ 2 cm，厚 0.2 ~ 0.3 cm。外表棕黑色至棕褐色，有纵皱纹，断面不平整，有的中心有空洞，肉眼可见明显的筋脉点。质脆，气微，味微苦。

羊蹄实：本品呈宽卵形，具 3 棱，表面棕色，为增大的内轮花被片所包。花被片宽卵状心形，长 5 mm，宽 6 mm，边缘有锯齿，各具 1 卵形小瘤。气微，味微苦。

羊蹄叶：本品呈枯绿色，皱缩，展平后基生叶具较长的叶柄，叶片长椭圆形至卵状矩圆形，长 10 ~ 25 cm，宽 4 ~ 9 cm，先端急尖，基部圆形或微心形，边缘有微波状折皱；茎生叶较小，披针形或长圆状披针形。托叶鞘筒状，膜质。气微，味苦、涩。

| 功能主治 | **羊蹄**：苦，寒。归心、肝、大肠经。清热通便，凉血止血，杀虫止痒。用于大便秘结，吐血，衄血，肠风便血，痔血，崩漏，疥癣，白秃，痈疮肿毒，跌打损伤。

羊蹄实：苦，平。归肝、大肠经。凉血止血，通便。用于赤白痢疾，漏下，便秘。

羊蹄叶：甘，寒。归心、脾、大肠经。凉血止血，通便，解毒消肿，杀虫止痒。用于肠风便血，便秘，疳积，痈疮肿毒，疥癣。

| 用法用量 | **羊蹄**：内服煎汤，9 ~ 15 g；或捣汁；或熬膏；脾胃虚寒者禁服。外用适量，捣敷；或磨汁涂；或煎汤洗。

羊蹄实：内服煎汤，3 ~ 6 g。

羊蹄叶：内服煎汤，10 ~ 15 g；脾虚泄泻者慎服。外用适量，捣敷；或煎汤含漱。

| 附　　方 | 治湿热黄疸：羊蹄根 15 g，五加皮 15 g，煎汤服。（《江西民间草药》）

| 附　　注 | 本种异名：*Rumex cardiocarpus* Pampanini、*Rumex crispus* Linnaeus subsp. *japonicus* (Houttuyn) Kitamura、*Rumex crispus* Linnaeus var. *japonicus* (Houttuyn) Makino、*Rumex hadroocarpus* K. H. Rechinger、*Rumex regelii* F. Schmidt。

药材羊蹄，为本种的干燥根，《上海市中药材标准》（1994 年版）中有收载。

长刺酸模 *Rumex trisetifer* Stokes

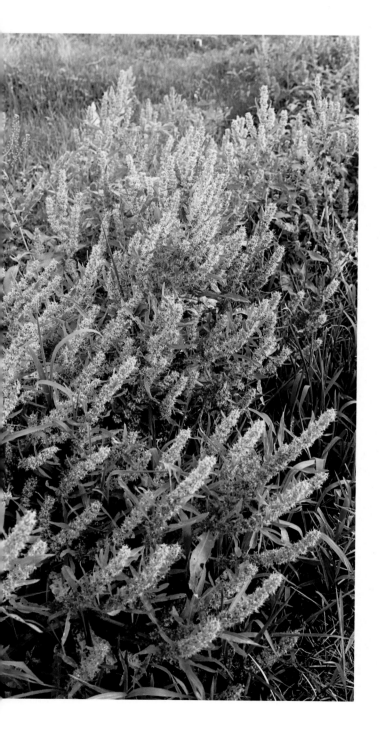

| 药 材 名 |

野菠菜（药用部位：全草或根）。

| 形态特征 |

一年生草本。根粗壮，红褐色。茎高 30 ~ 80 cm，褐色或红褐色，具沟槽，分枝开展。茎下部叶长圆形或披针状长圆形，长 8 ~ 20 cm，边缘波状，茎上部叶较小，狭披针形；叶柄长 1 ~ 5 cm；托叶鞘膜质，早落。总状花序顶生和腋生，具叶，再组成大型圆锥状花序；花两性，多花轮生，上部较紧密，下部稀疏，间断；花梗细长；花被片 6，呈 2 轮，黄绿色，外轮花被片披针形，较小，内轮花被片在果时增大，狭三角状卵形，长 3 ~ 4 mm，全部具小瘤，边缘每侧具一长 3 ~ 4 mm 的针刺。瘦果椭圆形，具 3 锐棱，两端尖，长 1.5 ~ 2 mm，黄褐色。

| 生境分布 |

生于山野或路旁阴湿地。德兴各地均有分布。

| 资源情况 |

野生资源一般。药材来源于野生。

| **采收加工** | 全年均可采收，鲜用或晒干。 |

| **药材性状** | 本品根粗大，单一或数根簇生，偶有分枝，表面棕褐色，断面黄色；味苦。茎粗壮。基生叶较大，具长柄，叶片披针形至长圆形，长可达 20 cm 以上，宽 1.5 ～ 4 cm，基部多为楔形；茎生叶叶柄短，叶片较小，先端急尖，基部圆形、截形或楔形，边缘波状折皱，托叶鞘筒状，膜质。圆锥花序，小花黄色或淡绿色。气微，味苦、涩。 |

| **功能主治** | 酸、苦，寒。凉血，解毒，杀虫。用于肺结核咯血，痔疮出血，痈疮肿毒，疥癣，皮肤瘙痒。 |

| **用法用量** | 内服煎汤，10 ～ 15 g，鲜品加倍。外用适量，捣敷；或煎汤洗。 |

| **附　注** | 本种异名：*Rumex chinensis* Campd.。 |

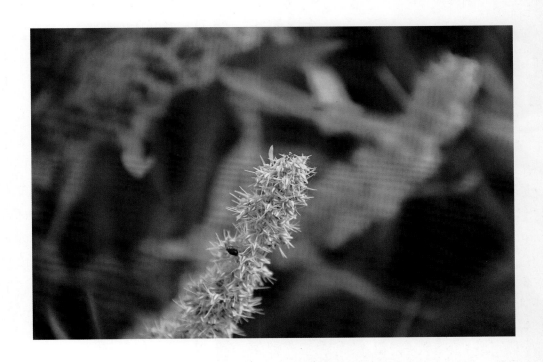

商陆科 Phytolaccaceae 商陆属 *Phytolacca*

商陆 *Phytolacca acinosa* Roxb.

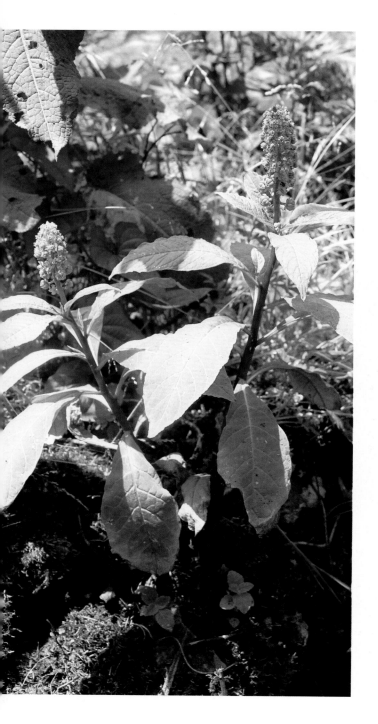

| 植物别名 |

白母鸡、猪母耳、金七娘。

| 药 材 名 |

商陆（药用部位：根。别名：地萝卜、土
人参）、商陆花（药用部位：花）、商陆叶
（药用部位：叶）、商陆果（药用部位：成
熟果序）。

| 形态特征 |

多年生草本，高 1 ~ 1.5 m，无毛。根肥厚，
肉质，圆锥形，外皮淡黄色。茎绿色或紫红
色。叶卵状椭圆形至长椭圆形，长 12 ~
25 cm，宽 5 ~ 10 cm；叶柄长 3 cm。总状
花序顶生或侧生，长达 20 cm；花直径约
8 mm；花被片 5，白色，后变淡粉红色；雄
蕊 8 ~ 10，花药淡粉红色；心皮 8 ~ 10，
离生。分果浆果状，扁球形，紫色或黑紫色。

| 生境分布 |

生于海拔 500 m 以上的沟谷、山坡林下、林
缘路旁、垃圾堆上等。德兴各地有零星分布。

| 资源情况 |

野生资源较少。药材来源于野生。

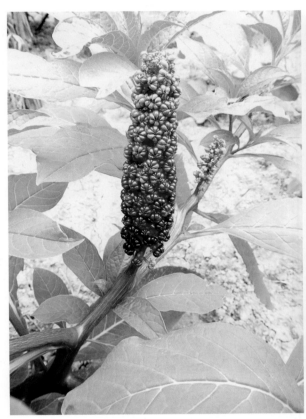
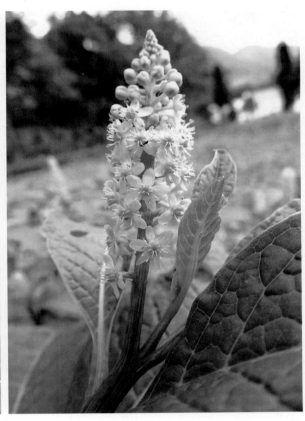

| **采收加工** | **商陆**：冬季倒苗时采挖，割去茎秆，挖出根部，洗净，横切成 1 cm 厚的薄片，晒干或炕干。

商陆花：7 ~ 8 月花期采集，除去杂质，晒干或阴干。

商陆叶：春、夏季采收，鲜用或晒干。

商陆果：夏、秋季果实成熟时采收，剪下果枝，除去杂质，鲜用。

| **药材性状** | **商陆**：本品为横切或纵切的不规则块片，厚薄不等。外皮灰黄色或灰棕色。横切片弯曲不平，边缘皱缩，直径 2 ~ 8 cm；切面浅黄棕色或黄白色，木部隆起，形成数个凸起的同心性环轮。纵切片弯曲或卷曲，长 5 ~ 8 cm，宽 1 ~ 2 cm，木部呈平行条状凸起。质硬。气微，味稍甜，久嚼麻舌。

商陆花：本品略呈颗粒状圆球形，直径约 6 mm，棕黄色或淡黄褐色，具短梗。短梗基部有 1 苞片及 2 小苞片，苞片线形。花被片 5，卵形或椭圆形，长 3 ~ 4 mm；雄蕊 8 ~ 10，有时脱落，心皮 8 ~ 10。有时可见顶弯稍反曲的短小柱头。体轻，质柔韧。气微，味淡。

商陆叶：本品皱缩，展平后叶片薄纸质，椭圆形、长椭圆形或披针状椭圆形，长 10 ~ 25 cm，宽 4.5 ~ 10 cm，先端急尖或渐尖，基部楔形，渐狭，两面散生

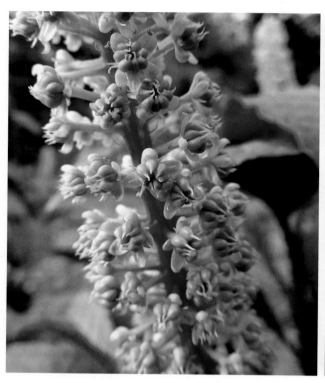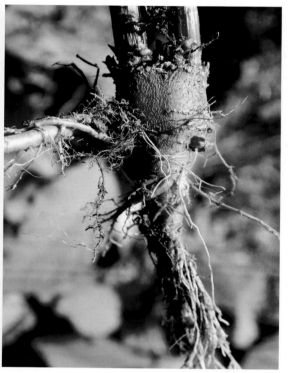

细小白色斑点（针晶体），背面中脉凸起。叶柄长 1.5 ~ 3 cm，粗壮，上面有槽，下面半圆形，基部稍扁宽。体轻，质脆。气微，味淡。

商陆果：本品总状果序顶生或与叶对生。浆果呈扁球形，直径 0.5 ~ 0.8 cm。表面紫红色或紫黑色，光滑，中部凹陷，果实内部富含紫红色浆液。气微，味酸、苦。

| **功能主治** | **商陆：**苦，寒；有毒。归肺、脾、肾、大肠经。逐水消肿，通利二便；外用解毒散结。用于水肿胀满，二便不通；外用于痈肿疮毒。

商陆花：化痰开窍。用于痰湿上蒙，健忘，嗜睡，耳目不聪。

商陆叶：清热解毒。用于痈肿疮毒。

商陆果：苦、酸，寒。归肺、脾、肝、肾、大肠经。逐水消肿，散结止痛。用于癌症的辅助治疗。

| **用法用量** | **商陆：**内服煎汤，3 ~ 9 g；或入散剂；体虚水肿者慎服，孕妇忌服。外用适量，捣敷；或煎汤熏洗。内服宜醋制或久蒸后用，外用宜用生品。

商陆花：内服研末，1 ~ 3 g；孕妇禁服。

商陆叶：外用适量，捣敷；或研末撒。

商陆果：内服煎汤，90 ~ 150 g，炮制后使用。

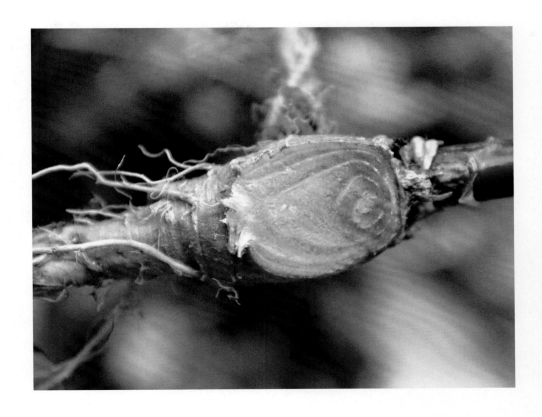

| 附　　注 | 本种异名：*Phytolacca esculenta* Van Houtte、*Phytolacca pekinensis* Hance。
药材商陆，为本种的干燥根，《中华人民共和国药典》（1963 年版至 2020 年版）、《内蒙古蒙药材标准》(1986 年版)、《新疆维吾尔自治区药品标准·第二册》（1980 年版）、《贵州省中药材标准规格》（1965 年版）等中有收载。《中华人民共和国药典》规定，商陆按干燥品计算，含商陆皂苷甲不得少于 0.15%。
本种的嫩茎叶焯水后可凉拌或炒食，也可煮面。有小毒，注意谨慎食用。

商陆科 Phytolaccaceae 商陆属 Phytolacca

垂序商陆 *Phytolacca americana* L.

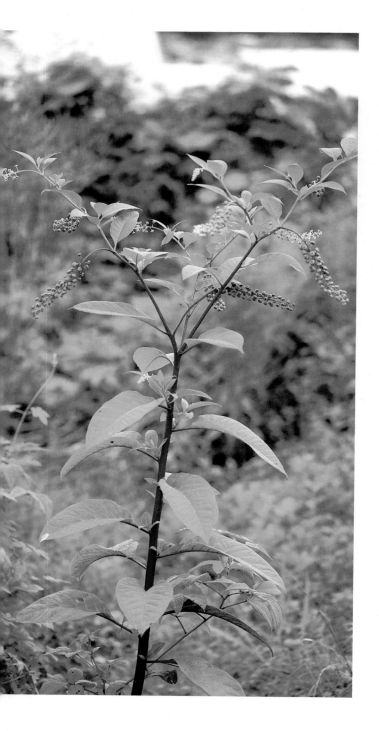

植物别名

美商陆、美洲商陆、美国商陆。

药材名

商陆（药用部位：根。别名：地萝卜、土人参）、商陆花（药用部位：花）、美商陆叶（药用部位：叶）、美商陆子（药用部位：种子）。

形态特征

多年生草本，高 1 ～ 2 m。根粗壮，肥大，倒圆锥形。茎直立，圆柱形，有时带紫红色。叶片椭圆状卵形或卵状披针形，长 9 ～ 18 cm，宽 5 ～ 10 cm；叶柄长 1 ～ 4 cm。总状花序顶生或侧生，长 5 ～ 20 cm；花梗长 6 ～ 8 mm；花白色，微带红晕，直径约 6 mm；花被片 5，雄蕊、心皮及花柱通常均为 10，心皮合生。果序下垂；浆果扁球形，成熟时紫黑色；种子肾圆形，直径约 3 mm。

生境分布

生于疏林下、路旁或荒地。德兴各地均有分布。

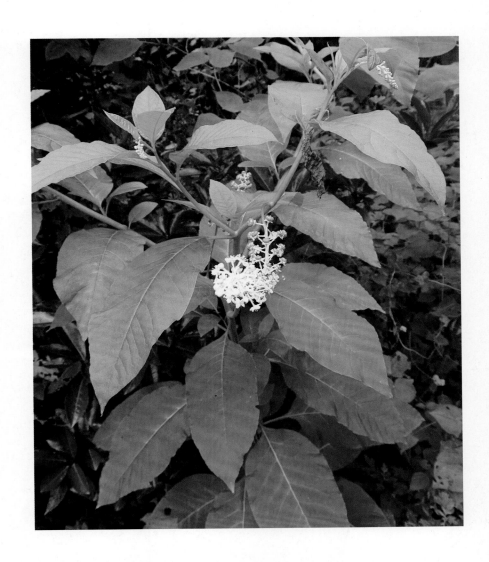

| 资源情况 | 野生资源丰富。药材来源于野生。

| 采收加工 | **商陆**：直播的在播种后 2 ～ 3 年收获，育苗移栽的在移栽后 1 ～ 2 年收获。冬季倒苗时采挖，割去茎秆，挖出根部，洗净，横切成 1 cm 厚的薄片，晒干或炕干。

商陆花：7 ～ 8 月花期采集，除去杂质，晒干或阴干。

美商陆叶：叶茂盛、花未开时采收，除去杂质，干燥。

美商陆子：9 ～ 10 月采集，晒干。

| 药材性状 | **商陆**：本品为横切或纵切的不规则块片，厚薄不等。外皮灰黄色或灰棕色。横切片弯曲不平，边缘皱缩，直径 2 ～ 8 cm；切面浅黄棕色或黄白色，木部隆起，形成数个凸起的同心性环轮。纵切片弯曲或卷曲，长 5 ～ 8 cm，宽 1 ～ 2 cm，木部呈平行条状凸起。质硬。气微，味稍甜，久嚼麻舌。

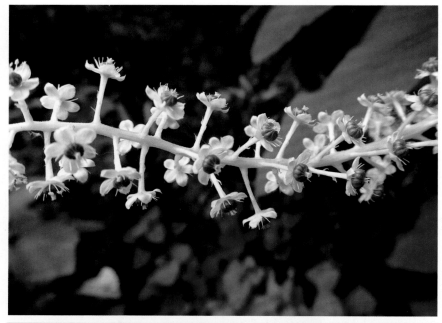

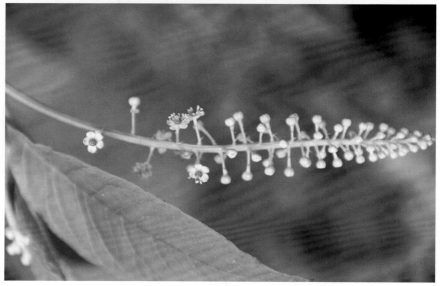

商陆花：本品略呈颗粒状圆球形，直径约 6 mm，棕黄色或淡黄褐色，具短梗。
短梗基部有 1 苞片及 2 小苞片，苞片线形。花被片 5，卵形或椭圆形，长 3 ~
4 mm；雄蕊 8 ~ 10，有时脱落，心皮 8 ~ 10。有时可见顶弯稍反曲的短小柱
头。体轻，质柔韧。气微，味淡。

美商陆叶：本品常皱缩，展平后呈卵状长椭圆形或长椭圆状披针形，长 9 ~
18 cm，宽 5 ~ 10 cm，全缘，上表面浅绿色，下表面浅棕黄色，羽状网脉于
叶背明显凸出，主脉粗壮；叶柄长 1 ~ 4 cm，上面具浅槽。体轻，质脆。气
微，味淡。

美商陆子：本品呈肾状圆形或近圆形，双凸透镜状，直径 2.5 ～ 3 mm，厚 1 ～ 2 mm，黑色，表面光滑，光泽度高。周缘圆滑，基部边缘较薄，并有 1 三角形凹口，沿种脊有一明显的窄脊棱。种脐椭圆形，其中央有淡黄色的小突起，位于种子基部凹陷内。种皮革质，坚硬。胚乳丰富，白色，粉质。胚环状，子叶 2，线形。气微，味苦。

| 功能主治 | 商陆：苦，寒；有毒。归肺、脾、肾、大肠经。逐水消肿，通利二便；外用解毒散结。用于水肿胀满，二便不通；外用于痈肿疮毒。

商陆花：化痰开窍。用于痰湿上蒙，健忘，嗜睡，耳目不聪。

美商陆叶：微苦，凉。归脾经。清热。用于脚气。

美商陆子：苦，寒；有毒。归脾、肾经。利水消肿。用于水肿，小便不利。

| 用法用量 | 商陆：内服煎汤，3 ～ 9 g；或入散剂；体虚水肿者慎服，孕妇忌服。外用适量，捣敷；或煎汤熏洗。内服宜醋制或久蒸后用，外用宜用生品。

商陆花：内服研末，1 ～ 3 g；孕妇禁服。

美商陆叶：内服煎汤，3 ～ 6 g。

美商陆子：内服煎汤，3 ～ 6 g，炮制后使用。

| 附　　注 | 本种异名：*Phytolacca decandra* Linnaeus。

药材商陆，为本种的干燥根，《中华人民共和国药典》（1963 年版至 2020 年版）、《内蒙古蒙药材标准》（1986 年版）、《新疆维吾尔自治区药品标准·第二册》（1980 年版）中有收载。

《中华人民共和国药典》规定，商陆按干燥品计算，含商陆皂苷甲不得少于 0.15%。

本种的嫩茎叶焯水后可凉拌或炒食，也可煮面。有小毒，注意谨慎食用。

紫茉莉 *Mirabilis jalapa* L.

| 植物别名 | 晚饭花、晚晚花、野丁香。

| 药 材 名 | 紫茉莉根（药用部位：根）、紫茉莉叶（药用部位：叶）、紫茉莉子（药用部位：果实）、紫茉莉花（药用部位：花）。

| 形态特征 | 一年生草本，高 20 ~ 80 cm，无毛或近无毛。茎直立，多分枝。叶纸质，卵形或卵状三角形，长 3 ~ 12 cm，宽 3 ~ 8 cm，先端渐尖，基部截形或心形；叶柄长 1 ~ 4 cm。花单生于枝先端；苞片 5，萼片状，长约 1 cm；花被呈花冠状，白色、黄色、红色或粉红色，漏斗状，花被管圆柱形，长 4 ~ 6.5 cm，上部稍扩大，先端 5 裂，基部膨大成球形而包裹子房。果实卵形，长 5 ~ 8 mm，黑色，具棱。

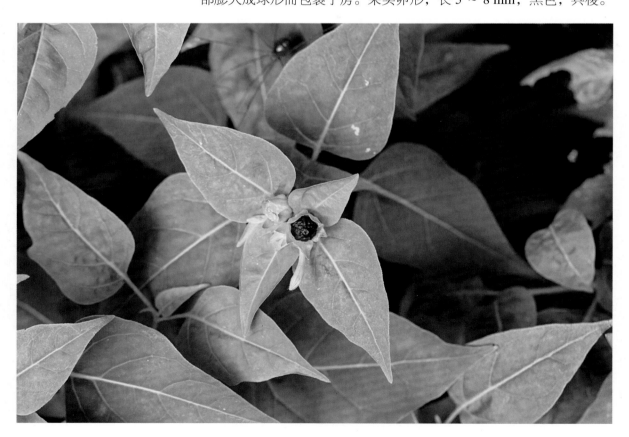

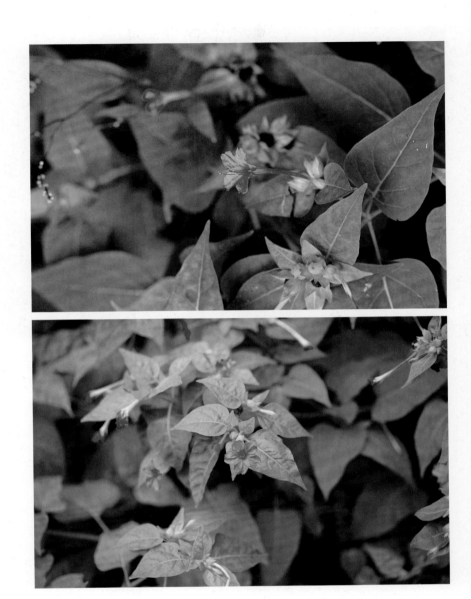

| 生境分布 | 德兴香屯有栽培，其他各地有零星栽培。

| 资源情况 | 栽培资源丰富。药材来源于栽培。

| 采收加工 | 紫茉莉根：播种当年 10 ~ 11 月采挖，挖起全根，洗净泥沙，鲜用，或去尽芦头及须根，刮去粗皮，去尽黑色斑点，切片，立即晒干或炕干，以免变黑，影响品质。

紫茉莉叶：叶生长茂盛、花未开时采摘，洗净，鲜用。

紫茉莉子：9 ~ 10 月果实成熟时采收，除去杂质，晒干。

紫茉莉花：7 ~ 9 月花盛开时采收，鲜用或晒干。

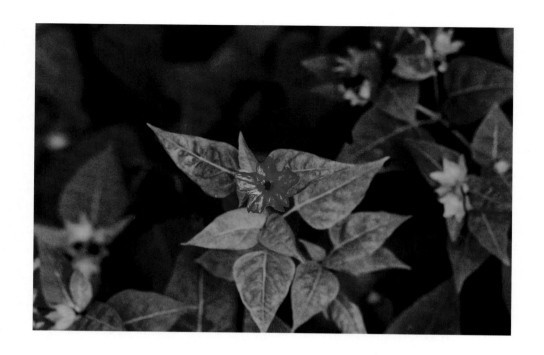

| **药材性状** | 紫茉莉根：本品呈长圆锥形或圆柱形，有的压扁，有的可见支根，长 5 ～ 10 cm，直径 1.5 ～ 5 cm。表面灰黄色，有纵皱纹及须根痕。先端有茎基痕。质坚硬，不易折断，断面不整齐，可见环纹。经蒸煮者断面角质样。气微，味微苦而后微甜，有刺喉感。

紫茉莉叶：本品多卷缩，完整者展平后呈卵状或三角形，长 4 ～ 10 cm，宽约 4 cm，先端长尖，基部楔形或心形，边缘微波状，上表面暗绿色，下表面灰绿色，叶柄较长，具毛茸。气微，味甘、平。

紫茉莉子：本品呈卵圆形，长 5 ～ 8 mm，直径 5 ～ 8 mm。表面黑色，有 5 明显棱脊，布满点状突起；内表面较光滑，棱脊明显。先端有花柱基痕，基部有果柄痕。质硬。种子黄棕色，胚乳较发达，白色，粉质。气微，味微甘。

| **功能主治** | 紫茉莉根：甘、淡，微寒。归膀胱经。清热利湿，解毒活血。用于热淋，白浊，水肿，赤白带下，关节肿痛，痈疮肿毒，乳痈，跌打损伤。

紫茉莉叶：甘、淡，微寒。归肺、胃经。清热解毒，祛风胜湿，活血。用于痈肿疮毒，疥癣，跌打损伤。

紫茉莉子：甘，微寒。归肺、胃经。清热化斑，利湿解毒。用于面生斑痣，脓疱疮。

紫茉莉花：微甘，凉。归肺经。润肺，凉血。用于咯血。

| **用法用量** | 紫茉莉根：内服煎汤，15 ～ 30 g，鲜品 30 ～ 60 g；脾胃虚寒者慎服，孕妇禁

服。外用适量，鲜品捣敷。

紫茉莉叶：外用适量，鲜品捣敷；或取汁外搽。

紫茉莉子：外用适量，去外壳研末搽；或煎汤洗。

紫茉莉花：内服，60 ~ 120 g，鲜品捣汁。

| 附　注 | 本种异名：*Nyctago jalapa* (L.) DC.。

药材紫茉莉根，为本种的干燥（块）根，《新疆维吾尔自治区药品标准·第一册》（1980 年版）、《中华人民共和国卫生部药品标准·维吾尔药分册·附录》（1999 年版）、《云南省中药材标准·第四册·彝族药（Ⅱ）》（2005 年版）中有收载；《贵州省中药材、民族药材质量标准》（2003 年版）以"胭脂花根"之名收载之。

粟米草
Mollugo stricta L.

药 材 名	粟米草（药用部位：全草）。

| **形态特征** | 一年生草本，高 10 ～ 30 cm，全体无毛。茎铺散，多分枝。基生叶丛生，呈莲花状，矩圆状披针形至匙形，茎生叶常 3 ～ 5 假轮生，或对生，披针形或条状披针形，长 1.5 ～ 3 cm，宽 3 ～ 7 mm；叶柄短或近无柄。二歧聚伞花序顶生或与叶对生；花梗长 2 ～ 6 mm；萼片 5，宿存，椭圆形或近圆形；无花瓣；雄蕊 3；子房上位，心皮 3，3 室。蒴果宽椭圆形或近球形，长约 2 mm，3 瓣裂；种子多数，肾形，栗黄色，有多数粒状突起。 |

| **生境分布** | 生于空旷荒地、农田。德兴各地均有分布。 |

| **资源情况** | 野生资源丰富。药材来源于野生。 |

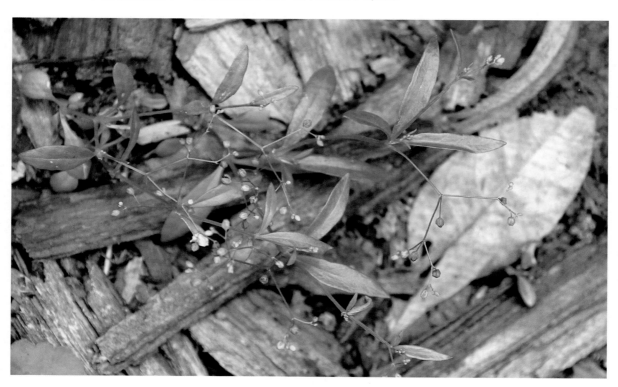

| 采收加工 | 秋季采收，鲜用或晒干。

| 药材性状 | 本品多皱缩成团，黄绿色或灰绿色。茎多叉状分枝，枝纤细有棱，无毛，通常褐绿色。叶近轮生，根生叶倒卵形至长椭圆形，茎生叶披针形或线状披针形，二歧聚伞花序顶生或与叶对生，花梗长 2 ~ 6 mm。花单被，萼片 5，雄蕊 3，雌蕊 1，子房上位，3 室，卵形。蒴果圆形。气微，味淡。

| 功能主治 | 淡、涩，凉。归胃、肺经。清热化湿，解毒消肿。用于腹痛泄泻，痢疾，感冒咳嗽，中暑，皮肤热疹，目赤肿痛，疮疖肿毒，毒蛇咬伤，烫火伤。

| 用法用量 | 内服煎汤，10 ~ 30 g。外用适量，鲜品捣敷或塞鼻。

| 附　注 | 本种异名：*Mollugo pentaphylla* L.。

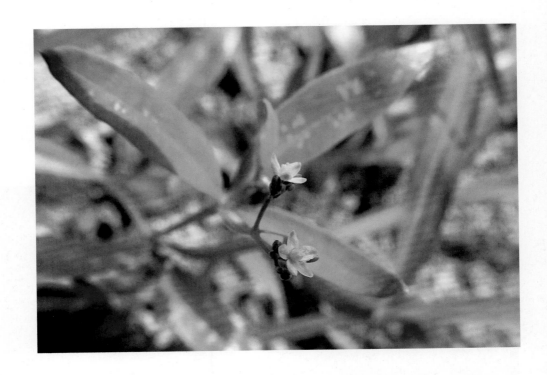

馬齿苋科 Portulacaceae 马齿苋属 *Portulaca*

大花马齿苋
Portulaca grandiflora Hook.

| **植物别名** | 太阳花、午时花、洋马齿苋。

| **药 材 名** | 午时花（药用部位：全草）。

| **形态特征** | 一年生肉质草本，高 10 ~ 15 cm。茎直立或上升，分枝，稍带紫色，光滑。叶圆柱形，长 1 ~ 2.5 cm，直径 1 ~ 2 mm，在叶腋有丛生白色长柔毛。花单一或数朵顶生，直径 3 ~ 4 cm，基部有 8 ~ 9 轮生的叶状苞片，并有白色长柔毛；萼片 2，宽卵形，长约 6 mm；花瓣5 或重瓣，颜色有白色、黄色、红色、紫色、粉红色等，倒心形，无毛；子房半下位，1 室，柱头 5 ~ 7 裂。蒴果盖裂；种子多数，深灰黑色，肾状圆锥形，直径不及 1 mm，有小疣状突起。

| **生境分布** | 德兴有栽培。

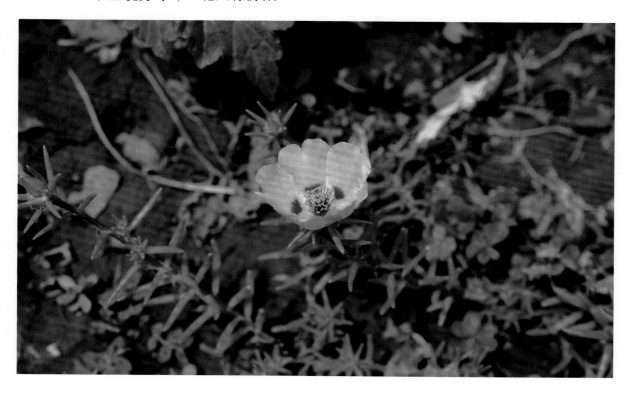

| **资源情况** | 栽培资源丰富。药材来源于栽培。

| **采收加工** | 夏、秋季采收,除去残根及杂质,洗净,鲜用或略蒸烫后晒干。

| **药材性状** | 本品茎呈圆柱形,长 10 ~ 15 cm,直径 0.1 ~ 0.3 cm,有分枝,表面淡棕绿色或浅棕红色,有细密微隆起的纵皱纹,叶腋处常有白色长柔毛。叶多皱缩,线状,暗绿色,长 1 ~ 2.5 cm,直径约 1 mm;鲜叶扁圆柱形,肉质。枝端常有花着生,萼片 2,宽卵形,长约 6 mm,浅红色,卷成帽状,花瓣多干瘪皱缩成帽尖状,深紫红色。蒴果帽状圆锥形,浅棕黄色,外被白色长柔毛,盖裂,内含多数深灰黑色细小种子。种子扁圆形或类三角形,直径不及 1 mm,具金属样光泽,先端有歪向一侧的小尖,于解剖镜下可见表面密布细小疣状突起。气微香,味酸。

| **功能主治** | 淡、微苦,寒。清热解毒,散瘀止血。用于咽喉肿痛,疮疖,湿疹,跌打肿痛,烫火伤,外伤出血。

| **用法用量** | 内服煎汤,9 ~ 15 g,鲜品可用至 30 g;孕妇禁服。外用适量,捣汁含漱;或捣敷。

| **附　　方** | (1)治婴儿湿疹:鲜午时花适量,捣烂绞汁,涂患处。
(2)治湿热烂皮疮:鲜午时花适量,杵烂,敷患处。[方(1)~(2)出自《江西民间草药》]

马齿苋科 Portulacaceae 马齿苋属 Portulaca

马齿苋 *Portulaca oleracea* L.

| **植物别名** | 马齿苋菜、酸苋。 |

| **药 材 名** | 马齿苋（药用部位：全草或地上部分。别名：五竹草、九头狮子草、梅舌西）、马齿苋子（药用部位：种子）。 |

| **形态特征** | 一年生草本，通常匍匐，肉质，无毛。茎带紫色。叶楔状矩圆形或倒卵形，长 10 ～ 25 mm，宽 5 ～ 15 mm。花 3 ～ 5 生于枝端，直径 3 ～ 4 mm，无梗；苞片 4 ～ 5，膜质；萼片 2；花瓣 5，黄色；子房半下位，1 室，柱头 4 ～ 6 裂。蒴果圆锥形，盖裂；种子多数，肾状卵形，直径不及 1 mm，黑色，有小疣状突起。 |

| **生境分布** | 生于菜园、农田、路旁，为田间常见杂草。德兴各地均有分布。 |

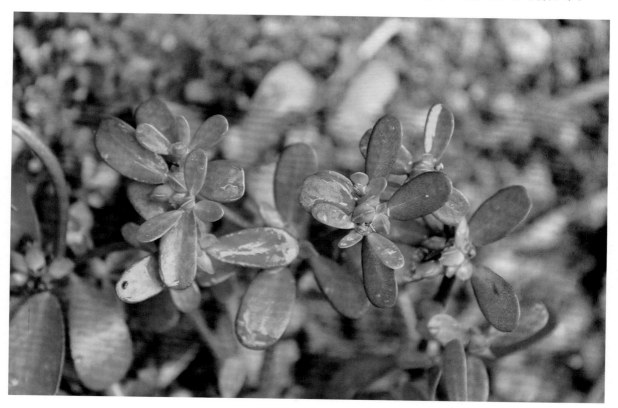

| 资源情况 | 野生资源丰富。药材来源于野生。

| 采收加工 | 马齿苋：夏、秋季采收，除去残根和杂质，洗净，略蒸或烫后晒干。

马齿苋子：夏、秋季果实成熟时，割取地上部分，收集种子，除去泥沙、杂质，干燥。

| 药材性状 | 马齿苋：本品多皱缩卷曲，常结成团。茎圆柱形，长可达 30 cm，直径 0.1 ~ 0.2 cm，表面黄褐色，有明显的纵沟纹。叶对生或互生，易破碎，完整者呈倒卵形，长 1 ~ 2.5 cm，宽 0.5 ~ 1.5 cm；绿褐色，先端钝平或微缺，全缘。花小，3 ~ 5 生于枝端，花瓣 5，黄色。蒴果圆锥形，长约 5 mm，内含多数细小种子。气微，味微酸。

马齿苋子：本品呈扁圆形或类三角形，表面黑色，少数红棕色，于解剖镜下可见密布细小疣状突起。一端有 1 凹陷，凹陷旁有 1 白色种脐。质坚硬，难破碎。气微，味微酸。

| 功能主治 | 马齿苋：酸，寒。归肝、大肠经。清热解毒，凉血止血，止痢。用于热毒血痢，痈肿疔疮，湿疹，丹毒，蛇虫咬伤，便血，痔血，崩漏下血。

马齿苋子：甘，寒。归肝、大肠经。清肝，化湿，明目。用于青盲白翳，泪囊炎。

| 用法用量 | 马齿苋：内服煎汤，9 ~ 15 g，鲜品 30 ~ 60 g；或绞汁；脾虚便溏者及孕妇慎服。外用适量，捣敷；或烧灰，研末调敷；或煎汤洗。

马齿苋子：内服煎汤，9 ~ 15 g。外用适量，煎汤熏洗。

| 附　注 | 药材马齿苋，为本种的干燥全草或地上部分，《中华人民共和国药典》（1963 年版至 2020 年版）、《贵州省中药材标准规格·上集》（1965 年版）、《新疆维吾尔自治区药品标准·第二册》（1980 年版）、《广西壮族自治区壮药质量标准·第二卷》（2011 年版）等中有收载。

药材马齿苋子，为本种的种子，《中华人民共和国卫生部药品标准·维吾尔药分册》（1999 年版）、《维吾尔药材标准·上册》（1993 年版）中有收载。

本种为"赣食十味"之一，具有很好的开发应用前景。

本种的嫩茎叶可焖炒，或焯水后凉拌。

本种喜肥沃土壤，耐旱亦耐涝，生活力强。

马齿苋科 Portulacaceae 土人参属 Talinum

土人参
Talinum paniculatum (Jacq.) Gaertn.

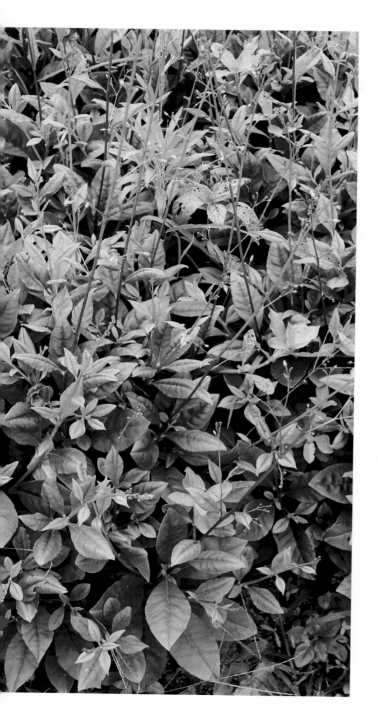

| 植物别名 |

紫人参、土高丽参、参草。

| 药 材 名 |

土人参（药用部位：根或根及根茎）、土人参叶（药用部位：叶）。

| 形态特征 |

一年生草本，高达60 cm，肉质，全体无毛。主根粗壮，分枝如人参，棕褐色。叶倒卵形或倒卵状披针形，长5～7 cm，宽2.5～3.5 cm，全缘。圆锥花序顶生或侧生，多呈二歧分枝；花直径约6 mm；萼片2，卵形；花瓣5，倒卵形或椭圆形，淡红色；子房球形，柱头3深裂。果实近球形，直径约3 mm，3瓣裂；种子多数，黑色，有突起。

| 生境分布 |

生于阴湿地，各地广泛栽培且常逸为野生。分布于德兴海口等，德兴各地均有栽培。

| 资源情况 |

野生资源一般，栽培资源丰富。药材主要来源于栽培。

| 采收加工 | 土人参：8~9月采挖，挖出后，洗净，除去细根，晒干，或刮去表皮，蒸熟，晒干。

土人参叶：夏、秋季采收，洗净，鲜用或晒干。

| 药材性状 | 土人参：本品呈圆锥形或长纺锤形，分枝或不分枝。长7~15 cm，直径0.7~1.7 cm。先端具木质茎残基。表面灰黑色，有纵皱纹及点状凸起的须根痕。除去栓皮并经蒸煮后表现为灰黄色半透明状，有点状须根痕及纵皱纹，隐约可见内部纵走的维管束。质坚硬，难折断。未加工者折断面平坦，已加工者折断面呈角质状，中央常有大空腔。气微，味淡，微有黏滑感。

土人参叶：本品多皱缩破碎，墨绿色至黑棕色。完整者展平后呈倒卵形或倒卵状披针形，长5~7 cm，宽2.5~3.5 cm，全缘，表面光滑。鲜品肉质，翠绿色。气微，味淡。

| 功能主治 | 土人参：甘、淡，平。归脾、肺、肾经。补气润肺，止咳，调经。用于气虚劳倦，食少，泄泻，肺痨咯血，眩晕，潮热，盗汗，自汗，月经不调，带下，产妇乳汁不足。

土人参叶：甘，平。归脾经。通乳汁，消肿毒。用于乳汁不足，痈肿疔毒。

| 用法用量 | 土人参：内服煎汤，30~60 g；中阳衰微、寒湿困脾者慎服。外用适量，捣敷。

土人参叶：内服煎汤，15~30 g。外用适量，捣敷。

| 附　注 | 本种异名：*Talinum patens* (L.) Willd.、*Portulaca patens* L.、*Portulaca paniculata* Jacquem.。

药材土人参，为本种的干燥根或根及根茎，《贵州省中药材、民族药材质量标准》（2003年版）、《云南省中药材标准·第六册·彝族药（Ⅲ）》（2005年版）中有收载。

本种的根和嫩茎叶均可食用，可炒食、炖汤、煮火锅等。

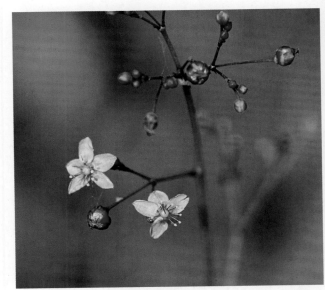

落葵科 Basellaceae 落葵属 Basella

落葵

Basella alba L.

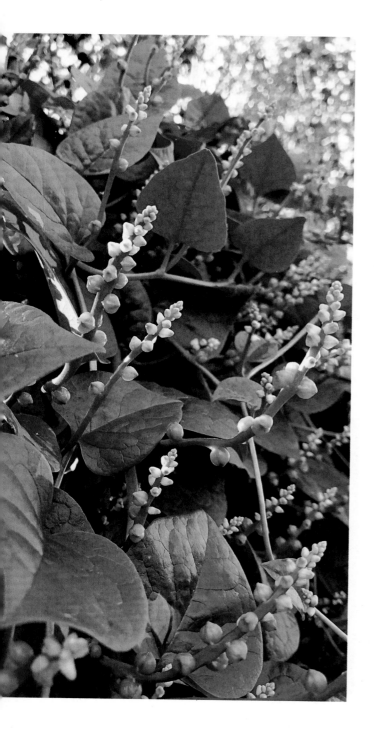

| 植物别名 |

蘑芭菜、胭脂菜、紫葵。

| 药 材 名 |

落葵（药用部位：全草或叶）、落葵子（药用部位：果实）、落葵花（药用部位：花）。

| 形态特征 |

一年生缠绕草本，全体肉质，光滑无毛。茎长达 3 ~ 4 m，有分枝，绿色或淡紫色。叶互生，卵形或近圆形，长 3 ~ 12 cm，宽 3 ~ 11 cm，基部心形或近心形，全缘；叶柄长 1 ~ 3 cm。穗状花序腋生，长 5 ~ 20 cm；小苞片 2，呈萼状，矩圆形，长约 5 mm，宿存；萼片 5，淡紫色或淡红色，下部白色，联合成管；无花瓣；雄蕊 5，生于萼管口，与萼片对生；花柱 3。果实卵形或球形，直径 5 ~ 6 mm，暗紫色，多汁液，为宿存肉质小苞片和萼片所包裹。

| 生境分布 |

德兴各地均有栽培。

| 资源情况 |

栽培资源丰富。药材来源于栽培。

| 采收加工 | 落葵：夏、秋季采收，洗净，除去杂质，鲜用或晒干。
落葵子：7～10月果实成熟后采收，晒干。
落葵花：春、夏季花开时采摘，鲜用。

| 药材性状 | 落葵：本品茎为肉质，圆柱形，直径3～8 mm，稍弯曲，有分枝，绿色或淡紫色；质脆，易断，折断面鲜绿色。叶微皱缩，展平后呈宽卵形、心形或长椭圆形，长2～14 cm，宽2～12 cm，全缘，先端急尖，基部近心形或圆形；叶柄长1～3 cm。气微，味甜，有黏性。

| 功能主治 | 落葵：甘、酸，寒。归心、肝、脾、大肠、小肠经。滑肠通便，清热利湿，凉血解毒，活血。用于大便秘结，小便短涩，痢疾，热毒疮疡，跌打损伤。
落葵子：辛、酸，平。归肺经。润泽肌肤，美容。用于皮肤枯涩。
落葵花：苦，寒。归心、肺经。凉血解毒。用于痘疹，乳头破裂。

| 用法用量 | 落葵：内服煎汤，10～15 g，鲜品30～60 g；脾胃虚寒者慎服。外用适量，鲜品捣敷；或捣汁涂。
落葵子：外用适量，研末调敷，作面脂。
落葵花：外用适量，鲜品捣汁涂。

| 附　注 | 本种异名：*Basella rubra* L.。
本种的嫩茎叶可炒食、煮汤，也可煮面，或焯水后凉拌。